外来診療のための
糖尿病・内分泌疾患ベストプラクティス

髙橋　裕［編集代表］

岩佐　武・大塚文男・鈴木敦詞
筧　俊成・田辺晶代・橋本貢士　［編集］

序　文

　本書を手に取っておられるのは，これから糖尿病内分泌疾患の外来診療を始めようという若い先生，あるいは，なんとなくこれまで外来診療をやってきたけれど，ふとこれでよいのだろうかと感じた先生でしょうか．また若手を指導している先生，ベテランの先生もいらっしゃるかもしれません．

　専門医研修においては，そもそも系統だった外来のトレーニングというものはなく，思い起こせば私自身も外来診療でいきなり担当を割り振られ，よくわからないけれどとりあえずdo処方から，という感じでなんとなく経験を積んできたというのが実際のところで，そのような先生も多いのではないかと思います．今は陪診もなくなったので，エキスパートの先生がどのような外来を行っているのか，みたこともない先生も多いのではないかと思います．

　世の中にはガイドブックがたくさんあり，それらの違いもわかりにくいのですが，糖尿病・内分泌疾患の外来診療にフォーカスしたガイドブックはあまりありません．さらに重要なのは，糖尿病・内分泌疾患診療は外来がメインであり，外来で完結してしまうことも多いので，研修医や専攻医が入院患者さんを中心にみていても学べないことがたくさんあるという点です．

　私自身，これまで専門医機構認定の「内分泌代謝・糖尿病内科領域専門医研修ガイドブック」の編集に携わる機会があり，内容は充実したものができたのですが，その際に外来診療のノウハウを書ききれていないことに気づきました．そのような状況を踏まえて，診断と治療社の担当の方と相談して企画したのがこの「外来診療のための糖尿病・内分泌疾患ベストプラクティス」です．編集代表として，私が外来初心者だったらぜひ購入したいと思うような多くの工夫を行いました．

　まず各分野の診療のエキスパートのなかから，豊富な経験と臨床力があるベテランの先生を厳選して編集に携わっていただき，それぞれの先生方に「外来診療の心構え」を書いていただきました．これは予想を超える素晴らしい内容で，私自身大変勉強になりましたし，これを読むだけでも，本書を買っていた

だく価値があると確信しております．さらに，実際に外来診療の指導を行っている先生の具体的な方法やコツも記載していますので，指導医にとっても参考になるかと思います．

「Part 01　診断学総論」では，実践的に役立つ内容が満載です．私自身も「内分泌代謝疾患の検査の読み方のコツと治療の際に大切なこと」で通常の教科書を読んでもわかりにくい，しかし大切なホルモン値の読み方，治療の考え方のエッセンスについて執筆しました．その他にも，「内分泌代謝疾患における漢方薬のコツ」や「コロナ禍で変化した？…内分泌外来診療」など，普段なかなか学べない項目があります．

疾患については頻度の高い 32 の糖尿病・内分泌疾患に絞り，しっかり読み込めば明日からの外来に早速役立つように，詳細に解説をしていただきました．コモンディジーズである高血圧，糖尿病，脂質異常症，肥満症，骨粗鬆症，脂肪肝なども，まさに通常の教科書には書かれていない，エキスパートの外来のノウハウが書かれています．また，ルーチンにフォローアップすべき検査なども具体的に記載しました．

さらに，知っておくとワンステップレベルが上がる各疾患のエッセンス，トリビアを含めたコラムを充実させました．「妊娠初期に妊娠糖尿病（GDM）を診断し，介入するべきか？」「慢性低ナトリウム血症に潜む罠」「偽性褐色細胞腫に注意」「ホルモン補充療法（HRT）の課題」など，思わず読んでみたくなる内容が満載です．

本書はガイドラインや教科書とともに読んでいただくと，知識とノウハウの両方が身について初心者でも安心して外来診療に臨めるだけではなく，ベテランの先生にとっても多くの気づきがあるものになったと自負しております．そして本書が多くの先生方のお役に立ち，ひいては，より質が高く患者さんの満足度も高い診療への一助になれば，それ以上の喜びはありません．

最後になりましたが，私の意図を汲んで素晴らしい構成をしていただいた編者の先生方，原稿を執筆していただいた著者の先生方，多くの注文にご対応いただいた診断と治療社の皆さま，とくに担当の福島さんに心から感謝を申し上げます．

2024 年 10 月

編集代表　奈良県立医科大学糖尿病・内分泌内科学講座 教授

髙橋　裕

編集者一覧

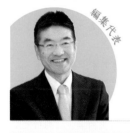

髙橋　裕 Yutaka Takahashi
奈良県立医科大学糖尿病・内分泌内科学講座 教授

編集代表

本書は糖尿病・内分泌代謝疾患の外来診療のための画期的なガイドブックになったと思います．病態の考え方や外来診療の心構えも参考にしていただき，ビギナーからベテランの先生まで多くの方のお役に立てれば幸いです．

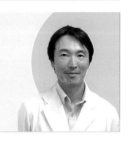

岩佐　武 Takeshi Iwasa
徳島大学大学院医歯薬学研究部産科婦人科学分野 教授

生殖医療を専門としていますが，診療を円滑に進めるためには内分泌代謝に関する幅広い知識が必要と感じています．本書を通じて皆様と一緒にしっかりと学ばせていただきます．

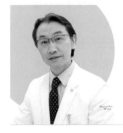

大塚文男 Fumio Otsuka
岡山大学大学院医歯薬学総合研究科総合内科学 教授

内分泌診療には，総合的・全人的視点と，探索・探究視点の両者が重要です．そこに知識と経験，そして共感がなにより深みのある外来のコツと思っています．いつも初心で初診対応，これを信念に，学生・研修医・専攻医と外来診療しています！

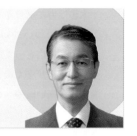

鈴木敦詞 Atsushi Suzuki
藤田医科大学医学部内分泌・代謝・糖尿病内科学 教授

内分泌・代謝学における学び続ける楽しさ，考え続ける喜びを，本書を通じて感じとってください．

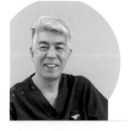

篁　俊成 Toshinari Takamura
金沢大学医薬保健研究域医学系内分泌・代謝内科学 教授

内分泌疾患の多様性に魅せられて専門医を目指しました．内分泌代謝疾患は一見とっつきにくいかもしれませんが，ストレスに対して身体はどのように応答するだろう，と考えれば答えが見えてくることが多いです．本書を入口として，病診連携が活性化すること，そして多くの若い医師がこの領域の専門医を目指してくれることを期待します．

田辺 晶代 Akiyo Tanabe
国立国際医療研究センター病院糖尿病内分泌代謝科 診療科長

内分泌疾患の診断は「もしかして？」と疑うところから始まります．腑に落ちない臨床経過，主訴や身体所見，一般検査データがあれば，本書を片手にスクリーニング検査をしてみましょう．

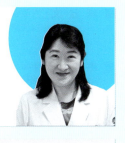

橋本 貢士 Koshi Hashimoto
獨協医科大学埼玉医療センター・副院長 / 糖尿病内分泌・血液内科 主任教授

本書では，ガイドラインやガイドブックにはなかなか書かれていないが，熟達した専門医なら心得ている「コツ」をなるべく多く取り入れました．ぜひ日常診療にお役立ていただければ幸いです．

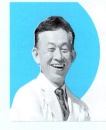

執筆者一覧

浅羽 宏一 Koichi Asaba	近森病院糖尿病・内分泌内科	及川 洋一 Yoichi Oikawa	埼玉医科大学内分泌・糖尿病内科
荒田 尚子 Naoko Arata	国立成育医療研究センター女性総合診療センター女性内科	大國 皓平 Kohei Oguni	岡山大学大学院医歯薬学総合研究科総合内科学
有馬 寛 Hiroshi Arima	名古屋大学大学院医学系研究科糖尿病・内分泌内科学	大塚 文男 Fumio Otsuka	岡山大学大学院医歯薬学総合研究科総合内科学
伊澤 正一郎 Shoichiro Izawa	鳥取大学医学部循環器・内分泌代謝内科学分野	大月 道夫 Michio Otsuki	東京女子医科大学医学部内分泌内科学分野
一城 貴政 Takamasa Ichijo	済生会横浜市東部病院糖尿病・内分泌内科	岡村 律子 Ritsuko Okamura	伊藤病院外科
岩岡 秀明 Hideaki Iwaoka	鎗田病院糖尿病・内分泌内科	方波見 卓行 Takuyuki Katabami	聖マリアンナ医科大学横浜市西部病院代謝・内分泌内科
岩佐 武 Takeshi Iwasa	徳島大学大学院医歯薬学研究部産科婦人科学分野	金崎 春彦 Haruhiko Kanasaki	島根大学医学部産科婦人科

v

藏城雅文 Masafumi Kurajoh	大阪公立大学大学院医学研究科代謝内分泌病態内科学	二川原　健 Takeshi Nigawara	つがる総合病院 内分泌・糖尿病・代謝内科
齋木厚人 Atsuhito Saiki	東邦大学医療センター佐倉病院糖尿病・内分泌・代謝センター	西山　充 Mitsuru Nishiyama	高知大学保健管理センター
柴田洋孝 Hirotaka Shibata	大分大学医学部内分泌代謝・膠原病・腎臓内科学講座	萩原大輔 Daisuke Hagiwara	名古屋大学医学部附属病院糖尿病・内分泌内科
島田　朗 Akira Shimada	埼玉医科大学内分泌・糖尿病内科	橋本貢士 Koshi Hashimoto	獨協医科大学埼玉医療センター糖尿病内分泌・血液内科
椙村益久 Yoshihisa Sugimura	藤田医科大学ばんたね病院内分泌・代謝・糖尿病内科	福岡秀規 Hidenori Fukuoka	神戸大学医学部附属病院糖尿病・内分泌内科
鈴木敦詞 Atsushi Suzuki	藤田医科大学医学部内分泌・代謝・糖尿病内科学	堀川　修 Osamu Horikawa	東邦大学医療センター佐倉病院糖尿病・内分泌・代謝センター
副島佳晃 Yoshiaki Soejima	岡山大学大学院医歯薬学総合研究科総合内科学	前澤善朗 Yoshiaki Maezawa	千葉大学大学院医学研究院内分泌代謝・血液・老年内科学
曽根正勝 Masakatsu Sone	聖マリアンナ医科大学代謝・内分泌内科学	槇田紀子 Noriko Makita	東京大学大学院医学系研究科内分泌病態学
髙橋　裕 Yutaka Takahashi	奈良県立医科大学糖尿病・内分泌内科学講座	森田浩之 Hiroyuki Morita	岐阜大学大学院医学系研究科総合診療科・総合内科学
篁　俊成 Toshinari Takamura	金沢大学医薬保健研究域医学系内分泌・代謝内科学	山本雅昭 Masaaki Yamamoto	神戸大学大学院医学研究科糖尿病・内分泌内科学部門
田辺晶代 Akiyo Tanabe	国立国際医療研究センター病院糖尿病内分泌代謝科	横田健一 Kenichi Yokota	聖マリアンナ医科大学代謝・内分泌内科
寺内公一 Masakazu Terauchi	東京科学大学 大学院医歯学総合研究科茨城県地域産科婦人科学講座	横手幸太郎 Kotaro Yokote	千葉大学（学長）
中野靖浩 Yasuhiro Nakano	岡山大学大学院医歯薬学総合研究科総合内科学	渡邊奈津子 Natsuko Watanabe	伊藤病院内科

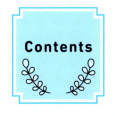

Contents

序文 .... 髙橋　裕　　ii
編集者・執筆者一覧 iv
本書で使用する略語一覧 xii

Part 01
診断学総論—エキスパートはここを診る！

外来診療の心構え ……………… 髙橋　裕／岩佐　武／大塚文男／鈴木敦詞／
　　　　　　　　　　　　　　　 篁　俊成／田辺晶代／橋本貢士　　2

外来診療 指南の工夫 ……………………………… 髙橋　裕／橋本貢士　　10

　問診ではこれを聞く！総合内科にはこんな内分泌疾患が
　　潜んでいる ……………………………………… 中野靖浩, 大塚文男　　13

　身体診察はここを見ろ！ ………………………………… 二川原　健　　20

　内分泌検査をオーダーする時の注意点 ………………… 西山　充　　27

　糖尿病・内分泌疾患の検査の読み方のコツと治療の際に
　　大切なこと …………………………………………………… 髙橋　裕　　32

　　Essential Comment 内分泌代謝疾患における漢方薬のコツ ………… 浅羽宏一　　37

　　Essential Comment コロナ禍で変化した？…内分泌外来診療
　　　　　　　　　　　　　　　　　　　　　　 大國皓平, 大塚文男　　40

Part 02
頻度の高い糖尿病・内分泌疾患 32 を徹底解説！

1 糖尿病・内分泌コモンディジーズ

　1 高血圧症 …………………………………………………… 曽根正勝　　44

　　Essential Comment 糖尿病患者の降圧療法のコツ ……………………… 曽根正勝　　60

vii

2	脂質異常症	前澤善朗, 横手幸太郎	63
3	2型糖尿病	岩岡秀明	76
4	1型糖尿病	及川洋一, 島田 朗	96
5	妊娠糖尿病	荒田尚子	110
6	肥満症	堀川 修, 齋木厚人	122

Essential Comment 減量指導のコツ ·············· 堀川 修, 齋木厚人 138

Essential Comment 外科治療の適応は？ ·············· 堀川 修, 齋木厚人 140

7 代謝機能障害関連脂肪性肝疾患／脂肪肝炎（MASLD/MASH）

··· 篁 俊成 142

8	高尿酸血症・痛風	藏城雅文	151
9	骨粗鬆症	鈴木敦詞	163
10	低ナトリウム血症	椙村益久	172
11	低カリウム血症	方波見卓行	183
12	カルシウム・マグネシウム異常	槇田紀子	192

甲状腺・副甲状腺疾患

13	甲状腺中毒症	橋本貢士	202
14	甲状腺機能低下症	渡邊奈津子	213
15	甲状腺結節	岡村律子	224

16 副甲状腺機能亢進症（原発性，二次性），副甲状腺機能低下症

··· 鈴木敦詞 238

副腎疾患

17	副腎偶発腫	一城貴政	250
18	原発性アルドステロン症	横田健一, 曽根正勝	258
19	副腎性 Cushing 症候群	伊澤正一郎	268
20	褐色細胞腫・パラガングリオーマ	田辺晶代	279
21	Addison 病	柴田洋孝	288

4 下垂体疾患

22 高プロラクチン血症 ················· 大月道夫 297

23 先端巨大症 ·················· 髙橋 裕 303

24 Cushing 病 ·················· 福岡秀規 310

25 下垂体機能低下症 ················· 山本雅昭 317

26 成人成長ホルモン分泌不全症 ··········· 髙橋 裕 327

27 中枢性尿崩症 ············· 萩原大輔, 有馬 寛 335

5 性腺疾患

28 無月経 ···················· 金崎春彦 344

29 多嚢胞性卵巣症候群 ··············· 岩佐 武 350

30 更年期障害 ·················· 寺内公一 357

31 男性性腺機能低下症 ········· 副島佳晃, 大塚文男 366

32 女性化乳房 ·················· 森田浩之 374

索引 ························· 381

和文索引 381

欧文索引 385

数字・ギリシャ文字索引 387

COLUMN

01	「甲状腺ホルモン過剰＝甲状腺機能亢進症」ではない ………… 二川原 健	22
02	治療可能な認知症（treatable dementia）……………………… 二川原 健	24
03	ホルモン産生腫瘍の局在診断 ……………………………………… 西山 充	29
04	スタチンのノセボ効果 …………………………… 前澤善朗, 横手幸太郎	70
05	トリグリセライド低下治療の意義をめぐる状況 …… 前澤善朗, 横手幸太郎	73
06	インスリン分泌能評価のコツ …………………………………… 岩岡秀明	80
07	どんな時に, どの自己抗体を測定する？ ………………… 及川洋一, 島田 朗	100
08	妊娠初期に妊娠糖尿病（GDM）を診断し, 介入するべきか？ …… 荒田尚子	117
09	肥満症とメタボリックシンドロームの違いは？ ……… 堀川 修, 齋木厚人	127
10	MASLDとインスリン抵抗性の関係について ………………… 筐 俊成	147
11	高尿酸血症の病型分類の変遷 ………………………………… 藏城雅文	153
12	随時尿中尿酸／尿中クレアチニン（U_{UA}/U_{Cr}）比による病型分類（簡易法）………………………………………………………………… 藏城雅文	154
13	FRAX®（骨折リスクアセスメントツール）……………………… 鈴木敦詞	168
14	骨粗鬆症リエゾンサービス ……………………………………… 鈴木敦詞	169
15	浸透圧性脱髄症候群（ODS）…………………………………… 椙村益久	175
16	世界の用語は変わりつつある―SIADHからSIADへ ………… 椙村益久	176
17	慢性低ナトリウム血症に潜む罠 ………………………………… 椙村益久	179
18	尿細管カリウム濃度勾配（TTKG）の現在の位置づけ ………… 方波見卓行	189
19	カルシウム正常の副甲状腺機能亢進症 ………………………… 槙田紀子	198
20	抗甲状腺薬と無機ヨウ素の併用療法時の薬剤減量の方法 …… 橋本貢士	206
21	甲状腺irAEとしての甲状腺中毒症 …………………………… 橋本貢士	211
22	ヨウ素摂取に関する指導 ……………………………………… 渡邊奈津子	216
23	非甲状腺疾患（NTI）………………………………………… 渡邊奈津子	220
24	甲状腺ホルモン補充療法で甲状腺機能のコントロールが得られない時 ……………………………………………………………………… 渡邊奈津子	221
25	甲状腺腫瘍のフォローアップのkey point：超低リスク乳頭癌 ……………………………………………………………………… 岡村律子	228
26	慢性腎臓病に伴う骨ミネラル代謝異常（CKD-MBD）………… 鈴木敦詞	242
27	小さくても, CT値＞10 HUは要注意 …………………………… 一城貴政	253

28	原発性アルドステロン症による臓器障害	横田健一，曽根正勝	263
29	副腎性 subclinical Cushing 症候群に注意	伊澤正一郎	269
30	偽性褐色細胞腫に注意	田辺晶代	280
31	シックデイに備える	柴田洋孝	294
32	下垂体疾患指定難病申請の際の注意点	大月道夫	299

33 先端巨大症やプロラクチノーマでカベルゴリン投与の際に
注意するべきこと ……………………………………………… 髙橋　裕　305

34 下垂体偶発腫を見たらどうする? ……………………………… 福岡秀規　312

35 免疫チェックポイント阻害薬（ICI）投与中は副腎不全に要注意!
……………………………………………………………………… 山本雅昭　319

36	成人 GH 分泌不全症をきたす注意すべき疾患	髙橋　裕	330
37	渇感障害を伴う中枢性尿崩症	萩原大輔，有馬　寛	338
38	WHO の性機能障害の分類	金崎春彦	348
39	多嚢胞性卵巣症候群（PCOS）の新たな診断基準	岩佐　武	354
40	ホルモン補充療法（HRT）の課題	寺内公一	361

41 COVID-19 罹患後症状のなかに発見される LOH 症候群
……………………………………………………………… 副島佳晃，大塚文男　367

42 女性化乳房における性ホルモン結合グロブリン（SHBG）の役割
……………………………………………………………………… 森田浩之　375

| 43 | 体重増加による影響 | 森田浩之 | 377 |

本書で使用する略語一覧

略語	英語	日本語
ABI	ankle-brachial pressure index	足関節／上腕血圧比
ABPM	ambulatory blood pressure monitoring	24時間自由行動下血圧測定
ACE	angiotensin-converting enzyme	アンジオテンシン変換酵素
ACS	autonomous cortisol secretion	コルチゾール自律性分泌
ACTH	adrenocorticotropic hormone	副腎皮質刺激ホルモン
ADA	American Diabetes Association	米国糖尿病学会
ADH	antidiuretic hormone	抗利尿ホルモン
ADL	Activities of Dialy Living	日常生活動作
AFTN	autonomously functioning thyroid nodules	自律性機能性甲状腺結節
AHH	acquired hypocalciuric hypercalcemia	後天性低カルシウム尿性高カルシウム血症
AHI	Apnea Hypopnea Index	無呼吸低呼吸指数
AIDS	acquired immunodeficiency syndrome	後天性免疫不全症候群
AMH	anti-Müllerian hormone	抗 Müller 管ホルモン
ANGPTL3	angiopoietin-like 3	アンジオポエチン様蛋白質 3
APA	aldosterone producing adenoma	アルドステロン産生腺腫
APS	autoimmune polyglandular syndrome	多腺性自己免疫症候群
APTT	activated partial thromboplastin time	活性化部分トロンボプラスチン時間
ARB	angiotensin II receptor blocker	アンジオテンシン II 受容体拮抗薬
ARC	active renin concentration	活性レニン濃度
ARR	aldosterone-renin ratio	血漿アルドステロン濃度／血漿レニン活性比
ASCVD	atherosclerotic cardiovascular disease	動脈硬化性心血管疾患
ATP	adenosine triphosphate	アデノシン三リン酸
AVP	arginine vasopressin	バソプレシン
AVS	adrenal venous sampling	副腎静脈サンプリング
BHA	bilateral hyperaldosteronism	両側副腎過形成
BMI	body mass index	体格指数
BP	bisphosphonate	ビスホスホネート
CaSR	calcium-sensing receptor	カルシウム感知受容体
Ccr	creatinine clearance	クレアチニンクリアランス
CCT	captopril challenge test	カプトプリル試験
CEA	carcinoembryonic antigen	癌胎児性抗原
CETP	cholesteryl ester transfer protein	コレステリルエステル転送蛋白
CGM	continuous glucose monitoring	持続グルコースモニター
CKD	chronic kidney disease	慢性腎臓病
CKD-MBD	chronic kidney disease-mineral and bone disorder	慢性腎臓病に伴う骨ミネラル代謝異常
CLEIA 法	chemiluminescent enzyme immunoassay	化学発光酵素免疫測定法
CM	chylomicron	カイロミクロン
CPHD	combined pituitary hormone deficiency	複合型下垂体機能低下症
CPK	creatine phosphokinase	クレアチンホスホキナーゼ
CPPD	calcium pyrophosphate dihydrate	ピロリン酸カルシウム二水和物
CRH	corticotropin-releasing hormone	副腎皮質刺激ホルモン放出ホルモン
CRT	capillary refill time	毛細血管再充満時間
CS	Cushing syndrome	Cushing 症候群
CSWS	cerebral salt wasting syndrome	中枢性塩類喪失症候群
CTLA-4	cytotoxic T lymphocyte antigen-4	―
DDAVP	l-Desamino-8-D-arginine-vasopressin	デスモプレシン
DEX	dexamethasone	デキサメタゾン

略語	英語	日本語
DHA	docosahexaenoic acid	ドコサヘキサエン酸
DHEA [-S]	dehydroepiandrosterone [sulfate]	デヒドロエピアンドロステロン[サルフェート]
DK	diabetic ketosis	糖尿病性ケトーシス
DKA	diabetic ketoacidosis	糖尿病性ケトアシドーシス
DKD	diabetic kidney disease	糖尿病関連腎臓病
DLBCL	diffuse large B-cell lymphoma	びまん性大細胞型 B 細胞リンパ腫
DOC	desoxycorticosterone	デオキシコルチコステロン
DPP-4	dipeptidyl peptidase-IV	ジペプチジルペプチダーゼ-4
DST	dexamethasone suppression test	デキサメタゾン抑制試験
DXA	dual energy x-ray absorptiometry	二重エネルギーX線吸収測定法
ECF	extracellular fluid	細胞外液量
eGFR	estimated glomerular filtration rate	推算糸球体濾過量
EHT	essential hypertension	本態性高血圧症
ENaC	epithelial sodium（Na^+）channel	上皮型ナトリウムチャネル
EPA	ethyl icosapentate	イコサペント酸エチル
E_2	estradiol	エストラジオール
FDG	fluorodeoxyglucose	フルオロデオキシグルコース
FE_{Ca}	fractional excretion of calcium	尿中カルシウム排泄率
FE_K	fractional excretion of potassium	尿中カリウム排泄率
FGF23	fibroblast growth factor 23	線維芽細胞増殖因子 23
FH	familial hypercholesterolemia	家族性高コレステロール血症
FH	familial hyperaldosteronism	家族性アルドステロン症
FHH	familial hypocalciuric hypercalcemia	家族性低カルシウム尿性高カルシウム血症
FSH	follicle stimulating hormone	卵胞刺激ホルモン
FT_3	free triiodothyronine	遊離トリヨードサイロニン
FT_4	free thyroxine	遊離サイロキシン
GA	glycoalbumin	グリコアルブミン
GAD	glutamic acid decarboxylase	グルタミン酸脱炭酸酵素
GCT	glucose challenge test	グルコースチャレンジテスト
GDM	gestational diabetes mellitus	妊娠糖尿病
GER	gastroesophageal reflux	胃食道逆流
GH	growth hormone	成長ホルモン
GHRH [-2]	growth hormone-releasing hormone [-2]	成長ホルモン放出ホルモン [-2]
GIP	gastric inhibitory polypeptide glucose-dependent insulinotropic polypeptide	胃酸分泌抑制ポリペプチド グルコース依存性インスリン分泌刺激ポリペプチド
GLP-1	glucagon-like peptide-1	グルカゴン様ペプチド-1
GM-CSF	granulocyte-macrophage colony-stimulating factor	顆粒球・マクロファージコロニー刺激因子
GnRH	gonadotropin-releasing hormone	性腺刺激ホルモン放出ホルモン
GTH	gestational transient hyperthyroidism	妊娠一過性甲状腺機能亢進症
HAART	highly active antiretroviral therapy	─
HbA1c	hemoglobin A1c	ヘモグロビン A1c
hCG	human chorionic gonadotropin	ヒト絨毛性ゴナドトロピン
HDL [-C]	high-density lipoprotein [cholesterol]	高比重リポ蛋白[コレステロール]
HH	hypocalciuric hypercalcemia	低カルシウム尿性高カルシウム血症
HLA	human leukocyte antigen	ヒト白血球抗原
hMG	human menopausal gonadotropin	ヒト閉経期ゴナドトロピン
HMG-CoA	hydroxymethylglutaryl-coenzyme A	ヒドロキシメチルグルタリル・コエンザイム A

xiii

略語	英語	日本語
HPG 系	hypothalamic-pituitary-gonadal axis	視床下部－下垂体－性腺系
HRT	hormone replacement therapy	ホルモン補充療法
IAA	insulin autoantibodies	インスリン自己抗体
IAD	isolated adrenocorticotropic hormone deficiency	副腎皮質刺激ホルモン単独欠損症
IA-2	insulinoma-associated antigen-2	インスリノーマ関連抗原 2
ICA	islet cell antibodies	膵島細胞抗体
ICI	immune checkpoint inhibitor	免疫チェックポイント阻害薬
ICSI	intracytoplasmic sperm injection	顕微授精
IFG	impaired fasting glucose	空腹時血糖異常
IGF-I	insulin-like growth factor-1	インスリン様成長因子-1
IGF-BP	insulin-like growth factor binding protein	インスリン様成長因子結合蛋白質
IGT	impaired glucose tolerance	耐糖能異常
IHA	idiopathic hyperaldosteronism	特発性アルドステロン症
IPSS	inferior petrosal sinus sampling	下錐体静脈洞サンプリング
irAE	immune-related adverse events	免疫関連有害事象
IRI	immunoreactive insulin	－
ITP	idiopathic thrombocytopenic purpura	特発性血小板減少性紫斑病
LCAT	lecithin:cholesterol acyltransferase	レシチンコレステロールアシルトランスフェラーゼ
LC-MS/MS	liquid chromatography-tandem mass spectrometry	液体クロマトグラフィー質量分析法
LDL〔-C〕	low-density lipoprotein〔cholesterol〕	低比重リポ蛋白〔コレステロール〕
LH	luteinizing hormone	黄体形成ホルモン
LH-RH	luteinizing hormone-releasing hormone	黄体形成ホルモン放出ホルモン
LOH	late-onset hypogonadism	加齢男性性腺機能低下
LOH	local osteolytic hypercalcemia	骨転移に伴う骨破壊
LSG	laparoscopic sleeve gastrectomy	腹腔鏡下スリーブ状胃切除術
LSGB	laparoscopic sleeve gastrectomy with duodenojejunal bypass	腹腔鏡下スリーブバイパス術
MACS	mild autonomous cortisol secretion	－
MALT	mucosa-associated lymphoid tissue	－
MASH	metabolic dysfunction-associated steatohepatitis	代謝機能障害関連脂肪肝炎
MASLD	metabolic dysfunction-associated steatotic liver disease	代謝機能障害関連脂肪性肝疾患
MC2R	melanocortin 2 receptor	メラノコルチン 2 型受容体
MEN〔2〕	multiple endocrine neoplasia〔type 2〕	多発性内分泌腫瘍症〔2 型〕
MetS	metabolic syndrome	メタボリックシンドローム
MIBC	methoxyisobutylisonitrile	－
MIBG	metaiodobenzylguanidine	メタヨードベンジルグアニジン
micro-TESE	microdissection testicular sperm extraction	顕微鏡下精巣内精子採取術
MOF	major osteoporotic fracture	主要骨粗鬆症性骨折
MPHD	multiple pituitary hormone deficiency	複数の下垂体ホルモン欠損症
MR〔B〕	mineralocorticoid receptor〔blocker〕	ミネラルコルチコイド受容体〔拮抗薬〕
MTP	microsomaltriglyceride transfer protein	ミクロソームトリグリセライド転送蛋白
NAFLD	nonalcoholic fatty liver disease	非アルコール性脂肪性肝疾患
NaPi-2	sodium/phosphate cotransporter	ナトリウム-リン共輸送体
NDB	National Database of Health Insurance Claims and Specific Health Checkups of Japan	レセプト情報・特定健診等情報データベース
NF	neurofibromatosis	神経線維腫症

略語	英語	日本語
NGSP	National Glycohemoglobin Standardization Program	－
NGT	normal glucose tolerance	正常耐糖能
NHE	sodium-hydrogen exchanger	Na-H 交換輸送体
NIFTP	non-invasive follicular thyroid neoplasm with papillary-like nuclear features	乳頭癌様核所見を伴う非浸潤性濾胞型腫瘍
NIH	National Institutes of Health	米国国立衛生研究所
NO	nitric oxide	一酸化窒素
NSAID	non-steroidal anti-inflammatory drug	非ステロイド性抗炎症薬
NTI	non-thyroidal illness	非甲状腺疾患
NTx	type I collagen cross-linked N-telopeptide	Ⅰ型コラーゲン架橋 N-テロペプチド
ODS	osmotic demyelination syndrome	浸透圧性脱髄症候群
OGTT	oral glucose tolerance test	経口ブドウ糖負荷試験
OLS	Osteoporosis Liaison Service	骨粗鬆症リエゾンサービス
OR	odds ratio	オッズ比
OSAS	obstructive sleep apnea syndrome	閉塞性睡眠時無呼吸症候群
OSTA	Osteoporosis Self-assessment Tool for Asians	
PA	primary aldosteronism	原発性アルドステロン症
PAC	plasma aldosterone concentration	血漿アルドステロン濃度
PAD	peripheral arterial disease	末梢動脈疾患
PBMAH	primary bilateral macronodular adrenal hyperplasia	原発性両側大結節性副腎皮質過形成
PCOS	polycystic ovary syndrome	多嚢胞性卵巣症候群
PCP	pneumocystis pneumounia	ニューモシスチス肺炎
PCSK9	proprotein convertase subtilisin/kexin type 9	プロ蛋白転換酵素サブチリシン / ケキシン 9 型
PD-1	programmed cell death-1	
PD-L1	programmed cell death ligand-1	－
PEG	polyethylene glycol	ポリエチレングリコール
PGI$_2$	prostaglandin I$_2$	プロスタグランジン I$_2$
PHPT	primary hyperparathyroidism	原発性副甲状腺機能亢進症
PitNET	pituitary neuroendocrine tumor	下垂体神経内分泌腫瘍
POMC	proopiomelanocortin	
PPGL	pheochromocytoma/paraganglioma	褐色細胞腫・パラガングリオーマ
PRA	plasma renin activity	血漿レニン活性
PRL	prolactin	プロラクチン
PSA	prostate-specific antigen	前立腺特異抗原
PSIS	pituitary stalk interruption syndrome	下垂体茎断裂症候群
PTH	parathyroid hormone	副甲状腺ホルモン
PTHrP	parathyroid hormone-related peptide	副甲状腺ホルモン関連蛋白
RAI	radioactive iodine	放射性ヨウ素
RANKL	receptor activator of nuclear factor-kappa B ligand	－
RCT	randomized controlled trial	ランダム化比較試験
rhFSH	recombinant human follicle stimulating hormone	リコンビナントヒト卵胞刺激ホルモン
RIA	radioimmunoassay	ラジオイムノアッセイ
ROMK1	renal outer medullary potassium（K$^+$）channel	腎髄質外層カリウムチャネル
RPE	rating of perceived exertion	自覚的運動強度
SAP	sensor augmented pump	－
SCS	subclinical Cushing's syndrome	subclinical Cushing 症候群
SERM	selective estrogen receptor modulator	選択的エストロゲン受容体モジュレータ

略語	英語	日本語
SGA	small for gestational age	在胎不当過小
SGK	serum and glucocorticoid-inducible kinase	血清グルココルチコイド調節キナーゼ
SGLT2	sodium-glucose cotransporter 2	Na^+/グルコース共役輸送担体 2
SHBG	sex hormone-binding globulin	性ホルモン結合グロブリン
SIAD	syndrome of inappropriate antidiuresis	不適切抗利尿症候群
SIADH	syndrome of inappropriate secretion of antidiuretic hormone	バソプレシン分泌過剰症 抗利尿ホルモン不適切分泌症候群
SIT	saline infusion test	生理食塩水負荷試験
SITSH	syndrome of inappropriate secretion of thyroid stimulating hormone	不適切甲状腺刺激ホルモン分泌症候群
SMBG	self monitoring of blood glucose	血糖自己測定
SPIDDM	slowly progressive type1 diabetes slowly progressive insulin-dependent diabetes mellitus	緩徐進行 1 型糖尿病
sPPARM α	selective peroxisome proliferator-activated receptor alpha modulator	選択的ペルオキシソーム増殖剤活性化受容体 α モジュレータ
SSA	somatostatin analogue	ソマトスタチンアナログ
SSRI	selective serotonin reuptake inhibitors	選択的セロトニン再取り込み阻害薬
SU	sulfonylurea	スルホニル尿素
TAR	time above range	—
TBR	time below range	—
TFT	thyroid function test	甲状腺機能検査
TG	triglyceride	中性脂肪（トリグリセライド）
Tg	thyroglobulin	サイログロブリン
TgAb	anti-thyroglobulin antibody	抗サイログロブリン抗体
TIR	time in range	—
TPO	thyroid peroxidase	甲状腺ペルオキシダーゼ
TPOAb	anti-thyroid peroxidase antibody	抗甲状腺ペルオキシダーゼ抗体
TRAb	anti-thyrotropin receptor antibody	甲状腺刺激ホルモン受容体抗体
TRACP-5b	tartrate-resistant acid phosphatase 5b	酒石酸抵抗性酸性ホスファターゼ-5b
TSAb	thyroid stimulating antibody	甲状腺刺激性レセプター抗体
TSBAb	thyroid stimulating hormone-stimulation blocking antibodies	甲状腺刺激阻害型抗体
TSH	thyroid stimulating hormone	甲状腺刺激ホルモン
TSH-R	thyroid stimulating hormone receptor	甲状腺刺激ホルモン受容体
TTKG	transtubular potassium gradient	尿細管カリウム濃度勾配
UFC	urinary free cortisol	尿中遊離コルチゾール
UMP	tumors of uncertain malignant potential	悪性度不明な腫瘍
VFA	vertebral fracture assessment	—
VHL 病	Von Hippel-Lindau disease	Von Hippel-Lindau 病
VLDL	very low-densiry lipoprotein	超低比重リポ蛋白
YAM	young adult mean	若年成人平均値
ZnT8	zinc transporter 8	亜鉛輸送担体 8
1,25(OH)$_2$D	1,25-dihydroxy vitamin D	1,25-水酸化ビタミン D
11 β HSD2	11beta-hydroxysteroid dehydrogenase type2	11 β ヒドロキシステロイド脱水素酵素 2 型
25(OH)D	25-hydroxy vitamin D	25-水酸化ビタミン D

Part 01

診断学総論
ーエキスパートはここを診る！

外来診療の心構え

これから外来を始めようという
若い先生のためへのアドバイス

1 若手の先生たちへ伝えたい4つのヒント

糖尿病・内分泌内科は外来診療が中心ですので，外来診療のエキスパートなれるかどうかが大切です．そしてそのやり方によって，どのくらい成長できるかどうかが決まります．これから外来を始めようという若い先生のためへのアドバイスを述べます．

① こちらから挨拶をしよう！

患者さん，メディカル・スタッフの方たちにはこちらから明るく挨拶をしましょう．笑顔で挨拶するだけで，仕事のしやすさや人間関係は変わります．また，患者さんが先生の顔を見ると元気になると言ってくれます．

② 予習をしよう！

多くの経験を積んだベテラン医師なら不要かもしれませんが，外来前には患者さんの予約リスト，事前検査結果の内容を確認して予習をしましょう．外来初心者の段階で検査結果の評価などを瞬時に行うことは難しいことが多いですし，見落としも生じます．また患者さんの前ではいろいろと調べにくいですが，予習の段階であればゆっくりと調べたり，周りの先生に聞くことができます．このように，きちんと調べて対応する習慣の積み重ねが実力の向上につながります．

③ 復習をしよう！

外来中にどうしても方針が立てられなかったり，判断できないことがあります．そのような場合は，検査オーダーを出して，次回受診の予約をとっていただくことが多いと思いますが，想定される疾患名や問題点をメモしておいて，その日のうちに復習しましょう．外来が終わると疲れて余裕がないかもしれませんが，ガイドラインだけでも確認するなど復習の習慣を身につけて，記憶が新鮮なうちに確認することで，患者さんの問題解決に結びつくだけではなく，あなたの活きた知識として蓄積していきます．

④ 経過をフォローアップしよう！

どうしても解決が難しい時，自信がない時には，コンサルトなどをうまく活用しながらフォローアップしましょう．臨床では丁寧にフォローアップしているうちに正解が現れてくることがあります．これらのよい習慣と自らへのフィードバックがあなたの感覚

や勘を磨いていきます.

（髙橋　裕）

2　外来のことはじめ―4つの"知る"を忘れずに

　外来を担当することが決まった時，皆様は何を思うのでしょうか？医師として独り立ちすることへの喜び，もしくは重責を担うことへの不安でしょうか？いずれにせよ，今後，精進を重ねるなかで，大いに悩み，喜び，良医へと成長されることを切に願っています．以下，これから外来を始めようという若い先生に向けて，私なりにアドバイスをさせていただきます．

(1) 正常を知る

　疾患を知るには，正常な生理機能を知っておくことが必要です．これを知っておくことで，疾患のある状態とない状態の比較が可能となり，診療の厚みが増します．正常を知ることなく診療にあたると，病名と治療の紐付けにのみ終始することになります．

(2) 病態を知る

　疾患を知るには，その病態を知っておくことが必要です．これを知っておくことで論理的思考が可能となり，診療の精度が増します．病態を知ることなく診療にあたると，症状と治療の紐付けにのみ終始することになります．

(3) 患者を知る

　疾患を知るには，患者自身のことを知っておくことが必要です．これを知っておくことで，心理的・社会的・経済的背景に即した対応が可能となり，診療の信頼度が増します．患者を知ることなく診療にあたると，疾患と治療の紐付けにのみ終始することになります．

(4) 自身を知る

　疾患を知るには，自分自身のことを知っておくことが必要です．これを知っておくことで丁寧かつ安定した診療が可能となり，患者からの信頼が得られます．自身を知ることなく診療にあたると，自己満足に終始してしまう可能性があります．

　いろいろ述べましたが，私自身，まだそこまでの領域には達していません．自戒の念を込めて，まとめさせていただきました．本書を手に取り，このコラムにまで目を通す皆様は，今後，並々ならぬ努力を重ね，卓越した技術と豊富な知識を得るものと思われます．人間性にも磨きをかけつつ，さらなる高みを目指して頑張ってください．

（岩佐　武）

3 内分泌疾患の診療のカギは General Practice 外来の中で発見するわくわく感を忘れないこと！

　これから内分泌外来を始めようという若手の研修医・専攻医の皆さんへ．まずは鑑別診断のための General な視点が重要です．内分泌疾患には，経験があれば一目で気づくような疾患もあれば，医師の的確な質問で初めて患者が認識するような症候もあります．特徴的な症状がなくとも，時間軸で徐々に変化する場合もありますので，症状・所見を長期的にフォローアップする姿勢が大切です．一般外来・総合外来から，新たに内分泌疾患を発見できるような視点を身につけましょう．慣れてきたら，内分泌疾患の確定診断のための受診，さらに専門的治療目的での受診，外科や他科との連携目的の受診，小児科からのトランジションの受診など，いろいろな外来対応のかたちを経験していくことになります．

　まず初診では，多種多様な主訴に対して，臓器別のアプローチでなく病態診断を主眼とする全身的な診療を行い，病歴を単に聞くのみでなく，つねに鍵となる病歴・症候を聴き出す姿勢で臨むことが重要です．責任となるホルモンを想定し，丁寧な医療面接と身体診察による情報を包括するような観点で判断していくというプロセスになります．それぞれの疾患において，病態が完成している Overt disease から，症状として顕在化していない Subclinical disease，病態が組織レベルに留まっている Silent disease まで，幅広い活動性があることにも注意します．もうひとつ大事なのは，測定したホルモン値を鵜呑みにするのではなく，必ずもう一度患者に振り返って診察しないと，Pseudo disease に騙されてしまうこともあります．

　私の経験から，自身の外来の心構えとして大切にしていることを述べます．

- 新患では最初の 2〜3 分が鍵である．再診では終わりの 2〜3 分を大切にする．
- Open question と Closed question をバランスよく盛り込んで，要領よく聴き出す．
- 患者・家族の診療ニーズと希望をキャッチし，患者さんが満足して帰宅したかを振り返る．
- 患者さん 1 人 1 人に，少しでも元気を与えられるような診療を目指す．
- 医学生・研修医に見られながらの，ガラス張りの外来診療が望ましい．
- 医師からみた患者は多くの 1 人だが，患者さんからは 1 人の医師であることを認識する．
- 多種多様な患者さんとの対面診療の中で，上手な距離感の取り方も工夫する．
- 患者さんとの出会いをアカデミックなワクワクにできるような姿勢で外来に臨む．

　内分泌疾患は一般にはまれと思われがちですが，実際は見逃されている場合も少なく

ありません．日常臨床に潜んでいる内分泌疾患の新たな発見から，その診断・治療に至るまで，General Practice の力が重要です．若い先生には，外来診療の中で内分泌疾患を発見する楽しさを，ぜひ実感してもらいたいと思います．

（大塚文男）

④ 情報のトリアージ力を磨く

外来診療でもっとも緊張するのは初診患者への対応です．

主訴とは「おもな訴え」に過ぎず，患者が抱えている医療的問題の重要度とは必ずしも一致しません．その一方，主訴が医療的な主題でなかったとしても，主訴に対するなんらかの対応をしなければ，患者の納得は得られません．たとえ，医療的な重要度の低い主訴であったとしても，少なくとも患者からの話を受け止め，対応の要否の理由を説明すべきです．とくに初診患者では，医療者との間に信頼関係が構築されていないため，初手で不信感をもたれてしまうと後の診療が非常に難しくなります．

さて，内分泌・代謝領域の疾患は，特定の臓器への影響とともに，不定愁訴に類似した症状・徴候を示すものも多いです．そのため，とくに患者からの情報収集において「ワイドレシーバー」であることが重要となります．時折，自分の専門領域外と感じられる症状・徴候を訴えられることがあります．たとえば，2型糖尿病で診療している患者が，「昨年から肩が痛くて腕が上がらない．近くの整形外科クリニックにかかっているが，一向によくならない．どうすればいいか？」といった相談があるとします．とくに外来が混雑して，予約時間に遅れて診療が進行している日にこのような訴えがあると，ともすれば「それは整形外科の主治医と相談してください」と対応してしまいかねません．これは医療的な判断として間違っているわけではないはずですが，問題は「なぜ，この患者さんは肩の痛みについて糖尿病の主治医に相談しているのか？」という点です．大きく分けて「誰に相談するのが適切かわかっていない」「整形外科の主治医/スタッフに相談したが，満足のいく対応がされていない（もしくは理解できていない）」「適切な対応はされたが，心理的な不安感を拭いさることができない」などが多いです．

ここで注目すべきは，目の前の患者さんが困っている，という1点です．たとえ，自分がその問題を解決する立場になかったとしても，相手の話す内容をしっかりと受け止め，どのように対応（相談）すべきかの道標を示すことが肝要です．対応を誤ると，患者は「自分の悩みを受け止めてくれなかった」とがっかりして，次からはこちらが必要とする情報も提供してもらいにくくなります．なぜならば，患者側は，医療者にとって「何が重要な情報か」という重み付けができないことが多いからです．

適切かつ時宜にかなった医療を行うためには，日頃から幅広く情報を受け止める姿勢を患者に示し，玉石混淆の情報のなかから，自らの診療に必要なものを拾い上げる力を磨くことが大切です．外来診療の短い対応時間のなかで，効率よく質の高い医療を提供するために，情報の収集力・トリアージ力を磨くことを心がけることが重要です．

(鈴木敦詞)

⑤ 外来診療の心構え―4つのメッセージ

私のこれまでの経験と反省から，外来診療の心構えとして4つのメッセージを贈ります．

(1) 病棟で1症例とじっくり向き合うことでスキルを磨く

病棟での診療に明け暮れていた研修医時代に，私は早く外来診療を担当したくて，その思いを上級医に申し出たことがあります．その時，私の上級医は，「熟成した酒はうまい，焦るな」と制してくれました．外来診療を始める前に，まず病棟でのトレーニングを十分に積む必要があります．1人の患者が有する多くの問題を1つひとつ，文献を調べ，症例検討会で議論し，各専門医にコンサルトしながら解決するには時間が必要です．そのため，まず1症例に集中しましょう．余裕ができれば2症例，3症例と受け持ち患者数を増やしていけますが，無理をして時期尚早に増やすのは得策ではありません．十分考察を深めないまま，受け持ち患者数を増やしても，流す医療しか身につきません．そんな状態で外来を担当しても，流すだけの医療になってしまうでしょう．深い入院診療を体得し，それを高速化して実践するのが外来診療です．したがって，外来診療を始めるには，病棟での十分なトレーニングを重ねることが大切です．

(2) 五感を研ぎ澄まして問題解決へと進もう

内分泌疾患の多くは，ホルモンを測定する前に診断されています．診断にあたっては，病歴，前医の情報，過去の健康診断データ，家族の情報など，すべての情報を駆使しましょう．病歴は出生時の情報に遡ることもあり，まさに患者の人生の大河ドラマを追体験する感じです．身体所見は，五感を研ぎ澄ませて（昔と違って，味覚を使うことはないかもしれませんが），身体が発するシグナルを捉えましょう．五感を駆使する医療であれば，ヒトはAI医療に負けないでしょう．

(3) ミニマムエッセンシャル診療こそがアート

病歴と身体所見情報から病態を絞り込み，最小限の検査をstep-by-stepで積み重ね，診断へと至りましょう．検査項目を絞るためには，考える医療を要します．膨大なデータを集めてから診断するスキルではAIに負けるでしょうが，考えながら構築する医療

であれば，まだ私たちに優位性があると思います．このことは，患者さんの負担と医療をともに軽減することに繋がります．

(4) 優しく，患者さんに寄り添う接遇を

勢いのある若い医師にとって，患者さんの気持ちに寄り添うことは簡単ではないと思います．振り返れば，私も若い頃は傲慢な態度で患者さんに接していたように思います．患者さんは不安な気持ちで，助けと安心を求めて来院されます．自分が受けてうれしかった医療を思い出しましょう．とはいっても，もとから優しい人はよいのですが，優しさは鍛えられるものではないのかもしれません．その場合，真に優しくなれなくても，優しい態度と笑顔で接遇するのがプロフェッショナルです．これもヒトがAIに勝てるかもしれないスキルともいえます．また，患者さんに優しくするには，自分自身が幸せでいることも必要かもしれません．無理をせず，よく睡眠をとって，余裕のある気持ちで診察に臨むことも大事です．

(箕 俊成)

6 内分泌異常を「疑うこと」と 診断や治療を「見直すこと」を大切に

(1) 内分泌疾患の診断を専門としていない先生へ

内分泌疾患の診断の契機は，非特異的な症状・症候・検査所見であることが多く，高血圧や糖尿病，電解質異常などに潜在しています．そのため，診察した医師が内分泌疾患を疑うところから精査が始まり，治療にたどり着きます．各内分泌疾患に特徴的な身体徴候，検査所見，合併所見を見逃さず，内分泌疾患の疑いがあれば最低限のスクリーニング検査を行い，専門医療機関受診へつなげることが大切です．結果的に内分泌疾患が否定されたとしても，内分泌疾患のスクリーニングを行うことは非常に重要なことであると考えます．

(2) 内分泌疾患診療の専門とする先生へ

内分泌疾患あるいは，その疑いの初診患者の多くは，初めて聞く内分泌やホルモンの病気，ホルモン関連の腫瘍に不安を感じています．「ホルモンとは」から始まり，今後の検査内容や想定される治療についてわかりやすい説明が望まれます．そのため，担当医は各疾患に関する十分な知識が必要です．診察前の予習や，上級医と情報共有しアドバイスを求めること，また診察時には診療のポイントがまとまった参考書などを携帯することをお勧めします．短い診療時間の中で必要な事項を患者へ確実に説明するため，疾患に関する各種資料，前処置が必要な検査の日程記入用紙などを診療科や自分で用意し，患者に提示するとよいでしょう．

また再診の患者を引き継いで担当する場合は，これまでの経過や背景を十分に把握せずに投薬や定期検査を継続しがちです．しかし治療内容や必要な検査項目は，疾患の病勢や加齢，合併症の出現などによって変化します．すでに寛解しており薬物治療が必要でなくなっている場合もあります．前担当医とは異なる視点から，治療の適切性や検査項目を再評価することも必要です．治療や検査項目に疑問をもったら，積極的に上級医に相談し，患者の納得が得られるように経緯をよく説明して，自信をもって最適な診療に変えましょう．

（田辺晶代）

⑦ 他人の情報に惑わされず，自分の「五感」をフル活用して患者さんを把握しよう！

　外来診療と一口に言っても，どんな医療機関で行うかによって大きく異なりますが，ここでは大学病院などで，これから内分泌代謝疾患の専門外来を始めようとする若い医師の皆さんに，私が新患の外来診療で大切していることをお伝えします．

　大学病院などの専門外来には，患者は必ず紹介元の医療機関からの診療情報提供書を持ってやって来ます．そこには，紹介元で疑われた特定の病名が記されているはずです．私はそのような診療情報提供書を熟読したうえで，まず，すべての情報を自分の頭からいったんリセットして診療を始めます．患者の主訴，症状のonsetとcourse，既往歴，家族歴など診療情報提供書に詳しく書いてあったとしても，いちから自分の言葉で患者に問いかけ，聴き出していく，必要な身体所見を自分でとる，それらの作業が重要だと考えるからです．そして意外と，患者の話す内容と診療情報提供書に食い違いがあることに気がつきます．1番やってはいけないのは，診療情報提供書に書かれた疑い病名を念頭において問診や検査を組んでいくことです．人間，一度思い込んだものはなかなか頭から離れないものです．気がつくと，とんでもない誤診を下す危険もあります．しかし若い先生たちを見ていると，診療情報提供書に書かれている疑い病名にかなり影響を受け，「バイアスがかかっている」ことが多いのです．ひとたび自分の推論がなんらかの暫定的な結論にたどりついてしまうと，早々に考えることをやめてしまい，その他の可能性を十分検討できなくなることがあります．これはpremature closure（早期閉鎖）といわれるもので，診断プロセスに影響する，もっとも多いバイアスといわれています．

　私は新患患者の場合，患者が診察室に入って来る時から診察を始めます．まず，入室して来る時の様子に注意します．きわめてだるそうに入ってくるのか，表情は暗いか，1人で来たのか，誰かと一緒かなどに注目します．また独歩か杖歩行か，車椅子かなど

の歩き方にも注目し，それをカルテに記載します．整容の状態や挨拶を交わした時の患者の表情，顔色（文字どおり皮膚の色調），声のトーンなど，すべてが重要だと思っています．他人の情報に左右されず，まずは自分の感覚，印象，すなわち「五感」をフル活用して患者さんを把握してください．私はこれこそ「人間が人間を診る」極意だと思っています．

（橋本貢士）

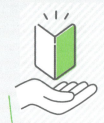

外来診療 指南の工夫

1 外来診療レベルアップ術

　糖尿病・内分泌疾患の診療において，外来診療は非常に大きなウエイトを占めており重要な技術ですが，その指導方法はほとんど確立していません．筆者自身，初めての外来は非常勤先で，いきなりぶっつけ本番だったため，具体的な指導を受けたことはありませんでしたし，多くの先生が同じような状況なのではないかと思います．また筆者は，大学院生の時に教授の外来のシュライバーをしていた際，教授の外来方法を横で学び，技術を"盗む"機会がありましたが，今はそのような機会はほとんどありません．そのような状況を踏まえて，奈良県立医科大学糖尿病・内分泌内科では，若手育成，診断治療の標準化，技術の向上を目指して，入院患者のカンファレンスとは別に，毎朝8時30分から30分間，外来新患カンファレンスを，私を含め全員で行っています．カンファレンスでは，外来・入院のすべての新患患者をディスカッションし，必要な検査・治療方針だけではなく，経験豊富なベテラン医師だからこそわかる診断治療のヒント，診療情報提供書の行間から何を読み取るのかを全員で勉強します．

　まず若手医師は，担当日の新患，対診依頼のすべての症例についてあらかじめ予習をし，鑑別診断，検査，治療方針などをまとめて短時間で発表します．時間が限られているため，これは要点をまとめる重要な訓練にもなります．それに対して担当の教員の先生が，アドバイスやディスカッションを行います．このカンファレンスによって，とくにまだ外来経験がない，あるいは乏しい若い医師にとってはベテラン医師の外来の疑似体験ができるとともに，1年で膨大な症例の経験に結びつけることができます．とくに予診をとってくれた若い医師には，その後も必ず，その症例を自分の症例と思って電子カルテでフォローアップするようアドバイスをしています．また経験のある医師にとっても，事前にしっかりとカルテを整理したり，アップデートされた情報を調べ，知識を深める機会になるとともに，1人では判断が難しいケースもディスカッションすることで安心して診療を行うことができます．

　内科医として一人前になるためには，時間内に要点をまとめたプレゼンテーションができるようになるとともに，しっかりとしたサマリーを作成できることが重要です．

カンファレンスで検討する患者さんについてしっかり予習することで，文献やガイドラインを調べ，まず自分で考えます．その後，カンファレンスでフィードバックを受けることで，日々成長していきます．さらに学会発表，論文作成を通じて，真の実力を培っていきます．そうすると，当初は手際の悪かった若手医師たちも，1年間で見違えるように逞しくなるのがよくわかります．そして，大きく成長できるかどうかを決めるもっとも重要な点は，受け身で耳学問を増やすだけではなく，カンファレンスで問題になった点を自ら復習し，しっかり調べて，自分の活きた知識にしているかどうかです．このカンファレンスの結果，当院の外来診療レベル全体も大きく向上し，紹介件数も増加しました．

（髙橋　裕）

② 当科での外来診療塾の紹介

　当科では，糖尿病内分泌内科志望の専攻医に，専門教育の一環として週1回の初診外来を担当してもらっています．毎回，おおむね1日あたり10名の新規紹介患者さんを診ることになります．そして診察後，担当した患者さんのカルテをすべて私が確認し，カルテに「フィードバック」としてコメントを入れています．専攻医にはそのコメントを見て診療とカルテ記載内容を振り返ってもらい，さらに勉強してもらう仕組みです．すなわち on-the-job training です．とはいえ，初期研修を終えて，すぐの段階でいきなり内分泌疾患や糖尿病の専門外来を行うのはかなり無理があるので，事前に私特製の「外来診療マニュアル」を配布し，熟読してから外来診察に臨んでもらうようにしています．

　フィードバックでは，まず①保険病名がきちんと入力されているか，②身長，体重，血圧，脈拍数などの基本データを記載しているか，③どのような目的で来院したかを明記しているか，④正しい診断過程を踏んでいるか，また⑤それに基づいた検査計画，治療計画が立っているか，⑥処方をする場合はその処方が適切か，を確認します．また現病歴も主語を統一し，なるべく能動態で記載するよう指導します．日本語での病歴の記載は往々にして主語が曖昧になり，患者が主語になってみたり，医師が主語になってみたりするので，それを最初から徹底的に指導していきます．最初の2〜3か月はカルテに抜けが多く，チェックするのも大変ですが，根気強く指導を続けていると，その後は病名の抜けとカルテの主語の混在はほぼなくなります．

　フィードバックのコメントは，私と当該専攻医の間では共有できますが，専攻医間での共有は難しいので（図-a），毎週月曜日の夕方の医局会の後に，「外来診療塾」と名づけたカンファレンスを行っています．この「外来診療塾」では，私がある専攻医に出し

たフィードバックの中で共有すべきと考えられる症例について，電子カルテをプロジェクターで映しながら紹介することにしています．当該専攻医の不足点をあげるのではなく，症例を共有し，専攻医1人1人に自分が担当だったらどうするかを聞いていき，最後に私がフィードバックで言いたかったことを示すようにしています．これにより，私対当該専攻医のフィードバックを専攻医全員で共有することができ，次回の外来に活かすことができます（図-b）．時には，私自身が外来で判断に悩んだ症例を提示し，私の診断や治療方針が正しかったかどうかを専攻医に聞くこともあります．これにより，少なくとも専攻医より診療経験のある私がどのようなことで判断に悩むのか，次の一手をどう考えているのかを知ることになります．また私も専攻医たちの意見を聞くことによって，彼らがどういうふうに考えているのかを知ることができますし，時として私が気づかなかった点を指摘してくれることもあり，私自身のスキルアップにもつながります．

このように，「外来診療塾」は上から下への指導だけではなく，横軸に広がる相互教育になるため，ぜひ多くの若い専攻医に参加してほしいと思っています．

（橋本貢士）

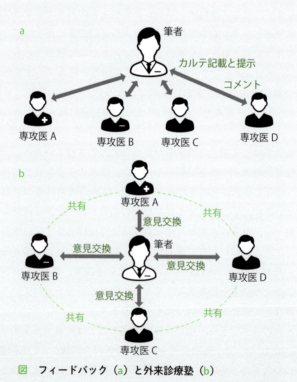

図　フィードバック（a）と外来診療塾（b）

問診ではこれを聞く！
総合内科にはこんな内分泌疾患が潜んでいる

Clinical pearl & Pitfall

(1) 問診で情報を上手に聴き出すためには，患者の訴えに耳を傾け，共感と誠意ある姿勢をもって良好な患者－医師関係を構築することが大切である．

(2) ホルモンは遠隔臓器にも作用するため，さまざまな症状や所見が内分泌疾患を疑うきっかけとなる．

(3) 倦怠感を呈する内分泌疾患は多く，甲状腺，視床下部・下垂体，副腎，性腺，血糖，電解質の異常を想定し，臨床像を意識して問診を行う．

はじめに

内分泌疾患を診断するためには，さまざまな臨床場面において，まずは内分泌疾患を想起することから始まる．さまざまな症状で受診する患者に対し，問診や身体所見，一般検査などからわずかな異常に気がつくことが重要であり，それらを総合的に判断して原因となるホルモンを想定し，内分泌検査を行うことで診断に至る．

本稿では，その気づきの第一歩となる問診について取り上げる．

01 問診をはじめる前からはじまっています！

問診は，近年は医療面接といわれるように，診断に必要な情報を得るためのみならず，良好な患者－医師関係の構築にもかかわる重要な部分である．しっかりと症状や病歴を聴き出すためには，関係性が良好でなければならない．内分泌疾患では，患者にとってやや話しづらい月経や性欲などについて確認することもあるため，まずは患者との関係性を良好に保つことが大切である．そのためには，患者の訴えに耳を傾け，共感と誠意ある姿勢をもって日々診療に臨むことが重要である．

02 症状が全身で起こるから難しい ?!

内分泌以外の疾患は，特定の臓器特異的な症状が出現することが多いが，内分泌疾患の場合，ホルモンの異常によって全身にさまざまな症状が出現する．ホルモンは，そも

そも血流にのって遠隔臓器に作用する物質である．分泌された組織の周辺で作用することもあるが，離れた臓器に到達して効果を発揮することのほうが多く，さらに，標的臓器から別のホルモンが分泌され，また離れた組織に影響を与えることもある．体内の離れた臓器間で行われる情報伝達を担うため，体のさまざまなところで症状が出やすくなる．それゆえに，症状や所見から内分泌疾患を想起しづらい場合もあるが，それでも内分泌疾患による症状や所見を知っておくことで，自分で内分泌疾患を見つけ出すことができるようになる．

03 不定愁訴で片付けないで！

では，日常の臨床現場において，どのような時に内分泌疾患を疑うべきか．内分泌疾患は比較的まれだと思われるかもしれない．しかし，よく考えると疑う場面が多いことに気がつく．たとえば内分泌疾患を想起すべき症状として，倦怠感，頭痛，視野異常，動悸・発汗，暑がり・寒がり，口渇・多飲・多尿，便秘，体重減少，肥満，抑うつ，脱毛，多毛，月経異常，勃起不全などがあげられる．

月経・性腺機能にかかわる部分や，体型・体格の変化については内分泌疾患に特徴的であり，プライバシーにかかわる要素もあるため，患者－医師関係を構築しながら，しっかり聴き出すようにする．家人や友人など周りの人からの症状・外観・顔貌・声質の変化に関する指摘や意見も，有用なことがある．また，高血圧，耐糖能異常，脂質異常症，電解質異常，骨粗鬆症などの検査所見や疾患から内分泌疾患が見つかる場合もある．一見，不定愁訴にみえる症状や，いわゆる common disease の背景に内分泌疾患が潜んでいることがあるため，実は日常診療で疑う機会は多い．内分泌疾患を想起する症状や所見と，それに対応する内分泌疾患を表1[1,2]に示す．

04 まれだけどまれじゃない！ 内分泌疾患はまずは疑うことからスタートです

表1のうち，倦怠感はとくに内分泌疾患を想起すべき症状である．内分泌疾患以外に幅広い領域の疾患が鑑別にあがるが，内分泌疾患に関連するものとして，おもに6つの分類に分けて考えると，鑑別疾患を想起しやすい（表2[3]）．それぞれの典型的な臨床像を思い浮かべながら，問診を進めていく．

1 甲状腺疾患

甲状腺疾患は非常に頻度の高い病態である．橋本病（甲状腺機能低下症）では，甲状腺ホルモンの分泌低下によって倦怠感，寒がり，脱毛（眉毛の外側 1/3）が出現し，また，ムコ多糖の沈着によって嗄声や浮腫，便秘を呈する．一方，Basedow病（甲状腺機

能亢進症）では甲状腺ホルモンの作用が亢進するため，倦怠感のほかに，暑がり，動悸，頻脈，手指振戦，下痢，体重減少が出現する．症状以外にも，橋本病はほかの自己免疫疾患を合併することが多いことや，Basedow 病では家族歴を認めることが多いことから，既往歴や家族歴も確認する．

表1　内分泌疾患を想起する症状・所見と対応する内分泌疾患

全身倦怠感*	甲状腺機能低下症，甲状腺中毒症，副腎不全，下垂体機能低下症，GH 分泌不全症，更年期障害・性腺機能低下症（男性・女性）
頭痛	下垂体腫瘍，下垂体炎，下垂体卒中，先端巨大症，PPGL，原発性アルドステロン症
顔貌変化	先端巨大症，Cushing 症候群，甲状腺機能低下症
視野異常・複視	下垂体腫瘍，下垂体卒中，Basedow 病
動悸・振戦・発汗	甲状腺中毒症，PPGL，インスリノーマ
暑がり・寒がり	甲状腺中毒症，甲状腺機能低下症
口渇・多飲・多尿	中枢性尿崩症，腎性尿崩症
便秘	甲状腺機能低下症，PPGL，副甲状腺機能亢進症
色素沈着	Cushing 病，Addison 病
体重減少	甲状腺中毒症，PPGL，副腎不全
肥満	Cushing 症候群，インスリノーマ，PCOS
抑うつ	Cushing 症候群，下垂体機能低下症，副腎不全，甲状腺機能低下症，副甲状腺機能亢進症，性腺機能低下症（男性・女性）
脱毛	甲状腺機能低下症，Cushing 症候群，下垂体機能低下症，GH 分泌不全症
多毛	Cushing 症候群，PCOS，副腎過形成，アンドロゲン産生腫瘍
月経異常	プロラクチノーマ，下垂体機能低下症，性腺機能低下症（女性），PCOS
勃起不全	プロラクチノーマ，性腺機能低下症（男性）
低ナトリウム血症	SIADH，下垂体機能低下症，副腎不全，甲状腺機能低下症
低カリウム血症	原発性アルドステロン症，Cushing 症候群
高カルシウム血症	副甲状腺機能亢進症，甲状腺機能亢進症，副腎不全
高血圧	原発性アルドステロン症，Cushing 症候群，PPGL，先端巨大症
耐糖能異常	Cushing 症候群，PPGL，先端巨大症
脂質異常症	Cushing 症候群，甲状腺機能低下症，GH 分泌不全症
骨粗鬆症・尿路結石	Cushing 症候群，原発性副甲状腺機能亢進症

*ほとんどの内分泌疾患で認めるため，鑑別に注意する．
GH：成長ホルモン，PPGL：褐色細胞腫・パラガングリオーマ，PCOS：多嚢胞性卵巣症候群，
SIADH：抗利尿ホルモン不適切分泌症候群
〔大塚文男：内分泌疾患を想起すべき症状：疾患想起となるキー症状．General Mind で攻める総合内科で
診る内分泌疾患，大塚文男（編）：中外医学社，2020：4-7[1]／中野靖浩，大塚文男：Common disease に
潜む内分泌疾患（電解質異常の観点から）．日医師会誌 2021；**150**（**特別号 2**）：S4-S5[2] をもとに作成〕

2 視床下部・下垂体, 副腎疾患

視床下部・下垂体疾患や副腎疾患は, 甲状腺疾患と比べ頻度としてはやや低いかもしれないが, 副腎不全を発症すると, コルチゾールの低下によって消化器症状（悪心・嘔吐, 下痢, 腹痛）, 筋骨格症状（関節痛, 関節拘縮）, 精神症状（傾眠傾向, 抑うつ）, その他（食欲低下, 体重減少, 発熱, 低血圧, 低血糖など）のような多彩な症状を呈する.

皮膚の色に注目すると, 原発性の副腎不全であれば副腎皮質刺激ホルモン（adrenocorticotropic hormone：ACTH）上昇から色素沈着を呈し, ACTH分泌低下症のような続発性であれば皮膚蒼白となる. 原発性では, 塩分をとくに欲しがるような症状

表2 倦怠感で想起すべき内分泌疾患と問診すべき項目

疾患	問診すべき項目
1. 甲状腺	
甲状腺機能低下症	寒がり, 脱毛（眉毛外側1/3）, 嗄声, 浮腫, 便秘, ほかの自己免疫疾患の合併
甲状腺機能亢進症	暑がり, 動悸, 頻脈, 手指振戦, 下痢, 体重減少, 家族歴
2. 視床下部・下垂体	
ACTH分泌低下症	免疫チェックポイント阻害薬の投与歴, ほかは副腎不全と同様
GH分泌不全症	小児期の成長障害, 頭部外傷歴, くも膜下出血や脳腫瘍など頭蓋内の器質的疾患や手術・放射線治療歴, 周産期異常（骨盤位分娩や胎児仮死など）, 出産時の大量出血, 他の下垂体前葉ホルモン分泌低下
3. 副腎	
副腎不全	消化器症状（悪心・嘔吐, 下痢, 腹痛）, 筋骨格症状（関節痛, 関節拘縮）, 精神症状（傾眠傾向, 抑うつ）, その他（食欲低下, 体重減少, 発熱, 低血圧, 低血糖など）, 皮膚の色（原発性は色素沈着, 続発性は皮膚蒼白）, 塩分渇望（原発性）, ステロイド内服・外用・吸入薬の使用歴
4. 性腺	
更年期障害	血管運動神経症状（ホットフラッシュ, 発汗過多, 動悸, めまい）, 精神神経症状（情緒不安, イライラ, 抑うつ, 不安感, 不眠, 頭重感）, その他（関節痛, 食欲低下）
LOH症候群	身体症状（関節痛, 発汗過多, 筋力低下）, 精神神経症状（情緒不安, イライラ, 抑うつ, 不安感, 不眠）, 性機能症状（性欲低下, 勃起不全）
5. 血糖	
高血糖	口渇, 多飲・多尿
低血糖	動悸, 発汗過多, 振戦
6. 電解質（ナトリウム, カリウム, カルシウム, リン, マグネシウムの異常）	

ACTH：副腎皮質刺激ホルモン, GH：成長ホルモン, LOH：late-onset hypogonadism
〔中野靖浩：倦怠感は広くて怖い. 内科 2023；**132**：184-188[3]〕

（塩分渇望；salt craving）も出現しうる．また，医原性の要素がないか，ステロイドの内服・外用・吸入薬の使用歴を確認したり，近年は免疫チェックポイント阻害薬による免疫関連有害事象（immune-related adverse events：irAE）として ACTH 分泌低下症を発症することがあるため，既往歴・治療歴を確認することも重要である．また，サプリメントや健康食品・嗜好品についても確認しておく．

成長ホルモン分泌不全症は，ほかの下垂体前葉ホルモンの分泌低下に伴うことが多く，また病歴として小児期の成長障害，頭部外傷歴，くも膜下出血や脳腫瘍など頭蓋内の器質的疾患や手術・放射線治療歴，周産期異常（骨盤位分娩や胎児仮死など）があれば，積極的に疑い検査を進める．

女性で出産時に大量出血のエピソードがあれば，Sheehan 症候群による下垂体機能低下症も鑑別にあがる．

3 性腺疾患

性腺機能が低下する場合も倦怠感を呈する．女性の更年期障害や男性の LOH（late-onset hypogonadism）症候群が代表的であり，前者は 40～50 歳代の女性，後者は中高年の男性において，倦怠感などの症状があれば想起する．女性では更年期の年齢がある程度一定であるが，男性では年齢分布も幅広く，個人差が大きいのも特徴である．ともに不定愁訴のような多彩な症状を呈するが，更年期障害の場合は，血管拡張による症状（ホットフラッシュや発汗過多など）や精神神経症状（イライラや不安感など）が典型的であり，日本産婦人科学会が作成した「日本人女性の更年期症状評価表」が参考になる[4]．LOH 症候群の症状は，おもに身体症状（倦怠感など），精神神経症状（不眠や不安感など），性機能症状（性欲低下など）に分けられ，AMS（aging males' symptoms）スコアが参考になる[5]．性機能にかかわる症状は問診しづらいかもしれないが，きちんと確認するためには，いずれの質問票も患者本人に記入してもらうことがコツである．

4 血糖・電解質異常

血糖や電解質の異常から倦怠感を呈することもある．たとえば，糖尿病による高血糖状態が続くと，倦怠感とともに口渇，多飲・多尿などの症状が出現し，低血糖であれば動悸，発汗，振戦などの症状が現れるほか，インスリノーマでは空腹時低血糖からおのずと過食傾向になり，体重増加や肥満を呈し，倦怠感の増悪につながる．反応性低血糖では，食後の倦怠感や眠気といった症状で受診することもある．

電解質異常では，とくに低ナトリウム血症と低カリウム血症に遭遇しやすい．低ナトリウム血症は中等症以上で頭痛や悪心・嘔吐などを引き起こし，低カリウム血症では筋力低下や便秘などが出現する．それぞれ内分泌疾患が原因となることがあり，低ナトリウム血症は副腎不全や下垂体機能低下症，甲状腺機能低下症などが，低カリウム血症は

原発性アルドステロン症やCushing症候群などが原因で引き起こされる．

倦怠感の原因として，血糖・電解質異常にも注意を払い，発見したのちは，内分泌疾患を含め原因疾患を鑑別することが重要である．

45歳女性．健康診断で肝障害を指摘され，消化器内科を受診．肝炎ウイルスなどの血液検査や腹部超音波検査で異常を認めなかったため，精査目的に総合内科へ紹介となった．問診票では自覚症状の記載はなかったが，肝障害の原因として甲状腺中毒症を鑑別にあげ，診察室で確認すると，半年前から疲れやすく，労作時息切れ，動悸，暑がりの症状があった．本人は更年期障害だと思っていた．

解　説

 本人は更年期障害だと思っていたけど…
丁寧な診察から導き出されたのは？

身体診察で甲状腺腫大（七條分類Ⅱ度）と手指振戦を認め，血液検査で甲状腺中毒症と甲状腺刺激ホルモン受容体抗体（anti-thyrotropin receptor antibody：TRAb）陽性が判明，甲状腺超音波検査で甲状腺腫大と血流増加を認めた．Basedow病として治療開始後，すべての症状・所見は改善した．

本当は症状があるのに患者本人が症状を自覚していない，あるいは自覚していても受診理由とは関係がないと思っている場合がある．そのような時こそ，いま問題となっている症状や所見に対して適切に鑑別疾患をあげ，医療者から積極的に問診を行うことは，診断にたどり着くうえで重要である．また，当院の新型コロナウイルス感染症罹患後の後遺症に対する「コロナ・アフターケア外来」では，主訴の60％を倦怠感が占めている．この中で潜在する内分泌異常が見つかることもある．倦怠感は内分泌異常の発見のカギとなりやすい[6]．内分泌疾患を見つけるためには全身を診る力が必要であり，内分泌疾患を想起するきっかけやパターンを知っておくことで，内分泌疾患を見逃さずに見つけ出すことができるようになる．

文献

1) 大塚文男：内分泌疾患を想起すべき症状：疾患想起となるキー症状．大塚文男（編），General Mind で攻める総合内科で診る内分泌疾患，中外医学社，2020：4-7
2) 中野靖浩，大塚文男：Common disease に潜む内分泌疾患（電解質異常の観点から）．日医師会誌 2021；**150**（**特別号 2**）：S4-S5
3) 中野靖浩：倦怠感は広くて怖い．内科 2023；**132**：184-188
4) 日本産科婦人科学会生殖・内分泌委員会：「日本人用更年期・老年期スコアの確立と HRT 副作用調査小委員会」報告 ―日本人女性の更年期症状評価票の作成―．日産婦誌 2001；**53**：883-888
5) 男性の性腺機能低下症ガイドライン作成委員会（編）：男性の性腺機能低下症ガイドライン 2022．日内分泌会誌 2022；**98**（**Suppl**）：65-71
6) Sunada N, et al.：Hormonal trends in patients suffering from long COVID symptoms. *Endocr J* 2022；**69**：1173-1181 ［PMID：35491089］

（中野靖浩，大塚文男）

身体診察はここを見ろ！

Clinical pearl & Pitfall

① snap diagnosis につながる「画（え）」を，鮮烈に記憶しよう！
② common diseases のなかに，それらを探そう！

🌱 はじめに

　多彩な病歴や身体所見から推論を重ね，診断手順を組み立てて治療を進めるなかで，ダイナミックに変わっていく臨床像を観察することは，内分泌代謝疾患を診療する醍醐味である．しかし，たとえば先端巨大症において，顔貌変化など医療者側が重要なメルクマール（Merkmal）と捉える徴候を自ら訴えて受診する患者は，ほぼない．Common diseases のなかに潜むこれらの所見を，医療者側の気づきによって拾い上げ，患者の予後改善や QOL 向上につなげることが重要となる．

　本稿では，代表的な内分泌代謝疾患を診断する契機になりやすい身体所見，一目見て「あっ」と思うような，snap diagnosis につながりやすい身体所見を取り上げる[1]．これらの「画（え）」が記憶に染み込んだ endocrinologist は，日常そこに眼がいって，気になって仕方がなくなるはずである．

🌱 01　先端巨大症かも？

　眉弓・オトガイの突出，鼻翼や口唇の肥厚，巨舌，歯間開大などの特徴的な顔貌変化は繰り返し教科書に登場する言葉であるが，次々と眼の前に現れる患者のなかからその特徴を見抜くためには，医療者側の意識と修練が必要とされる．人種によっても見た目の印象が異なるので，まず日本人がどのような顔貌になりやすいのか，治療中の診断確定症例に可能な限り接して，自ら

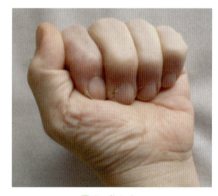

図1　fist sign

の記憶に刷り込むことがすすめられる．

　顔貌の次は，手を診察すると情報量が多い．太い骨格と厚い軟部組織は，拳骨を作った際に第 2-5 指の爪が隠れない fist sign[2] で確認できる（図 1）．発汗過多で湿潤した手掌は，先端巨大症の活動性の高さ〔現在の成長ホルモン（growth hormone：GH）過剰分泌〕を示唆する．Tinel 徴候[*1] や Phalen 徴候[*2] による手根管症候群のチェックも有用である．

　下垂体腫瘍一般を疑った場合は，視野や眼球運動の確認も不可欠である．

02　Cushing 症候群かも？

　特異的徴候 6 項目のなかで比較的早期に認められやすいのは，中心性肥満と皮膚萎縮である．前者の診察には脱衣が望ましいが，薄着であれば簡易的に衣服の上から上腕と大腿の周囲径を両手で触診し，体幹部の肥満の程度と差異がないかを探る．後者は袖をまくり，肘関節屈側の前腕皮膚をつまみ上げて，表皮＋真皮の厚さを評価する．萎縮している場合は微細な皺襞がみられる（図 2）．なお超高齢者では，Cushing 症候群でなくとも皮膚萎縮はしばしばみられる．これら 2 項目の診察は数秒で完了するため，糖尿病や高血圧の初診時には，この 2 項目はルーチンに診察することが推奨される．

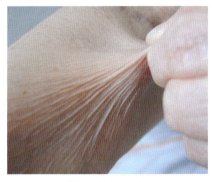

図 2　skin atrophy

　Cushing 症候群が進行した症例では，満月様顔貌や伸展性赤紫色皮膚線条がみられる．水牛様脂肪沈着を野牛肩と表現する教科書もあるが，膨隆するのは第 7 頸椎付

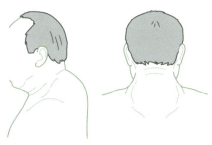

図 3　水牛様脂肪沈着

近の背部正中であって，肩峰のような外側ではない（図 3）．高コルチゾール血症が著明で異化亢進が前景に立つ症例では，中心性肥満などの脂肪分布異常に気づかれにくい

[*1] **Tinel 徴候**
　手関節屈側を打腱器で叩打すると，正中神経領域に放散痛が走る．
[*2] **Phalen 徴候**
　両手関節を掌屈して手背同士を合わせ，左右から圧迫した状態で 1 分間保持すると，しびれ感を生じる．

場合がある（ Case Study ）．

　特異的徴候を発見した場合，まず確認すべきはステロイドの使用歴である．医原性 Cushing 症候群を除外できたら，広義の Cushing 症候群の鑑別診断に入る．

03　Addison 病かも？

　全身性の色素沈着をきたす疾患は多数あるが，それに手掌の皮溝に沿った色素沈着（図 4-a）や口腔粘膜の斑状色素沈着（図 4-b）が加わると，高 ACTH（副腎皮質刺激

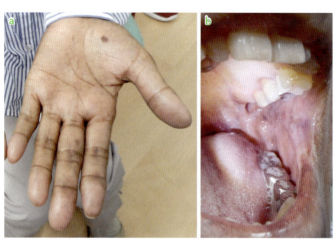

図 4　Addisonian hyperpigmentation
a：手掌の皮溝に沿った色素沈着，b：口腔粘膜の斑状色素沈着

> ### COLUMN 01
>
> #### 「甲状腺ホルモン過剰＝甲状腺機能亢進症」ではない
>
> 　一般にしばしば混同されるが，甲状腺ホルモン過剰状態の総称は「甲状腺中毒症（thyrotoxicosis）」であって，「甲状腺機能亢進症（hyperthyroidism）」ではない（「甲状腺中毒症」参照，☞ p.202）．甲状腺機能亢進症とは甲状腺ホルモン産生過剰状態（代表は Basedow 病）を指し，その対立概念は「破壊性甲状腺炎（destructive thyroiditis）」（代表は亜急性甲状腺炎・無痛性甲状腺炎）である．［中毒症＝機能亢進症＋破壊性］という図式であって，病態の鑑別が済むまでは拙速に「甲状腺機能亢進症」とよぶべきではない．これは，短絡的に抗甲状腺薬を投与してはならない，という戒めである．

ホルモン；adrenocorticotropic hormone）血症が十分に疑われる（Addisonian hyperpigmentation）．色素沈着は Addison 病のほか，重篤な ACTH 依存性 Cushing 症候群でも認められる．まれに，ビタミン B_{12} 欠乏症や傍腫瘍症候群でもみられる．

04 Basedow 病かも？

頻脈，手指振戦，発汗亢進は「甲状腺中毒症」に共通の症状である（COLUMN 01）．びまん性の軟らかい甲状腺腫が併存すれば，Basedow 病の可能性が高まる．眼球突出（眼瞼浮腫や瞼裂開大，それに伴う von Graefe 徴候など）が加わると「Merseburg の三徴」が揃う．一方，移動性の甲状腺圧痛と部位が一致する硬い甲状腺腫は，亜急性甲状腺炎を疑わせる．出産直後という病歴や橋本病の素因がある場合は，無痛性甲状腺炎を疑わせる．

05 粘液水腫（myxedema）かも？

免疫チェックポイント阻害薬の普及により，橋本病の甲状腺機能低下症が顕在化する例が増加している．軽度のうちに治療が開始されれば回避されるが，重度になると耐寒性低下を訴え，体動が緩慢となり，非圧痕性浮腫を呈し（心不全が前景に立つ場合は圧痕性），皮膚は貧血様で乾燥・肥厚が目立ち，いわゆる粘液水腫の臨床像となる（図

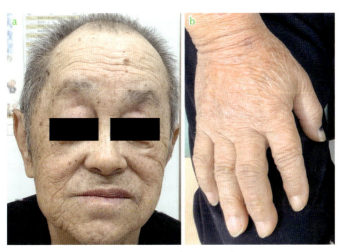

図5　粘液水腫（myxedema）
a：貧血様の色調を呈し，皮膚の乾燥・肥厚によって皺が深くなった顔面．
b：手指の非圧痕性浮腫．皮膚には潤いがなく，ゴワゴワとした触感．

5).発語も緩慢で表情に乏しく,認知症が疑われる場合もあるが,治療により可逆的である(COLUMN 02).

06 性腺機能低下症かも？

月経異常,あるいは二次性徴の欠如や退行があれば明白であるが,男性では表現型が非常に微妙な症例も存在する.Klinefelter症候群は男児500～1,000出生に1人と有病率の高い疾患であるが,男性化がほぼ正常の例もあり,多数が未診断のままといわれる.特徴的所見としては,ひげや体毛の寡少,arm span増大,上節下節比低下がある.

図6は70歳代の農業従事者で,日光曝露や加齢による皺襞はあるが,痤瘡の痕など皮脂による皮膚変化が少なく,声が高調であったことから気づかれた例である.

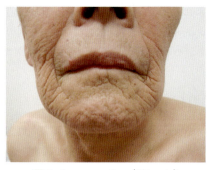

図6 hypogonadism（XX male）

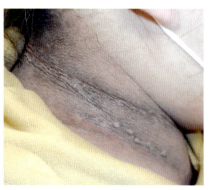

図7 黒色表皮腫（acanthosis nigricans）

07 インスリン抵抗性かも？

黒色表皮腫（acanthosis nigricans）は,消化器領域においては悪性腫瘍のdermadromeとされるが,内分泌代謝領域においてはインスリン抵抗性を示唆する身体徴候である.ウエスト周囲や腋窩に好発し,併存する白色皮膚線条が余計に目立つ所見を呈する.重症例では顔面や頸部にも発生する（図7）.

COLUMN 02

治療可能な認知症（treatable dementia）

正常圧水頭症,慢性硬膜下血腫,薬剤性などが有名であるが,内分泌代謝領域では甲状腺機能低下症,低ナトリウム血症,ビタミンB_1・B_{12}欠乏症,葉酸欠乏症がこれらに入る.

08 家族性高コレステロール血症かも？

触診や軟線撮影でわかる腱黄色腫は，ヘテロ接合体性家族性高コレステロール血症（familial hypercholesterolemia：FH）の診断根拠として重要である．ホモ接合体性 FH では，肘関節，手関節，膝関節の伸側や臀部の皮膚黄色腫が特徴的である．一方，眼瞼黄色腫は FH に特異的な所見でなく，診断には寄与しない．

Case Study

40 歳代女性．X-10 年から糖尿病治療．X-2 年に血糖マネジメント悪化．インスリン頻回注射療法で約 100 単位 / 日を要した．X-7 年から骨粗鬆症治療中だが難治性で，ビスホスホネート製剤を副甲状腺ホルモン（parathyroid hormone：PTH）製剤に変更後も脊椎圧迫骨折が多発．X 年には，下肢蜂窩織炎で内科入院した．

身長 145 cm（－9 cm/7 年），45 kg．赤ら顔だが，るい痩のため典型的な満月様顔貌ではない．四肢の筋肉は極度に萎縮，上肢帯の脂肪や乳房も萎縮しているが，腹部のみが内臓脂肪で著明に膨隆．皮膚萎縮あり．ACTH 146 pg/mL，コルチゾール 23.5 μg/dL，デヒドロエピアンドロステロンサルフェート（dehydroepiandrosterone sulfate：DHEA-S）230 μg/dL，尿中遊離コルチゾール 456 μg/ 日，深夜血中コルチゾール 22.0 μg/dL，デスモプレシン（1-deamino-8-D-arginine vasopressin：DDAVP）試験で ACTH は前値の 7.4 倍に増加．デキサメタゾン抑制試験での血中コルチゾールは 0.5 mg で 20.0 μg/dL，8 mg で 5.4 μg/dL．MRI で下垂体に径 12 mm の腫瘍．Cushing 病と診断し，経蝶形骨洞的下垂体腫瘍摘出術を施行した[3]．

解説

 異化が著明な Cushing 症候群は，「肥満」を呈さない場合がある！

初診時の第一印象は高血糖と感染症による衰弱状態で，顔面や体幹部がふっくらとした Cushing 症候群のイメージとは大きく異なった．脱衣させて初めて全身的なるい痩のなかに特異的徴候が見出され，Cushing 病診断の契機となった．重篤な高コルチゾール血症による異化亢進が影響した臨床像と考えられた．蜂窩織炎に対する抗菌薬のほか，日和見感染対策として抗真菌薬およびスルファメトキサゾール・

トリメトプリム（ST）合剤を用いて下垂体腫瘍摘出術に臨んだ．術後はインスリンを離脱，経口血糖降下薬も不要となった．車椅子移動から杖歩行，フリーハンド歩行と，日常生活動作は劇的に改善した．内分泌疾患のダイナミックさを実感させられる症例であった．

文献

1) 日本内分泌学会, 日本糖尿病学会（編）：内分泌代謝・糖尿病内科領域専門医研修ガイドブック. 診断と治療社, 2023
2) Harada K, et al.：Swollen hands and "fist sign" in acromegaly. *Am J Med* 2019；**132**：e618-e619 [PMID：30853479]
3) 杉山　綾, 他：多発性脊椎圧迫骨折・肋骨骨折を契機に診断された Cushing 病の一例. *ACTH-related Peptides* 2012；**23**：48-50

（二川原　健）

内分泌検査をオーダーする時の注意点

Clinical pearl & Pitfall

1. 内分泌疾患が疑われれば、ホルモン値を測定してみることが大切である．
2. 実臨床では、症候や検査異常から鑑別診断を想起する．
3. ホルモン基礎値の結果により診断の方向性は決まることが多い．
4. 臨床像全体をみて、診断および治療方針を決定する．

01 内分泌代謝疾患の症候と検査異常

1 内分泌代謝疾患の症候

　内分泌代謝疾患の症候は多彩であり、個々の疾患における臨床像を十分に理解する必要がある．疾患の種類が多岐にわたるため、初学者には取っ付きにくい領域と思われやすいが、ある程度の知識が身につくと、面白さが理解できるようになる．内分泌代謝疾患の診断には論理的なプロセスを経るが、実臨床では意外性を伴うこともしばしば経験する．

CASE STUDY 1

　77歳男性．四肢の筋力低下・筋萎縮が出現したため整形外科を受診したが、筋力低下の原因は不明とされた．炎症性疾患や神経変性疾患の可能性も疑われたことから、それぞれ専門科を受診したが原因不明であった．その後、内分泌検査によって副腎皮質刺激ホルモン（adrenocorticotropic hormone：ACTH）、コルチゾールともに著明低値であることが判明し、ACTH単独欠損症と診断された．ヒドロコルチゾン補充により症状は軽快した．

解説

　ACTH分泌低下症は診断の難しい病態の1つであり、本症例のように複数の診療科受診を経ても診断に至らないことがある．特異的な症候はなく、主訴として易

疲労感，食欲不振，体重減少などが多い[1]．本症例のように，筋力低下や筋萎縮が前面に出る症例はまれである．「内分泌検査をしてみよう」という発想がなければ，診断に至ることはできなかった．

内分泌代謝疾患は教科書的な典型例ばかりではないことに注意が必要であり，少しでも内分泌代謝疾患が疑われる症例では，ホルモン値を測定してみることが大切である．とりあえずホルモンを測定してみる，異常があれば採血条件を考慮して再検する，など現場では柔軟に対処するべきである．

2 内分泌代謝疾患の検査異常

血算や生化学検査の異常を端緒として，内分泌代謝疾患の診断に至ることも少なくない．個々の疾患において，どのような検査異常がみられるのか十分に理解する必要がある．

CASE STUDY 2

63歳女性．肋骨，腰椎など複数の骨折歴あり，整形外科にて骨密度低下を指摘された．全身に痛みを生じるようになり，鎮痛薬や抗不安薬の定期内服が必要となった．その後，生化学検査にて著明な低リン血症の存在が判明した．内分泌内科にて精査の結果，腫瘍性骨軟化症と診断された．右大腿骨に発生した線維芽細胞増殖因子23（fibroblast growth factor 23：FGF23）産生骨腫瘍の摘出術によって低リン血症は改善され，全身痛も軽快した．

解説

腫瘍性骨軟化症は稀少疾患であり，低リン血症を示す骨軟化症の鑑別疾患の1つである[2]．保険診療でFGF23測定が可能となり，以前と比較して報告例は増加している．本症例は低リン血症がヒントとなり診断に至った症例であり，整形外科で低リン血症を認識されたことが重要なポイントであった．また本症例では，FDG（fluorodeoxyglucose）-PET所見が決め手となり腫瘍局在部位が判明した[3]．保険適用外のため，患者には自費でFDG-PETを実施してもらったが（COLUMN 03），最終的には，その費用に見合った治療効果が得られたといえる．

内分泌代謝疾患ではさまざまな検査異常をきたすが，病態と合わせて理解すると頭に入りやすい．実臨床では，検査異常が端緒となって診断に至ることはよくある．内分泌代謝疾患の診断では，症候や検査異常から原因疾患を想起することが重要である．

02 内分泌検査

内分泌代謝疾患が疑われる症例では，内分泌機能評価のために，まずホルモン基礎値を測定する．ホルモンはさまざまな要因により影響を受けるために，測定条件を確認する必要がある．ACTH，コルチゾールを例にすると，どのような時間帯に採血したのか，採血時ストレスの影響はないか，またステロイドホルモンの内服状況など，いくつか確認すべき事項がある．ホルモン基礎値に異常があり，臨床像との間に矛盾がなければ，診断の方向性は決まる．内分泌機能検査をはじめとする種々の精密検査は「確認」のための検査であり，それにより診断が覆ることは少ない．

内分泌機能検査は確定診断の証拠として用いられるが，たとえば視床下部性 ACTH 分泌低下症の場合，ACTH・コルチゾール基礎値は低値となるが，副腎皮質刺激ホルモン放出ホルモン（corticotropin-releasing hormone：CRH）試験では ACTH の反応が認められ，患者の状態によってはインスリン低血糖試験は実施できないこともある[4]．このような症例では，内分泌機能検査で明確な裏づけが得られなくても，柔軟に全体像から判断する必要がある．

一方で，ホルモン基礎値のみでは診断の難しい病態がいくつかある．たとえば subclinical Cushing 病では ACTH，コルチゾールは基準値内となるために，デキサメタゾン（dexamethasone：DEX）抑制試験が必要となる．「甲状腺刺激ホルモン（thyroid stimulating hormone：TSH）分泌低下症 vs. non thyroidal illness」，「成人成長ホルモン

COLUMN 03

ホルモン産生腫瘍の局在診断

内分泌検査により機能亢進症（ホルモン産生腫瘍）と診断された症例では，治療を念頭において，腫瘍の局在部位を明らかにする必要がある．たとえば原発性アルドステロン症では，造影 CT や副腎静脈サンプリングによって片側副腎のアルドステロン産生腺腫と診断されれば，外科的切除の適応となる．

局在診断の難しいホルモン産生腫瘍の代表格として，腫瘍性骨軟化症や異所性 ACTH 症候群があげられる．局在不明の内分泌腫瘍を全身検索する方法として，いくつか有用な画像検査が知られているが，①保険適用がない（FDG-PET），②日本では実施できない（DOTATATE シンチグラフィ）などの問題があり，注意が必要である．腫瘍性骨軟化症や異所性 ACTH 症候群は必ずしも悪性腫瘍ではないが，外科治療の必要性の高い病態であり，有用な画像検査は保険診療として行えるよう整備されることが望まれる．

（growth hormone：GH）分泌不全症 vs. 単純性肥満」，「中枢性尿崩症 vs. 心因性多飲症」の鑑別ではホルモン基礎値は類似するため，必要に応じて追加検査を行う．「Cushing 病 vs. 異所性 ACTH 症候群」，「TSH 産生下垂体腫瘍 vs. 甲状腺ホルモン不応症」の鑑別においてもホルモン基礎値は同様の変化を示すため，内分泌機能検査や画像検査が必要となる．エキスパートは前述のような，鑑別が問題となる場面を熟知している．

　効率的に検査をオーダーするにはどうすればよいのか．当初に疑った疾患と実際の診断が合致していれば，その病態に関する検査に限定されるため，効率的といえる．すなわち，経験豊富で，症候や検査所見をもとに的確な診断を想起できるレベルになれば，効率的な診療が可能となる．しかしながら，現実には診断困難な症例はみられるので，必要に応じて複数の診療科間で協議しながら，個々の症例で診断アプローチを考える必要がある．

03 画像検査，その他の検査

　内分泌代謝疾患では，内分泌機能異常が確認されれば，機能亢進症・機能低下症にかかわらず，異常を指摘された内分泌腺の画像検査が必要となる．下垂体−副腎系を例にとると，ACTH・コルチゾールともに高値であれば下垂体性 Cushing 病が疑われるので下垂体 MRI を行い，ACTH 低値・コルチゾール高値であれば副腎性 Cushing 症候群が疑われるので腹部 CT による副腎精査を行う．あるいは，異所性病変の探索のために画像検査が実施される．たとえば，機能性下垂体腫瘍の診断では画像検査が必要であり，腫瘍摘出後の病理検査も重要な情報である．下垂体機能低下症では，原疾患（腫瘍，炎症，その他）の診断のために画像検査が必要であり，病理検査（下垂体生検）も考慮される．遺伝子検査により確定診断される内分泌疾患も多数あり，保険診療によって対応できる疾患も増えている．

04 臨床像全体をみる

　内分泌代謝疾患では，病歴，症候，生化学検査，内分泌検査，画像検査，病理検査，遺伝子検査を参考にして，診断および治療方針を決める．実際には，臨床像全体をみて進めていく必要がある．

CASE STUDY 3

　55 歳男性．口渇，多飲，多尿がみられ，尿崩症の可能性を指摘された．低張多尿がみられ，高張食塩水負荷試験にて抗利尿ホルモン（antidiuretic hormone：ADH）無反応であり，MRI では下垂体腫大および後葉高信号（T1 強調像）の消失

あり．中枢性尿崩症と診断され，デスモプレシン投与により多尿は軽快した．下垂
体病変の原疾患診断のため各種血清マーカーを提出したが，IgG4 を含めてすべて
基準値内であった．外来にて経過観察していたところ，腹痛のため救急受診され，
自己免疫性膵炎が判明して入院治療を開始された．画像検査および病理検査により
IgG4 関連疾患の診断に至り，プレドニゾロン投与によって下垂体腫大および膵腫
瘤は消失した．

解説

　IgG4 関連疾患は唾液腺，膵臓，後腹膜などに腫瘤形成がみられる病態であり，
下垂体に病変を生じると中枢性尿崩症や下垂体機能低下症をきたす（IgG4 関連下
垂体炎）[5]．大部分の症例では血清 IgG4 は高値を示すが，本症例のように基準値内
となることがある[6]．当初，リンパ球性下垂体炎などの可能性を考えていたが，病
変部位の組み合わせ（下垂体＋膵臓）から IgG4 関連疾患が想起され，全身検索お
よび病理診断により確定診断に至った．治療ではプレドニゾロンが有効な症例が多
い．

　個々の検査値を吟味することは大切であるが，1 つの検査結果のみで全体の方向性を
決めるのは危険であり，本質から外れる可能性がある．臨床像全体をみて診断および治
療方針を決定する姿勢は大切と考えられる．

文献

1) 日本内分泌学会，日本糖尿病学会（編）：副腎皮質刺激ホルモン（ACTH）単独欠損症．内分泌代謝・糖尿病内
科領域専門医研修ガイドブック，診断と治療社，2023：81-84
2) 日本内分泌学会，日本糖尿病学会（編）：腫瘍性骨軟化症，X 連鎖性低リン血症性くる病．内分泌代謝・糖尿病
内科領域専門医研修ガイドブック，診断と治療社，2023：168-171
3) Aoyama N, et al.：Tumor-induced osteomalacia. *QJM* 2023；**116**：78-79 [PMID：36066446]
4) Funakoshi S, et al.：Hypopituitarism due to CNS Aspergillus infection. *Intern Med* 2024；Online
ahead of print [PMID：38462513]
5) 日本内分泌学会，日本糖尿病学会（編）：IgG4 関連疾患．内分泌代謝・糖尿病内科領域専門医研修ガイドブッ
ク，診断と治療社，2023：223-225
6) Sah RP, et al.：Serologic issues in IgG4-related systemic disease and autoimmune pancreatitis. *Curr
Opin Rheumatol* 2011；**23**：108-113 [PMID：21124093]

（西山　充）

糖尿病・内分泌疾患の検査の読み方のコツと治療の際に大切なこと

Clinical pearl & Pitfall

1. 採血条件を確認しよう！
2. ホルモン値は"正常範囲"であっても分泌異常と解釈すべき場合がある。調節因子とともに解釈しよう！
3. ホルモン異常と実際の症状が合致しているか確認しよう！
4. 代謝疾患の多くは連続的なスペクトラムであり，正常と異常が明確に分離されるわけではない．
5. 診断基準はあくまでめやすであり，数字だけにこだわってはいけない．
6. 重症度はデータだけではなく患者を見て判断せよ．
7. 時間軸を加えることによって病態の重要な情報が加わる．
8. 悪化の速度は適切な治療の速度の参考になる．

01 「診断」の 5 つの Clinical pearl

1 採血条件を確認しよう！

　ホルモンには日内リズム，脈動性分泌などの特有の分泌様式があり，時間帯や摂食状況，姿勢など適切な条件下で評価しないと，誤診断のもとになる．副腎皮質刺激ホルモン（adrenocorticotropic hormone：ACTH），コルチゾールは日内リズムがあるため朝1番の採血が，また，カテコラミン，レニン，アルドステロンの採血は安静臥床後が望ましい．まず，採血条件が適切かどうか確認しよう．

　ただし，過剰分泌や自律性分泌を疑う場合，夜間の ACTH，コルチゾール高値は Cushing 病の可能性を示唆するし，安静せずに採血してレニンが抑制されアルドステロンが上昇している場合には，原発性アルドステロン症による自律性分泌の可能性が高いので，病態を十分考慮し，採血条件の意味を考えよう．

2 ホルモン値は"正常範囲"であっても分泌異常と解釈すべき場合がある．調節因子とともに解釈しよう！

　内分泌代謝疾患の検査結果を解釈する場合に，肝機能や腎機能など一般の生化学的検査と大きく異なる重要な点がある．それは，ホルモンは生体の環境やさまざまな因子によって調整されているということによる．つまり，あるホルモン値を解釈する際には絶対値そのものに加えて，その制御機構のなかで正常な反応なのか異常な反応なのかを判断する必要がある．そのためには，まずホルモン調節・作用機構を十分理解しよう．

　多くのホルモンは上位ホルモンからの刺激を受けて分泌されると同時に，調節因子からのフィードバックを受ける．たとえば遊離サイロキシン（free thyroxine：FT_4）が低値であれば甲状腺機能低下症だが，甲状腺刺激ホルモン（thyroid stimulating hormone：TSH）とともに解釈することによって，中枢性なのか原発性なのか，その責任病変が明らかになる．FT_4 が低値にもかかわらず，TSH が正常範囲であれば，それは TSH 分泌（予備能）低下と判断し，中枢性甲状腺機能低下症と診断する必要がある．また FT_4 が上昇しているにもかかわらず TSH が正常範囲であれば，TSH が適切に抑制されていない状況であり，不適切 TSH 分泌症候群（syndrome of inappropriate secretion of TSH：SITSH）として，TSH 産生下垂体腫瘍と甲状腺ホルモン不応症を鑑別する必要がある．また FT_4 が低下すると TSH は指数関数的に増加するので，その関係性も踏まえて TSH の上昇の程度が適切かを定量的に判断する必要がある．FT_4 低下の程度の割に TSH 上昇が少ない場合には，視床下部性甲状腺機能低下症の場合もある．同様に，血中インスリン値やCペプチドは血糖値とともに解釈する必要がある．このように，ホルモン値自体は"正常範囲"であっても，その調節因子とともに分泌予備能の低下あるいは自律性分泌，分泌亢進の存在がないかを評価することが重要である．

3 ホルモン異常と実際の症状が合致しているか確認しよう

　日常診療で遭遇するホルモン値の異常の多くは，疾患の原因としてではなく，さまざまな環境の変化に対する結果としての変化である．たとえば低栄養やステロイドが原因で起こる，遊離トリヨードサイロニン（free triiodothyronine：FT_3）や TSH の低下は遭遇する頻度が高いが，これは甲状腺機能低下症ではなく適応的な反応（non thyroidal illness）であり，甲状腺ホルモンを補充すべきではない．また神経性食欲不振症では，成長ホルモン（growth hormone：GH）高値，インスリン様成長因子（insulin-like growth factor：IGF）-1低値，ACTH やコルチゾール高値を示すことが多いが，これらも低栄養や低血糖に対する適応的反応であり，結果としての異常値である．同様に，ホルモン過剰の Cushing 徴候がないにもかかわらず ACTH やコルチゾール高値をきたしていることは，ホルモン異常が低血糖やストレスに対する適応的な反応であることを示唆する．

別の例をあげると，アルドステロンが上昇している場合に，レニンの抑制とともに高血圧や尿中K排泄増加があれば，アルドステロン作用の亢進と自律性分泌を意味する．一方で，レニンが抑制されておらず高血圧や尿中K排泄増加がない場合には，単に姿勢や脱水による適応的な分泌反応である．

　つまり，ホルモン異常と症状が合致している場合は，ホルモン異常の結果としての症状，すなわち疾患が存在しており，合致していない場合には適応的な反応で治療は不要ということになる．ただし，軽微な自律性分泌による病態，すなわちサブクリニカルの場合には，明らかな過剰の症状がないため注意が必要である．

4 高血圧，糖尿病，脂質異常症，骨粗鬆症など代謝疾患の多くは連続的なスペクトラムであり，正常と異常が明確に分離されるわけではない

　疾患は健康の対義語であり，非連続的な存在というイメージで捉えられることが多いが，代謝疾患の多くは疾患そのものが健康と同一線上のスペクトラムとして，連続的に存在している．そして診断（厳密には介入の必要な病態）のために，さまざまな観点から疾患と健康の境であるカットオフ値が決められている．そのカットオフ値の基準の根拠は，必ずしも疾患の本態と強く関連しているとは限らないことを理解しておく必要がある．

　診断基準におけるカットオフ値を適切に運用するためには，その疾患の診断・治療が必要な理由を理解し，定量的に判断する必要がある．そもそも疾患があっても，合併症や予後，QOLに影響しなければ，診断・治療する必要はない．そして，その治療介入の根拠として，具体的な薬剤の効果に加えて患者の背景，すなわち本人の意思，年齢，合併症，社会的状況，コスト・パフォーマンスなど考慮すべき因子がたくさんあり，カットオフ値という1つのパラメータでだけではなく，総合的な判断が必要である．

　さらにマクロな視点での医療経済の観点も重要である．代謝疾患の多くは加齢関連疾患なので，高齢の場合にはそもそも検査・治療が本当に必要なのか，また介入によってどのような意義があるのかを十分考慮するとともに，ガイドラインを杓子定規に当てはめるのではなく，治療するのであれば目標を明確にして不要な検査，治療を行わないという観点も重要である．

5 診断基準はあくまでめやすであり，数字だけにこだわってはいけない

　ホルモンの測定系には通常，数％の誤差は逃れられない．その点も勘案し，前述のように連続的な病態の存在を理解し，数字だけではなく合併症や病態を十分評価して，個別に診断や治療の必要性を判断する姿勢が重要である．また，ガイドラインに書かれている数字や方針はアッセイ系の変化や新たなエビデンスとともに変化する可能性があり，あくまでその時点でのめやすであり，普遍的，絶対的なものではないことも念頭におく．重要なのは，ガイドラインの数字だけではなく，その根拠やエビデンスも理解したうえで個別の病態に当てはめて洞察し，判断することである．ボーダーラインの症例

ほど，病態に則した個別の診断，治療が必要になる．

　また診断基準において，それぞれの項目の感度・特異度は十分高くない場合もある．たとえば Cushing 病などは 1 つの検査で確定できるものではなく，複数の検査結果から慎重かつ総合的に判断する必要がある．

02 「治療」の 3 つの Clinical pearl

1 重症度はデータだけではなく患者を見て判断せよ

　外来診療で，たとえば血糖値 600 mg/dL や Na 値 118 mEq/L などといった検査データのアラートとともに他科から紹介・コンサルトされることがある．経験が少ないと，パニックになってしまうかもしれない．また緊急で入院が必要なのか，少し待てそうか迷うこともある．判断に迷った時には入院で慎重に経過観察するほうがより安全なことはいうまでもないが，病棟の事情などですぐには入院が難しいこともあるかもしれない．

　そういう時ほど，検査データだけではなく，実際に患者を診察して重症度を判断することが重要である．バイタルサインや意識，身体所見の評価はそのための大切な指標であるが，同時に，実際に診察した際の重症感が非常に重要である．

　たとえば血糖値 600 mg/dL であっても，元気で脱水所見がなく食欲もあれば，外来でインスリン導入して治療することも可能である．また Na 値 118 mEq/L であっても意識が清明で，食欲があり原因が明らかであれば，むしろゆっくりと補正したほうがよい．ただし，外来でフォローアップする場合には，頻回のフォローアップと，体調が悪化すればいつでも来院するよう本人と家族に説明し，カルテに明記しておくことが重要である．

　一方で，データはそれほど悪くなくても，いつもとなにか様子が違う，顔色が悪い，ぐったりしている，家族がいつもと違うと訴える場合には，入院を決断したほうがよい．そして自分が主治医でなくても，その症例の経過をカルテでしっかりフォローアップして自分にフィードバックする習慣をもてば，判断力と五感がどんどん磨かれていく．

2 時間軸を加えることによって病態の重要な情報が加わる

　血糖や電解質，ホルモンの異常を判断する場合に，絶対値そのものはもちろん重要だが，そこへ至る速度と方向性，すなわちΔ（デルタ）とベクトルも同じくらい重要である．これは糖尿病における持続グルコースモニタ（continuous glucose monitoring；CGM）でも明らかになってきたことであり，たとえば前述の Na 値 118 mEq/L について，健常人がマラソン後にこの値になれば意識障害，脳ヘルニアは必発で，ただちに高張食塩水による治療が必要だが，薬剤による抗利尿ホルモン不適切分泌症候群（syndrome of inappropriate secretion of antidiuretic hormone：SIADH）で慢性的に経過

していれば，ほとんど無症状のことがある．筆者自身，Na 値 108 mEq/L で普通に歩いて外来を受診された患者を見て驚いた経験がある．原因は抗てんかん薬による慢性的な SIADH だった．

なぜこのようなことが起こるかというと，生体には血糖値や電解質，ホルモンなど重要な因子の変化に対して慢性的に適応し，恒常性を維持する仕組みがあるからである．異常が急激に起こると，⊿ は小さくても適応が破綻して深刻な症状が出現する．実際，低ナトリウム血症の場合の神経症状の重症度は，絶対値よりも⊿を反映している．このように，値の評価に時間あたりの変化量，すなわち⊿の要素を加えて判断すること，また生体の反応性も含めて病態を洞察することが，エキスパートには必要である．

3 悪化の速度は適切な治療の速度の参考になる

もう 1 つ重要な点は，そこへ至る変化の速度が，多くの場合，適切な治療の速度を規定することである．前述の元気な Na 値 118 mEq/L の患者の場合に，慌てて正常化する必要はない．むしろ急激な Na の上昇は浸透圧性脱髄症候群のリスクを上昇させる（COLUMN 15 参照，☞ p.175）．一方で，マラソン後に急激に意識障害をきたし Na 値 118 mEq/L になった患者の場合は，ただちに正常化する必要がある．それは数時間前まで正常だった Na 値が急激に低下したために，神経細胞内外の浸透圧物質の調節が間に合わずに脳浮腫をきたしているからであり，その場合には 24 時間時内に 8 mEq/L 以内というルールを守っていると，脳ヘルニアで亡くなってしまうかもしれない．

甲状腺機能低下症の患者をみた場合は，レボチロキシンナトリウムを少量から開始するが，その理由も同様である．甲状腺機能は一般には徐々に低下し，生体は全身の臓器でそれによって引き起こされる代謝の低下に適応している．その状態にいきなり大量の甲状腺ホルモンを投与し，いきなり正常化してしまうと，代謝の大きな変化に細胞，組織，臓器レベルで適応できなくなってしまう．一方で，たとえば Basedow 病で甲状腺を全摘した場合には，このルールは当てはまらない．ある程度，正常化が見込まれる量のレボチロキシンナトリウムをいきなり投与しても大丈夫である．

このように，治療する際には検査値異常の絶対値だけではなく，そこへ至った変化の大きさとスピード，方向性をつねに念頭におき，生体の適応状態を考慮して治療のさじ加減を行うことが重要である．

参考文献

・日本内分泌学会，日本糖尿病学会（編）：内分泌代謝・糖尿病内科領域専門医研修ガイドブック．診断と治療社，2023
・Melmed S, et al.(eds)：Williams Textbook of Endocrinology. 15th ed, Elsevier, 2024

（髙橋　裕）

内分泌代謝疾患における漢方薬のコツ

　内分泌代謝疾患外来でよく遭遇する症状に，全身倦怠感がある．その原因の多くは下垂体機能低下症や甲状腺機能低下症であるが，ほとんどの症例では不足しているホルモンを補充することで全身倦怠感は改善する．

　近年，免疫チェックポイント阻害薬ががん治療で広く使われるようになり，その副作用で生じた下垂体機能低下症や甲状腺機能低下症の症例が，内分泌代謝疾患外来に紹介されるケースが増えてきている[1]．しかし，基礎疾患に悪性疾患があるため，不足したホルモンを補充するだけでは全身倦怠感が改善せず，治療に難渋することがある．現代西洋薬では全身倦怠感に対して効果のある薬剤が少ないので，このような場合は漢方薬が用いられる．全身倦怠感に効果のある漢方薬は補剤（身体に不足したものを補って身体を元気にさせる薬）といわれ，代表的なものに六君子湯，補中益気湯，十全大補湯，人参養栄湯がある．

　漢方医学では，気（エネルギー）と血（血液，筋肉などの物資）が過不足なく存在し，適切に循環していれば，ヒトは健康であると考えられている．全身倦怠感は気や血が不足すると生じると考えられているので，気の不足（気虚）で生じる全身倦怠感は六君子湯と補中益気湯で治療し，気と血の両方が不足（気血両虚）すると生じる全身倦怠感は十全大補湯と人参養栄湯で治療する．気虚は全身倦怠感のほか食欲低下で診断し，血の不足（血虚）は爪が割れる，髪の毛が抜ける，皮膚がカサカサするといった，身体を構成する物質の不足が想定される症状で診断する．

　漢方薬は患者の症状や病態に応じて生薬が組み合わされて作られているので，構成生薬の薬能とその構造で効能が理解できる．全身倦怠感を治療する漢方薬を理解するうえで知っておく必要のある重要な生薬は，人参，黄耆，地黄である．人参は消化機能を高めることで，黄耆は免疫力を高めることで，地黄は物質代謝を改善することで全身倦怠感を改善する．

　気虚の治療薬は四君子湯である．四君子湯は消化機能をよくする人参に，治療効果を高め，副作用を少なくする目的で数種類の生薬が加えられた構造をしている（図a）．六君子湯は，四君子湯に胃の蠕動運動を改善するために陳皮と半夏を加えた漢方薬である．六君子湯はグレリンを介して食欲を増進することが知られており，日常診療でよく用いられる．

　四君子湯は基本薬のため，日常診療において単独で用いられることは少ないが，補中益

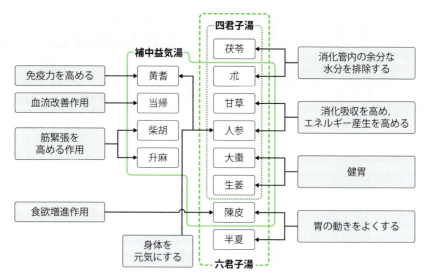

図 a 四君子湯，六君子湯，補中益気湯の構造

気湯，十全大補湯，人参養栄湯を理解するうえで重要である．補中益気湯は四君子湯から茯苓を除き，免疫力の低下に対して黄耆を，血流改善目的に当帰を，四肢のだるさに対して柴胡と升麻を加えたものである（図a）．人参や黄耆単独よりも，人参と黄耆の組み合わせは身体を元気にする効果が高まるため，十全大補湯や人参養栄湯にも入っている．

　血虚の治療薬は四物湯である．四物湯は，髪の毛が抜ける，皮膚がカサカサする，爪が割れるといった物質不足を思わせる症状を改善させる地黄に，治療効果を高め，副作用を少なくする目的で複数の生薬を加えたものである（図b）．

　四物湯は基本薬のため，単独で用いられることは少ないが，十全大補湯，人参養栄湯など，血虚の病態を治療する漢方薬には含まれており，重要である．十全大補湯は四君子湯（大棗，生姜を除く），四物湯，黄耆，桂皮で構成された漢方薬である（図b）．気血両虚，すなわち消化機能低下（四君子湯）と物質代謝異常（四物湯）がある全身倦怠感に対して用いられる．大腸癌などの消化器癌の患者に用いられることが多い．人参養栄湯は十全大補湯から川芎を除き，精神安定剤の遠志，咳止めの五味子，食欲増進の陳皮を加えた漢方薬である（図b）．消化機能低下と物質代謝異常があり，不安や不眠などの精神症状に，咳などの呼吸器症状のある全身倦怠感に対して用いられる．肺癌や乳癌の患者に用いられることが多い．

　六君子湯，補中益気湯，十全大補湯，人参養栄湯は癌の化学療法によって生じる全身倦怠感の治療薬として，日本がんサポーティブケア学会が推奨している[2]．十全大補湯が投与された肺癌患者は，投与されなかった患者に比して予後がよかったという報告が

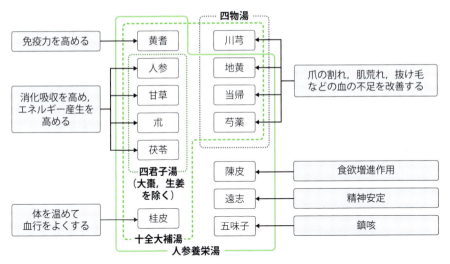

図b 四物湯，十全大補湯，人参養栄湯の構造

表a 処方鑑別のポイント

漢方薬	処方の際の重要な項目
六君子湯	消化機能の低下した全身倦怠感
補中益気湯	消化機能の低下，免疫力の低下，四肢脱力を伴う全身倦怠感
十全大補湯	消化機能の低下，免疫力の低下，物質代謝異常を伴う全身倦怠感
人参養栄湯	十全大補湯の適応する患者で，精神不安や呼吸器症状を伴う全身倦怠感

あり，がん治療の支持療法としても有用である[3]ため，全身倦怠感が改善したあとのホルモン低下症の患者にも，引き続き漢方薬を処方したほうがよいと考える．

内分泌代謝疾患外来には，免疫チェックポイント阻害薬によるホルモン低下症以外に，糖尿病の患者も受診するが，血糖コントロールがよくても，合併症などで全身倦怠感がある場合は，前述の漢方薬を併用して治療する．表aに，4方剤の処方のポイントを示す．

文献

1) 小林朋子，他：免疫チェックポイント阻害薬による内分泌障害．診断と治療 2018；**106**：1127-1132
2) 元雄良治，他：全身倦怠感・疲労感，十全大補湯，補中益気湯，人参養栄湯，六君子湯．日本がんサポーティブケア学会（監），日本がんサポーティブケア学会漢方部会（編），がんサポーティブケアのための漢方活用ガイド，南山堂，2020：126-160
3) Kawai H, et al.：Combination Juzentaihoto and chemotherapy improves the prognosis of the patients with postoperative recurrence of non-small cell lung cancer. *Mol Clin Oncol* 2020；**13**：13 [PMID：32754327]

（浅羽宏一）

コロナ禍で変化した？
…内分泌外来診療

　2019年に中国武漢市で発見された新型コロナウイルスは瞬く間に全世界に広がり，われわれの生活・診療に大きな影響を与えた．本稿では，新型コロナウイルス感染症（COVID-19）が内分泌代謝診療に与えた影響について，罹患後症状，ワクチン，行動変容に関連して述べる．

　COVID-19に重要な役割を担うアンジオテンシン変換酵素2（angiotensin-converting enzyme 2：ACE2）受容体は，炎症性メディエータを介して酸化ストレス障害を惹起する．ACE2受容体は，下垂体，副腎，甲状腺，精巣，卵巣など多くの内分泌臓器で発現している．COVID-19罹患後に発症する内分泌代謝疾患として，糖尿病と甲状腺疾患（とくにlow T_3症候群と亜急性甲状腺炎）が多いことが知られている[1]．また，すでに糖尿病や副腎皮質機能低下症と診断されている患者においても，COVID-19を契機として糖尿病性ケトアシドーシスや副腎クリーゼを発症した症例を経験しており，シックデイ対策と，その指導の重要性を改めて痛感させられた．

　COVID-19罹患後症状として倦怠感は60％と最多であり[2]，甲状腺機能異常症や副腎皮質機能低下症など倦怠感を呈する内分泌代謝疾患を適切に鑑別する必要がある．当院のCOVID-19罹患後症状の専門外来においても，Basedow病など内分泌疾患が潜在していることを実際に経験する[3]．COVID-19の急性期症状および後遺症で頻度の高い味覚・嗅覚障害の問診を契機に，Kallmann症候群と診断したケースもある．

　また，新型コロナワクチンはCOVID-19の重症化予防，死亡率低下などの有効性が示されているが，まれに内分泌関連の副作用の報告がある．現在，報告されているものとして，亜急性甲状腺炎，Basedow病，無痛性甲状腺炎などの甲状腺疾患，高浸透圧高血糖状態，糖尿病性ケトアシドーシスなどの高血糖緊急症，下垂体炎や副腎皮質機能低下症，副腎クリーゼなどがあり[4,5]，ワクチン接種歴の聴取も重要である．

　一方，COVID-19の罹患とは関係なく，コロナ禍におけるステイホーム，「3密（密閉，密集，密接）」回避に伴う運動不足，間食の増加によって，高血圧症，糖尿病などの生活習慣病の悪化がみられた．小児の肥満の増加も認められており，今後，肥満関連疾患が増えることが予測される[6]．また，診察時の触診の回数・時間が減ったことにより，発汗・浮腫・多毛・脱毛などを捉えることが難しくなった．さらに，マスク着用によって先端巨大症やCushing症候群など顔貌の変化が大きな診断の手がかりとなりうる内分泌代謝疾患を見逃してしまう可能性もある．患者自身が顔貌変化に気づき受診す

ることはまれであるため，外来医は必要に応じて顔貌の観察を意識的に行う必要がある．

当院検査部の集計によると，コロナ禍で，安静採血の必要なレニン・アルドステロン測定や，甲状腺ホルモン検査のための採血の頻度は明らかに減少しており，受診控えに伴って，内分泌学的検査も減少していた．前述のように，コロナ禍を経て内分泌代謝疾患の診療は変化しているが，問診や身体所見の重要性といった診療の本質と，総合的・全人的な視点は変わらない[7]．

文献

1) Khan S, et al.：A Comprehensive Review of COVID-19–Associated Endocrine Manifestations. *South Med J* 2023；**116**：350-354 ［PMID：37011583］
2) Nakano Y, et al.：Transitional Changes in Fatigue-Related Symptoms Due to Long COVID: A Single-Center Retrospective Observational Study in Japan. *Medicina (Kaunas)* 2022；**58**：1393 ［PMID：36295554］
3) Nakano Y, et al.：Occult endocrine disorders newly diagnosed in patients with post-COVID-19 symptoms. *Sci Rep* 2024；**14**：5446 ［PMID：38443459］
4) Zhao Y, et al.：Influence of COVID-19 vaccines on endocrine system. *Endocrine* 2022；**78**：241-246 ［PMID：35751776］
5) Kurematsu Y, et al.：Adrenal crisis associated with COVID-19 vaccination in patients with adrenal insufficiency. *JCEM Case Rep* 2023；**1**：luad079 ［PMID：37908998］
6) Fujiwara S, et al.：Trends in childhood obesity in Japan：A nationwide observational study from 2012 to 2021. *Clin Obes* 2024；**14**：e12636 ［PMID：38156435］
7) 大塚勇輝，他：COVID-19 流行が内分泌検査数に与えた変化．日病総合診療医会誌 2024；**20**：18-21 ［DOI：10.60227/jhgmwabun.20.1_18］

（大國皓平，大塚文男）

Part 02

頻度の高い糖尿病・内分泌疾患 32 を徹底解説！

1. 糖尿病・内分泌コモンディジーズ

高血圧症

Clinical pearl & Pitfall

① 高血圧症の治療目的を理解する．
② 血圧は，正しく測定できていない場合もある．測定デバイス（上腕式か，手首式か，スマートウォッチか）や，測定時の姿勢，測定時間にも注意する．
③ 診察室血圧と家庭血圧の両方を把握して治療方針を決定する．
④ 血圧は変動するもの（日内変動・日差変動・姿勢変動・内的要因・外的要因）であり，その要因や程度は患者ごとに異なるため，個別化した対応が必要になることも多い．
⑤ 初診時に，まずは病歴・家族歴・服薬歴・生活習慣・身体所見を確認する．この時点で二次性高血圧が疑われる場合もある．代表的な二次性高血圧のスクリーニングは初診時に行っておくとよい．
⑥ 患者背景（年齢・肥満の有無・食塩摂取量・飲酒量・遺伝的背景など），併存疾患（糖尿病・脂質異常症など），合併症（心・腎・血管など）を把握する．
⑦ 各種降圧薬の特徴を理解し，患者背景・併存疾患・合併症に適した治療を心がける．

🌱 はじめに

　高血圧症はわが国でもっとも多い疾患の1つである．厚生労働省の患者調査では，2017（平成29）年の段階で約994万人の患者が高血圧の治療を受けており，「平成28年国民健康・栄養調査」や「NIPPON DATA 2010」などの疫学調査によると，潜在的に約4,300万人の有病者がいると推定されている．このように高血圧はありふれた病気であり，効果的な治療薬も多く上市されている．しかし，それゆえに気軽に治療され，二次性高血圧が見落とされていたり，患者の病態に合っていない治療が漫然と行われていたりすることも多い．適切な高血圧治療を行うには，測定値そのものの信頼性から始まり，多くの留意すべき点がある．

01 高血圧症はなぜ治療しないといけないか？

　第二次世界大戦前までは，血圧は年齢＋100 mmHg ぐらいが普通でよいと漠然と考えられていた．しかし，米国の Franklin D. Roosevelt 大統領が終戦直前（1945 年）に脳卒中で亡くなったことを契機に，当時，米国人の死亡原因の 1 位であった心血管病の原因を探るために，Framingham 研究など大規模住民を対象とした前向きの追跡調査による疫学研究が行われた．その結果，年齢にかかわらず，血圧が高くなれば脳卒中などの心血管病の発症率が上がることが示され，高血圧が脳心血管障害や腎障害の主要なリスク因子であることが明らかになった．また降圧治療がそれらの予後を改善することも，多くの介入研究において示されている．臨床研究において疫学研究と介入研究の結果が食い違うことは多々あり，たとえば高血糖のように疫学研究での寄与度に比べ介入研究での予防効果が弱い場合や，逆に低比重リポ蛋白（low-density lipoprotein：LDL）コレステロールのように疫学研究の結果以上に HMG-CoA 還元酵素阻害薬（スタチン）での介入で大きな効果が得られる場合もあるが，血圧については疫学研究の結果と介入研究の結果が比較的一致しているのが特徴で，治療のメリットも理解しやすい．

　血圧の分布は連続的であり，高血圧と正常血圧の間に神が定めた明確な境界はなく，心血管病の危険性が有意に増加する血圧を高血圧と人為的に定義している．高血圧症の治療は，高血圧による心・血管・腎などの合併症を予防することが目的である．

02 血圧測定の pitfall

1 血圧を正しく測定できているか？

　個々の患者における血圧管理については，まずは血圧を正しく評価できていることが大前提となる．診察室もしくは診察前の血圧測定においては，カフが心臓の高さになっているか，姿勢が傾いていないか（椅子と座高の高さを適切に合わせることが必要），カフの下に分厚い服を着ていないか，などの測定条件に留意する．家庭血圧においては，どのようなデバイスを使っているか，測定時間，測定姿勢，上腕の服の着用の有無，気温なども重要な要素になる．手首式血圧計は，適切な使用法で測定すれば上腕式血圧計と同等の結果が得られる患者もいるが，結果が変わってしまう患者もおり，日本高血圧学会などでは推奨していない．最近はスマートウォッチで血圧測定できるものもあるが，信頼性は低い．左右で血圧が異なる患者もいるため，閉塞性動脈硬化症のスクリーニングもかねて，1 度は足関節 / 上腕血圧比（ankle-brachial pressure index：ABI）を測定しておきたい．

2 診察室血圧と家庭血圧の両方を観察する

血圧の管理には，診察室血圧と家庭血圧の両方を観察する必要がある．診察室血圧は高いが家庭血圧が正常な場合を白衣高血圧，診察室血圧は正常だが家庭血圧が高い場合を仮面高血圧とよぶ．一般に，白衣高血圧だけでは加療の必要はないが，将来，持続性高血圧に移行するリスクは高く，定期的な経過観察が必要である．一方で，仮面高血圧については，家庭血圧をベースにした加療を考える．

3 血圧の変動の把握と考慮

血圧は日内変動し，通常，日中に高く，夜間は日中より10〜20%低くなるdipper型をとるが，夜間にあまり降圧しないnon-dipper型，夜間が昼間より高いinverted-dipper型もあり，それらは通常のdipper型よりも心血管リスクが高いといわれている．また，起床後早朝に血圧が高くなるモーニングサージがある患者も多く，これも心血管リスクとなる．

降圧薬の調整には，少なくとも朝夜2回の家庭血圧の測定が望ましい．降圧薬の内服時間の調整には24時間自由行動下血圧測定（ambulatory blood pressure monitoring：ABPM）も有用であるが，ABPM測定自体が（とくに夜間の）ストレスになる場合もある．また，患者の背景や併存疾患によっては，姿勢による変動（起立性低血圧と仰臥時の高血圧）が強い場合もあり，その場合は調整に難渋する．また，精神的・身体的ストレスなど内的要因や，気温など外的要因も血圧に影響を与える．たとえば，風呂上がりや飲酒後などは血管拡張により血圧が下がる．患者ごとにその寄与度は異なり，血圧測定時間などと合わせて日常診療で十分な聴き取りを行って数値を評価する必要がある．

03 二次性高血圧症を見落とさない

高血圧症の約1割は二次性高血圧症だといわれており，二次性高血圧症では治療方針や適切な薬剤も異なるため，最初にスクリーニングすることが望ましい[1]．

1 問診・身体所見からのスクリーニング

問診・身体所見は，簡便かつ患者の経済的負担もなく，スクリーニングのきっかけとして重要である（図1，図2）．ただし，問診・身体所見は二次性高血圧の気づきの端緒となりうるものの，非典型例も多く，除外の根拠にはなりえない点には留意すべきである．原発性アルドステロン症など比較的身体所見に乏しい二次性高血圧症もあり，問診・身体所見だけですべての二次性高血圧症を早期発見できるわけではない．

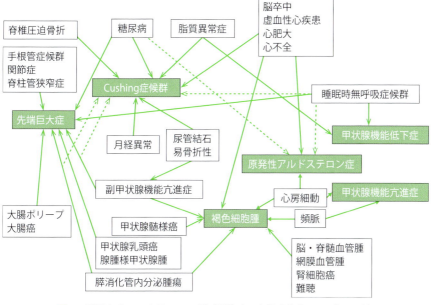

図1 問診からのスクリーニング（既往症・合併症からのアプローチ）

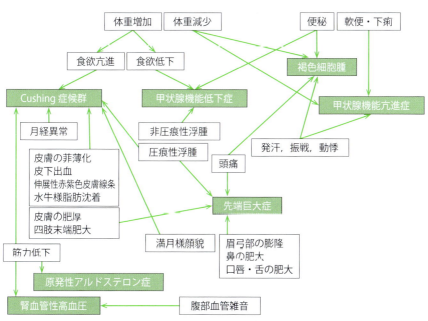

図2 身体所見からのアプローチ

a. 問診

❶病歴・家族歴

まず，患者自身の病歴と高血圧の家族歴の聴取は，二次性高血圧症のスクリーニングの第一歩である．両親に高血圧症の既往がなく，生活習慣に問題がない若年性の高血圧症に遭遇した場合は，二次性高血圧症を強く疑う要素となる．一方で，濃厚な家族歴は本態性高血圧を示唆するものであるが，それが片親の家系に偏っている場合，家族性の褐色細胞腫〔Von Hippel-Lindau 病（VHL 病），多発性内分泌腫瘍症 2 型（multiple endocrine neoplasia type2：MEN2），*SDHx* 遺伝子変異など〕や，その他の二次性高血圧症のなかのまれな遺伝性のもの〔家族性アルドステロン症（familial hyperaldosteronism：FH），家族性 Cushing 症候群（Carney 複合など），MEN1 による下垂体腫瘍〕も念頭におき，突然死の有無や合併疾患の家族歴の聴取も必要となる．

❷既往歴・合併症（図1）

- 年齢などの他のリスク因子に比して心血管合併症が多い場合は，原発性アルドステロン症，Cushing 症候群，褐色細胞腫などの内分泌性高血圧を疑う根拠となる．
- 高血圧症に副腎腫瘍を合併する場合は，Cushing 症候群，褐色細胞腫，原発性アルドステロン症の有無の精査が必要である．
- 整形外科疾患も内分泌性高血圧が見つかる契機になることが多い．手根管症候群，股関節などの関節症や脊柱管狭窄症は先端巨大症を，繰り返す骨折，とくに脊椎圧迫骨折は Cushing 症候群を疑う契機となりうる．
- 睡眠時無呼吸症候群はそれ自体が二次性高血圧症の原因になりうるとともに，甲状腺機能低下症，先端巨大症，原発性アルドステロン症，多嚢胞性卵巣症候群などの原疾患があり，それが原因で二次性に高血圧をきたしている場合もある．
- 筋緊張性頭痛が高血圧症の原因となっている場合もあるものの，頑固な頭痛は先端巨大症の可能性も考慮する．また，発作性の頭痛は褐色細胞腫の可能性も考え，同時に発汗過多や動悸を伴っているかも確認する．
- 大腸ポリープや大腸癌，胃ポリープ，甲状腺腫瘍の合併も，先端巨大症を疑う一端となる．

❸服薬歴

- 内服のみならず，吸入・外用・関節注射を含めたステロイド薬使用の有無は，医原性 Cushing 症候群の除外に必要である．
- 甘草を含む漢方薬の服用の有無は，偽性アルドステロン症の鑑別に重要である．甘草を中止すれば，血圧は比較的速やかに改善するが，レニン抑制は数か月間持続することが多い．
- β 遮断薬，利尿薬の服用は，原発性アルドステロン症スクリーニングに影響を与える．

- 一般的な降圧薬のホルモン検査への影響の wash out には通常，2 週間程度が想定されるが，ミネラルコルチコイド受容体拮抗薬（mineralocorticoid receptor blocker：MRB）の影響は wash out に 6〜8 週間必要とされている.
- 精神疾患の合併やその治療薬は，偽性 Cushing 症候群やカテコラミン偽陽性の原因になりうる.

❹その他

- 睡眠や食事，排便などの生活習慣，体重歴の聴取も重要な所見となる.
- 日中の過度の眠気，睡眠中の大きないびきや呼吸の乱れは，睡眠時無呼吸症候群を疑う契機となる.Cushing 症候群では不眠を伴うことが多いが，患者自身は夜でも活動性が高く，不眠と認識していないことも多い.
- Cushing 症候群では食欲も体重も増加していることが多いのに対し，甲状腺機能低下症では体重は増加していても食欲は亢進しておらず，甲状腺機能亢進症では食欲が亢進しているにもかかわらず体重は減少することが多い.
- 褐色細胞腫や甲状腺機能低下症では便秘を，甲状腺機能亢進症では軟便・下痢を伴うことが多い.
- 女性では月経についての問診も必要であり，月経異常を伴う高血圧症では Cushing 症候群や多嚢胞性卵巣症候群なども鑑別にあがる.

b. 身体所見 （図 2）

❶身長・体重

体重・身長の変化は重要なポイントである.Cushing 症候群，subclinical Cushing 症候群では中心性肥満や体重増加を伴うことが多い.甲状腺機能低下症でも肥満・浮腫によって体重増加をきたしやすい.また，肥満があれば睡眠時無呼吸症候群も合併しやすい.一方で，褐色細胞腫や甲状腺機能亢進症では体重は低下傾向をきたすことが多い.また，思春期以降の身長の増加や，両親やきょうだいに比して明らかな高身長があれば，先端巨大症や性腺機能の異常を疑う.

❷脈拍・聴診

基本ではあるが，高血圧患者を診る場合，血圧のみならず脈拍の確認も重要である.頻脈では甲状腺機能亢進症や褐色細胞腫の可能性を考慮する必要があり，一方，徐脈では甲状腺機能低下症なども念頭におく必要がある.脈拍は，数値のみならず脈不整の有無も診るため，触診でとることが望ましい.心房細動をみた場合，甲状腺機能亢進症の有無は必ず確認する.また，原発性アルドステロン症でも心房細動の合併が多いことが知られている.腎血管性高血圧では，腹部血管雑音が聴取されることもある.

❸皮膚所見・その他

振戦・発汗過多の既往や皮膚所見の有無も，身体診察で確認するとともに問診も行う.筆者は，脈拍を触診する際に一連の流れで行うことが多い.

内分泌疾患が疑われる皮膚所見・症状を**表1**に示す．これらの症状から疾患を想起した場合，次に疾患特異的な症状がないかを確認する．Cushing症候群を疑った場合は伸展性赤紫色皮膚線条や水牛様脂肪沈着（buffalo-hump），先端巨大症を疑った場合は足のサイズの増大や巨大舌・歯痕舌の有無なども確認する．また，先端巨大症やCushing病を疑った場合は耳側の視野の確認を，VHL病による褐色細胞腫を疑った場合は難聴の有無の確認を行う．

表1　内分泌疾患が疑われる皮膚所見・症状

皮膚所見・症状	疑われる疾患
振戦	甲状腺機能亢進症 褐色細胞腫
発汗過多	甲状腺機能亢進症 褐色細胞腫 先端巨大症
皮下出血や皮膚の菲薄化	Cushing症候群
手指の増大や皮脂過剰，皮膚の肥厚	先端巨大症

次に，下肢の浮腫の確認もルーチンで行うのが望ましい．本態性高血圧症においても，下肢の浮腫は心不全や腎不全，Ca拮抗薬の副作用の有無を診るのに重要な所見であるが，二次性高血圧症においても重要な所見である．Cushing症候群では血管の透過性亢進と低蛋白血症により下肢に圧痕性浮腫を，甲状腺機能低下症では全身に非圧痕性浮腫をきたしやすいなどの特徴がある．

❹顔貌

眉弓部の膨隆，鼻の肥大，口唇や舌の肥大，不正咬合など先端巨大症に特徴的な所見や，Cushing症候群による満月様顔貌などは，疾患を疑うよい契機になりうる．現在の顔貌だけではわかりにくくても，過去の写真などと比較すると明らかなことも多い．また，甲状腺機能低下症に伴う浮腫は顔面にもきたしやすい．

❺血圧の姿勢変動

可能であれば，初診時に1度は臥位と立位で血圧を測定し，起立性高血圧がないかも確認したい．褐色細胞腫では，α刺激による末梢血管の収縮と循環血漿量の低下により起立性低血圧を認めることがしばしばある．一方で，原発性アルドステロン症，Cushing症候群では一般に起立性低血圧を認めることは少ない．本態性高血圧症では，高齢者は動脈硬化による血管の可塑性の低下により，糖尿病患者は自律神経障害により起立性低血圧をきたす．

2　一般検査所見

一般検査所見は，二次性高血圧症のスクリーニングに非常に重要である．血算や一般生化学検査だけでもかなりの情報が得られる．

a．血算

炎症反応を認めないにもかかわらず白血球数の増加がみられ，かつ好中球増多とリンパ球・好酸球の減少を認める場合は，医原性を含むCushing症候群を疑う．また，甲状

腺機能低下症，副腎皮質機能低下症は貧血の原因となりうる．

b. 電解質

　内分泌性高血圧は電解質異常を伴うことも多く，低カリウム血症を認めるにもかかわらず尿中 K 排泄が維持されている場合は，原発性アルドステロン症や Cushing 症候群，腎血管性高血圧なども念頭におく必要がある．Cushing 症候群では尿中 Ca 排泄も増えるため，高カルシウム尿症・低カルシウム血症もきたしやすい．

c. 代謝・その他

　内分泌性高血圧は代謝異常を合併することも多く，LDL コレステロールと中性脂肪（トリグリセライド）の上昇は甲状腺機能低下症や Cushing 症候群を，総コレステロールと中性脂肪の低下は甲状腺機能亢進症も考慮に入れる．血糖値の上昇を伴う場合も Cushing 症候群，先端巨大症，褐色細胞腫などの疾患の可能性を考慮する．Cushing 症候群では空腹時血糖よりも食後血糖の上昇が先に起こるので，空腹時血糖に比して HbA1c が高値の場合は留意する．また，食事摂取量に不釣り合いな低蛋白血症（低アルブミン血症）を認めた場合は，Cushing 症候群による蛋白の異化亢進も鑑別にあがる．

3 スクリーニング検査

　問診・身体所見や一般検査所見で二次性高血圧症を疑った場合は，できるだけ簡便に主要な疾患をスクリーニングしたい．各疾患の診断の詳細についてはそれぞれの項目を参照していただくとして，代表的な二次性高血圧症の特徴と，それらを一通り除外するために初診時に行っておきたい検査項目を表 2，表 3 に示す．

表 2　内分泌性高血圧スクリーニングのための検査

		測定項目
一般検査	血算	白血球分画含む
	血液生化学検査	肝酵素，総蛋白，アルブミン，LDL-C，HDL-C，中性脂肪，尿酸，BUN，クレアチニン，クレアチニンキナーゼ，Na，K，Cl，Ca，P，血漿血糖，HbA1c
	尿生化学検査	クレアチニン，Na，K，Cl，（Ca，P，浸透圧）
内分泌検査	血液	TSH，FT$_4$，ACTH[*1]，コルチゾール[*1]，IGF-I，血漿レニン活性または活性型レニン濃度[*1]，アルドステロン[*1]，血中遊離メタネフリン 2 分画[*1]
	尿	メタネフリン分画[*2]

[*1] 早朝安静臥床で行うことが望ましい
[*2] 血中遊離メタネフリンといずれか
LDL-C：低比重リポ蛋白コレステロール，HDL-C：高比重リポ蛋白コレステロール，TSH：甲状腺刺激ホルモン，FT$_4$：遊離サイロキシン，ACTH：副腎皮質刺激ホルモン，IGF-I：インスリン様成長因子-1

表3 代表的な二次性高血圧症の特徴

	問診	身体所見
原発性 アルドステロン症	若年からの高血圧症 心血管合併症の既往	一般に乏しい 低カリウム血症を伴えば四肢の脱 　力など
腎血管性高血圧	若年性と高齢者の二峰性 他の動脈硬化性病変 膠原病の既往	腹部血管雑音 低カリウム血症を伴えば四肢の脱 　力など
Cushing 症候群	服薬歴の確認 体重増加 骨折（とくに脊椎圧迫骨折） 月経異常 尿管結石 心血管合併症の既往	中心性肥満 満月様顔貌 buffalo-hump 皮膚の菲薄化，皮下出血，伸展性 　赤紫色皮膚線条 浮腫
褐色細胞腫	若年からの高血圧 家族歴 体重減少 便秘 心血管合併症の既往	血圧の変動や発作性上昇 起立性低血圧 発汗過多，振戦，動悸，頭痛
先端巨大症	思春期以降の身長の増加，靴のサイ 　ズの増加 整形外科疾患の合併（手根管症候群， 　関節症） 不正咬合 腫瘍性疾患の既往	両親やきょうだいに比して高身長 眉弓部の膨隆，鼻の肥大，口唇や 　舌の肥大 手指の増大 皮脂過剰，発汗過多，皮膚の肥厚
甲状腺機能亢進症	体重減少，食欲亢進 下痢・軟便	振戦，発汗過多 動悸，頻脈
甲状腺機能低下症	体重増加，食欲低下 便秘	非圧痕性浮腫 皮膚乾燥

PAC：血漿アルドステロン濃度，PRA：血漿レニン活性，ARC：活性型レニン濃度，ACTH：副腎皮質刺激ホルモン，LDL-C：低比重リポ蛋白コレステロール，IGF-I：インスリン様成長因子-1，TSH：甲状腺刺激ホルモン，FT_4：遊離サイロキシン

04 治療は？薬をどう使う？処方のコツは？

1 患者背景・併存疾患・合併症を考慮した治療を

　二次性高血圧症を除外し本態性高血圧症と診断した場合，どのような降圧薬を第一選択とするかは，年齢・肥満の有無・食塩摂取量・飲酒量・遺伝的素因などの患者背景，糖尿病・脂質異常症などの併存疾患，心臓・腎臓・血管などの臓器合併症の有無によって異なってくる．それらの情報を把握したうえで，後述する各種降圧薬の特徴を理解し，使い分けることが重要である．

一般検査所見	スクリーニング法
血清 K 低値 　（尿中 K 正常または高値）	PAC，PRA（ARC でも可）を測定 PAC＞60 pg/mL かつ ARR（PAC/PRA）＞100 〔もしくは ARR（PAC/ARC）＞20〕でスクリーニング陽性
血清 K 低値 　（尿中 K 正常または高値）	PRA 測定 腎動脈超音波
好中球増多，好酸球低下 血清 K 低値 　（尿中 K 高値または正常） LDL-C，中性脂肪高値 食後血糖値高値 総蛋白，アルブミン低値	血中 ACTH，コルチゾールの両者測定 低用量デキサメタゾン抑制試験
血糖値高値	血中遊離メタネフリン 2 分画〔もしくは，尿中メタネフリン 2 　分画（gCr 補正）〕
食後血糖値高値 血清リン高値	血中 IGF-I （できれば GH との両者測定が望ましい）
総コレステロール低下 中性脂肪低下	血中 TSH，FT$_4$ の両者測定
総コレステロール上昇 中性脂肪上昇	血中 TSH，FT$_4$ の両者測定

2 各種降圧薬の特徴と使い分け

　高血圧の治療においては，ALLHAT 研究をはじめ多くの大規模臨床試験において，降圧薬のクラス間の効果の違いよりも，到達血圧の 2〜4 mmHg 程度のわずかな違いのほうが予後に大きな影響を及ぼす結果となっている．そのため，まずは降圧薬の種類にかかわらず，血圧を必要十分に下げることが重要である．そのうえで，前述の患者背景・併存疾患・合併症を考慮して降圧薬を選択していくことになる．

　血圧は，Page のモザイク説でも示されるように多様な要素によって規定されているが（図 3），非常に簡略化し，「血圧＝心拍出量×末梢血管抵抗」で模式的に考えると，

表 4 各種降圧薬の特徴と使い分け

降圧薬	特徴・好適な病態
Ca 拮抗薬 （ジヒドロピリジン系）	・優れた降圧効果 ・用量依存的な降圧効果 ・24 時間以上安定して作用する長時間作用型の薬剤も存在 ・あらゆる病態で降圧困難な場合の切り札として使用される ・妊婦でも使用可能な薬剤もある ・重篤な副作用は少ないが，右に示すような副作用があることは理解しておき，患者の訴えには真摯に耳を傾ける ・副作用の訴えがあった場合は薬剤変更も考慮
Ca 拮抗薬 （ベンゾチアゼピン系）	・頻脈傾向のある患者に使用できる ・降圧効果は比較的弱いが，交感神経活性が強く血圧変動が大きい患者では，安定した作用を示すことがある
アンジオテンシン変換酵素 （ACE）阻害薬	・心保護作用，腎保護作用に高いエビデンス ・古いエビデンスが多く，心保護や腎保護目的で ARB より積極的に用いられることもある ・アルドステロンも抑えるため，塩分摂取量が多い患者にも好適
アンジオテンシン受容体 （AT$_1$）拮抗薬（ARB）	・心保護作用，腎保護作用のエビデンスを有する ・アルドステロンも抑えるため，塩分摂取量が多い患者にも好適 ・LIFE，VALUE などの大規模臨床試験において，新規糖尿病の発症を抑制するという結果が報告されており，肥満や糖尿病などの代謝障害で好んで使用される ・蛋白尿を伴う糖尿病では第一選択
サイアザイド系利尿薬 （サイアザイド類似薬を含む）	・薬価が安価 ・ALLHAT では心不全・脳卒中の発症頻度がもっとも低いという結果が得られている．その他の大規模臨床試験でも他の薬剤に劣らない ・Na の排泄を増やすため，塩分摂取量が多い患者に好適
ミネラルコルチコイド受容体 拮抗薬（MRB）	・古典的には，K 保持性利尿薬として使用 ・高血圧の治療とともに，心不全に対して，4 つの主要な治療薬の 1 つとして使用される ・最近では，高血圧症で適応のない同クラスの薬剤が，CKD を合併した糖尿病患者において腎予後と心予後を改善することが示され，その目的でも使用される ・二次性高血圧の原発性アルドステロン症に対しては，特異的な治療薬となる

作用機序	短所・副作用
血管平滑筋（ならびに心筋）の Ca チャネルに作用して細胞外からの Ca の流入を阻害し，末梢の細動脈を拡張させて末梢血管抵抗を減弱させ，降圧効果をもたらす．	・頭痛（血管拡張作用による） ・顔面紅潮（同じく血管拡張作用による） ・浮腫（患者の訴えとして多い） ・歯肉肥厚（歯科では重視される副作用である） ・反射性交感神経緊張 ・頻脈
ジヒドロピリジン系 Ca 拮抗薬と同様．刺激伝導系への抑制作用がある点が，ジヒドロピリジン系と異なる．降圧効果はジヒドロピリジン系より弱い．	・徐脈 ・心収縮力低下 ・胃腸障害
レニン・アンジオテンシン系に作用して，アンジオテンシン I からアンジオテンシン II（A II）への変換を抑制する．A II が減少することによって，末梢血管が拡張するとともに，アルドステロンも低下し，循環血漿量も低下する．カリクレイン・キニン系でキニナーゼ II（＝ACE）を抑制し，ブラジキニンの分解を抑制する．蓄積したブラジキニンは，NO，PGI_2 などの産生を増加させる．	・空咳（ブラジキニンによる），高カリウム血症（アルドステロン低下による） ・低ナトリウム血症（アルドステロン低下による） ・血管神経性浮腫（時に重篤） ・催奇形性（妊婦では禁忌）
A II の AT_1 受容体への結合を阻害して降圧効果をもたらす．キニン系に作用しないので，ACE 阻害薬の副作用である空咳・血管浮腫を起こさない．組織のキマーゼ系で生成された A II の作用も抑制できる．	・比較的目立った副作用は少ない ・高カリウム血症（アルドステロン低下による） ・低ナトリウム血症（アルドステロン低下による） ・催奇形性（妊娠では禁忌）
腎遠位尿細管において，Na の再吸収を抑制して循環血液量を減少させる．	・低カリウム血症 ・低ナトリウム血症（とくに高齢者） ・脱水 ・光線過敏性 ・骨髄抑制 ・高尿酸血症 ・脂質異常症
遠位尿細管および接合集合管でミネラルコルチコイド（おもにアルドステロン）の作用に拮抗し，Na 再吸収と K の排泄を抑制する．	・高カリウム血症 ・低ナトリウム血症 ・スピロノラクトンは，女性ホルモン作用により，男性では女性化乳房・勃起不全，女性では乳房痛・月経異常など

（次ページへつづく）

表 4　各種降圧薬の特徴と使い分け（つづき）

降圧薬	特徴・好適な病態
アンジオテンシン受容体ネプリライシン阻害薬（ARNI）	・心不全に対する 4 つの主要な治療薬の 1 つとして使用される ・最近，高血圧症でも適応になった ・ARB に，Na 利尿ペプチドのマイルドな利尿効果を合わせたものと考えると理解しやすい
β 遮断薬	・利尿薬とともに古くから用いられている古典的な降圧薬（しかし，適応症例をきちんと選択する必要があるため，2014 年以降，日本のガイドラインでは第一選択薬から外れた） ・心不全や虚血性心疾患の治療にも用いられる ・交感神経活性が高い患者には有効 ・脈拍が早い患者には有効 ・Basedow 病の症状緩和やクリーゼ予防にも使用される ・妊婦で使える薬剤もある（ラベタロール）
α 遮断薬	・眠前投与での早朝高血圧の抑制効果や，糖・脂質代謝を改善する作用もあるが，圧受容体反射を担う α_1 受容体を遮断するため立ちくらみなども生じやすい ・前立腺肥大による排尿障害に対する治療薬としても用いられる ・褐色細胞腫の特異的な治療薬である
中枢性交感神経抑制薬（α_2 刺激薬）	・妊婦で古くからの使用経験があり，安全に使える（メチルドパ） ・作用時間が短いのが難点であるが，男女問わず交感神経活性が高そうな患者での著効例をいくつか経験している

NO：一酸化窒素，PG I_2：プロスタグランジン I_2，CKD：慢性腎臓病

各種降圧薬の作用機序が理解しやすい（表 4）．心拍出量は心拍数・心筋収縮力と循環血漿量で規定され，末梢血管抵抗は細小動脈系で規定される．降圧薬はこれらに介入することで効果を発揮している（図 4）．

作用機序	短所・副作用
ARBであるバルサルタンと，Na利尿ペプチドの分解酵素であるネプリライシンの阻害薬の複合体．ARBとしての作用と，Na利尿ペプチドを増強する作用を併せもつ．	・ARBと同様 ＋ ・血管浮腫の可能性（ACE阻害薬と組み合わせた場合）
交感神経受容体のうちβ_1受容体を遮断し，心拍出量の低下，レニン産生・分泌の低下，中枢からの交感神経活動の放出抑制などを介して降圧をきたす． 心臓に存在するβ_1受容体に選択的に作用するか，あるいはβ_2受容体にも作用を有するか，脂溶性か水溶性か，内因性交感神経刺激作用（ISA）を有するか否か，によって分類される．	・気管支喘息を誘発（β_2受容体を介した気管支平滑筋拡張作用を抑制） ・徐脈 ・末梢循環障害（閉塞性動脈硬化症では禁忌） ・虚血性心疾患のなかで冠攣縮性狭心症では禁忌 ・糖尿病患者では，膵でのインスリン分泌低下（β_2受容体）やインスリン使用患者における低血糖症状のマスクなどがあり，適応は慎重に ・内因性交感神経刺激様作用（−）のβ遮断薬は脂質代謝に悪影響
交感神経受容体のうち，α_1受容体を選択的に遮断し，末梢血管を拡張することにより降圧をきたす．	・起立性低血圧 ・めまい ・頻脈 ・心不全の頻度の増加
交感神経受容体のうち，脳のα_2受容体を刺激して末梢の交感神経活動を抑制し，降圧効果をもたらす．	・脱力感 ・眠気 ・めまい ・悪心 ・作用時間が短い

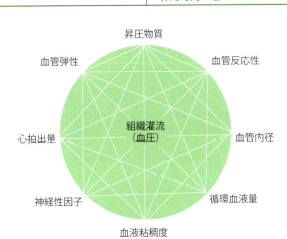

図3　Pageのモザイク説

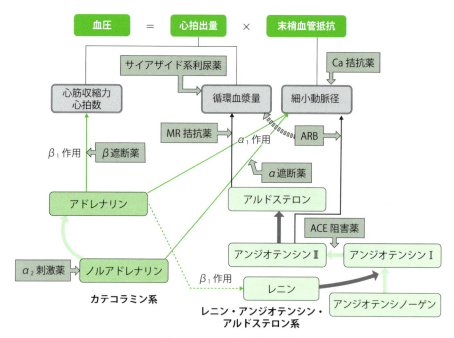

図4　血圧と各種降圧薬の関係

MR：ミネラルコルチコイド受容体，ARB：アンジオテンシンⅡ受容体拮抗薬，ACE：アンジオテンシン変換酵素

Case Study

46歳女性．身長157 cm，体重51 kg，BMI 20.7．30歳代の頃から高血圧を指摘され，近医からCa拮抗薬とARBを処方され内服している．飲酒習慣なく，減塩食を心がけている．しかし，今回の職場検診でも血圧142/98 mmHg，脈拍84回/分，整．下肢の圧痕性浮腫あり．若い頃は長距離歩いても平気だったが，足がむくんでいるせいか，最近は長い距離を歩くと足がだるくなる（疼痛はなし）．両親・きょうだいには高血圧症の家族歴なし．妊娠・出産歴なし．高度医療機関で精査することを推奨し，紹介状を渡した．

解 説

家族歴も生活習慣も問題ないのに高血圧…ここから疑われるのは？

　本症例は，実際に企業の健康管理室に外勤に行っていた際に経験した症例をアレンジしたものである．初診時，最初に違和感があったのは，家族歴もなく，肥満や生活習慣の乱れもないのに，30歳代から高血圧があったことである．さらに，Ca拮抗薬とARBを内服されていても拡張期圧が高い．下肢の浮腫はCa拮抗薬によるものかもしれないが，筋力低下を思わせる歩行障害も疑われ，本務先の自らの外来に紹介した．

　結果として，本症例は2 mEq/L台の低カリウム血症を認め，血漿レニン活性＜0.2 ng/mL/時，アルドステロン濃度136 pg/mLの低レニン高アルドステロンで典型的な原発性アルドステロン症であった．原発性アルドステロン症では通常，下肢の浮腫は生じないが，心肥大・心機能低下もあり，その影響も考えられた．ちなみに，下肢の圧痕性浮腫を伴う二次性高血圧としては，Cushing症候群が鑑別にあがるが，本症例はCushing症候群で認められる他の身体所見は認めなかった．筋力低下や歩行障害も同じくCushing症候群でも起こりうるが，本症例ではK補正後に回復しており，低カリウム血症が原因であったと考えられる．その後，副腎静脈サンプリングを行い，片側性（アルドステロン産生腫瘍）と診断し，手術を行った．

　本症例のTake Home Messageは，①家族歴や生活歴はきちんと問診する．家族歴も生活習慣も問題がない高血圧には要注意，②電解質は健診や日常診療では検査項目に入っていないこともあるので気になる場合は確認する．

文献

1) 曽根正勝：実地医家のための内分泌性高血圧のスクリーニングのポイント．日内会誌 2018；**107**：659-666 [DOI：10.2169/naika.107.659]

（曽根正勝）

糖尿病患者の降圧療法のコツ

🌿 1st step! まずは生活習慣の改善指導を

2型糖尿病と高血圧症は，肥満，運動不足など生活習慣上の共通の背景をもつことも多く，まずはその改善が望まれる．初期の段階では，生活習慣の改善のみで2型糖尿病，高血圧症とも治癒することが多々ある．BMI 25未満の適正体重の維持，および1日30分以上または週180分以上の有酸素運動が推奨される．食事については，食塩過剰摂取が高血圧症に寄与することがINTERSALT研究など多くのエビデンスで示されており，食塩を6g/日未満に制限することが強く推奨される．また，野菜・果物・低脂肪乳製品が豊富で，飽和脂肪酸とコレステロールが少ないDASH（Dietary Approaches to Stop Hypertension）食の摂取については，血圧の改善に十分なエビデンスがあり推奨される．ただし糖尿病患者では，果物の過剰摂取は血糖コントロールを悪化させるため注意を要する．飲酒習慣も血圧上昇の原因となるため，男性で20〜30 mL/日以下，女性では10〜20 mL/日以下に制限することがすすめられる．複合的な生活習慣の改善はより効果的である．

🌿 降圧目標の立て方[1]

糖尿病患者においての降圧目標は，「高血圧治療ガイドライン2019（JSH2019）」および「糖尿病診療ガイドライン2019」では診察室血圧130/80 mmHg未満に設定されている．欧米のシステマティックレビューとメタ解析にて，収縮期圧が140 mmHg以上の患者に介入した場合，到達血圧が130 mmHg未満の群では130 mmHg以上の群に比べ脳卒中の発症，アルブミン尿の進展に有意なリスク減少を認めていること[2]，わが国の「糖尿病合併症を抑制するための介入試験（J-DOIT3）」における糖尿病患者への集学的強化療法と従来的治療の比較において，到達血圧が強化療法群で123/71 mmHg，従来治療群で129/74 mmHgとなり，従来治療群に比べて強化療法群で脳血管イベントの発症が58%減少することが示唆されていること[3]などが根拠となる．このように，少なくともわが国で多い脳卒中の一次予防については血圧がより低いほうが有利であるが，一方で，糖尿病患者において収縮期圧120 mmHg以下を目指す強化療法群（到達血圧119.3/64.4 mmHg）と，収縮期血圧140 mmHgを目指す標準治療群（到達血圧133.5/70.5 mmHg）とを比較したACCORD BP試験では，強化療法群で脳卒中は有意に少なかったが，降圧治療による有害事象は有意に多く，全死亡では差がないという結果

であり[4]，収縮期圧を 120 mmHg 以下に低下させるベネフィットについては明らかではない．一方，拡張期圧については，HOT（Hypertension Optimal Treatment）Study において，糖尿病患者では 80 mmHg 未満を降圧目標とした場合，85〜90 mmHg の群に比べて心血管系イベントの発症率が約半分に低下しており，80 mmHg 未満を降圧目標とすることが推奨されている．

　実際は，血圧は変動することも多く，また糖尿病患者では自律神経障害によって立位と臥位で血圧が大きく異なる場合もあり，前述の降圧目標とエビデンスを念頭においたうえで，個々の患者ごとに，変動のなかで低血圧を起こさない範囲で許容される降圧目標を目指していくことになる．

薬物療法と降圧薬の選択

　糖尿病を合併する高血圧症患者の治療においては，各種降圧薬の代謝面への影響についても考慮する必要がある．β 遮断薬は膵 β 細胞のインスリン分泌低下（β_2 作用）や，低血糖症状をマスクするといった負の面があり，糖尿病患者では不利な側面がある．サイアザイド系利尿薬も中性脂肪や尿酸値を上昇させるなど代謝面で不利な作用があるが，ALLHAT 研究のサブ解析では心不全の抑制効果が示されるなど，大規模臨床試験ではよい結果が得られている．α 遮断薬は ALLHAT 研究で心不全を増やす結果となっているが，糖・脂質代謝は改善させる作用がある．アンジオテンシン変換酵素（angiotensin converting enzyme：ACE）阻害薬，アンジオテンシンⅡ受容体拮抗薬（angiotensin Ⅱ receptor blockers：ARB），長時間作用型 Ca 拮抗薬は，インスリン抵抗性を改善させると報告されている．また，ARB は LIFE（The Losartan Intervention for Endpoint Reduction）研究，VALUE（The Valsartan Antihypertensive Long-Term Use Evaluation）研究や，わが国の CASE-J 試験などで糖尿病の新規発症を抑制する効果が示唆されている．LIFE 研究では，糖尿病と左室肥大を有する患者において，ARB は β 遮断薬に比べ心血管イベント（複合エンドポイント）や死亡を有意に低下させている．臨床試験の多くでは，β 遮断薬を除く ACE 阻害薬，ARB，Ca 拮抗薬，サイアザイド系利尿薬などの間で，心血管イベントや死亡に有意な差は認めていない．しかし，死亡や複合エンドポイントに差はなくても，IDNT（Irbesartan Diabetic Nephropathy Trial）では，Ca 拮抗薬は心筋梗塞を抑制したのに対し，ARB は腎機能の悪化や心不全を抑制するなど，クラス間でその作用機序に応じた特徴の違いはあり，患者の特徴にあわせた個別化医療が望まれる．

　一方，蛋白尿を伴う糖尿病性腎症の予後に関しては，ACE 阻害薬・ARB は多くの臨床試験やメタ解析において，尿蛋白減少作用や腎不全の進行抑制作用を認めている．ただし，ACE 阻害薬・ARB は糸球体内圧を下げる作用や血清 K 値を上昇させる作用があるため，推算糸球体濾過量（estimated glomerular filtration rate：eGFR）の低下や高カリウム血症には十分注意が必要である．また最近，蛋白尿を伴う糖尿病性腎症患者にお

いて，MRB が尿蛋白減少作用や腎不全の進行抑制作用，および心不全を中心とした心血管イベントの抑制作用を認めたことが報告されている[5].

これらの結果から，糖尿病患者の高血圧治療では，患者の病態にあわせて ACE 阻害薬・ARB，Ca 拮抗薬，少量のサイアザイド系利尿薬を使用することが推奨されるが，サイアザイド系利尿薬については高齢者の低ナトリウム血症や脱水，代謝面への負の影響にも留意する．微量アルブミン尿や蛋白尿を伴う腎症を有する場合は，ACE 阻害薬・ARB を優先的に使用し，それでも蛋白尿が持続し eGFR の経時的な低下を認める場合は，MRB の併用が考慮される〔Na^+/グルコース共役輸送担体 2（sodium-glucose cotransporter 2：SGLT2）阻害薬については降圧薬ではないため，本項では割愛する〕.

■■ 文献

1) Umemura S, et al. : The Japanese Society of Hypertension Guidelines for the Management of Hypertension (JSH 2019). *Hypertens Res* 2019 ; **42** : 1235-1481 [PMID : 31375757]
2) Emdin CA, et al. : Blood pressure lowering in type 2 diabetes : a systematic review and meta-analysis. *JAMA* 2015 ; **313** : 603-615 [PMID : 25668264]
3) Ueki K, et al. : Effect of an intensified multifactorial intervention on cardiovascular outcomes and mortality in type 2 diabetes (J-DOIT3) : an open-label, randomised controlled trial. *Lancet Diabetes Endocrinol* 2017 ; **5** : 951-964 [PMID : 29079252]
4) ACCORD Study Group, Cushman WC, et al. : Effects of intensive blood-pressure control in type 2 diabetes mellitus. *N Engl J Med* 2010 ; **362** : 1575-1585 [PMID : 20228401]
5) Bakris GL, et al. : Effect of Finerenone on Chronic Kidney Disease Outcomes in Type 2 Diabetes. *N Engl J Med* 2020 ; **383** : 2219-2229 [PMID : 33264825]

■■ 参考文献

・曽根正勝：高血圧．荒木栄一，他（編），糖尿病最新の治療 2022-2024，南江堂，2021：245-247

（曽根正勝）

1. 糖尿病・内分泌コモンディジーズ

脂質異常症

Clinical pearl & Pitfall

1. 個々の患者のリスクファクターに基づいて，個別に低比重リポ蛋白コレステロール（LDL-C）の目標値を設定して治療する．
2. 「動脈硬化性疾患予防ガイドライン2022年版」から，随時（非空腹時）のトリグリセライド（TG）値を含んだ脂質異常症診断基準が設定された．
3. スタチンやPCSK9阻害薬などの登場によって脂質低下療法が進歩しているが，LDL-Cの下げ過ぎによる有害事象は報告されていない．
4. 家族性高コレステロール血症（FH）の患者を見つけたら，同胞や両親には50％の確率でFHの患者が存在するので，診断して治療することが重要である．

01 病態は？

　血液中には，カイロミクロン（chylomicron：CM），低比重リポ蛋白（low-density lipoprotein：LDL），超低比重リポ蛋白（very low-density lipoprotein：VLDL），高比重リポ蛋白（high-density lipoprotein：HDL）といったリポ蛋白が存在し，コレステロールやリン脂質，トリグリセライド（triglyceride：TG）などを各組織に輸送している．

　脂質異常症とは，動脈硬化惹起性リポ蛋白であるCM，LDL，VLDLの増加や，動脈硬化を抑制するHDLの減少，さらにこれに伴って起こるリポ蛋白の質的な変化をいう．脂質異常症には，おもに遺伝子異常に起因する原発性脂質異常症と，油脂や炭水化物の過剰摂取など生活習慣の問題に伴う，または他の疾患に伴う続発性脂質異常症がある．

　原発性脂質異常症の代表は家族性高コレステロール血症（familial hypercholesterolemia：FH）で，LDL受容体やプロ蛋白転換酵素サブチリシン／ケキシン9型（proprotein convertase subtilisin/kexin type 9：PCSK9）などの遺伝子変異に起因する常染色体顕性遺伝の疾患である．LDL受容体を介してLDL particleを肝臓に取り込む機構の機能不全のため，著明な高LDL-C血症を呈する．ヘテロの場合，同胞や両親は50％の確率でFHであるので，心血管イベントを起こす前に診断して治療することが重要である．

続発性脂質異常症の代表は，メタボリックシンドロームや2型糖尿病状態に伴うものである．インスリン作用が減弱した状態では脂肪組織におけるホルモン感受性リパーゼの活性が増加し，遊離脂肪酸が放出され，これが肝臓に取り込まれてVLDLとして再度，血中に放出される．加えて，肥満症や高コレステロール食によってコレステリルエステル転送蛋白（cholesteryl ester transfer protein：CETP）量が増加し，これによりHDLからVLDLやLDLへのコレステロールの転送が増加し，結果として高トリグセライド血症，低HDL-C血症を呈する．加えて，脂質に富む食習慣や運動不足がある場合，肝臓におけるLDL受容体の減少，腸管からのコレステロール吸収の増加をきたし，高LDL-C血症も生じやすい．

02 疫学は？

2019（令和元）年の国民生活栄養調査では，20歳以上で総コレステロールが240 mg/dL以上の患者は男性12.9％，女性22.4％であり，男女ともに緩やかに増加傾向である（図1)[1]．
古くから，国外においてはmultiple risk factor intervention trial（MRFIT）研究で，また国内においてもいくつもの疫学調査から，血清コレステロールが上昇すると冠動脈疾患の相対リスクが上昇することが示されてきた（図2）．加えて，脂質異常症，高血糖，高血圧，肥満などのリスク因子が複数重積することで，心筋梗塞，脳梗塞のリスクが上昇することが報告されている（図3)[2]．さらに，薬物によりLDL-Cを低下させると心血管イベントが抑制されるという多くのエビデンスがあることから，コレステロールが動脈硬化のマーカーであり，かつ起因物質であることが確立している．

03 どんな時に疑う？

多くの場合，脂質異常症は一般健診や，他疾患の精査で血液検査を行った時に指摘さ

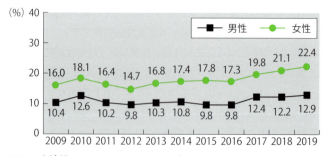

図1　血清総コレステロール240 mg/dL以上の者の割合の年次推移
〔厚生労働省：血中コレステロールに関する状況．令和元年 国民健康・栄養調査結果の概要，2019：22[1]〕

れる．加えて，初診時に糖尿病，肥満症，甲状腺疾患や副腎疾患などの内分泌疾患，冠動脈疾患，あるいは，それを思わせる症状を有している患者に対しては，積極的に脂質異常症の検索を行うことが必要である．また，家族歴に若年性の冠動脈疾患や脳梗塞がある場合，アキレス腱肥厚を有する場合，眼瞼，手背，殿部や肘の黄色腫がある場合にはFHを疑う（Case Study）．そのほか，急激な腹痛をきたし急性膵炎が疑われる場合は，TGの検索を行うべきである．

まれな脂質異常症である家族性Ⅲ型高脂血症の場合は，手掌に線状の黄色腫を呈するので，これも脂質異常症を疑う所見となる．また，角膜混濁やオレンジ色の扁桃肥大がみられたら，レシチンコレステロールアシルトランスフェラーゼ（lecithin: cholesterol acyltransferase：LCAT）欠損症やATP-binding cassette protein A1（ABCA1）欠損によるTangier病などを疑い，HDLを含む検査を行う．

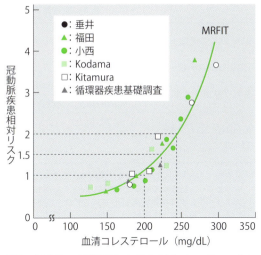

図2　国内外の疫学調査における血清コレステロールと冠動脈疾患相対リスクの関連

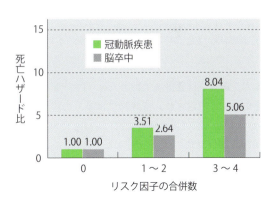

図3　リスク因子の合併数と冠動脈疾患と脳卒中の死亡関係

リスク因子：肥満，高血圧，高血糖，高コレステロール血症
〔Nakamura Y, et al.：Combined cardiovascular risk factors and outcome：NIPPON DATA 80, 1980-1994. Circ J 2006；70：960-964[2)]〕

04 疑った時にオーダーする検査は？結果をどう解釈する？

1 診断のための検査

脂質異常症の診断としては，まず早朝空腹時の総コレステロール（TC），TG，HDL-Cを測定する．LDL-CはFriedewald式〔LDL-C＝TC－HDL-C－TG/5〕で算出す

表 1　脂質異常症診断基準

LDL コレステロール	140 mg/dL 以上	高 LDL コレステロール血症
	120～139 mg/dL 以上	境界域高 LDL コレステロール血症[*2]
HDL コレステロール	40 mg/dL 未満	低 HDL コレステロール血症
トリグリセライド	150 mg/dL 以上（空腹時採血[*1]）	高トリグリセライド血症
	175 mg/dL 以上（随時採血[*1]）	
Non-HDL コレステロール	170 mg/dL 以上	高 non-HDL コレステロール血症
	150～169 mg/dL	境界域高 non-HDL コレステロール血症[*2]

[*1] 基本的に 10 時間以上の絶食を「空腹時」とする．ただし水やお茶などのカロリーのない水分の摂取は可とする．空腹時であることが確認できない場合を「随時」とする．
[*2] スクリーニングで境界域高 LDL コレステロール血症，境界域高 non-HDL コレステロール血症を示した場合は，高リスク病態がないか検討し，治療の必要性を考慮する．
・LDL-C は Friedewald 式（TC－HDL-C－TG/5）で計算する（ただし空腹時採血の場合のみ）．または直接法で求める．
・TG が 400 mg/dL 以上や随時採血の場合は non-HDL-C（＝TC－HDL-C）か LDL-C 直接法を使用する．ただしスクリーニングで non-HDL-C を用いる時は，高 TG 血症を伴わない場合は LDL-C との差が＋30 mg/dL より小さくなる可能性を念頭においてリスクを評価する．
・TG の基準値は空腹時採血と随時採血により異なる．
・HDL-C は単独では薬物介入の対象とはならない．
〔日本動脈硬化学会（編）：動脈硬化性疾患予防ガイドライン 2022 年版．日本動脈硬化学会，2022：22[3)]〕

るか，あるいは直接法で測定する．TG/5 を引くのは，VLDL のコレステロール量が TG 量の 1/5 と想定され，空腹時には多くの場合，CM は存在しないためである．食後や TG 400 mg/dL 以上の場合には，VLDL に加えて CM が出現する．CM のコレステロール含有量は通常，TG/5 より少なく，Friedewald 式の精度が低下するため，このような場合は non-HDL-C か LDL-C 直接法を使用する．

　脂質異常症の診断基準は「動脈硬化性疾患予防ガイドライン 2022 年版」[3)] において，表 1 のように設定されている．LDL-C と HDL-C は空腹でも随時でも基準値は一緒であるが，TG は空腹時と随時で異なる基準値が設定されている点に注意が必要である．2017 年のガイドラインでは空腹時のみについて基準値が設定されていたが，わが国の疫学調査において，随時 TG 167 mg/dL 以上で心筋梗塞・労作性狭心症・突然死が増加すること[4)]，海外においても同様の知見が蓄積されたことから，実臨床において使いやすい随時 TG の基準が設けられた．

2　結果の解釈―動脈硬化性疾患リスクの評価

　「動脈硬化性疾患予防ガイドライン 2022 年版」では，冠動脈疾患ならびに脳血管疾患を含めた動脈硬化性疾患の発症予防のため，久山町研究のデータを用いた予測モデルを使用している．10 年以内の動脈硬化性心血管疾患（冠動脈疾患とアテローム血栓性脳

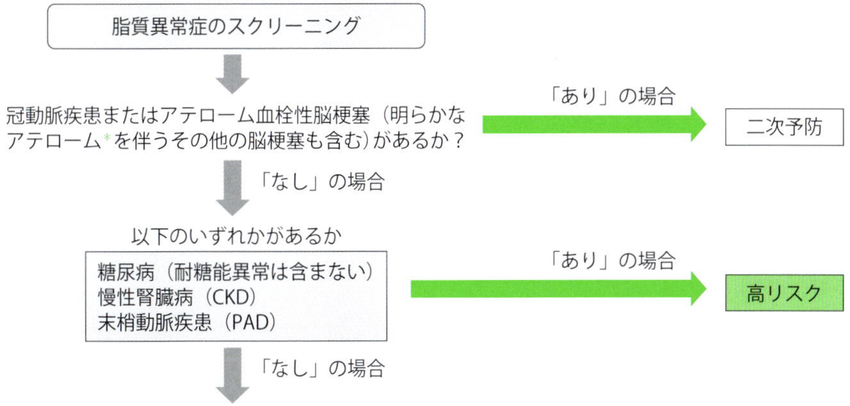

```
脂質異常症のスクリーニング
            ↓
冠動脈疾患またはアテローム血栓性脳梗塞（明らかな      「あり」の場合
アテローム*を伴うその他の脳梗塞も含む）があるか？  ─────────→  二次予防
            ↓「なし」の場合
以下のいずれかがあるか
糖尿病（耐糖能異常は含まない）                「あり」の場合
慢性腎臓病（CKD）                    ─────────→  高リスク
末梢動脈疾患（PAD）
            ↓「なし」の場合
```

久山町研究によるスコア				予測される10年間の動脈硬化性疾患発症リスク	分類
40〜49歳	50〜59歳	60〜69歳	70〜79歳		
0〜12	0〜7	0〜1	−	2%未満	低リスク
13以上	8〜18	2〜12	0〜7	2〜10%未満	中リスク
−	19以上	13以上	8以上	10%以上	高リスク

図4　動脈硬化性疾患予防からみた脂質管理目標値設定のためのフローチャート
*頭蓋内圧外動脈に50%以上の狭窄，または弓部大動脈粥腫（最大肥厚4 mm以上）
〔日本動脈硬化学会（編）：動脈硬化性疾患予防ガイドライン2022年版．日本動脈硬化学会，2022：69[3)]〕

梗塞）発症確率が2%未満を低リスク，2%以上10%未満を中リスク，10%以上を高リスクとし，それぞれに対してLDL-Cの目標値が設定される．

　大まかには，冠動脈疾患またはアテローム血栓性脳梗塞の既往がある場合には二次予防とする．心血管イベントの既往がなく一次予防の場合，糖尿病・慢性腎臓病・末梢動脈疾患（peripheral artery disease：PAD）がある場合には高リスクに分類する（図4）[3)]．

　これらがない場合には，図5[3)]を用いて久山町研究によるスコアを算出し，低リスク・中リスク・高リスクに分類する．これは，①性別，②収縮期血圧，③糖代謝異常，④血清LDL-C，⑤血清HDL-C，⑥喫煙，の6項目のリスク因子を評価し，年齢階級ごとに絶対リスクが算出されるというものである．

05　治療は？薬をどう使う？処方のコツは？

1　個別の目標設定

　患者の絶対リスクが判明したら，表2[3)]にしたがって，患者個別にLDL-C目標値を設定する．

①性別	ポイント
女性	0
男性	7

②収縮期血圧 (mmHg)	ポイント
<120	0
120〜129	1
130〜139	2
140〜159	3
160〜	4

③糖代謝異常 (糖尿病は含まない)	ポイント
なし	0
あり	1

④血清 LDL-C (mg/dL)	ポイント
<120	0
120〜139	1
140〜159	2
160	3

⑤血清 HDL-C (mg/dL)	ポイント
60	0
40〜59	1
<40	2

⑥喫煙	ポイント
なし	0
あり	2

①〜⑥のポイント合計	点

ポイント合計	40〜49歳	50〜59歳	60〜69歳	70〜79歳
0	<1.0%	<1.0%	1.7%	3.4%
1	<1.0%	<1.0%	1.9%	3.9%
2	<1.0%	<1.0%	2.2%	4.5%
3	<1.0%	1.1%	2.6%	5.2%
4	<1.0%	1.3%	3.0%	6.0%
5	<1.0%	1.4%	3.4%	6.9%
6	<1.0%	1.7%	3.9%	7.9%
7	<1.0%	1.9%	4.5%	9.1%
8	1.1%	2.2%	5.2%	10.4%
9	1.3%	2.6%	6.0%	11.9%
10	1.4%	3.0%	6.9%	13.6%
11	1.7%	3.4%	7.9%	15.5%
12	1.9%	3.9%	9.1%	17.7%
13	2.2%	4.5%	10.4%	20.2%
14	2.6%	5.2%	11.9%	22.9%
15	3.0%	6.0%	13.6%	25.9%
16	3.4%	6.9%	15.5%	29.3%
17	3.9%	7.9%	17.7%	33.0%
18	4.5%	9.1%	20.2%	37.0%
19	5.2%	10.4%	22.9%	41.1%

図5 久山町スコアによる動脈硬化性疾患発症予測モデル

〔日本動脈硬化学会（編）：動脈硬化性疾患予防ガイドライン 2022 年版. 日本動脈硬化学会，2022：69[3)]〕

　二次予防は「冠動脈疾患既往またはアテローム血栓性脳梗塞の既往を有する場合」と定義されており，脳梗塞の既往があり頸動脈超音波などで明らかなアテロームを伴う場合も含まれる．二次予防は超ハイリスクであるので，LDL-C 100 mg/dL 未満が目標である．しかし，急性冠症候群，FH，糖尿病を有する場合や，冠動脈疾患とアテローム血栓性脳梗塞を合併している場合には，LDL-C 70 mg/dL 未満，non-HDL-C 100 mg/dL 未満を目標として，さらに厳しい管理を行う．

　一次予防では，まず 3〜6 か月の生活習慣改善を行い，その効果を評価したのちに薬物療法の適応を検討する．しかし，いずれの管理区分においても LDL-C が 180 mg/dL 以上の場合，すぐに薬物療法を考慮する．

　高リスク群では LDL-C 120 mg/dL 未満を目標とし，中リスク群では 140 mg/dL 未満，低リスク群では 160 mg/dL 未満を目標に管理する．重要なことは，糖尿病患者は高リスク群で 120 mg/dL を目標とするが，細小血管症（網膜症，腎症，神経障害）や PAD を伴う場合，喫煙している場合は 100 mg/dL 未満を目標とするという点である．

表2　リスク区分に応じた脂質管理目標

治療方針の原則	管理区分	脂質管理目標値（mg/dL）			
		LDL-C	Non-HDL-C	TG	HDL-C
一次予防 まず生活習慣の改善を行った後薬物療法の適用を考慮する	低リスク	<160	<190	<150（空腹時）[*3] <175（随時）	≧40
	中リスク	<140	<170		
	高リスク	<120 <100 [*1]	<150 <130 [*1]		
二次予防 生活習慣の是正とともに薬物治療を考慮する	冠動脈疾患またはアテローム血栓性脳梗塞（明らかなアテローム[*4]を伴うその他の脳梗塞を含む）の既往	<100 <70 [*2]	<130 <100 [*2]		

[*1] 糖尿病において，末梢動脈疾患（PAD），細小血管症（網膜症，腎症，神経障害）合併時，または喫煙ありの場合に考慮する.

[*2] 「急性冠症候群」，「家族性高コレステロール血症」，「糖尿病」，「冠動脈疾患とアテローム血栓性脳梗塞（明らかなアテロームを伴うその他の脳梗塞を含む）」の4病態のいずれかを合併する場合に考慮する.

[*3] 10時間以上の絶食を「空腹時」とする. ただし水やお茶などカロリーのない水分の摂取は可とする. それ以外の条件を「随時」とする.

[*4] 頭蓋内外動脈の50%以上の狭窄，または弓部大動脈粥腫（最大肥厚4 mm以上）.

・一次予防における管理目標達成の手段は非薬物療法が基本であるが，いずれの管理区分においてもLDL-Cが180 mg/dL以上の場合は薬物治療を考慮する. 家族性高コレステロール血症の可能性も念頭においておく.

・まず，LDL-Cの管理目標値を達成し，次にnon-HDL-Cの達成を目指す. LDL-Cの管理目標を達成してもnon-HDL-Cが高い場合は高TG血症を伴うことが多く，その管理が重要となる. 低HDL-Cについては，基本的には生活習慣の改善で対処すべきである.

・これらの値はあくまでも到達努力目標であり，一次予防（低・中リスク）においてはLDL-C低下率20〜30%も目標値としてなりうる.

〔日本動脈硬化学会（編）：動脈硬化性疾患予防ガイドライン2022年版. 日本動脈硬化学会，2022：71[3)]〕

　治療においては，まずLDL-Cの管理目標達成を優先する. 続いて，non-HDL-Cの管理目標達成を目指す. LDL-Cに30 mg/dL追加した値がnon-HDL-Cの管理目標値である. また，TGが400 mg/dL以上および随時採血の場合には，最初からLDL-Cではなくnon-HDL-Cを管理目標値として用いるのが望ましい.

　HMG-CoA還元酵素阻害薬（スタチン）やエゼチミブへの反応性が予想以上によく，LDL-Cが目標を超えて低下することはしばしば経験する. そのような場合も，基本的にはLDL-Cは"the lower the better"であり，少なくともLDL-Cが30 mg/dL程度まで下がっても有害事象は発生しないといわれている.

　TGについては，一次予防・二次予防において，空腹時（10時間以上の絶食）150 mg/dL未満，随時の場合は175 mg/dL未満を目標として管理する. HDL-Cは40 mg/dL以上が目標値となるが，低HDLコレステロール血症のみでは冠動脈疾患リスクが高くないとの

報告や，有効な薬剤が少ないことを考慮し，基本的には生活習慣の改善で対処する．

一方で，このようなリスク予測は非常に煩雑であるため，日本動脈硬化学会のwebサイトで「動脈硬化性疾患発症予測・脂質管理目標設定アプリ」をダウンロードし，無料で使用することができる．

2 生活習慣の改善

生活習慣の改善は必須である．禁煙は心血管リスクと死亡リスクの低下を速やかにもたらすため，強く推奨される．また，エネルギー摂取量を制限し，飽和脂肪酸を減らしてn-3系脂肪酸を摂取し，肥満を改善することで，脂質ならびに耐糖能や高血圧など他の動脈硬化リスクも同時に改善できる．具体的には，肉の脂身や動物脂，鶏卵や菓子を制限し，魚介と野菜を中心とする日本食パターンに近づける．

運動療法に関しては，これまでの疫学研究から活動量と体力レベルが心血管病と負の相関を示しており，「ややきつい」程度の中等度以上の有酸素運動を毎日合計30分以上行うことが推奨される．食事，生活習慣改善を行い，数か月後に改善がみられない場合に，薬物療法を行う．

3 薬物療法

a. 高LDLコレステロール血症の治療

LDL-C低下による心血管イベント抑制には，一次・二次予防いずれにおいてもスタチンを用いた豊富なエビデンスがあり，第一選択である．また，エゼチミブ，イコサペント酸エチル（ethyl icosapentate：EPA）製剤ならびにPCSK9阻害薬は，スタチンとの併用による心血管イベント抑制作用が証明されている．LDL-Cがもっとも動脈硬化惹起性が高いことから，まずLDL-Cの管理を優先し，次いでTGの治療を行う．

現在，ストロングスタチン3剤（ロスバスタチン，ピタバスタチン，アトルバスタチン）とレギュラースタチン3剤（プラバスタチン，フルバスタチン，シンバスタチン）

> **COLUMN 04**
>
> ### スタチンのノセボ効果
>
> 患者があらかじめ，スタチンの副作用として筋症状があることを知っていると，プラセボの内服によっても筋症状が出現するという"ノセボ効果"があることがよく知られている．筋症状の訴えがあった場合は症状の程度，運動や打撲などのエピソード，CKの値などを評価して，休薬の必要性については慎重に判断する（「スタチン不耐に関する診療指針2018」を参照）．必ずしも休薬の必要がないことも多い．

が使用可能であるが，副作用の頻度に明らかな差はなく，通常，ストロングスタチンを処方する．

投与方法としては，スタチンを低用量ないし中等量より処方し，小腸コレステロールトランスポーター阻害薬であるエゼチミブを追加し，次いでスタチンを増量する．LDL-C が目標値に到達せず心血管イベントリスクが高い場合，あるいは，ヘテロ FH の場合は，エボロクマブやインクリシランの追加を検討する．ミクロソームトリグリセライド転送蛋白（microsome triglyceride transfer protein：MTP）阻害薬であるロミタピド，アンジオポエチン様蛋白質 3（angiopoietin-like 3：ANGPTL3）阻害薬であるエビナクマブはホモ FH のみに適応がある．

処方例

クレストール®錠 2.5〜5 mg（ロスバスタチン）
1 錠 分 1 朝食後
または
リバロ®錠 1〜2 mg（ピタバスタチン）
1 錠 分 1 朝食後
に加えて
ゼチーア®錠 10 mg（エゼチミブ）
1 錠 分 1 朝食後

- 目標 LDL-C に到達しない場合，スタチンを最大耐用量まで増量していく．上限は，クレストール®は 20 mg，リバロ®は 4 mg．
- 上記の処方で効果不十分な場合

リバロ®錠 4 mg（ピタバスタチン）
1 錠 分 1 朝食後
または
クレストール®錠 5 mg（ロバスタチン）
4 錠 分 1 朝食後
に加えて
レパーサ®注 140 mg（エボロクマブ）
2 週間に 1 回 皮下注射
または
レクビオ®皮下注 300 mg（インクリシラン）
最初は 3 か月に 1 回，3 回目からは半年に 1 回

b. 高トリグリセライド血症の治療

　選択的PPARαモジュレータ（selective peroxisome proliferafor-activated receptor α modulator：sPPARMα）であるペマフィブラート，フェノフィブラートやベザフィブラートといったフィブラート系薬，イコサペント酸エチルなどのn-3系不飽和脂肪酸が高トリグリセライド血症の治療薬である．ペマフィブラートはTG抑制作用が強い，腎機能低下時に比較的使いやすいといった特徴がある．

処方例

① TG 500 mg/dL 未満の場合
パルモディア®XR錠 0.2 mg（ペマフィブラート）
0.2〜0.4 mg 分1【推奨】
または，
リピディル®錠（53.5 mg, 80 mg）（フェノフィブラート）
1〜2錠 分1 朝食後
または，
ベザトール®SR錠（100 mg, 200 mg）（ベザフィブラート）
200 mg 分1 または 400 mg 分2
または，
イコサペント酸エチル（EPA 300, 600, 900 mg）
600〜2,700 mg 分3
または，
オメガ-3脂肪酸エチル（2 g）
2〜4 g 分1

② TG 500 mg/dL 以上の場合
パルモディア®XR錠 0.2 mg（ペマフィブラート）
0.4 mg 分2

- 💡 TGが500 mg/dL以上の場合は急性膵炎を回避する必要があり，脂質20〜30 g/日の厳格な脂質制限の指導を行うと同時に，TG低下作用のもっとも強いペマフィブラートを投与する．
- 💡 必要に応じてn-3系不飽和脂肪酸を併用する．

c. 処方上の注意点

　ペマフィブラートは肝排泄であり，重篤な肝障害，肝硬変，胆道閉塞，胆石のある患者では禁忌である．しかし，腎機能への影響はほとんどなく，腎障害を合併する場合でも慎重に使用可能である．推算糸球体濾過量（estimated glomerular filtration rate：

eGFR）が 30 mL/ 分 /1.73 m^2 未満の場合は低用量から投与開始し，減量または投与間隔の延長を行う．また，最大用量は 1 日 0.2 mg までとする．

従来のフィブラート系薬は腎排泄であり，重篤な腎機能低下がある場合，ベザフィブラート，フェノフィブラートの投与は禁忌である．

また，スタチン，フィブラート系薬は催奇形性や乳汁移行性があり，妊婦・授乳婦では禁忌である．ペマフィブラートも妊婦における安全性は不明であり，妊婦への投与は禁忌である．

06 フォローアップの検査と頻度は？

通常，脂質異常症のフォローアップは 3 か月ごとに行う．新規に薬剤を開始する場合，または腎障害や肝障害などがある場合などは，投与開始 1 か月後に薬の効果や有害事象を確認する．処方調整が終了し，検査データが安定していれば，半年に 1 回の採血でフォローアップ可能である．

COLUMN 05

トリグリセライド低下治療の意義をめぐる状況

TG 低下薬について 24 の試験のメタ解析で検討が行われ，TG 1 mol/L（88 mg/dL）の低下によって心血管イベントが 16% 抑制できると報告されている．フィブラート系薬による心血管イベント抑制効果は，1980 年代の Helsinki Heart Study，The Veterans Affairs HDL Intervention Trial（VA-HIT）[5] などにおいて認められている．一方で，近年，2 型糖尿病患者でスタチンにフェノフィブラートを上乗せした ACCORD LIPID 研究や，スタチン投与中の 2 型糖尿病患者で高トリグリセライド血症，低 HDL-C 血症がみられる者にペマフィブラートを投与した PROMINENT 研究[6]では，フィブラート系薬や sPPARM α の心血管イベント抑制効果は認められなかった．心血管イベントハイリスク患者に対して，スタチンに上乗せして EPA を投与した REDUCE-IT 試験[7] ではイベントリスクが 25% 有意に抑制されたが，一方で EPA・ドコサヘキサエン酸（docosahexaenoic acid：DHA）を用いた STRENGTH 試験では効果がみられていない．

以上のことから，スタチンで LDL-C がよく管理された状態における TG 抑制の意義については，さまざまな臨床試験の結果が錯綜しており，現在，議論が行われているところである．

07 どんな時に専門医に相談する？

　治療反応性の悪いコントロール困難例，FH の若年症例や妊婦，ホモ FH は専門医へ紹介する．TG 1,000 mg/dL 以上で急性膵炎のリスクのある症例や治療に難渋する症例は原発性高カイロミクロン血症の可能性があり，LPL，GPIHBP1 の遺伝子異常や自己抗体，アポ AV やアポ C-Ⅱ，LMF1 の遺伝子異常などを鑑別する必要があるため，専門医へ紹介する．

　また，HDL-C 25 mg/dL 未満の場合，LCAT 欠損症や Tangier 病などを疑い，専門医への紹介を検討する．紹介先の候補は，原発性脂質異常症に関する調査研究班の web サイト（https://nanbyo-lipid.com/）を参照されたい．

Case Study

　32 歳男性，健診で LDL-C 235 mg/dL を指摘され受診．母親が 56 歳，姉が 48 歳時に心筋梗塞で死亡している．触診にて両側アキレス腱がゴツゴツと硬く，2 cm 程度に肥厚していた．X 線軟線撮影では，アキレス腱厚は右 22 mm，左 20 mmm であった．FH と診断し，ロスバスタチン 5 mg で治療開始した．次いでエゼチミブ 10 mg を追加，さらにロスバスタチンを漸増し 20 mg としたところ，LDL-C 98 mg/dL まで低下し，この量で維持量とした．

解 説

? 家族性高コレステロール血症（FH）を見逃さないためには？

　日本における FH 患者数は 30 万人以上と推察されているが，診断されているのはその 1% 未満と報告されている[8]．FH 患者の半数以上が冠動脈疾患で死亡すること，平均寿命は 60〜70 歳代と，一般人口と比べて 15 年程度短命であることが報告されており，動脈硬化のハイリスク集団である．心血管イベントを起こすまでは無症状であることが多く，見過ごされやすい（表 3）[9]．典型例では，アキレス腱が硬く肥厚する．健康診断などで，LDL-C が 180 mg/dL 以上で家族歴のある患者をみた場合は，FH の可能性を念頭においてアキレス腱の評価などの精査を行う．FH の場合は LDL-C 100 mg/dL 未満を目標に，FH かつ二次予防の場合は LDL-C 70 mg/dL 未満を目標に治療を行う．

表3　家族性高コレステロール血症の診断基準（成人；15歳以上）

1. 高 LDL-C 血症（未治療時の LDL-C 180 mg/dL 以上）
2. 腱黄色腫（手背，肘，膝などの腱黄色腫あるいはアキレス腱肥厚）あるいは皮膚結節性黄色腫
3. FH あるいは早発性冠動脈疾患の家族歴（第一度近親者）

- 他の原発性・続発性脂質異常症を除外したうえで診断する．
- すでに薬物治療中の場合，治療のきっかけとなった脂質値を参考にする．
- アキレス腱肥厚は X 線撮影により男性 8.0 mm 以上，女性 7.5 mm 以上，あるいは超音波により男性 6.0 mm 以上，女性 5.5 mm 以上にて診断する．
- 皮膚結節性黄色腫に眼瞼黄色腫は含まない．
- 早発性冠動脈疾患は男性 55 歳未満，女性 65 歳未満で発症した冠動脈疾患と定義する．
- 2 項目以上を満たす場合に FH と診断する．
- 2 項目以上を満たさない場合でも，LDL-C が 250 mg/dL 以上の場合，あるいは 2 または 3 を満たし LDL-C が 160 mg/dL 以上の場合は FH を強く疑う．
- FH 病原性遺伝子変異がある場合は FH と診断する．
- FH ホモ接合体が疑われる場合は遺伝学的検査による診断が望ましい．診断が難しい FH ヘテロ接合体疑いも遺伝学的検査が有用である．
- この診断基準は FH ホモ接合体にも当てはまる．
- FH と診断した場合，家族についても調べることが強く推奨される

〔日本動脈硬化学会 FH 診療ガイドライン作成委員会：成人家族性高コレステロール血症診療ガイドライン 2022．2022：10[9)]〕

文献

1) 厚生労働省：血中コレステロールに関する状況．令和元年 国民健康・栄養調査結果の概要，2019：22　http://www.mhlw.go.jp/content/10900000/000687163.pdf（2024.7.19 アクセス）
2) Nakamura Y, et al.：Combined cardiovascular risk factors and outcome：NIPPON DATA 80, 1980-1994. *Circ J* 2006；**70**：960-964 [PMID：16864925]
3) 日本動脈硬化学会（編）：動脈硬化性疾患予防ガイドライン 2022 年版．日本動脈硬化学会，2022
4) Iso H, et al.：Fasting and non-fasting triglycerides and risk of ischemic cardiovascular disease in Japanese men and women：the Circulatory Risk in Communities Study (CIRUS). *Atherosclerosis* 2014；**237**：361-368 [PMID：25443874]
5) Rubins HB, et al.：Gemfibrozil for the secondary prevention of coronary heart disease in men with low levels of high-density lipoprotein cholesterol. Veterans Affairs High-Density Lipoprotein Cholesterol Intervention Trial Study Group. *N Engl J Med* 1999；**341**：410-418 [PMID：10438259]
6) Das Pradhan A, et al.：Triglyceride Lowering with Pemafibrate to Reduce Cardiovascular Risk. *N Engl J Med* 2022；**387**：1923-1934 [PMID：36342113]
7) Bhatt DL, et al.：Cardiovascular Risk Reduction with Icosapent Ethyl for Hypertriglyceridemia. *N Engl J Med* 2019；**380**：11-22 [PMID：30415628]
8) Nordestgaard BG, et al.：Familial hypercholesterolaemia is underdiagnosed and undertreated in the general population：guidance for clinicians to prevent coronary heart disease: consensus statement of the European Atherosclerosis Society. *Eur Heart J* 2013；**34**：3478-3490a [PMID：23956253]
9) 日本動脈硬化学会 FH 診療ガイドライン作成委員会：成人家族性高コレステロール血症診療ガイドライン 2022．2022：10　http://www.j-athero.org/jp/wp-content/uploads/publications/pdf/JAS_FH_GL2022.pdf（2024.10.10 アクセス）

（前澤善朗，横手幸太郎）

1. 糖尿病・内分泌コモンディジーズ

2型糖尿病

Clinical pearl & Pitfall

1. 初診時は，まずインスリンの絶対的適応・相対的適応を判断する．
2. 経口血糖降下薬は，禁忌でなければメトホルミンを必ず少量から開始する．ただし，①慢性心不全がある，②慢性腎臓病（CKD）がある，③動脈硬化性心血管（ASCVD）の既往があるかハイリスクである，のいずれかに当てはまる場合は，メトホルミン使用の有無にかかわらず，最初からNa^+/グルコース共役輸送担体2（SGLT2）阻害薬を使用する．
3. ①血糖コントロール（HbA1c），②血圧コントロール，③脂質コントロール，④禁煙，の4つがとくに重要であり，「A：A1c，B：blood pressure，C：cholesterol，D：Don't smoke」の「ABCD」として，患者にもよく説明して覚えてもらう．
4. 早期の眼科受診，推算糸球体濾過量（eGFR）と尿中微量アルブミン，下肢振動覚とアキレス腱反射，足関節/上腕血圧比（ABI）の評価，足の傷を確認する．
5. 初診時および明らかな理由がなく血糖コントロールが悪化してきた患者では，必ず癌，とくに膵癌を除外することも重要である．

01 病態は？

1型糖尿病は，自己免疫などの機序によって膵β細胞のインスリン分泌能がほぼ完全に枯渇する病態である．1型糖尿病の診断と分類は，「1型糖尿病」（☞p.96）を参照いただきたい．

2型糖尿病は，インスリンの作用不足によって慢性の高血糖状態が持続する症候群と定義される．インスリン作用不足は大きく分けて，①膵β細胞でのインスリン分泌の低下と，②肥満や肝障害などによってインスリンが効きにくくなる状態（インスリン抵抗性），とがある[1]．

02 疫学は？

　日本人の2型糖尿病は，糖尿病の可能性を否定できない者が約1,000万人，糖尿病が強く疑われる者が約1,000万人，合計約2,000万人と推測されている[2]．

　一方，日本人の成人1型糖尿病の正確な患者数は不明だが，約10万人と推測されている．

表1　糖尿病患者にみられる症状

高血糖による症状	口渇，多飲，多尿，体重減少，全身倦怠感，など
合併症が疑われる症状	視力低下，足のしびれ・痛み，歩行時の下肢痛，下痢，便秘，勃起障害，足の潰瘍，壊疽，など

03 どんな時に疑う？

　表1に示すいずれかの症状があれば糖尿病を疑い，すぐに血糖値とヘモグロビンA1c（HbA1c）の検査を行う．

04 疑った時にオーダーする検査は？結果をどう解釈する？

　糖尿病の診断は，空腹時血糖値と75g経口ブドウ糖負荷試験（75g oral glucose tolerance test：75g OGTT）を用いて，❶正常型，❷境界型，❸糖尿病型，を判定する．

❶正常型：早朝空腹時血糖値110mg/dL未満および2時間値140mg/dL未満のものである．

❷境界型：「正常型」「糖尿病型」のいずれにも属さない場合をさす．なお，空腹時血糖値100～109mg/dLは「正常高値」と判定する．この場合は，75g OGTTがすすめられる．

表2　「糖尿病型」の診断

- 早朝空腹時血糖値 126mg/dL 以上
- 75g OGTT 2時間値 200mg/dL 以上
- 随時血糖値 200mg/dL 以上
- HbA1c 6.5% 以上

❸「糖尿病型」：表2のうちいずれか1つを満たす場合である．ただし，HbA1cのみの反復検査で診断することはできず，必ず1回は血糖値の診断基準を満たすことが必須である．つまり，初回検査で血糖値とHbA1cを同時に測定し，条件を満たせば，初回検査のみで糖尿病と診断できる．また，①糖尿病の典型的な症状（口渇，多飲，多尿，体重減少）の存在，②確実な糖尿病網膜症の診断，を認める場合は，1回の診察で「糖尿病型」と診断できる．

　75g OGTTの判定区分は，図1[3]を参照いただきたい．

1 病型分類

　「成因」による分類は表3[3,4]と表4[3]を，「病態」による分類は表5[3]を参照されたい．

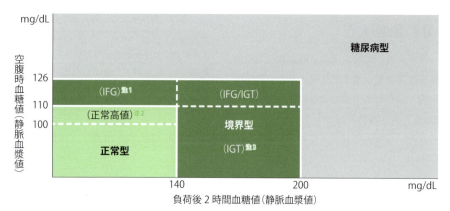

図1　空腹時血糖値および75g経口ブドウ糖負荷試験（75g OGTT）による判定区分

注1 空腹時血糖異常（IFG）は空腹時血糖値110〜125 mg/dLで，2時間値を測定した場合には140 mg/dL未満の群を示す（WHO）．ただし，米国糖尿病学会（ADA）では空腹時血糖値100〜125 mg/dLとして，空腹時血糖値のみで判定している．

注2 空腹時血糖値が100〜109 mg/dLは正常域ではあるが，「正常高値」とする．この集団は糖尿病への移行やOGTT時の耐糖能障害の程度からみて多様な集団であるため，OGTTを行うことがすすめられる．

注3 耐糖能異常（IGT）はWHOの糖尿病診断基準に取り入れられた分類で，空腹時血糖値126 mg/dL未満，75g OGTT 2時間値140〜199 mg/dLの群を示す．

〔日本糖尿病学会（編・著）：糖尿病治療ガイド2022-2023. 文光堂，2022：28[3)]〕

表3　糖尿病[注1]と糖代謝異常[注2]の成因分類

Ⅰ．1型	膵β細胞の破壊，通常は絶対的インスリン欠乏に至る A．自己免疫性 B．特発性
Ⅱ．2型	インスリン分泌低下を主体とするものと，インスリン抵抗性が主体で，それにインスリンの相対的不足を伴うものなどがある
Ⅲ．その他の特定の機序，疾患によるもの	A．遺伝因子として遺伝子異常が同定されたもの 　①膵β細胞機能にかかわる遺伝子異常 　②インスリン作用の伝達機構にかかわる遺伝子異常 B．他の疾患，条件に伴うもの 　①膵外分泌疾患 　②内分泌疾患 　③肝疾患 　④薬剤や化学物質によるもの 　⑤感染症 　⑥免疫機序によるまれな病態 　⑦その他の遺伝的症候群で糖尿病を伴うことの多いもの
Ⅳ．妊娠糖尿病	

注1 一部には，糖尿病特有の合併症をきたすかどうかが確認されていないものも含まれる．
注2 現時点ではいずれにも分類できないものは，分類不能とする．

〔日本糖尿病学会（編・著）：糖尿病治療ガイド2022-2023. 文光堂，2022：18[3)]／糖尿病診断基準に関する検討委員会：糖尿病の分類と診断基準に関する委員会報告（国際標準化対応版）. 糖尿病 2012；55：490[4)]〕

a. 「成因」による分類（表3, 表4）

　日常臨床で遭遇する大部分は2型糖尿病であるが，1型糖尿病と二次性糖尿病（その他特定の機序，疾患による糖尿病）を的確に診断することが重要である.

　2型糖尿病のようにみえる症例のなかに，数％の緩徐進行1型糖尿病（slowly progressive type 1 diabetes：SPIDDM）が含まれるので，1度はGAD（グルタミン酸脱

表4　糖尿病の成因による分類と特徴

分類	1型	2型
発症機構	おもに自己免疫を基礎にした膵β細胞破壊. HLAなどの遺伝因子になんらかの誘因・環境因子が加わって起こる. 他の自己免疫疾患（甲状腺疾患など）の合併が少なくない	インスリン分泌の低下やインスリン抵抗性をきたす複数の遺伝因子に過食（とくに高脂肪食），運動不足などの環境因子が加わってインスリン作用不足を生じて発症する
家族歴	家系内の糖尿病は2型の場合より少ない	家系内血縁者にしばしば糖尿病がある
発症年齢	小児〜思春期に多い. 中高年でも認められる	40歳以上に多い. 若年発症も増加している
肥満度	肥満とは関係がない	肥満または肥満の既往が多い
自己抗体	GAD抗体, IAA, ICA, IA-2抗体, ZnT8抗体などの陽性率が高い	陰性

HLA：ヒト白血球抗原，ICA：膵島細胞抗体，GAD：グルタミン酸脱炭酸酵素，IA-2：インスリノーマ関連抗原2，IAA：インスリン自己抗体，ZnT8：亜鉛輸送担体8
〔日本糖尿病学会（編・著）：糖尿病治療ガイド 2022-2023. 文光堂，2022：19[3]〕

表5　糖尿病の病態による分類と特徴

病態	インスリン依存状態	インスリン非依存状態
特徴	インスリンが絶対的に欠乏し，生命維持のためのインスリン治療が不可欠	インスリンの絶対的欠乏はないが，相対的に不足している状態. 生命維持のためにインスリン治療が必要ではないが，血糖コントロールを目的としてインスリン治療が選択される場合がある
臨床指標	血糖値：高い，不安定 ケトン体：著増することが多い	血糖値：さまざまであるが，比較的安定している ケトン体：増加するがわずかである
治療	1. 強化インスリン療法 2. 食事療法 3. 運動療法（代謝が安定している場合）	1. 食事療法 2. 運動療法 3. 経口薬，GLP-1受容体作動薬またはインスリン療法
インスリン分泌能	空腹時血中Cペプチド 0.6 ng/mL未満がめやすとなる	空腹時血中Cペプチド 1.0 ng/mL以上

GLP-1：グルカゴン様ペプチド-1
〔日本糖尿病学会（編・著）：糖尿病治療ガイド 2022-2023. 文光堂，2022：20[3]〕

炭酸酵素；glutamic acid decarboxylase）抗体を測定しておく．

b.「病態」による分類（表5）

空腹時および食後の CPR（C ペプチド）を測定して，内因性インスリン分泌能を的確に評価し，「インスリン依存状態」か「インスリン非依存状態」かを判断する（**Column 06**）．

個々の症例の分類は，1 型（インスリン依存状態），2 型（インスリン非依存状態）のように，「成因」と「病態」の両面からとらえるとよい．なお，2 型糖尿病でも感染や清涼飲料水の多飲によりケトアシドーシスとなり，救命のためにインスリンが必要な「インスリン依存状態」になることもある．一方，1 型糖尿病でも，発症初期には食事療法と運動療法にて良好な血糖コントロールが得られる場合（インスリン非依存状態）もある．

2 問診のポイント

a. 現病歴

主訴と受診動機（何がきっかけで糖尿病を疑われたか？）や，過去の健診・人間ドックなどの記録の有無とその結果，過去の血糖検査・尿糖検査の有無とその結果を確認することが重要である．

主訴としては，「高血糖による症状の有無と，それが始まった時期」や，「合併症が疑

Column 06

インスリン分泌能評価のコツ

空腹時血中 CPR を測定する．空腹時の血中 CPR が 0.6 ng/mL 未満の場合はインスリン依存状態と判断し，1 型糖尿病が疑われる．治療法としてはインスリン療法が必須である．空腹時の血中 CPR が 1.0 ng/mL 以上あれば，インスリン非依存状態と判断する．

また，「CPR インデックス（CPI）」という指標は，「インスリン療法が必要かの判断」に有用である．CPI の計算式と治療法のめやすを以下に示す．

$$CPI = 空腹時 CPR（ng/mL）÷空腹時血糖（mg/dL）×100$$

CPI	治療法のめやす
<0.8	インスリン療法が必要
0.8〜1.2	インスリン治療または経口血糖降下薬または GLP-1 受容体作動薬
>1.2	経口血糖降下薬または GLP-1 受容体作動薬

GLP-1：グルカゴン様ペプチド-1

われる症状の有無と，それが始まった時期」が重要である．それぞれ，表1に示すような症状がないかを確認する．

b. 既往歴

- 膵疾患，内分泌疾患，肝疾患，胃切除などの有無．
- 肥満，高血圧，脂質異常症，脳血管障害，虚血性心疾患の有無と経過．
- 体重歴：20歳時の体重，過去の最大体重とその年齢，体重の経過．
- 妊娠・出産歴：妊娠時の尿糖・高血糖の有無，妊娠糖尿病（gestational diabetes mellitus：GDM）の有無，児の生下時体重，4,000 g以上の巨大児や低出生体重児出産の有無．

c. 家族歴

- 血縁者での糖尿病の有無．
- 糖尿病の家族歴がある場合には，発症年齢と，その治療内容，合併症の有無，亡くなっている場合にはその年齢と死因．

d. 治療歴

- 糖尿病と診断されてから受けた治療内容とその継続状況，コントロール状況．
- 経口血糖降下薬・注射薬の種類と服用量．

e. 生活歴

- 職業など治療に影響する社会的背景と，現在の家族構成や生活状態（独身か既婚か，独居か家族と同居かなど）．
- 日常の身体活動度と運動習慣の有無・種類．
- 食事の回数，間食の有無など．
- 嗜好品．
- 飲酒や喫煙の有無．

f. その他

- 日常生活動作（Activities of Daily Living：ADL）や認知機能の評価．

3 診察のポイント

診察のポイントを表6に示す．

4 診断のポイント

a. 初診診療時に確認するポイント

新規に治療を開始する患者で，治療方針決定のために初診時に確認すべきポイントは，おもに以下の3点である．

表6 診察のポイント

部位	診察のポイント
身体計測	身長，体重，BMI
血圧	左右差と体位による変化がないか
眼	必ず早期に眼科受診する
頭頸部	頸部血管雑音，甲状腺腫
口腔内	う歯，歯周病
胸部	心雑音
腹部	肝腫大，腹部血管雑音
四肢	下腿浮腫，潰瘍や皮膚所見（白癬・水疱など）
脈管	足背動脈・後脛骨動脈の触知，足関節/上腕血圧比（ABI）
神経学的所見	アキレス腱反射，振動覚

❶血糖値（高血糖の程度とその持続期間）.

❷体重とその推移（とくに急激な体重減少の有無）.

❸尿ケトン体の有無（高血糖があり，尿ケトン体も陽性の場合は早急にインスリン治療が必要）.

また初診時には，1型糖尿病を除外するために抗GAD抗体と血中CPRも測定しておく.

b. インスリンの絶対的・相対的適応を判断する[3]

新規糖尿病患者が来院した場合，まず，「インスリンの絶対的な適応」であるか否かを判断することが重要である（表7）. このうち，「1型糖尿病（疑い）」と「高血糖（切迫）昏睡」は至急，常勤の専門医が勤務している病院に紹介・搬送する. 重症の場合は生理食塩液の点滴を開始し，速効型インスリンの持続静注も開始してから搬送するのがベストである. 1型糖尿病のサブタイプとして重要な劇症1型糖尿病は，急性発症1型糖尿病の約20%を占め，発熱，消化器症状で発症し数日間の経過で糖尿病性ケトアシドーシス（diabetic keto acidosis：DKA）に陥るため，1日でも診断が遅れると致命的になる臨床上重要な病態である.

劇症1型糖尿病では，約70%の症例で先行感染症状（発熱，上気道炎症状，消化器症状）を認める. 症状として確認されるのは全身倦怠感のみという場合もあり，軽症と判断され治療が遅れる場合がある. ケトアシドーシスを示唆する嘔吐・過換気を呈する患者では，とくに注意が必要である.

また，新しい悪性腫瘍薬として最近広く使用されている免疫チェックポイント阻害薬〔ニボルマブ（オプジーボ®）など〕の副作用としても，劇症1型糖尿病の発症が報告されているので注意が必要である.

一方，インスリンの絶対的な適応ではない場合には，「インスリンの相対的適応（著明な高血糖）」であるか否かの検討を行う（表8）. 表8のいずれかに該当すれば，インスリンの相対的適応となる. なお，この時のHbA1cは通常は10%以上となる. インスリン導入に不慣れな場合は，なるべく早く専門医に紹介する.

表7　インスリンの絶対的適応となる状態

1. 1型糖尿病（疑い）
2. 高血糖（切迫）昏睡
3. 重度の肝障害・腎障害
4. 重症感染症・中等度以上の外科手術
5. 中心静脈栄養中の場合
6. 糖尿病を合併した妊娠

表8　インスリンの相対的適応

A. 空腹時血糖値 250 mg/dL 以上
B. 随時血糖値 350 mg/dL 以上
C. 尿ケトン体陽性（2＋）以上
D. ステロイド薬を使用中の場合
E. 原則，4種類の経口血糖降下薬を使用していても血糖コントロールが不良な場合

05 治療は？薬はどう使う？処方のコツは？

1 食事療法のポイント

　食事療法の目的は，患者が糖尿病のない人と同様の日常生活を営むのに必要な栄養素を摂取しながら，代謝異常を是正し，合併症の発症や疾患の進展を抑制することである．食事療法を適切に行うと，インスリン作用不足が緩和されるほか，食後高血糖が改善し，肥満や血圧，脂質の改善にもつながる．

　食事の支援はまず，3食きちんと食べることから始める．欠食により，次の食事で血糖値が上がりやすくなるからである．また，寝る前3時間は食べないことも重要である．食べてすぐに寝ると翌朝の血糖値が上がってしまう．そのため，糖尿病患者だけでなく，予備軍の人に対しても，「夕食はなるべく早い時間に食べるようにしましょう」「寝る前3時間は食べるのをやめましょう」と説明する．

　早食いもよくない．どんなに忙しくても，食事には20分以上の時間をかけるべきである．ゆっくりよく噛むことで，脳内ヒスタミンやセロトニンの神経系が活性化し，これによって満腹中枢が刺激される．したがって，仕事の合間に5分程度で食事をしてしまうのは避ける必要がある．

　食事療法の支援については，「糖尿病食事療法のための食品交換表」[5]を使って総エネルギー摂取量の計算を行うのが以前からの方法だが，管理栄養士に依頼しないと難しいため，筆者は通常の外来では食品交換表は使用せず，以下に示すように摂取すべき食物や食事の際に気をつけるべき点などを具体的に説明している．

　なお，厳格な糖質制限食（40％未満）は推奨されない．日本での研究も含めた2018年のメタ解析では，糖質の割合が40％未満でも70％超過でも，死亡リスクが高くなっていた[6]．日本人にすすめられる栄養摂取比率としては，「糖質50％，たんぱく質20％，脂質30％」程度が妥当だと思われる．

a. 海藻類・きのこ類

　海藻類やきのこ類を多く食べるよう支援する．これらの食材に多く含まれる食物繊維には，血糖値の急激な上昇を抑える効果がある．

b. 野菜類

　一般論としては多く摂取したほうがよいが，ジャガイモやトウモロコシには注意が必要である．これらは糖質が多いため，ポテトサラダやコーンサラダを多く食べると，意外と血糖値が上がってしまう．たくさん食べたほうがよい野菜は，トマト，キュウリ，レタス，ホウレンソウ，ニンジンなどである．ただし，マヨネーズやドレッシングのかけ過ぎには注意する．

c. 果物類

果物は果糖を多く含むので，血糖値を上げてしまう．日本糖尿病学会では，果物は1日 80 kcal，つまりバナナなら1日1本，リンゴや柿なら1日半個，みかんは小さいものを1日2個までに抑えるようすすめている．野菜をたくさん摂れていれば，ビタミンやミネラルは問題ない．野菜をたくさんは食べられないという場合は，市販されている無添加・低カロリーの濃縮野菜ジュースもおすすめする．

d. 飲み物

清涼飲料水やスポーツドリンクは血糖値を上げてしまう．夏になると熱中症予防を謳ってスポーツドリンクの宣伝が目立つようになるが，毎年，スポーツドリンクの飲み過ぎで高度の高血糖になってしまった患者が内科外来を受診する．糖尿病の患者はスポーツドリンクではなく水やお茶を多く飲み，塩分は塩や梅干しで補うように支援する．

また，人工甘味料は肥満・糖尿病のリスク因子であるので，平時の飲み物も水，お茶（緑茶，麦茶，ウーロン茶）と無糖のコーヒーや紅茶とし，牛乳も1日コップ1杯に抑えるよう支援する．

e. 食べる順番

積極的に摂取する / しない食品を知ってもらったら，さらに食べる順番も意識してもらう．食物繊維が豊富な野菜類を最初に食べて，次に魚や肉を食べ，ご飯などの糖質の摂取を最後に回すほうが，血糖値は上がりにくくなる．魚や肉をご飯より先に摂取することは，腸からのインクレチン〔グルカゴン様ペプチド-1（glucagon-like peptide-1：GLP-1）と，胃酸分泌抑制ポリペプチド（gastric inhibitory polypeptide：GIP）またはグルコース依存性インスリン分泌刺激ポリペプチド（glucose-dependent insulinotropic polypeptide：GIP）〕の分泌を促進し，インスリンの初期分泌を改善する．

2 運動療法のポイント

運動を行うことでインスリン抵抗性を改善でき，血糖や脂質代謝，血圧の改善や動脈硬化防止が期待できる．しかし，仕事が忙しく，毎日30分もまとめて歩く時間をとれない患者は少なくない．そのため，仕事の合間にこまめに体を動かしたり，エレベーターを使うのをやめたりするよう支援するのが現実的である．運動を日常生活の中に取り入れ，習慣化させるとよい．

しかし，運動には功罪があり，無理をすれば心血管の障害が起こることがある．合併症があまりない人や身体活動習慣がある人では最大強度の 60% 程度の運動を，合併症が比較的進行している人や運動習慣がない人では 40% 程度をめやすに運動することをすすめる．最大強度の 40% 程度とは，自覚的運動強度（rating of perceived exertion：RPE）で表現すると，「楽である」〜「ややきつい」程度の運動強度である．

進行した網膜症がある場合，眼球の血流を変化させるような息こらえや激しい運動，

頭を下に押し下げる運動は，網膜症を悪化させる可能性がある．また，インスリン注射やスルホニル尿素（sulfonylurea：SU）薬，速効型インスリン分泌促進薬（グリニド薬）使用中の患者の場合，空腹時の運動は低血糖の危険があるのですすめないようにする．低血糖は運動中や直後だけではなく，しばらくしてから起こることもある．運動する場合には，必ず低血糖時の糖類や補食を用意しておくよう伝える．運動量が多くなることがわかっている場合には，あらかじめインスリン量を減量したり，運動前や運動中に補食するなどの対応も必要である．

a. 歩行（ウォーキング）

少し早めに家を出てバス停1つ分歩く，会社ではエレベーターを使わず2〜3階分は階段を使うなど，普段の生活のなかでこまめに歩く・動くことを心掛けるよう支援する．また患者の仕事がデスクワークの場合は，1時間に1回は立ち上がってゴミを捨てに行く，オフィス内を歩く，トイレに行くなど，少しでも歩くように説明する．これによって血糖値は下がる．なお，食後30分程度してから運動することで，食後血糖値の改善幅は大きくなる．

b. スクワット

自宅で簡単に毎日できるスクワットもおすすめする．20回を1セットとして，毎日2セット行うのが理想である．

3 ┤ 経口血糖降下薬による治療

新たに経口血糖降下薬を投与する場合は，単独では低血糖や体重増加を生じない薬剤を選び，少量から始める必要がある．

2型糖尿病の薬物療法アルゴリズムには，米国糖尿病学会（American Diabetes Association：ADA），日本糖尿病学会によるものもあるが，「糖尿病標準診療マニュアル2024」は日本人の患者背景を考慮しつつ，エビデンスに基づいて作成された診療マニュアルで，実用的である[7]．

以下，ADAのアルゴリズムと「糖尿病標準診療マニュアル」を総合したうえで，薬物療法の具体的な方法を示す（図2）．

a. インスリンの絶対的または相対的適応でない場合

後述する順番で経口血糖降下薬を使用する．

❶以下のいずれかに当てはまる場合は，メトホルミン使用の有無にかかわらず，最初から Na^+/グルコース共役輸送担体2（sodium glucose cotransporter 2：SGLT2）阻害薬を使用する．

- 慢性心不全がある．
- 慢性腎臓病（chronic kidney disease：CKD）がある．
- 動脈硬化性心血管疾患（atherosclerotic cardiovascular disease：ASCVD）の既往が

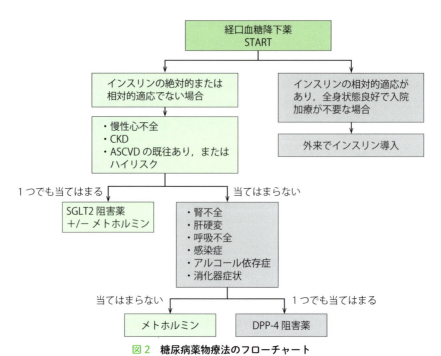

図 2　糖尿病薬物療法のフローチャート

CKD：慢性腎臓病，ASCVD：動脈硬化性心血管疾患，SGLT2：Na^+/グルコース共役輸送担体 2，DPP-4：ジペプチルペプチダーゼ-4

あるか，ハイリスクである．

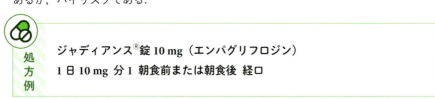

ジャディアンス®錠 10 mg（エンパグリフロジン）
1 日 10 mg 分 1　朝食前または朝食後　経口

❷前述（❶）以外の場合は，禁忌でない限りメトホルミンから開始する．

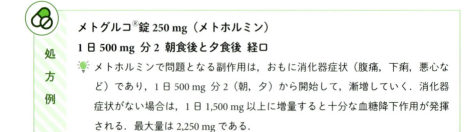

メトグルコ®錠 250 mg（メトホルミン）
1 日 500 mg 分 2　朝食後と夕食後　経口

💡 メトホルミンで問題となる副作用は，おもに消化器症状（腹痛，下痢，悪心など）であり，1 日 500 mg 分 2（朝，夕）から開始して，漸増していく．消化器症状がない場合は，1 日 1,500 mg 以上に増量すると十分な血糖降下作用が発揮される．最大量は 2,250 mg である．

❸以下に示すようなメトホルミン禁忌の場合，または消化器症状のためメトホルミンが使用できない場合は，ジペプチルペプチダーゼ-4（dipeptidfyl-peptidase-Ⅳ：DPP-4）阻害薬を使用する．

- 腎不全〔推算糸球体濾過量（estimated glomerular filtration rate：eGFR）30 mL/分未満〕
- 肝硬変
- 呼吸不全
- 感染症
- アルコール依存症

> **処方例**
>
> ジャヌビア®錠 50 mg（シタグリプチン）
> 1日 50 mg 分1 朝食後 経口

❹SU薬は第三選択薬以降とし，第一選択薬としては使用しない．使用方法は最小量から開始し，グリクラジド（グリミクロン®）では 20 mg，グリメピリド（アマリール®）では 0.5 mg を他の薬剤と併用のうえ，投与する．

通常，前述の経口血糖降下薬いずれも使用開始から 2 週間後に再度来院してもらい，血糖値やグリコアルブミン（glycoalbumin：GA）値などのデータから薬剤への反応性をみて，投与量・処方薬の調整またはインスリンへの変更を考慮する．

治療目標は，高齢者以外では原則として HbA1c 7.0% 未満である．目標値は患者の年齢，罹病期間，併発疾患の有無，ADL，サポート体制などから個別に設定する．一方，高齢者の場合は，図3 に従って目標を設定する[8]．

薬剤の追加や変更は通常，同一薬剤で 2〜3 か月間経過をみてから行う．高齢者以外では，HbA1c 8.0% 以上が続く場合は薬剤の追加や変更を検討する．また，経口血糖降下薬を用いる場合でも，並行して食事・運動療法を確実に行うことが重要なのはいうまでもない．

ADA の診療ガイドラインでは，GLP-1 受容体作動薬はメトホルミン，SGLT2 阻害薬とともに，第一選択薬の候補の 1 つである．GLP-1 受容体作動薬のなかでは，基本的に心血管イベントを抑制するエビデンスがある週1回製剤から選択する．

血糖降下作用と体重減少作用が強いセマグルチド（オゼンピック®）は，若年〜中年までの肥満型患者に適している．一方，血糖降下作用は中程度で体重をほとんど減らさないデュラグルチド（トルリシティ®）は，高齢者で肥満がない患者に適している．経口セマグルチド（リベルサス®）は，減量が必要な肥満の患者で，かつ注射薬の導入が難しい場合に使用する．ただし飲み方には注意が必要で，起床時に 120 mL 以下の水で内服したのち，30 分間は絶飲・絶食を保たなくてはならない（この間は，他の薬剤も

患者の特徴・健康状態[注1]		カテゴリーI ①認知機能正常 かつ ②ADL自立	カテゴリーII ①軽度認知障害～軽度認知症 または ②手段的ADL低下, 基本的ADL自立	カテゴリーIII ①中等度以上の認知症 または ②基本的ADL低下 または ③多くの併存疾患や機能障害
重症低血糖が危惧される薬剤(インスリン製剤, SU薬, グリニド薬など)の使用	なし[注2]	7.0%未満	7.0%未満	8.0%未満
	あり[注3]	65歳以上75歳未満 7.5%未満 (下限6.5%) / 75歳以上 8.0%未満 (下限7.0%)	8.0%未満 (下限7.0%)	8.5%未満 (下限7.5%)

図3　高齢者糖尿病の血糖コントロール目標（HbA1c値）

治療目標は，年齢，罹病期間，低血糖の危険性，サポート体制などに加え，高齢者では認知機能や基本的ADL，手段的ADL，併存疾患なども考慮して個別に設定する．ただし，加齢に伴って重症低血糖の危険性が高くなることに十分注意する．

[注1] 認知機能や基本的ADL（着衣，移動，入浴，トイレの使用など），手段的ADL（IADL：買い物，食事の準備，服薬管理，金銭管理など）の評価に関しては，日本老年医学会のホームページ（www.jpn-geriat-soc.or.jp/）を参照する．エンドオブライフの状態では，著しい高血糖を防止し，それに伴う脱水や急性合併症を予防する治療を優先する．

[注2] 高齢者糖尿病においても，合併症予防のための目標は7.0%未満である．ただし，適切な食事療法や運動療法だけで達成可能な場合，または薬物療法の副作用なく達成可能な場合の目標を6.0%未満，治療の強化が難しい場合の目標を8.0%未満とする．下限を設けない．カテゴリーIIIに該当する状態で，多剤併用による有害作用が懸念される場合や，重篤な併存疾患を有し，社会的サポートが乏しい場合などには，8.5%未満を目標とすることも許容される．

[注3] 糖尿病罹病期間も考慮し，合併症発症・進展阻止が優先される場合には，重症低血糖を予防する対策を講じつつ，個々の高齢者ごとに個別の目標や下限を設定してもよい．65歳未満からこれらの薬剤を用いて治療中であり，かつ血糖コントロール状態が図の目標や下限を下回る場合には，基本的に現状を維持するが，重症低血糖に十分注意する．グリニド薬は，種類・使用量・血糖値などを勘案し，重症低血糖が危惧されない薬剤に分類される場合もある．

【重要な注意事項】糖尿病治療薬の使用にあたっては，日本老年医学会編「高齢者の安全な薬物療法ガイドライン」を参照すること．薬剤使用時には多剤併用を避け，副作用の出現に十分に注意する．

〔日本老年医学会・日本糖尿病学会　編・著：高齢者糖尿病の血糖コントロール目標．高齢者糖尿病診療ガイドライン2023，南江堂，2023；94[8]〕

飲めない）．この飲み方をきちんと遵守できる患者を選ぶことが重要である．今後，経口セマグルチド（リベルサス®）でも心血管イベントを抑制するエビデンスが得られれば，優先順位は変わってくると思われる．

新しい持続性GIP/GLP-1受容体作動薬のチルゼパチド（マンジャロ®）は，セマグルチド（オゼンピック®）を最大量まで使用しても減量が不十分な高度の肥満患者が適応

となる．ただし現時点では，心血管イベントを抑制するエビデンスがない点に注意が必要である．

αグルコシダーゼ阻害薬は小腸内でαグルコシダーゼに結合し，二糖類の分解を阻害する．これにより糖質の吸収が遅延し，血糖の上昇が抑制される．インスリン分泌を刺激しないため，単独では低血糖のリスクはない．αグルコシダーゼ阻害薬による血糖降下作用は，HbA1cにして約0.7％という報告がある．

αグルコシダーゼ阻害薬には，アカルボース，ボグリボース（ベイスン®），ミグリトール（セイブル®）の3製剤がある．食後血糖値を下げること，単独では低血糖がないこと，体重を増やさないことが利点で，他の製剤の補助として使用されている．欠点としては，食直前の内服が必要であり服薬アドヒアランスが悪いこと，心血管イベントを抑制するエビデンスがないこと，腹痛・腹部膨満感・便秘・下痢・放屁の増加などの消化器症状があることがあげられる．

インスリンの絶対的または相対的適応でない場合で，外来でインスリンを導入する場合には，いわゆるBOT（basal supported oral therapy）[※1]が基本である．

b. インスリンの相対的適応があり，かつ全身状態も良好で入院加療が必要ない場合

インスリン導入は外来で行う．いわゆるBOTとして，経口血糖降下薬の内服はこれまでどおり継続しつつ，持効型インスリン〔インスリンデグルデク（トレシーバ®）またはインスリングラルギン（ランタス®XR）など〕を，患者がもっとも打ちやすい時間帯（たとえば就寝前または夕食直前）に1日1回注射する．いわゆるBOTは，経口血糖降下薬を服用している患者で，血糖コントロールが不良な場合に行いやすい導入方法である．インスリンを開始する際には実測体重で0.1単位/kgから投与し（体重60 kgの場合は6単位から開始），1～2週間ごとに来院してもらい，早朝空腹時血糖値の推移をみながら使用量を調節する．通常であれば早朝空腹時血糖値80～120 mg/dLを目標に，インスリンを2単位ずつ増量（または減量）していく．さらに血糖自己測定（self-monitoring of blood glucose：SMBG）の指導もできれば，自宅での早朝空腹時血糖値も測定してもらう．

この方法は1日1回の注射であり，患者の受け入れもよく，低血糖のリスクも低いため，近年，広く普及している．

処方例

インスリングラルギン（ランタス®XR ソロスター®）
6単位 1日1回 就寝前 皮下注

[※1] **BOT**
経口薬と持効型溶解インスリンを1日1回併用する治療．

インスリン療法には，この他にも，①混合型製剤の1日2〜3回注射法，②超速効型インスリンの各食直前3回注射法，③強化インスリン療法（超速効型インスリンを各食直前に，持効型インスリンを就寝前に注射する1日4回注射法），などがある．

患者の病態および血糖コントロールの状況によって，適宜，取捨選択する．1型糖尿病およびインスリン依存状態では強化インスリン療法を選択する．いわゆるBOT以外のインスリン療法の実際については，詳しくは参考文献[9]を参照されたい．

リラグルチドとインスリン・デグルデグの配合剤であるゾルトファイ®は用量の単位として「ドーズ」を用いており，1ドーズあたり，リラグルチド0.036 mgとインスリン・デグルデク1単位が配合されている．1日1回 10ドーズから開始して，最大50ドーズまで投与可能である．

リキシセナチドとインスリン・グラルギンの配合剤であるソリクア®は，1日1回 5ドーズ（グラルギン5単位，リキシセナチド5 μg）から開始して，最大20ドーズまで使用可能である．

4 合併症の治療

糖尿病の管理では，血糖コントロール（HbA1c），血圧コントロール，脂質コントロール，禁煙の4つがとくに重要であり，「A：A1c, B：blood pressure, C：cholesterol, D：Don't smoke」の「ABCD」として，患者にもよく説明して覚えてもらう．

a. 糖尿病に合併する高血圧症の治療

糖尿病合併高血圧の降圧目標は「130/80 mmHg 未満（家庭血圧：125/75 mmHg 未満）」である．ただし，高齢者の場合は「140/90 mmHg 未満（家庭血圧：135/85 mmHg 未満）」とする．

微量アルブミン尿または蛋白尿がない場合は，アンジオテンシンⅡ受容体拮抗薬（angiotensin Ⅱ receptor blocker：ARB）/アンジオテンシン変換酵素（angiotensin converting enzyme：ACE）阻害薬，Ca拮抗薬，利尿薬のうち1剤を選択し，治療を開始する．一方，微量アルブミン尿または蛋白尿がある場合は，ARBまたはACE阻害薬から治療を開始する．いずれの場合も効果不十分ならば，2剤併用，3剤併用としていく．

ARB/ACE阻害薬，Ca拮抗薬，利尿薬の3剤を併用しても降圧目標に達しない「治療抵抗性高血圧」の場合は，ミネラルコルチコイド受容体（mineralocorticoid receptor：MR）拮抗薬が有用である（「糖尿病患者の降圧療法のコツ」も参照，☞ p.60）．

b. 糖尿病に合併する脂質異常症の治療

糖尿病があり，低比重リポ蛋白コレステロール（low-density lipoprotein cholesterol：LDL-C）が高い場合は，まず甲状腺機能低下症を否定しておく．また，未治療でLDL-C 180 mg/dL 以上の場合は，家族性高コレステロール血症（familial hypercholesterolemia：FH）の否定も重要である．

糖尿病患者における LDL-C の管理目標値は，一次予防（冠動脈疾患の既往なし）では 120 mg/dL 未満であるが，末梢動脈疾患（peripheral arterial disease：PAD），細小血管症（網膜症，腎症，神経障害）合併時，喫煙ありの場合は 100 mg/dL 未満である．二次予防（冠動脈疾患の既往あり）では，LDL-C 70 mg/dL 未満である．

薬物療法として，ストロングスタチンを最小量から開始する．ロスバスタチン（クレストール®など），ピタバスタチン（リバロ®など），アトルバスタチン（リピトール®など）のいずれかを使用する．

ストロングスタチンを最大量まで使用しても LDL-C が管理目標値まで達しない場合は，エゼチミブ（ゼチーア®など）を併用する．エゼチミブを併用してもまだ不十分な場合は，プロ蛋白転換酵素サブチリシン / ケキシン 9 型（proprotein convertase subtilisin/kexin type 9：PCSK9）阻害薬を追加する．

空腹時のトリグリセライド（triglyceride：TG）が 500 mg/dL 以上の場合は急性膵炎のリスクが高まるため，LDL-C よりも先に TG のコントロールを優先する．減量，食事療法，禁酒とともに，フィブラート系薬〔ペマフィブラート（パルモディア®）〕を開始する．

高比重リポ蛋白コレステロール（high-density lipoprotein cholesterol：HDL-C）は禁煙，減量，運動により増加するため，低 HDL-C では生活習慣の改善が重要である．

06 フォローアップの検査と頻度は？

1 血糖コントロールのための検査

a. HbA1c

随時血糖値と同時に，HbA1c を 1～2 か月間に 1 回は検査する．ただし，表 9[3)] に示すように HbA1c は赤血球寿命と関連があり，出血，鉄欠乏性貧血の回復期，溶血性貧

表 9 HbA1c 値と平均血糖値の間に乖離があるとき

HbA1c が高め	HbA1c が低め	どちらにもなりうるもの
急速に改善した貧血 鉄欠乏状態	急激に発症・増悪した糖尿病 鉄欠乏性貧血の回復期 溶血 失血後，輸血後 エリスロポエチンで治療中の腎性貧血 肝硬変 透析	異常ヘモグロビン症

〔日本糖尿病学会（編・著）：糖尿病治療ガイド 2022-2023．文光堂，2022：15[3)]〕

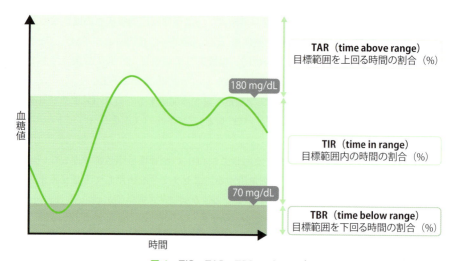

図4　TIR，TAR，TBRのイメージ
TIRの割合が増えるほど好ましく，また，とくに低血糖状態であるTBRを減らすことが目標となる．

血，肝硬変，透析などでは低値となり，さまざまな異常ヘモグロビン症でも平均血糖値と乖離した値となるので注意が必要である．

b. グリコアルブミン（GA）

　過去約2週間の平均血糖値を反映する検査である（基準値：11〜16％）．GAはHbA1cが血糖コントロールの指標とはならない貧血，肝硬変，透析，異常ヘモグロビン症などの場合や，最近2週間の血糖コントロールの状況を知りたい場合に有用である．ただし，糖尿病性腎症によるネフローゼ症候群で，体外に蛋白質が失われて血漿蛋白質の半減期が短くなる病態では低値となり，平均血糖値との乖離が起こるので注意が必要である．

c. TIR（time in range）[10]

　HbA1cは，あくまでも過去1〜2か月間の平均血糖値を反映するものであり，低血糖の有無やその間の血糖変動の程度は知ることができない．

　最近，持続グルコースモニター（continuous glucose monitoring：CGM）で1日の血糖変動を把握できるようになり，「TIR（time in range）」「TAR（time above range）」「TBR（time below range）」という新たな指標が生まれた（図4）．

　TIRは「グルコース値が70〜180 mg/dLという目標範囲内にある時間の割合」で，TARとTBRはそれぞれ目標範囲より高値，低値を示す時間の割合を示す指標である[10]．HbA1cではわからなかった低血糖や高血糖の具体的な状況を，数値として把握できる．TARとTBRを低く抑えつつTIRの目標を目指すことが，血糖コントロールを改善するために重要となる．

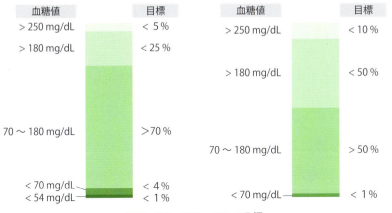

図5 TIR，TAR，TBRの目標

〔Battelino T, et al.: Clinical Targets for Continuous Glucose Monitoring Data Interpretation: Recommendations From the International Consensus on Time in Range. Diabetes Care 2019；42：1593-1603[10]をもとに作成〕

　1型糖尿病はもちろん2型糖尿病でも，1日1回以上のインスリン療法を行っている患者ではCGMが可能なので，ぜひ活用されたい．
　図5-a[10]で示すように，1型，2型問わず，「TIR＞70％，TAR＜25％，TBR＜4％」が目標となる．さらに，「54 mg/dL未満の低血糖となる時間は全体の1％未満，250 mg/dLを超える高血糖となる時間は全体の5％未満とする」という詳細な目標も設定されている．
　一方，高齢者や合併症を多くもつ人では，「TIR＞50％，TAR＜50％，TBR＜1％」が目標となる（図5-b）．低血糖をできるだけ起こさないように配慮されている．

2　合併症チェックのための検査

a. 随時尿中アルブミン定量と推算糸球体濾過量（eGFR）
糖尿病性腎症の評価目的に，3～6か月に1回は検査する．

b. 眼科受診による眼底検査
初診時は全例に，以降は少なくとも1年に1回は眼科受診をしてもらう．

c. アキレス腱反射（ATR）と振動覚，足病変のチェック
初診時は全例に，以降は神経障害のチェック目的で1年に1回は検査する．

d. 足背動脈の触知，足関節/上腕血圧比（ABI）
初診時は全例に，以降は1年に1回はチェックする．

e. 腹部超音波検査，造影CT検査

膵癌や肝臓癌の検索を目的に，50歳以上では初診時はなるべく全例に，とくに生活習慣などの要因なくコントロールが悪化していたり，高齢者で体重減少を伴う場合には，造影CT検査を積極的に検討する．

f. 歯科受診

歯周病も重要な合併症である．かかりつけ歯科医を決めてもらい，「医科歯科連携」が重要である．

07 どんな時に専門医に相談する？

①インスリンの絶対的適応となる状態（表7, ☞ p.82），②妊娠中および妊娠希望，③インスリン導入に不慣れな場合，また④高齢者を除き，経口血糖降下薬を原則3剤以上併用してもHbA1c 8.0%以上が続く場合には，糖尿病専門医に紹介または相談する．

インスリンの絶対的適応となる状態のうち，とくに「1型糖尿病（疑い）」と「高血糖（切迫）昏睡」は至急，常勤の専門医が勤務している病院に紹介・搬送する．重症の場合には生理食塩液の点滴を開始し，速効型インスリンの持続静注も開始してから搬送するのがベストである．

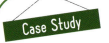

Case Study

53歳男性，会社員．糖尿病罹病歴は不明．身長170 cm，体重83 kg，BMI 28.7．喫煙歴あり（毎日20本，33年），飲酒歴あり（ビール500 mL缶を毎日2〜3本）．約7年前から健診にて高血糖を指摘されるも，自覚症状がないため放置．

今回，空腹時血糖値254 mg/dL，HbA1c 10.3%のため，近医から紹介され当院を受診．血圧182/102 mmHg　脈拍82/分．【脂質】LDL-C 169 mg/dL, HDL-C 35 mg/dL, TG 312 mg/dL，【神経】両足のしびれあり，アキレス腱反射：低下，【眼底】単純網膜症あり，【腎症】eGFR 81 mL/分，尿中アルブミン160 mg/g・cr，【ABI】右1.2，左1.1，【安静時ECG】異常なし．

解説

 本症例には，どのような治療が必要か？

本症例は，高血圧症，脂質異常症，2型糖尿病，喫煙，肥満という心血管イベン

トのリスクファクターがすべて揃っているため，食事療法・運動療法・禁煙支援と同時に，集約的な薬物療法が必要である．

　糖尿病腎症は第 2 期であり，降圧薬は ARB（アジルサルタン）を選択し，脂質異常症治療薬はストロングスタチン（ロスバスタチン）を開始した．ARB にて降圧が不十分なため，Ca 拮抗薬も併用した．血糖降下薬はビグアナイド薬のメトホルミン（250 mg 錠）を 2 錠 分 2 朝・夕から開始し，消化器症状がないことを確かめて 1 日 1,000 mg，1,500 mg と漸増していった．血糖コントロールが非常に不良であり，かつ心血管病変がハイリスクであることから，SGLT2 阻害薬のエンパグリフロジンも，メトホルミンと同時に開始した．その後，体重減少が不十分なため，GLP-1 受容体作動薬であるセマグルチドの併用も開始した．

　本症例では，メトホルミン，SGLT2 阻害薬，GLP-1 受容体作動薬という，心血管イベントを有意に減らし，体重も減らし，かつ低血糖リスクがない 3 剤の併用が重要である．現在は，血圧・脂質・血糖コントロールは順調に改善し，体重も順調に減少した．禁煙はまだできていないが，節煙を支援しながら通院加療中である．

文献

1) 日本糖尿病学会（編・著）：糖尿病の疾患概念．糖尿病専門医研修ガイドブック，改訂第 9 版，診断と治療社，2023；1
2) 日本糖尿病学会（編・著）：糖尿病の疫学．糖尿病専門医研修ガイドブック，改訂第 9 版，診断と治療社，2023；2-8
3) 日本糖尿病学会（編・著）：糖尿病治療ガイド 2022-2023．文光堂，2022
4) 糖尿病診断基準に関する検討委員会：糖尿病の分類と診断基準に関する委員会報告（国際標準化対応版）．糖尿病 2012；**55**：490
5) 日本糖尿病学会（編著）：糖尿病食事療法のための食品交換表．第 7 版，文光堂，2013
6) Seidelmann SB, et al.：Dietary carbohydrate intake and mortality：a prospective cohort study and meta-analysis. *Lancet Public Health* 2018；**3**：e419-e428 [PMID：30122560]
7) 日本糖尿病・生活習慣病ヒューマンデータ学会 糖尿病標準診療マニュアル作成委員会：糖尿病標準診療マニュアル 2024．2024 https://human-data.or.jp/dm_manual?_fsi=V3ZHBJ2W（2024.5.29 アクセス）
8) 日本老年医学会・日本糖尿病学会（編・著）：高齢者糖尿病の血糖コントロール目標・高齢者糖尿病診療ガイドライン 2017，南江堂，2023；93-95
9) 米田千裕：インスリン療法．岩岡秀明，他（編著），ここが知りたい！糖尿病診療ハンドブック Ver.6，中外医学社，2024：260-283
10) Battelino T, et al.：Clinical Targets for Continuous Glucose Monitoring Data Interpretation：Recommendations From the International Consensus on Time in Range. *Diabetes Care* 2019；**42**：1593-1603 [PMID：31177185]

（岩岡秀明）

1. 糖尿病・内分泌コモンディジーズ

1型糖尿病

Clinical pearl & Pitfall

1. 1型糖尿病は，膵β細胞の破壊に伴う高度なインスリン分泌低下によって引き起こされる糖尿病であり，通常は絶対的インスリン欠乏状態に至る．
2. 1型糖尿病は発症様式別に，①急性発症1型糖尿病，②緩徐進行1型糖尿病（SPIDDM），③劇症1型糖尿病，の3つのサブタイプに分類される．
3. 一見，2型糖尿病様であっても，膵島関連自己抗体を測定し，SPIDDM（probableを含む）を見落とさないように注意する必要がある．
4. 1型糖尿病の治療の基本は強化インスリン療法であり，看護師や栄養士，薬剤師らと連携しながら，チーム医療で患者の自己管理をサポートすることが大切である．
5. 近年，「SPIDDM（probable）」例への治療介入に関するステートメントが公開され，一部の糖尿病治療薬の臨床的有用性が期待されている．

01 病態は？

　1型糖尿病は膵β細胞の破壊に伴う高度なインスリン分泌低下によって引き起こされる糖尿病であり，通常は絶対的インスリン欠乏状態に至る．成因として，自己免疫が考えられるケースを1A型，自己免疫の関与は証明できないが著しい内因性インスリン分泌の低下（多くはインスリン依存状態）を伴うケースを1B型と分類している．

　1型糖尿病は発症様式別に，①急性発症1型糖尿病，②緩徐進行1型糖尿病（slowly progressive type 1 diabetes：SPIDDM），③劇症1型糖尿病，の3つのサブタイプに分類される．通常，①急性発症1型糖尿病ではなんらかの膵島関連自己抗体（以下，自己抗体）が陽性であることが多く，大半が1A型と分類される．② SPIDDMは，定義上，いずれかの自己抗体が陽性であることから，1A型に分類される．一方，③劇症1型糖尿病の多くは自己免疫の関与が不明であることから，通常，1B型に分類される．以上のサブタイプに加えて，免疫チェックポイント阻害薬に関連した1型糖尿病症例が，近年，報告されるようになった．

1 急性発症 1 型糖尿病

　急性発症 1 型糖尿病では通常，口渇・多飲・多尿・体重減少などの糖尿病症状が先行し，1 か月程度（長くても 3 か月以内）で糖尿病性ケトーシス（diabetic ketosis：DK），あるいは糖尿病性ケトアシドーシス（diabetic ketoacidosis：DKA）に陥る．典型例では，DK あるいは DKA の状態で医療機関を受診し，急性発症 1 型糖尿病と診断される．診断基準を表 1[1] に示す．

　診断時における平均 HbA1c 値は 12.2% と高値である[2] が，これは診断に至るまで高血糖状態がある一定期間（少なくとも 1 か月程度）継続していたことを意味している．急性発症では，発症時になんらかの自己抗体が 90% 以上で検出されることから，自己抗体の測定は急性発症 1 型糖尿病の診断にきわめて有用である（COLUMN 07）．

2 緩徐進行 1 型糖尿病（SPIDDM）

　SPIDDM は，糖尿病の発症（診断）後，数年かけて徐々にインスリン分泌能が低下し，最終的にインスリン依存状態へと進行した自己抗体陽性の 1 型糖尿病である．近

表 1　急性発症 1 型糖尿病診断基準（2012）

1. 口渇，多飲，多尿，体重減少などの糖尿病（高血糖）症状の出現後，おおむね 3 か月以内にケトーシスあるいはケトアシドーシスに陥る[*1]．
2. 糖尿病の診断早期より継続してインスリン治療を必要とする[*2]．
3. 膵島関連自己抗体が陽性である[*3]．
4. 膵島関連自己抗体が証明できないが，内因性インスリン分泌が欠乏している[*4]．

判定

上記 1〜3 を満たす場合，「急性発症 1 型糖尿病（自己免疫性）」と診断する．1, 2, 4 を満たす場合，「急性発症 1 型糖尿病」と診断してよい．内因性インスリン分泌の欠乏が証明されない場合，あるいは膵島関連自己抗体が不明の場合には，診断保留とし，期間をおいて再評価する．

【参考事項】

[*1] 尿ケトン体陽性，血中ケトン体上昇のいずれかを認める場合，ケトーシスと診断する．また，臨床的判断によりただちにインスリン治療を開始した結果，ケトーシスやケトアシドーシスに陥らない例がある．

[*2] 1 型糖尿病の診断当初にインスリン治療を必要とした後，数ヶ月間インスリン治療なしで血糖コントロールが可能な時期（honeymoon period）が一過性に存在しても，再度インスリン治療が必要な状態となりそれが持続する場合も含める．

[*3] グルタミン酸脱炭酸酵素（GAD）抗体，IA-2 抗体，インスリン自己抗体（IAA），亜鉛輸送担体 8（ZnT8）抗体，膵島細胞抗体（ICA）のうちいずれかの自己抗体の陽性が経過中に確認された場合，膵島関連自己抗体陽性と判定する．ただし，IAA はインスリン治療開始前に測定した場合に限る．

[*4] 空腹時血清 C ペプチド＜0.6 ng/mL を，内因性インスリン分泌欠乏の基準とする．ただし，劇症 1 型糖尿病の診断基準を満たす場合は，それに従う．また，*HNF-1α* 遺伝子異常，ミトコンドリア遺伝子異常，*KCNJ11* 遺伝子異常などの単一遺伝子異常を鑑別する．

〔川崎英二，他：急性発症 1 型糖尿病の診断基準（2012）の策定―1 型糖尿病調査研究委員会（劇症 1 型糖尿病および急性発症 1 型糖尿病分科会）報告―．糖尿病 2013；56：584-589[1]〕

表2 緩徐進行1型糖尿病（SPIDDM）の診断基準（2023）

必須項目
1. 経過のどこかの時点で膵島関連自己抗体が陽性である[a].
2. 原則として，糖尿病の診断時，ケトーシスもしくはケトアシドーシスはなく，ただちには高血糖是正のためインスリン療法が必要とならない.
3. 経過とともにインスリン分泌能が緩徐に低下し，糖尿病の診断後3か月[b]を過ぎてからインスリン療法が必要になり，最終観察時点で内因性インスリン欠乏状態（空腹時血清Cペプチド<0.6 ng/mL）である.

判定
上記1，2，3を満たす場合，「緩徐進行1型糖尿病（definite）」と診断する.
上記1，2のみを満たす場合は，インスリン非依存状態の糖尿病であり，「緩徐進行1型糖尿病（probable）」とする.
[a] 膵島関連自己抗体とは，グルタミン酸脱炭酸酵素（GAD）抗体，膵島細胞抗体（ICA），insulinoma-associated antigen-2（IA-2）抗体，亜鉛輸送担体8（ZnT8）抗体，インスリン自己抗体（IAA）を指す. ただし，IAAはインスリン治療開始前に測定した場合に限る.
[b] 典型例は6か月以上である.

参考項目
1)「緩徐進行1型糖尿病（probable）」は，海外では，LADA（latent autoimmune diabetes in adults, 緩徐発症成人自己免疫性糖尿病）に含まれる概念で，典型例では35歳以降に発症する. しかし，小児を含む若年者にも発症する場合があり，これらの例は海外ではLADY（latent autoimmune diabetes in youth）と呼称されている.
〔島田 朗，他：緩徐進行1型糖尿病の診断基準（2023）―1型糖尿病における新病態の探索的検討委員会報告―. 糖尿病 2023；66：587-591[3]〕

年，診断基準の改訂作業が進められ，2023年1月に新診断基準が公開された（表2）[3]. 新診断基準では既知の5つの自己抗体〔①グルタミン酸脱炭酸酵素（glutamic acid decarboxylase：GAD）抗体，② insulinoma-associated antigen-2（IA-2）抗体，③インスリン自己抗体（insulin autoantibodies：IAA），④亜鉛輸送担体8（zinc transporter 8：ZnT8）抗体，⑤膵島細胞抗体（islet cell antibodies：ICA）〕のいずれかが陽性であり，最終観察時点において内因性インスリン欠乏状態（空腹時血清Cペプチド<0.6 ng/mL）にあることが確認された場合にのみ「SPIDDM（definite）」と診断できるようになった. 一方，内因性インスリン分泌が残存している場合（空腹時血清Cペプチド≧0.6 ng/mL）はSPIDDMの疑い例として，「SPIDDM（probable）」と判定する. 典型的な「SPIDDM（probable）」は，病初期の段階では自己抗体が陽性であること以外に2型糖尿病との区別がつかないことから，糖尿病の診断時にはGAD抗体などの自己抗体を測定し，SPIDDMの疑い例を見落とすことのないように注意しなければならない.

3 劇症1型糖尿病

糖尿病症状出現後，平均4.4日（長くても1週間前後以内）[2]というきわめて急速な経過で，高度なインスリン分泌不全ならびにインスリン依存状態（DKAやDK）に陥

表3 劇症1型糖尿病の診断基準（2012）

下記1〜3のすべての項目を満たすものを劇症1型糖尿病と診断する.

1. 糖尿病症状発現後1週間前後以内でケトーシスあるいはケトアシドーシスに陥る（初診時尿ケトン体陽性，血中ケトン体上昇のいずれかを認める.）
2. 初診時の（随時）血糖値が288 mg/dL（16.0 mmol/L）以上であり，かつHbA1c値（NGSP）<8.7%※である.
3. 発症時の尿中Cペプチド<10 μg/日，または，空腹時血清Cペプチド<0.3 ng/mL かつグルカゴン負荷後（または食後2時間）血清Cペプチド<0.5 ng/mL である.

※：劇症1型糖尿病発症前に耐糖能異常が存在した場合は，必ずしもこの数字は該当しない.

参考所見
A. 原則としてGAD抗体などの膵島関連自己抗体は陰性である.
B. ケトーシスと診断されるまで原則として1週間以内であるが，1〜2週間の症例も存在する.
C. 約98%の症例で発症時になんらかの血中膵外分泌酵素（アミラーゼ，リパーゼ，エラスターゼ1など）が上昇している.
D. 約70%の症例で前駆症状として上気道炎症状（発熱，咽頭痛など），消化器症状（上腹部痛，悪心・嘔吐など）を認める.
E. 妊娠に関連して発症することがある.
F. HLA DRB1*04：05-DQB1*04：01 との関連が明らかにされている.

〔今川彰久，他：1型糖尿病調査研究委員会報告―劇症1型糖尿病の新しい診断基準（2012）. 糖尿病 2012；55：815-820[4]〕

る1型糖尿病である. 診断基準を表3[4]に示す. HbA1cは過去1〜2か月における血糖状態を反映するマーカーであるため，数日の経過で出現した高血糖はHbA1c値にあまり反映されない. したがって，正常耐糖能者に発症した劇症1型糖尿病では，発症時に著明な高血糖を呈するにもかかわらず，HbA1cは比較的低い〔NGSP（National Glycohemoglobin Standardization Program）値換算で平均6.7%〕[2]. なお，2型糖尿病の経過中に劇症1型糖尿病を発症するケースが過去に報告されている. その場合，HbA1c値は必ずしも低値とは限らないため，注意を要する. 約72%に先行感染を認め，意識障害（45%）や消化器症状（72.5%）を伴うケースが多くみられる[2]. また，劇症1型糖尿病の98%に膵外分泌酵素の上昇がみられる[2]. 妊娠後期および周産期にみられるDKAの発症は，その多くが劇症1型糖尿病であり，胎児予後の不良なケースも少なくない.

4 免疫チェックポイント阻害薬に関連した1型糖尿病

抗programmed cell death-1（PD-1）抗体をはじめとする免疫チェックポイント阻害薬の普及に伴い，内分泌代謝疾患関連の有害事象として甲状腺炎や下垂体炎，1型糖尿病などが報告されており，学会などを通じて注意喚起が行われている. 日本糖尿病学会「日本人1型糖尿病の成因，診断，病態，治療に関する調査研究委員会」が実施した全国調査の結果，抗PD-1抗体薬ニボルマブによる1型糖尿病の発症率は0.33%と報告さ

れており，50% が劇症 1 型糖尿病，50% が急性発症 1 型糖尿病の発症様式を呈していた．また，初回のニボルマブ投与から 1 型糖尿病を発症するまでの平均期間は，155 ± 123 日（範囲：13〜504 日）であった[5]．

02 疫学は？

1 小児期発症 1 型糖尿病

15 歳未満を対象とした小児期発症 1 型糖尿病について，これまでいくつかの疫学調査がわが国で実施されてきた．1986〜1990 年に行われた全国調査では，1 型糖尿病の発症率（対 10 万人年，以下同様）は 1.5（男児：1.2，女児：1.8）と報告された．一方，小児慢性特定疾患治療研究事業（小慢事業）における 2005〜2010 年度のデータによると，15 歳未満の 1 型糖尿病発症率（対 10 万人年）は 2.25（男児：1.91，女児：2.52）であり，有病者数は 2,326 名（女児：56.0%），有病率は 10 万人あたり 13.53（男児：11.35，女児：15.67）であった．以上より，わが国における小児期発症 1 型糖尿病の発症率は 1.5〜2.25（/10 万人年）と推測され，フィンランド（52.2）やスウェーデン（44.1）などの北欧諸国と比べて著しく低いといえる（1/20〜1/30 程度）[6]．

2 1 型糖尿病（小児期を含む全年齢層）

成人の場合，1 型糖尿病を発症しても医療機関には届け出の義務が課されていないため，全国の患者数の把握や発症率の算出は困難である．そのため 1 型糖尿病の患者数については，これまで疫学調査による推計値がいくつか報告されてきた．

COLUMN 07

どんな時に，どの自己抗体を測定する？

糖尿病の新規診断時には 1 型糖尿病の可能性を考慮し，糖尿病の発症様式にかかわりなく自己抗体を測定する．成人発症では GAD 抗体の陽性率がもっとも高いことから，通常は GAD 抗体の測定を優先し，GAD 抗体が陰性の場合は IA-2 抗体を測定する（保険診療上，IA-2 抗体は先に測定した GAD 抗体が陰性であることが測定要件となっている）．ZnT8 抗体と ICA は保険未収載の検査項目である．インスリン治療歴のない場合は，インスリン抗体を測定することによってインスリン自己抗体の有無を判断することができるが，1 型糖尿病の診断を目的としたインスリン抗体の測定は保険診療で認められていない場合があるので注意を要する．

厚生労働省が定期的に行っている「平成26年患者調査」によると，1型糖尿病〔実際には"インスリン依存性糖尿病"の国際疾病分類（ICD）コードで調査〕で医療機関を受診した総患者数は約109,000人，有病率は約0.09%と推計されている〔なお，平成29（2017）年患者調査では"1型糖尿病"で調査され，総患者数は約82,000人と推計されている〕．一方，厚生労働省の研究班の調査によると，2017年に1型糖尿病で医療機関を受診した全国の患者数の推計値は約115,000人（男性51,000人，女性64,000人）であり，この患者数を全人口で割って算出した有病率は約0.09%（人口10万人あたり約90人）であった．さらに，厚生労働省が管理するレセプト情報・特定健診等情報データベース（National Database of Health Insurance Claims and Specific Health Checkups of Japan：NDB）を用いた調査によると，2017年度の時点で1型糖尿病の患者数は約96,000人，総人口1,000人あたりの患者数は0.75と推計されている[7]．以上より，わが国における1型糖尿病の患者数は約10万人，有病率は約0.075〜0.09%（人口10万人あたり75〜90人程度）と推定される．

　現在，日本糖尿病学会「我が国における1型糖尿病の実態の解析に基づく適正治療の開発に関する研究委員会」（委員長：島田 朗）が中心となって，1型糖尿病に関する全国レベルの疫学調査が行われている．わが国における1型糖尿病の患者数のみならず，血糖コントロール状況や治療内容などについても，その実態が今後，明らかになる予定である．

03 どんな時に疑う？

　これまでに糖尿病の既往のない症例に，口渇・多飲・多尿・体重減少などの糖尿病症状がみられた際には，急性発症1型糖尿病や劇症1型糖尿病の新規発症を疑う．著明な高血糖やDKAを伴う場合は全身倦怠感や消化器症状，意識障害などで受診する場合もあり，1型糖尿病を見落とさないよう注意する必要がある．

　一方，「SPIDDM（probable）」の場合，その病初期はインスリン分泌能が保持されていることから，一般的に糖尿病症状は認められず，2型糖尿病との区別がつかない．糖尿病と新規に診断した際に，典型的な糖尿病症状や急性代謝失調（DKA/DK）を認めない場合は，2型糖尿病と診断する前に「SPIDDM（probable）」の可能性を考慮すべきである．

　免疫チェックポイント阻害薬使用中の患者において，急激な血糖値の上昇（めやすとして，空腹時血糖≧126 mg/dL，あるいは，随時血糖≧200 mg/dL），もしくは口渇・多飲・多尿・全身倦怠感などの糖尿病症状の出現をみた際には，内科担当医や糖尿病専門医との緊密な連携のもと，劇症1型糖尿病を含む1型糖尿病の可能性を考慮して精査を進める．

04 疑った時にオーダーする検査は？結果をどう解釈する？

　先行する糖尿病症状（口渇・多飲・多尿・体重減少）を認め，DK/DKA を伴う 1 型糖尿病の新規発症が疑われる場合は，一般的な末梢血や生化学検査（肝・腎機能，電解質，炎症反応など）に加えて，血糖値，HbA1c 値，動脈血液ガス分析，血清 C ペプチド濃度，血中ケトン体分画，自己抗体の測定・検査を行う．その際，表 4 に示す DKA に特徴的な臨床像や検査所見を参考にしながら，DKA の診断を進める[8]．DK/DKA と診断したら急性発症 1 型糖尿病，もしくは劇症 1 型糖尿病を疑い，おのおのの診断基準（表 1，表 3）[1,4] を参考にして 1 型糖尿病の診断を進める．

　一方，健診などではじめて高血糖を指摘され，糖尿病症状がない状態で医療機関を受診するケースの大半は 2 型糖尿病であるが，日本糖尿病学会 1 型糖尿病調査研究委員会・緩徐進行 1 型糖尿病分科会による全国調査[9] によると，臨床的に 2 型糖尿病と考えられるケースの 10% に「SPIDDM（probable）」を認めていた（`Case Study`）．そのため，糖尿病と新規に診断したら，2 型糖尿病と病型診断する前に自己抗体や空腹時血清

表 4　**1 型糖尿病における糖尿病ケトアシドーシスの特徴**

発症の誘因		急性発症ならびに劇症 1 型糖尿病の発症時，インスリン注射の中止または減量，インスリン抵抗性の増大，感染，心身ストレス，清涼飲料水の多飲，薬剤（SGLT2 阻害薬など）
発症年齢		若年者（30 歳以下）が多い[*1]
前駆症状		口渇，多飲・多尿，体重減少，全身倦怠感，消化器症状（悪心，嘔吐，腹痛）
身体所見		脱水，アセトン臭，Kussmaul 大呼吸，血圧低下，循環虚脱，頻脈，など
検査所見	血糖	250～1,000 mg/dL [*2]
	尿ケトン体	（＋）〜（3＋）
	血清総ケトン体	3 mM 以上
	HCO_3^-	18 mEq/L 以下
	pH	7.3 以下
	有効浸透圧	正常〜300 mOsm/kg
	血清 Na	正常〜軽度低下
	血清 K	軽度上昇
鑑別を要する疾患		脳血管障害，低血糖，他の代謝性アシドーシス，急性胃腸障害，など

[*1] 主として急性発症 1 型糖尿病の新規発症例の場合．他の誘因がかかわるケースは年齢に関係なくみられる．
[*2] Na^+/グルコース共役輸送担体 2（SGLT2）阻害薬使用中の患者では，正常血糖でもケトアシドーシスの発症をみることがある．
〔日本糖尿病学会（編・著）：糖尿病合併症とその対策．糖尿病治療ガイド 2022-2023，文光堂，2022：81-97[8] を参考にして著者作成〕

Cペプチド濃度を測定し，「SPIDDM（probable）」を見逃さないように注意しなければならない（**COLUMN 07**）．

05 治療は？薬をどう使う？処方のコツは？

　日本糖尿病療養指導士の資格を有する看護師や栄養士，薬剤師らとともに多職種で連携しながら，チーム医療で患者の自己管理をサポートする．

1 インスリン依存状態にある1型糖尿病患者の場合

　健常者におけるインスリン分泌は，24時間一定の割合で持続的に分泌されている基礎分泌と，食後の血糖上昇に反応して分泌される追加分泌で構成されている．インスリン療法の基本は，このインスリン分泌パターンをインスリン注射で模倣し構築することであり，基礎分泌をおのおの持効型溶解インスリンで，追加分泌を超速効型インスリンの皮下注射で補う．さらに，血糖自己測定（self-monitoring of blood glucose：SMBG）や持続グルコースモニター〔continuous glucose monitoring：CGM，主としてリアルタイムCGM（real-time CGM：rtCGM）〕[※1]，インスリン効果値，カーボカウント法などを利用して，患者自らがインスリン投与単位数を調整し，良好な血糖コントロールを目指す（強化インスリン療法）．rtCGMを搭載したインスリンポンプ（sensor augmented pump：SAP）療法も有用である（詳細は成書に譲る）．

　インスリン製剤を用いた強化インスリン療法の実際を以下に示す．

a. 強化インスリン療法

❶導入時

　一般的に，1日の総インスリン必要量を〔0.2〜0.3単位/kg×現体重(kg)〕で算出し，それを4等分して超速効型インスリン（3回分）と持効型溶解インスリン（1回分）に配分する（表5）．

表5　インスリン製剤例

	商品名（一般名）
超速効型インスリン製剤	アピドラ®注（グルリジン） インスリン アスパルト BS注®（アスパルト） フィアスプ®注（アスパルト） ノボラピッド®注（アスパルト） インスリン リスプロ BS注®（リスプロ） ヒューマログ®注（リスプロ） ルムジェブ®注（リスプロ）
持効型溶解インスリン製剤	インスリン グラルギン BS注®（グラルギン U100） トレシーバ®注（デグルデク） ランタス®注（グラルギン U100） ランタス®XR注（グラルギン U300） レベミル®注（デテミル）

[※1] **リアルタイム持続グルコースモニター（CGM）**
上腕後部や腹部などの皮下にセンサーを留置し，間質液中のグルコース濃度を持続的に測定することで，血液中のグルコース値の変化をリアルタイムに把握することができるグルコースモニタリングシステム．

> 処方例
>
> 体重60 kgで0.2単位/kgの場合，1日総インスリン必要量は12単位（＝0.2×60）/日となる．そこで，12単位を以下のように4等分して投与する．
>
> **超速効型インスリン**
>
> 朝食直前3単位，昼食直前3単位，夕食直前3単位 皮下注
>
> および
>
> **持効型溶解インスリン**
>
> 夕食時あるいは就寝時 3単位 皮下注
>
> 💡 フィアスプ®注とルムジェブ®注は従来の超速効型インスリンと比べて作用発現が速く，一般的に食後高血糖の是正効果に優れている．通常，食事開始2分前以内に皮下注射するが，食事開始後20分以内に皮下注射することも可能であり，シックデイ時で摂食量が不安定な時にも役立つことが期待される．

❷導入後

インスリン導入後は，各食前・後，就寝前，深夜の血糖値，あるいはrtCGMなどの血糖に関するデータを参考にして，責任インスリン[※2]の概念や早朝空腹時高血糖をきたす病態[※3]を念頭におきながら，数日ごとに1～2単位ずつインスリン量の調節を行う．必要に応じて，応用カーボカウント（食事中の糖質量によって超速効型インスリンの投与量を決定する方法）やインスリン効果値（超速効型インスリン1単位でどのくらい血糖値が下がるかを示す数値）について説明し，インスリンの自己調整の基本を学んでもらう．

b. インスリン療法と経口血糖降下薬の併用療法

❶一部のSGLT2阻害薬

インスリン療法を行っているが高血糖が続く場合に，保険診療上，1型糖尿病患者への処方が可能なNa⁺/グルコース共役輸送担体2（sodium-glucose cotransporter 2：SGLT2）阻害薬を併用する．SGLT2阻害薬の併用により，HbA1c値の改善や血糖変動の安定化，TIR（time in range）[※4]の増加などが期待される．一方，過度のインスリン減量

[※2] **責任インスリン**
測定して得られた血糖値に一番影響を及ぼしているインスリンのこと（例：昼食前の血糖値の場合，その責任インスリンは朝食前の超速効型インスリン）．血糖値が目標値から外れている場合は，責任インスリンを調整し血糖値の是正を図る〔後ろ向き用量調節法（アルゴリズム法）〕．

[※3] **早朝空腹時高血糖をきたす病態**
Somogyi効果：深夜にインスリン（持効型溶解インスリンなど）が過剰に作用して低血糖が生じ，その反動によって早朝空腹時に高血糖をきたした状態．
暁現象：深夜のインスリン作用不足の結果，インスリン拮抗ホルモン（コルチゾールや成長ホルモンなど）の分泌亢進による高血糖を抑えきれず，早朝空腹時に高血糖をきたした状態．

[※4] **TIR（time in range）**
血糖コントロールの指標として，70～180 mg/dL（1型・2型糖尿病妊婦および妊娠糖尿病では63～140 mg/dL）を治療域とし，この範囲内に血糖値がおさまっている総時間数の占める割合（☞ p.92も参照）．

やシックデイ時の対応を誤ると，DK/DKA（正常血糖ケトアシドーシスを含む）のリスクが高まるので注意する必要がある．

処方例

スーグラ®50 mg 錠（イプラグリフロジン）
1回1～2錠　1日1回　朝食後
または
フォシーガ®5 mg 錠または 10 mg 錠（ダパグリフロジン）
1回1錠　1日1回　朝食後

❷ αグルコシダーゼ阻害薬

インスリン療法を行っているが高血糖が続く場合に，αグルコシダーゼ阻害薬を併用する．是正したい食後高血糖のタイミングに合わせて，1日1～3回，食直前に服用する．低血糖時にはブドウ糖による対応の必要性を患者に指導しておく．

処方例

アカルボース®50 mg 錠または 100 mg 錠（アカルボース）
1回1錠　1日1～3回　食直前
または
セイブル®50 mg 錠または 75 mg 錠（ミグリトール）
1回1錠　1日1～3回　食直前
または
ベイスン®0.2 mg 錠または 0.3 mg 錠（ボグリボース）
1回1錠　1日1～3回　食直前

2 「緩徐進行1型糖尿病（probable）」の場合

近年，日本糖尿病学会「1型糖尿病における新病態の探索的検討委員会」から，「SPIDDM（probable）」例への治療介入に関するステートメントが公開された（図1）[10]．ステートメントでは，「SPIDDM（probable）」に対する薬物療法として，β細胞保護効果のエビデンスが報告されている一部の経口血糖降下薬〔ジペプチルペプチダーゼ-4（dipeptidyl peptidase-Ⅳ：DPP-4）阻害薬，ビグアナイド薬〕の使用が推奨されている．ただし，1型糖尿病のレセプト病名に対して保険適用となっていない点に注意する必要がある．これらの薬剤で血糖コントロールが難しい場合は，グルカゴン様ペプチド-1（glucagon-like peptide-1：GLP-1）受容体作動薬やその他の経口血糖降下薬の追加などを考慮するが，エビデンスのあるインスリン療法の導入（その他の薬物療法との併用を含む）についても，あわせて考慮する．ただし，スルホニル尿素薬はインスリン依存状態

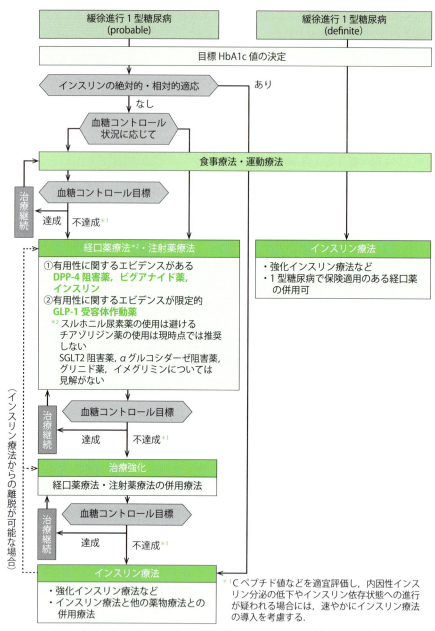

図1 緩徐進行1型糖尿病および緩徐進行1型糖尿病疑い例への治療介入

〔1型糖尿病における新病態の探索的検討委員会:島田 朗, 他:緩徐進行1型糖尿病疑い例への治療介入に関するステートメント. 糖尿病 2023;66:807-814[10)]〕

への進展リスクを高める可能性が指摘されているため，使用を避けなければならない．

06 フォローアップの検査と頻度は？

通常，1〜2か月に1回の頻度で外来フォローアップを行う．血圧，体重，検尿や末梢血，一般的な生化学検査に加えて，血糖値，HbA1c値，SMBG・CGMのデータなどをみながら，基礎インスリン，追加インスリン（カーボカウント）などの調整を行う（表6）．なお，表6には記載していないが，インスリン使用中の患者ではインスリン注射部位に硬結やインスリンボールなどができていないか，適宜，確認することも大切である．

表6　1型糖尿病患者におけるおもなフォローアップ・検査項目

	頻度	項目	備考
一般身体所見	1〜2か月に1回（受診時）	血圧，体重	
一般検尿・血液検査	1〜2か月に1回（受診時）	一般検尿（尿ケトン体定性を含む），末梢血，肝・腎機能，脂質，電解質，血糖値，HbA1c など	
眼科受診	網膜症なし ➡1回/1年 単純糖尿病網膜症 ➡1回/6か月 増殖前糖尿病網膜症 ➡1回/2か月 増殖糖尿病網膜症 ➡1回/1か月	眼底検査など	実際の受診頻度は，眼科主治医の指導に従う．
腎症病期の確認	3〜6か月に1回	尿中アルブミン定量，eGFR	尿中アルブミン定量は，糖尿病または糖尿病性早期腎症患者であって微量アルブミン尿を疑うもの（糖尿病性腎症第1期または第2期）に対して行った場合に，3か月に1回に限り算定が可能．
心・血管合併症に関する検査	1年に1回（めやす）	心電図，胸部X線，頸動脈超音波，脈波伝播速度，足関節/上腕血圧比など	診療ガイドラインなどに各種検査の推奨頻度は明記されてない．検査頻度は年齢や個々の病状などに応じて個別に設定する．

eGFR：推算糸球体濾過量

糖尿病合併症についても定期的なフォローアップを要する．糖尿病網膜症については眼科医の指導のもと，定期的に眼底検査を行う．糖尿病関連腎臓病（diabetic kidney disease：DKD）については，検尿の際に必要に応じて尿中アルブミン排泄量（定量）の測定を3〜6か月に1回程度，考慮する．末梢神経／自律神経障害や糖尿病性足病変の有無，心・血管合併症についても，状況に応じて適宜フォローアップを行う．

07 どんな時に専門医に相談する？

個々の血糖管理目標値の達成に苦慮する場合，血糖変動が激しく著明な高血糖や，（重症）低血糖を頻回に繰り返している場合，無自覚性低血糖（低血糖に陥っても交感神経刺激症状を自覚することができず，意識障害に陥るリスクが高い状態）がある場合，全身の合併症が進行している場合などは，糖尿病専門医への相談を考慮する．

Case Study

45歳男性．X年4月に，健診で軽度の肥満（BMI：25.2 kg/m^2）と尿糖陽性を指摘されるも放置していた．X+2年4月，健診で空腹時血糖180 mg/dL，HbA1c 8.8%を指摘され医療機関を受診．2型糖尿病と診断され，少量のスルホニル尿素薬が開始された．その後，HbA1cはいったん6.8%まで改善をみたが，X+3年3月には9.0%台に悪化した．X+3年5月，GAD抗体が陽性（≧2,000 U/mL），かつ空腹時血清Cペプチド濃度が0.6 ng/mL未満（0.46 ng/mL）であったことから「SPIDDM（definite）」と診断．強化インスリン療法に切り替えた．以後，良好な血糖コントロール状態を維持できている．

解説

 2型糖尿病の診断を進める際に，緩徐進行1型糖尿病（probable）を見落とさないようにするにはどうする？

糖尿病の診断当初，2型糖尿病と診断されてしまい，自己抗体の測定に至らなかったケースである．その結果，SPIDDMの診断が遅れ，さらにスルホニル尿素薬による内因性インスリン欠乏状態への進展リスクを高めてしまったものと推察された．「SPIDDM（probable）」の段階でβ細胞保護作用のエビデンスを有する糖尿病治療薬を選択していれば，内因性インスリン欠乏状態への進展を回避もしくは遅らせる

ことができた可能性がある．糖尿病の新規診断時は一見，2型糖尿病様であっても，GAD抗体などの自己抗体を測定し，「SPIDDM（probable）」を見落とさないように注意しなければならない．

文献

1) 川﨑英二，他：急性発症1型糖尿病の診断基準（2012）の策定―1型糖尿病調査研究員会（劇症1型糖尿病および急性発症1型糖尿病分科会）報告―．糖尿病 2013；**56**：584-589

2) 花房俊昭，他：劇症1型糖尿病調査研究委員会報告―疫学調査の解析と診断基準の策定―．糖尿病 2005；**48（Suppl 1）**：A1-A13

3) 島田　朗，他：緩徐進行1型糖尿病の診断基準（2023）―1型糖尿病における新病態の探索的検討委員会報告―．糖尿病 2023；**66**：587-591

4) 今川彰久，他：1型糖尿病調査研究委員会報告―劇症1型糖尿病の新しい診断基準（2012）．糖尿病 2012；**55**：815-820

5) 馬殿　恵，他：抗PD-1抗体投与後に発症する1型糖尿病の特徴および臨床経過に関する調査報告．糖尿病 2019；**62**：37-46

6) IDF Diabetes Atlas 10th edition.2021 https://diabetesatlas.org/idfawp/resource-files/2021/07/IDF_Atlas_10th_Edition_2021.pdf（2024.5.30アクセス）

7) 杉山雄大，他：匿名医療保険等関連情報データベース（NDB）を用いた本邦における1型糖尿病患者数と属性分布の検討．第67回日本糖尿病学会年次学術集会，2024

8) 日本糖尿病学会（編・著）：糖尿病合併症とその対策．糖尿病治療ガイド 2022-2023，文光堂，2022：81-97

9) 緩徐進行1型糖尿病（SPIDDM）の臨床的特徴―日本糖尿病学会1型糖尿病調査研究委員会 緩徐進行1型糖尿病分科会報告（第一報）―．糖尿病 2011；**54**：65-75［DOI：10.11213/tonyobyo.54.65］

10) 1型糖尿病における新病態の探索的検討委員会：島田　朗，他：緩徐進行1型糖尿病疑い例への治療介入に関するステートメント．糖尿病 2023；**66**：807-814

（及川洋一，島田　朗）

1. 糖尿病・内分泌コモンディジーズ

妊娠糖尿病

Clinical pearl & Pitfall

1. 妊娠糖尿病（GDM）が妊娠や児に及ぼす影響を患者によく説明し，患者に管理や治療の必要性を理解してもらう．
2. 治療は食事療法が基本である．バランスのよい食事，かつ，胎児の健全な発育のために十分なエネルギー摂取が必要である．炭水化物は全体のエネルギーのうち 40〜60% をめやすとし，主食を低グリセミック・インデックス食に変更することで食後高血糖の改善が期待できる．
3. 血糖自己測定（SMBG）が保険適用外の場合も自費検査での血糖測定をすすめ，食事の修正で血糖値が改善すれば，回数を減らすか中止とすることも可能である．保険適用の場合で良好な血糖値が続く場合は測定回数を減らし，漫然とした測定にならないようにする．
4. 食事を修正しても目標血糖値（空腹時血糖値<95 mg/dL，食後1時間値<140 mg/dL，食後2時間血糖値<120 mg/dL）に明らかに到達できない場合は，インスリンを開始する．原則として，頻回インスリン療法を行う．
5. 分娩中の血糖コントロールは，血糖値 70〜120 mg/dL を目標に維持する．
6. GDM と診断された場合，将来，糖尿病になるリスクが高いことを説明し，生活修正や母乳哺育の実施など，将来の糖尿病を予防するためにできることを提示する．また，産後12週以内に 75 g ブドウ糖負荷試験（75 gOGTT）を行い産後の耐糖能を評価する．
7. 分娩後，耐糖能が正常化していても，1〜3年ごとに血糖の定期的な確認が必要である．とくに，産後に耐糖能異常のあるもの，耐糖能正常化後も肥満のあるものや将来妊娠の機会のある年齢の場合は，産後に途切れないよう，確実なフォローアップと生活介入を行う．
8. 妊娠後期から，助産師と協力してスムーズに母乳哺育に移行できるように努める．

01 病態は？

1 妊娠が糖代謝に与える影響

妊娠中は，種々のインスリン拮抗ホルモンやアディポサイトカインが胎盤で産生され，生理的インスリン抵抗性が増大して母体のインスリン産生が増加する．食後は高血糖・高インスリン血症（同化の促進）となり，空腹時はインスリン値に大きな相違がないにもかかわらず，血糖値はむしろ低下する（飢餓状態の増強）．妊娠中，生理的インスリン抵抗性増大に対してインスリン産生を代償できない場合に，妊娠糖尿病（gestational diabetes mellitus：GDM）が発症する．

2 糖代謝異常が妊娠に与える影響

器官形成期の高血糖は先天奇形の頻度を高めることになるが，GDM では通常，その頻度は増えない．母体合併症として，妊娠高血圧症候群や帝王切開の合併が多く，羊水過多は早産などの原因になる．新生児合併症として，巨大児や過体重児，新生児期の低血糖，高ビリルビン血症，多血症，低カルシウム血症，呼吸障害，分娩時傷害の頻度が高くなる．母体のインスリンではなく，血糖が胎児に移行すること，および児がインスリン分泌能を獲得後に，母体からの高血糖に応答してインスリンを過剰に分泌することで巨大児になる．一方で，それらの合併症は妊娠中の適切な GDM の管理で改善する．

02 妊娠糖尿病の診断基準の変遷と疫学

わが国において 2010 年までは，GDM は「妊娠中に発症，もしくは，はじめて発見された耐糖能低下」と定義されていた．2010 年に，IADPSG（International Association of Diabetes and Pregnancy Study Groups）Consensus Panel が大規模スタディによる周産期の有害事象をもとにした GDM 新診断基準を発表し[1]，わが国でも同年，IADPSG 基準に準じた新しい GDM 診断基準に変更され，2015 年 8 月に一部改訂された[2]．

新基準では，GDM は「妊娠中にはじめて発見または発症した，糖尿病に至っていない糖代謝異常」と定義され，妊娠中の明らかな糖尿病や糖尿病合併妊娠とは区別されることになった．診断基準の変更により，GDM の頻度は 2.1% から 8.5% と 4 倍に増加した．妊娠中に取り扱う，糖代謝異常に関する 2015 年改訂版の診断基準を**表 1** に示す[2]．

03 どんな時に疑う？

GDM 発症のリスク因子として，GDM の既往，肥満，糖尿病の家族歴，人種，年齢，

表1　妊娠中の糖代謝異常と診断基準

妊娠中に取り扱う糖代謝異常 hyperglycemic disorders in pregnancy には，
1）妊娠糖尿病 gestational diabetes mellitus（GDM）
2）妊娠中の明らかな糖尿病 overt diabetes in pregnancy
3）糖尿病合併妊娠 pregestational diabetes
の3つがある．
　GDM は，「妊娠中にはじめて発見または発症した糖尿病に至っていない糖代謝異常である」
と定義され，妊娠中の明らかな糖尿病，糖尿病合併妊娠は含めない．
　3つの糖代謝異常は，次の診断基準により診断する．

診断基準	**1）妊娠糖尿病（GDM）** 75 gOGTT において次の基準の1点以上を満たした場合に診断する． 　（1）空腹時血糖値≧92 mg/dL 　（2）1時間値≧180 mg/dL 　（3）2時間値≧153 mg/dL
	2）妊娠中の明らかな糖尿病[註1] 以下のいずれかを満たした場合に診断する． 　（1）空腹時血糖値≧126 mg/dL 　（2）HbA1c 値≧6.5% ＊随時血糖値≧200 mg/dL あるいは 75 gOGTT で2時間値≧200 mg/dL の場合は，妊娠中の明らかな糖尿病の存在を念頭におき，（1）または（2）の基準を満たすかどうか確認する[註2]．
	3）糖尿病合併妊娠 　（1）妊娠前にすでに診断されている糖尿病 　（2）確実な糖尿病網膜症があるもの

[註1] 妊娠中の明らかな糖尿病には，妊娠前に見逃されていた糖尿病と，妊娠中の糖代謝の変化の影響を受けた糖代謝異常，および妊娠中に発症した1型糖尿病が含まれる．いずれも分娩後は診断の再確認が必要である．
[註2] 妊娠中，とくに妊娠後期は妊娠による生理的なインスリン抵抗性の増大を反映して，糖負荷後血糖値は非妊時よりも高値を示す．そのため，随時血糖値や 75 g ブドウ糖負荷試験（75 gOGTT）負荷後血糖値は非妊時の糖尿病診断基準をそのまま当てはめることはできない．
これらは妊娠中の基準であり，出産後は改めて非妊時の「糖尿病の診断基準」に基づき再評価することが必要である．
〔日本糖尿病・妊娠学会と日本糖尿病学会との合同委員会：妊娠中の糖代謝異常と診断基準の統一化について．日産婦会誌 2015；67：1656-1658[2]〕

多胎妊娠，多嚢胞性卵巣症候群，巨大児分娩の既往などがある[3]．それぞれのリスク因子とそのリスクの程度を**表2**[3] に示す．母体の GDM 発症予防と，次世代へこれらのリスク因子が伝搬される悪循環を減らすため，管理可能なものは妊娠前から介入することが重要である[3]．

04 妊娠中のスクリーニング検査と診断のための検査は？

　妊娠中の糖代謝異常のスクリーニングは，全妊婦に対して産科施設で，妊娠初期と妊

表2　妊娠糖尿病発症のリスク因子

妊娠糖尿病の既往	再発率は約48%
肥満	BMI > 25 kg/m² でリスクは約2倍
糖尿病の家族歴	両親のいずれかが2型糖尿病だとリスクは約3倍，同胞が2型糖尿病だと約7倍
人種	アジア人は白人に比較して約2倍のリスク
年齢（高齢）	アジア人は18歳から1歳増加ごとに13%のリスク上昇
多胎妊娠	単胎妊娠に比較して1.28〜約2倍のリスク
多嚢胞性卵巣症候群	アジア人のメタ解析で2.3倍のリスク
巨大児分娩の既往	アジア人のメタ解析で4.4倍のリスク

〔日本糖尿病学会（編）：妊婦の糖代謝異常．糖尿病診療ガイドライン2024，南江堂，2024[3)]〕

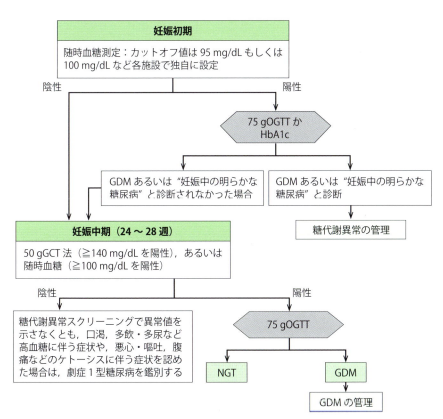

図1　妊婦の糖代謝異常スクリーニング

OGTT：経口ブドウ糖負荷試験，GDM：妊娠糖尿病，NGT：正常耐糖能，GCT：グルコースチャレンジテスト
〔日本産科婦人科学会・日本産婦人科医会（編）：産婦人科診療ガイドライン産科編2023．日本産科婦人科学会，2023[4)]〕

娠中期に随時血糖測定あるいは 50 g グルコースチャレンジテストが行われる．日本産科婦人科学会による妊婦の糖代謝異常スクリーニングと診断の流れを図 1 に示す[4]．

GDM の診断基準となった 75 g 経口ブドウ糖負荷試験（75 g oral glucose tolerance test：75 gOGTT）の血糖値は，妊娠 24～32 週の妊婦を対象とした研究によって設定されたことから，妊娠初期の GDM の診断と介入に関するコンセンサスは現時点で得られていない（COLUMN 08）．したがって日本産科婦人科学会の指針においては，妊娠初期のスクリーニングの目的は"妊娠中の明らかな糖尿病"を見出すことを主目的とするのも一案であるとされ[4]，また日本糖尿病学会は，妊娠初期は"妊娠中の明らかな糖尿病"を見つけることに重点を置くことをすすめている[3]．

05 治療は？薬をどう使う？食事療法や薬物療法のコツは？

1 食事療法

GDM の管理は食事療法が中心となる．妊婦に必要十分な栄養を付加し，胎児の健全な発育と母体の厳格な血糖コントロール，および適正な体重増加を目指す[3]．妊娠中の体重増加量のめやすとして，一般妊婦の推奨量を使用する．2021 年に厚生労働省と日本産科婦人科学会により「妊娠中の体重増加指導の目安」が改訂され，非妊娠時の体格区分でやせ（BMI＜18.5）の場合は 12～15 kg，ふつう（18.5≦BMI＜25）では 10～13 kg，肥満 1 度（25≦BMI＜30）では 7～10 kg，肥満 2 度（30≦BMI）では個別対応（上限 5 kg までがめやす）とされた．ただし，これらの基準が GDM にも適するかどうかは不明である．

妊婦では，標準体重［身長（m）^{2}×22］×30 kcal を基本にし，エネルギー，たんぱく質，ミネラルなど妊娠時に必要な付加量を「日本人の食事摂取基準」に基づいて加える．健常妊婦の必要エネルギー付加量は，妊娠初期 50 kcal，中期 250 kcal，末期 450 kcal，授乳期 350 kcal[3] である．肥満妊婦に対しては，原則として妊娠中のエネルギー付加は行わない[3]．血糖コントロールのみならず，母体の適切な体重増加や胎児の適切な成長を達成できるよう，個々の症例での経時的な調整が必要である．現時点では，総エネルギー制限食や低炭水化物食による母体転帰や新生児転帰の改善の証拠はなく，低グリセミック・インデックス食や地中海食などが GDM 患者に対して安全に実施可能な治療効果のある食事介入である，と報告されている[5]．食前血糖が十分にコントロールされている妊婦においては，食後の良好な血糖値維持のために 1 日の総エネルギー量の配分と摂取時刻に配慮し，場合によっては食事の 1 回量を抑え回数を増やす分食の方法がすすめられる．

具体的には，GDM と診断されたら，前述の指示カロリーとともに，バランスのとれ

た食事や低グリセミック・インデックス食，野菜から先に食べる，ゆっくり食べるといった食事指導を行う．とくに，炭水化物は 1 日に摂取するエネルギーの 40～60% の量をめやすに，食後血糖が目標値に達する量とすると同時に，最低 1 日 175 g は摂取する点にも留意する．また主食は玄米やもち麦，ライ麦パンなど低グリセミック・インデックス食を選ぶように指導する．母体の体重管理や妊婦健診での経腹胎児超音波検査から得られる胎児腹囲や推定体重などの胎児成長指標や羊水量を参考に，妊娠経過に沿って個別に摂取エネルギーや栄養素の配分を調整する．

2 運動療法

妊娠中の運動療法は，ブドウ糖や脂肪酸の利用を促進してインスリン抵抗性を改善する効果があり，血糖コントロールの改善や適切な体重管理につながる可能性がある．GDM では，運動療法による周産期合併症改善の根拠はないが，産科主治医に流早産のリスクや産科的合併症などの運動の禁忌のないことを確認のうえ，転倒や落下，接触の危険のないウォーキング，フィットネスバイク，ダンス，柔軟運動，水中エクササイズ，水泳などの運動をすすめる．

3 血糖コントロールの指標

血糖自己測定（self monitoring of blood glucose：SMBG）を行い，適正な血糖コントロールを達成できているかをモニターすることが望ましい．インスリン療法を実施していない GDM 妊婦に対して SMBG を導入する場合は，目的を明確にして必要最低限の測定回数にとどめる．妊娠中の血糖管理目標値は，空腹時血糖値＜95 mg/dL，食後 1時間値＜140 mg/dL，食後 2 時間血糖値＜120 mg/dL を指標とし，食事療法を行っても目標血糖に達しない場合は，インスリン療法を開始する[3]．間歇スキャン式持続グルコースモニター（FreeStyle リブレ，アボットジャパン社）でのコントロールは今後，期待がもたれるが，まだ GDM での有用性は確認されていない．

75 gOGTT でワンポイントの血糖値のみが異常（2 時間値の場合 200 mg/dL 未満）であった非肥満の GDM 患者以外は，在宅妊娠糖尿病指導管理料 1 および「月 20 回以上測定する場合」から「月 120 回以上測定する場合」などの血糖自己測定器加算を算定することができるため，保険診療内で SMBG と FreeStyle リブレの併用が可能である．なお，良好なコントロールが得られているかどうかを確認するのに，血糖測定以外に，経腹胎児超音波検査による胎児成長や羊水量に関する時系列データも参考にする．

4 インスリン療法

食事療法によっても血糖値が目標値に達しない場合，インスリン療法が選択される．妊娠中の厳格な血糖コントロール目標を満たすためには，原則として頻回インスリン療

表 3　血糖測定とインスリン量の調整例

食　前	食後 2 時間（食べ始めから 2 時間）血糖が食事の修正にもかかわらず＜120 mg/dL に 8 割以上達しない場合，ノボラピッド®注もしくはヒューマログ®注 2 単位を皮下注で開始する．2 日間投与して改善がなければ，責任インスリンを 2 単位ずつ増量する．食後 2 時間血糖が高く食後 3〜4 時間の血糖が下がりすぎる場合は，ノボラピッド®注もしくはヒューマログ®注を 15 分早く打つか，フィアスプ®注かルムジェブ®注に変更する．1 食分の主食（糖質）を分割して，食後 2〜3 時間のところで残りを摂取することでも血糖変動を改善できる．
就眠前	空腹時血糖が 95 mg/dL を超える場合はレベミル®注 2 単位を就眠前に開始する．空腹時血糖が 95 mg/dL 以下になるように，2 日ごとに レベミル注®を増量する．
血糖測定	1 日 4〜6 回〔空腹時，食後 2（1）時間，食前，眠前〕，もしくは FreeStyle リブレを併用．低血糖症状とその対応方法について十分に説明する．

法を行う[3]．妊娠中に使用可能とされているインスリン製剤はヒトインスリン製剤のほか，いくつかのインスリンアナログ製剤がある．使いやすさから，超即効型であるインスリンアスパルトまたはインスリンリスプロを食直前に使用し，空腹時血糖が高い場合には，持効型製剤であるインスリンデテミルを始めることが多い．

やせ型の GDM 患者の場合，胎児の健全な発育を目指す十分なエネルギー量を確保できない場合がみられる．十分な糖質とエネルギー量を確保しつつ血糖値が目標値に達しない場合には，積極的にインスリン治療をすすめる（表 3）．インスリン必要量の増加のピークは妊娠 35 週付近であり，それ以降はプラトーから漸減するため，妊娠 35 週以降は低血糖に気をつけながらインスリン量を調整する．分娩後は多くのケースでインスリンは中止できる．

5 分娩中の血糖コントロール

分娩中の母体の高血糖は，胎児の低酸素血症および新生児低血糖に関連しているという報告から，分娩中の母体の血糖値は 70〜120 mg/dL を目標に維持することがすすめられている．GDM 母体の児は出生後，新生児血糖チェックが必要であることを周産期施設に知らせる．

6 その他

GDM と診断された時点で不安が増す妊婦が一定数いることから，そのような妊婦に対しては，個々の精神状態や個人の志向も踏まえたうえで，GDM の管理を行うことも必要である．

06 産後のフォローアップの検査と頻度は？

　GDM と診断された女性は，産後に 2 型糖尿病を発症するリスクが高いことから，分娩後 6（4）〜12 週の間に 75 gOGTT で再評価を行い，適切な療養指導を行う[3, 6]．妊娠中に在宅妊娠糖尿病指導管理料 1 を算定できた患者には，分娩後 12 週間以内に 1 度だけ在宅妊娠糖尿病指導管理料 2 を算定できる．分娩後に耐糖能が正常化しても，1〜3 年ごとに 75 gOGTT または空腹時血糖と HbA1c を定期的に確認することが必要である．国際的なメタ解析によると，GDM 既往女性の糖尿病発症リスクは，非 GDM 既往女性の約 7.4 倍と報告されている[6]．また，産後の糖尿病発症に気づかないでいることは，次子の先天異常や流産の原因になりうる．産後の長期的かつ確実なフォローアップが必須である．産後も確実にフォローアップするために，メールや手紙でリマインドするなどの工夫が必要であろう．GDM 既往女性の数年後の糖尿病発症リスク因子として，年齢 35 歳未満，妊娠前 BMI ≧ 25，妊娠中のインスリン使用，GDM 診断時の糖負荷後の血糖高値，GDM 診断時の HbA1c 高値，産後の 75 gOGTT での耐糖能異常など

COLUMN 08

妊娠初期に妊娠糖尿病（GDM）を診断し，介入するべきか？

　現在の GDM の診断基準の根拠となった多施設大規模前方視的研究は妊娠 24〜32 週の妊婦が対象であり，現在の診断基準を妊娠初期の妊婦に当てはめることはできない．妊娠週数が早いと空腹時血糖値が高く，負荷後，血糖値は低値を示す．また，悪阻などによって糖質摂取が不十分であると糖負荷後の血糖値が上昇しやすいことから，過剰診断となる可能性がある．さらに，妊娠初期に現在の診断基準で GDM と診断し，妊娠初期から全例に治療を行うという戦略は，妊娠転帰を改善せず，むしろ在胎不当過小（small for gestational age：SGA）児を増加させる可能性も，日本の研究で示された．一方で，妊娠 24 週未満に診断された GDM は，24 週以降に比較して妊娠高血圧症候群や帝王切開などのリスクが上昇したという国内からの報告や，妊娠 20 週未満に診断された GDM への早期介入は，新生児合併症を減らしたが，妊娠高血圧症候群や新生児体重に差はなかったという海外のランダム化比較試験結果も報告されている．現時点では，ある特定の耐糖能異常女性グループへの妊娠初期からの介入の有効性は期待できるが，現在の GDM の診断基準を妊娠初期にあてはめるのは良策とはいえない．今後，妊娠初期の耐糖能異常の診断基準を明らかにする必要がある．

があげられる[6].

　GDM 既往女性の糖尿病発症予防を目的とした介入方法として，生活スタイル の修正，メトホルミンによる薬物療法の有効性が明らかにされている[6]．また，この数年で，母乳栄養に母体の糖尿病発症リスクを軽減する効果があることが，海外の観察研究によって示され注目されている[6]．分娩前から母乳哺育に関する情報提供を行い，産後は助産師とともに個人の志向や産後の体調などを考慮しながら母乳哺育をすすめる．

　GDM 母体から出生した児においては，将来，肥満や耐糖能異常のリスクが高まることが海外で報告されており[7]，GDM 母体から出生した児を 10〜14 歳まで追跡調査した結果，母体の妊娠中の BMI を調整したのちも，母体の血糖値指標と児の肥満や，肥満に関する指標には相関がみられた[8]．さらに，母体の妊娠中の BMI や児の BMI，糖尿病の家族歴などで調整したのちも，母体の妊娠中の血糖値指標と 10〜14 歳の耐糖能異常が関連していることが明らかにされた[9,10]．妊娠中の母体の高血糖と前思春期〜思春期の子どもの肥満や耐糖能異常との関連が明らかになり，児の長期予後の観点からも，妊娠中の血糖コントロールが重要であることが示された．

　2023 年 10 月に日本糖尿病・妊娠学会から「妊娠糖尿病既往女性のフォローアップに関する診療ガイドライン」が出され[6]，その中で，産後の耐糖能異常の有無と肥満の有無，年齢やその後の挙児希望を鑑みた「妊娠糖尿病既往女性の分娩後のフォローアップに関する診療アルゴリズム案」が示された（図 2）．

07 どんな時に専門医に相談する？

　妊娠中の糖代謝異常の診療は，妊婦の管理に精通していることと，周産期施設との間で十分な情報共有が必要となるため，それが可能な医療機関であることが重要である．また，短期的な治療が妊娠転帰や児の長期予後に影響することから，GDM の診療に慣れていない場合は，妊娠中の糖尿病診療に経験が豊富な糖尿病専門医に相談しながら診療を行うことがすすめられる．とくに血糖コントロールが十分でない場合や胎児過成長がある場合には新生児低血糖や肩甲難産などの新生児合併症のリスクが高く，これらに対応可能な周産期施設での分娩が必要となる．

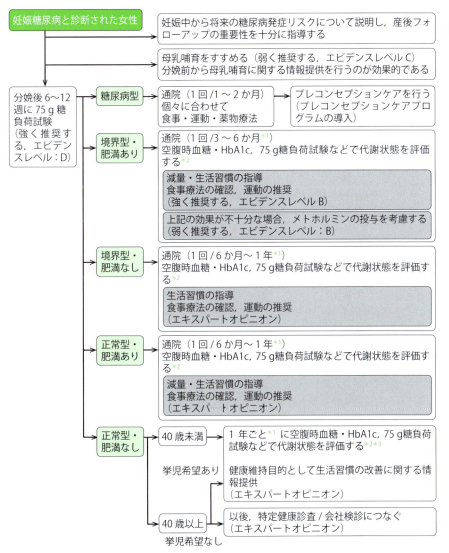

図2 妊娠糖尿病既往女性の分娩後のフォローアップに関する診療アルゴリズム案

[*1] はがき，メール，ショートメッセージなどのリマインドシステムの併用を検討する．
[*2] 脳梗塞・冠血管疾患リスク因子となる高血圧，脂質異常症のチェックとコントロールを行い，禁煙を指導する．
[*3] 75 g糖負荷試験でのフォローアップが望ましい

挙児希望のある，あるいは40歳未満の場合には，プレコンセプションケアを行い（プレコンセプションケアプログラムの導入），確実にフォローアップ[*3]を行えるように，医療機関につなぐ．
〔平成30年度日本医療研究開発機構日本医療研究開発機構 女性の健康の包括的支援実用化研究事業「妊娠糖尿病女性における出産後の糖尿病・メタボリックシンドローム発症のリスク因子同定と予防介入に関する研究」研究班：妊娠糖尿病既往女性のフォローアップに関する診療ガイドライン．糖尿病と妊娠 2023；23（Suppl）：1-95[6]〕

Case Study

33歳，初産婦．身長153 cm，非妊娠時体重71 kg．検査時（妊娠25週）78 kg．

母親が2型糖尿病．妊娠中期のグルコースチャレンジテスト陽性で75 gOGTTを行われ，負荷前，1時間後，2時間後の血漿グルコース値がそれぞれ86 mg/dL，156 mg/dL，163 mg/dLでGDMと診断され，内科へ紹介された．食事指導と1日4回（空腹時および毎食後2時間）のSMBGを行い，良好な血糖コントロールであった．妊娠38週で3,400 gの男児を緊急帝王切開で出産．分娩前の体重は80 kgと診断時より2 kgの増加であった．産後2か月時に75 gOGTTを行い，負荷前および負荷後2時間の血漿グルコース値は93 mg/dLおよび148 mg/dLと境界型（IGT；impaired glucose tolerance）であった．産後2か月での体重は73 kgで，混合栄養を行っていた．

解説

 本症例を今後どのようにフォローするか？

本症例は妊娠前のBMIが30.3 kg/m^2，産後2か月時点で31.2 kg/m^{2}と肥満があり，産後の75 gOGTTではIGTであった．わが国からの報告では，GDM既往女性の将来の2型糖尿病発症のリスク因子が，GDM診断時の2時間血糖高値やHbA1c高値，妊娠前肥満，産後早期のIGT，産後早期のHbA1c高値（5.7％以上）などが報告されている[6]．

本症例は，妊娠前肥満，産後早期のIGTと，2型糖尿病の発症リスクは非常に高いことが予想される．わが国の多施設後ろ向き研究では，妊娠前肥満があって産後75 gOGTTでIGTを示した場合の3年後の糖尿病発症率は60％以上と報告されている．

2023年に日本糖尿病・妊娠学会から出された「妊娠糖尿病既往女性のフォローアップに関する診療ガイドライン」[6]で示された「妊娠糖尿病既往女性の分娩後のフォローアップに関する診療アルゴリズム案」では，①分娩前から母乳哺育に関する情報提供を行い，産後の母乳哺育のサポートを行う，②産後6〜12週に75 gOGTTで耐糖能の再評価を行うこと，を推奨している．さらに本症例のように，産後6〜12週で行われた75 gOGTTにて境界型かつ妊娠前に肥満がある場合は，とくに将来の糖尿病発症リスクが高いことから，食事療法や運動など生活習慣の是正を行って減量を指導し，3〜6か月ごとに空腹時血糖，HbA1c値，

75 gOGTT などで代謝状態を評価することをすすめている．さらに海外では，過体重・肥満の GDM 既往女性に対するメトホルミン投与での 2 型糖尿病発症予防効果が明らかにされており，同ガイドラインでもメトホルミンの自費投与を考慮することが弱くすすめられている．また GDM 既往女性において，挙児希望があるか 40 歳未満の場合には，次の妊娠を考慮した確実なフォローアップを行うことが重要とされている．

文献

1) International Association of Diabetes and Pregnancy Study Groups Consensus Panel：International association of diabetes and pregnancy study groups recommendations on the diagnosis and classification of hyperglycemia in pregnancy. *Diabetes Care* 2010；**33**：676-682 [PMID：20190296]

2) 日本糖尿病・妊娠学会と日本糖尿病学会との合同委員会：妊娠中の糖代謝異常と診断基準の統一化について．日産婦会誌 2015；**67**：1656-1658

3) 日本糖尿病学会（編）：妊婦の糖代謝異常．糖尿病診療ガイドライン 2024，南江堂，2024

4) 日本産科婦人科学会・日本産婦人科医会（編）：産婦人科診療ガイドライン産科編 2023．日本産科婦人科学会，2023

5) Mahajan A, et al.：Evidenced-Based Nutrition for Gestational Diabetes Mellitus. *Curr Diab Rep* 2019；**19**：94 [PMID：31473839]

6) 平成 30 年度日本医療研究開発機構日本医療研究開発機構 女性の健康の包括的支援実用化研究事業「妊娠糖尿病女性における出産後の糖尿病・メタボリックシンドローム発症のリスク因子同定と予防介入に関する研究」研究班：妊娠糖尿病既往女性のフォローアップに関する診療ガイドライン．糖尿病と妊娠 2023；**23（Suppl）**：1-95 https://dm-net.co.jp/jsdp/research/gdmguidelines.pdf（2024.9.5 アクセス）

7) Kawasaki M, et al.：Obesity and abnormal glucose tolerance in the offspring of mothers with diabetes. *Curr Opin Obstet Gynecol* 2018；**30**：361-368 [PMID：30102607]

8) Lowe WL Jr, et al.：Maternal glucose levels during pregnancy and childhood adiposity in the Hyperglycemia and Adverse Pregnancy Outcome Follow-up Study. *Diabetologia* 2019；**62**：598-610 [PMID：30648193]

9) Lowe WL Jr, et al.：Hyperglycemia and Adverse Pregnancy Outcome Follow-up Study（HAPO FUS）：Maternal Gestational Diabetes Mellitus and Childhood Glucose Metabolism. *Diabetes Care* 2019；**42**：372-380 [PMID：30655380]

10) Scholtens DM, et al.：Hyperglycemia and Adverse Pregnancy Outcome Follow-up Study（HAPO FUS）：Maternal Glycemia and Childhood Glucose Metabolism. *Diabetes Care* 2019；**42**：381-392 [PMID：30617141]

（荒田尚子）

1. 糖尿病・内分泌コモンディジーズ

肥満症

Clinical pearl & Pitfall

1. 肥満症は健康障害を起こすだけではなく QOL を低下させ，命を縮める病である．
2. 肥満症は健康障害などの検査だけではなく，心理社会的・社会経済的要因も把握し，患者が「今取り組むことが可能な」減量治療を計画できるようになろう．
3. 肥満症診療は難しいが（うまくいかないほうが多い！），そんな時こそ患者のパーソナリティ特性を理解し，ネガティブな感情に陥らずに診療しよう．
4. 肥満症治療のそれぞれの方法がどのくらい減量効果があるかを知り，適切なタイミングで提案できるようになろう．そして，多職種と連携して治療を提供するようにしよう．
5. 肥満症診療の経過はメンタルヘルスの経過と表裏一体であり，必要時には精神科医・心療内科医と連携することを，忘れず心にとめておきたい．

01 病態は？

　肥満症は肥満に起因した健康障害をもつ，もしくは内臓脂肪が多く健康障害発症リスクが高い肥満をさす．脂肪組織は中性脂肪（トリグリセライド）を貯蔵し，必要時に放出する機能だけでなく，アディポサイトカインと総称される生理活性物質を分泌する内分泌器官としての機能をもつ．脂肪組織は皮下脂肪や内臓脂肪に蓄積され，とくに内臓脂肪への過剰な蓄積はアディポサイトカイン産生異常から代謝異常を増大し，その下流である動脈硬化性疾患や悪性疾患につながる．また脂肪組織の量的な増加に伴い，睡眠時無呼吸症候群や整形外科的疾患なども出現する（表 1）．このように，肥満に伴い出現する症状・疾患から生命予後や健康寿命，QOL が低下していく．

　また肥満は，①明らかな単一の原因が同定されない原発性肥満と，②原因が明らかな二次性肥満，に分けられる．前者は遺伝・体質要因と環境要因や心理社会的要因が複雑に関与し，さまざまな治療介入を要する．一方で後者は，先天性疾患や内分泌性，薬剤

表1　肥満症の診断に必要な健康障害と肥満に関連する健康障害

肥満症の診断に必要な健康障害	肥満症に関連する健康障害 （肥満症の診断に含めないが， 肥満に関連する健康障害）
①耐糖能障害（2型糖尿病など） ②脂質異常症 ③高血圧症 ④高尿酸血症・痛風 ⑤冠動脈疾患 ⑥脳梗塞・一過性脳虚血性発作 ⑦代謝機能障害関連脂肪性肝疾患（MASLD） ⑧月経異常・女性不妊症 ⑨閉塞性睡眠時無呼吸症候群，肥満低換気症候群 ⑩運動器疾患 　（変形性関節症：膝・股関節・脊椎，など） ⑪肥満関連腎臓病	①悪性疾患（大腸癌・肝臓癌，など） ②胆石症 ③静脈血栓症・肺塞栓症 ④気管支喘息 ⑤皮膚疾患（黒色表皮腫・蕁麻疹，など） ⑥男性不妊症 ⑦胃食道逆流症 ⑧精神疾患

各疾患の診断基準・検査値については文献[1]を参照いただきたい.

性など原疾患があり，それに対する治療介入により肥満が改善することも多い（表2）.

02 疫学は？

　2017年には世界の成人人口の約13%が肥満[※1]であり，40年間で3倍と急激に増加している. とくに5〜19歳の小児肥満は約16%と10倍増加しており，今後の動向に注意が必要である. わが国では2019年の厚生労働省「国民健康・栄養調査報告」によると，20歳以上の肥満[※1]の割合は男性33.0%（40歳代の39.7%が最高値），5〜19歳の男子の10.5%が肥満で，どの年齢層も以前に比べ増加傾向にある一方で，20歳以上の女性の肥満の割合は22.3%（60歳代28.1%が最高値），5〜19歳の女子では肥満症は4.9%と全体的に減少傾向である. さらに，体格指数（body mass index：BMI，単位はkg/m², 以降省略）≧35の高度肥満症は0.9%とされており，この点にも注目すべきである. また，わが国の正確な疫学データはないものの，原発性肥満は肥満のうち90%以上とされる.

03 どんな時に疑う？

　BMI≧25を「肥満」とし，肥満に明確に関連した健康障害（表1）を伴う，または内

[※1] 世界（WHO基準）の肥満の定義はBMI≧30であるが，日本の肥満の基準はBMI≧25と異なっている点に注意する.

表 2　二次性肥満をきたす疾患

分類	疾患例
単一遺伝子による肥満	・MC4 受容異常，POMC 欠損症，PC1 遺伝子異常症 ・レプチン欠乏症，レプチン受容体異常症
遺伝性疾患による肥満 （先天異常症候群）	・Down 症候群 ・Prader-Willi 症候群 ・Kallmann 症候群 ・Laurence-Moon-Biedl 症候群
視床下部性肥満	・脳腫瘍（頭蓋咽頭腫・間脳下垂体腫瘍，など） ・empty sella 症候群 ・脳血管障害 ・頭部外傷 ・視床下部炎症性疾患（脳炎・サルコイドーシス・結核） ・Babiński-Fröhlich 症候群 ・Klein-Levin 症候群
内分泌性肥満	・甲状腺機能低下症 ・Cushing 症候群，Cushing 病 ・多嚢胞性卵巣症候群（PCOS） ・性腺機能低下症 ・成長ホルモン分泌不全症 ・偽性副甲状腺機能低下症 ・インスリノーマなど高インスリン血症
薬物による肥満	・抗精神病薬（クロザピン，オランザピン，クエチアピン，リスペリドン），抗うつ薬（アミトリプチリン，ミルタザピン），気分安定薬，抗不安薬，リチウム薬，抗てんかん薬（バルプロ酸，カルバマゼピン，プレガバリン，ガバペンチン），片頭痛治療薬とその他 ・グルココルチコイド ・糖尿病治療薬（インスリン，スルホニル尿素薬，チアゾリジン薬） ・ホルモン避妊薬 ・β遮断薬（メトプロロール，など） ＊同効薬であっても体重増加効果をもたないものもあり，詳細は文献[2] を参照いただきたい

臓脂肪蓄積（内臓脂肪面積 100 cm^2 以上），または，それに相当するウエスト周囲径（男性≧85 cm，女性≧90 cm）があり，将来的に健康障害リスクが高い者を「肥満症」と定義し，BMI≧35 で健康障害や内臓脂肪蓄積もあるものは「高度肥満症」とする（図1）[1]．肥満に明確に関連した健康障害と，減量により病態改善や予防を期待できる健康障害の確認が必要である（表 1）．

　なお，WHO 基準の肥満症の定義は BMI≧30 で日本の基準と異なるが，これは日本人では 30＞BMI≧25 でも高血圧や脂質異常症などのリスクが 2 倍以上となるため，基準値が低く設定されている．

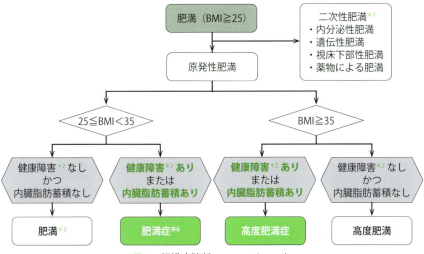

図1 肥満症診断のフローチャート

*1 つねに念頭において診療
*2 表1の疾患
*3 BMI≧25の肥満のうち，高度ではない肥満
*4 BMI≧25の肥満のうち，高度ではない肥満症
・内臓脂肪蓄積：ウエスト周囲　男性≧85 cm，女性≧90 cm，もしくは，内臓脂肪面積 100 cm^2 以上．
〔日本肥満学会（編）：肥満症診療ガイドライン2022．ライフサイエンス出版，2022[1]〕

04 疑った時にオーダーする検査は？結果をどう解釈する？

①肥満症の診断のための身長や体重，体組成の検査，②健康障害についての検査，③二次性肥満の除外，そして，④心理社会的もしくは社会経済的要因，に分けて記載する．必要に応じて追加する検査は**太字**にした．

1 肥満症の診断のための身長や体重，体組成の検査

身長，体重，BMI，腹囲，体重歴・成育歴，**体組成計（InBody®など）**，**腹部CT検査による内臓脂肪面積**，**皮下脂肪面積計測**．

2 健康障害についての検査

- 耐糖能障害・空腹時血糖，HbA1c，Cペプチド，**75 gブドウ糖負荷試験**．
- 脂質異常症：低比重リポ蛋白コレステロール（low-density lipoprotein cholesterol：LDL-C），高比重リポ蛋白コレステロール（high-density lipoprotein cholesterol：HDL-C），空腹時トリグリセライド．
- 高血圧：診察室血圧，家庭血圧，**24時間自由行動下血圧**．

- 高尿酸血症：尿酸値.
- 冠動脈疾患：心電図検査，**運動負荷心電図**，**冠動脈造影 CT**，**心筋シンチグラフィ**.
- 脳梗塞・一過性脳虚血性発作：神経診察，**頭部 CT や MRI など画像検査**.
- MASLD：FIB-4 index（☞ *p.145* 参照），MASLD fibrosis score.
- 月経異常・女性不妊症：原発性 / 続発性無月経，月経不順.
- 閉塞性睡眠時無呼吸症候群・肥満低換気症候群：睡眠時ポリソムノグラフィ[※2]，**覚醒時の動脈血液ガス検査**.
- 運動器疾患：症状，X 線などの画像検査，整形外科依頼.
- 肥満関連腎臓病：尿定性検査，尿沈渣，尿蛋白定量，**尿アルブミン定量**.
  各健康障害の診断基準は文献[1] の p.6〜7 を参照いただきたい.

3 二次性肥満の除外

　家族歴，母子健康手帳の成長曲線（身長や体重の変化や第二次性徴の時期），身体的特徴，内分泌学的検査，**頭部 MRI など画像検査**，過去も含めた既往歴・薬剤歴の聴取[※3] を取得していく．各疾患の詳細は成書を参照していただきたい.

4 心理社会的もしくは社会経済的要因

　適切な減量指導や治療を提供するために，体重減少不良因子となる情報として食習慣（炭水化物や脂質に偏った配分比率，早食い，夕食の big meal や朝の欠食といった不規則な食事パターン），運動習慣，職業歴（長時間のデスクワーク，夜勤労働などの交代勤務，長い時間外労働，短い睡眠時間，就業内容や転職歴），喫煙・飲酒などの嗜好歴，**家族構成・関係（キーパーソンやサポートの有無，婚姻歴や関係性の良し悪し），国籍や第一言語，最終学歴（不登校や中退，いじめなど）**，精神疾患や依存症の存在や既往などを聴取する.

　たとえば，職場における過重労働でストレスが強く，不規則な就労をしている場合は精神的にも時間的にも経済的にも余裕がなく，肥満を助長する生活習慣に陥りやすい．もう 1 つの例として，ストレスの緩和として食行動をとる患者は，知的能力の低さや問題解決能力の低さ，社交性の低さ，感情コントロールの低さをもつことがあり，これは職業歴や学歴，家族関係から推察できる．また経済的な困難さや家族関係の悪い患者，日本語が母語ではない外国人などは，つねにストレスにさらされるため，食行動に向

[※2] **睡眠時ポリソムノグラフィ**
睡眠中脳波や筋電図を使用できる施設は限られている．これらを使用しない簡易モニター検査もあるが，実際の睡眠を反映せず過小評価になる可能性に注意する.

[※3] **薬剤歴の聴取**
同効薬であっても，薬剤によって肥満を惹起する程度が異なる点に注意していただきたい[2].

かってしまいやすい.

　心理社会的もしくは社会経済的要因は根本的な肥満症の原因となっており，これらを看過した場合，治療をしても十分な効果を発揮しないまま，診療を自己中断してしまうことが多い．医療者が要因をきちんと把握することで，治療が「なぜできないのか？」から「今できそうなこと」を計画できるようになり，双方が取り組みやすくなる（「減量指導のコツ」参照，☞p.138）．

　問診に際しては，相手を傷つけてしまうことがないように，家族関係や生活全体の流れ，また結婚，妊娠・出産，就職・転職などの職場環境の変化など主要なライフイベントを，体重の経過とともに聴き出し，患者との関係性を構築しながら徐々に掘り下げていくとよい.

Column 09

肥満症とメタボリックシンドロームの違いは？

　メタボリックシンドロームは心血管疾患の発症リスクの上流に位置する，内臓脂肪蓄積を重視した疾患概念で，必ずしも肥満であるかは問わない．内臓脂肪蓄積があり，それに加えて高血糖，脂質代謝異常，血圧高値のうち2つ以上のリスク因子（表1と基準値が異なるため注意）がある病態，と定義される．このため，肥満症とメタボリックシンドロームはオーバーラップすることが多い（図2）.

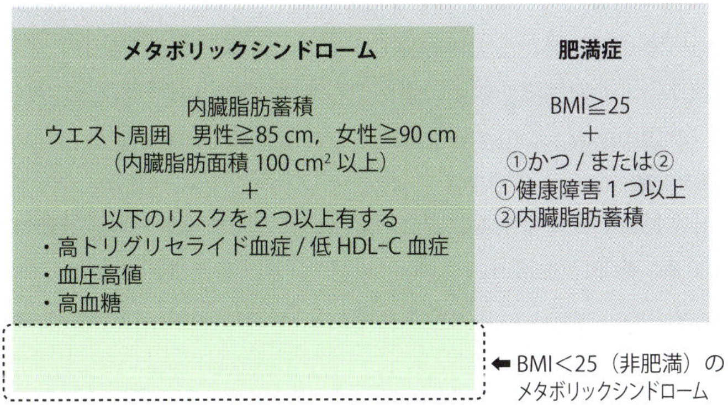

メタボリックシンドローム	肥満症
内臓脂肪蓄積 ウエスト周囲　男性≧85 cm，女性≧90 cm （内臓脂肪面積 100 cm² 以上） ＋ 以下のリスクを2つ以上有する ・高トリグリセライド血症 / 低 HDL-C 血症 ・血圧高値 ・高血糖	BMI≧25 ＋ ①かつ / または② ①健康障害1つ以上 ②内臓脂肪蓄積

←BMI＜25（非肥満）の
メタボリックシンドローム

図2　肥満症とメタボリックシンドローム

・高トリグリセライド血症 / 低 HDL コレステロール血症：トリグリセライド値≧150 mg/dL かつ / または HDL-C 値＜40 mg/dL
・血圧高値：収縮期血圧≧130 mmHg かつ / または拡張期血圧≧85 mmHg
・高血糖：空腹時血糖値≧110 mg/dL

05 治療は？薬をどう使う？処方のコツは？

治療目的は大きく減量することではなく，健康障害を予防・改善することであり，表3を参考に治療目標を設定する．患者が非現実的な体重目標や非機能的な減量目的をもっている場合，治療の中断や脱落のリスクがあり，医療者と患者がともに合意した目標を立てることが重要である．

初診から3〜6か月の目標は，肥満症では現体重の3%以上の減量を，高度肥満症では5〜10%の減量を目標とし，前述の検査所見をそろえつつ，患者との関係性の構築とともに，パーソナリティ特性にあわせて，治療の土台となる行動療法・食事療法・運動療法を組み立てていく期間とする．受診ごとに「今できそうな」約束事や課題を与え，どの行動変容ステージモデルの段階にあるのかを考え，適宜，修正していく．これらの治療は，効果的に作用すれば8〜10%の減量効果をもたらすが，3〜6か月経過しても1か月あたり0.5〜1kg程度しか減量効果を得られない場合や，減量が停滞・体重がリバウンドする場合は薬物療法を追加し，モチベーションを維持する方法も考えられる（図3）[3]．

内科医のみでは負荷が高く，多職種（外科医，心療内科医・精神科医・公認心理師などメンタルヘルスの専門家，看護師，管理栄養士，薬剤師，理学療法士，ソーシャルワーカー）の協力を得ながら行うことが望ましい．

1 行動療法

肥満を惹起するパーソナリティ特性の偏りやズレを，本人も医療者も把握するための治療である．体重経過，食行動，生活習慣を記録し，治療に活かすだけでなく，自己フィードバックや自己啓発による行動修正を促すことができる．図4[3]に，当院で採用している記録ノートの記載例を示す．また，心理社会的もしくは社会経済的要因についても把握し，肥満の原因となっている要因があれば対処できると望ましい．

a. 体重経過の記録

体重測定して記載し視覚化することは，減量効果のみならず，減量行動の遵守や継続率にも寄与する．自然と生活リズムの乱れに気づき，自己修正がはたらいて安定化する．体重測定のたびに記載し，まとめて記載しない．

表3 健康障害と減量目標

合併する健康障害	減量目標のめやす	推奨される治療法
軽度の代謝異常，脂肪肝	3〜10%	内科治療
肥満関連腎臓病，月経異常	10〜20%	
重度の糖尿病，睡眠時無呼吸，心不全，整形外科的疾患	20%以上	外科治療

b. 食行動の記録

食行動ダイアグラム[1]を利用して問題点を抽出すると，患者自身も自覚していない，よくない食行動を把握できる．ただし，binge eating disorder（むちゃ食い障害）や神経性過食症など心身症的食行動異常が疑われる場合は，精神科や心療内科に紹介する．

c. 生活習慣の記録

食事時間や睡眠時間，さらに就業内容や生活リズムを把握し，体重増加に影響している点を修正する．

2 食事療法

肥満症では，1日摂取エネルギー量は［25 kcal×目標体重/日］以下，高度肥満症では［20〜25 kcal×目標体重/日］以下を目標とする（目標体重：65歳未満 BMI 22，65歳以上 BMI 22〜25）．エネルギーの内訳は，炭水化物50〜65％，たんぱく質13〜20％，脂質20〜30％とし，たんぱく量は成人男性60 g/日，成人女性50 g/日とする．

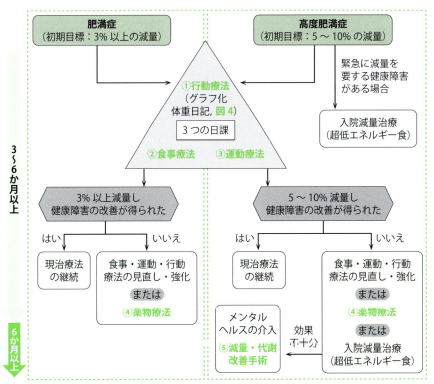

図3 肥満症治療フローチャート（東邦大学医療センター佐倉病院方式）

〔齋木厚人 他，東邦大学医療センター佐倉病院 ウェイトコントロールファイル，富士フイルム 富山化学株式会社[3]〕

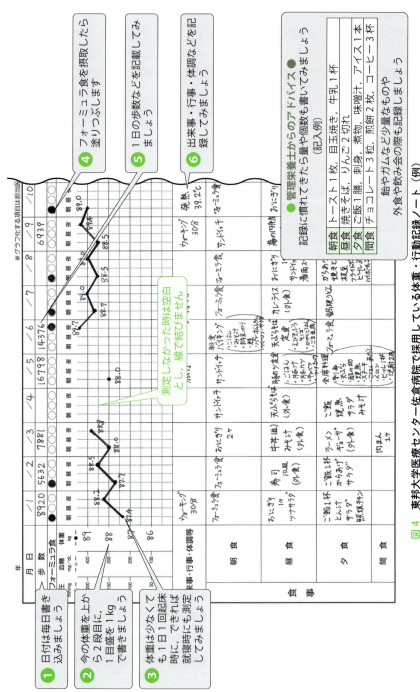

図4 東邦大学医療センター佐倉病院で採用している体重・行動記録ノート（例）

[齋木厚人 他，東邦大学医療センター佐倉病院 ウェイトコントロールファイル，富士フイルム 富山化学株式会社[3]]

また減量中，エネルギーを減らすと，同時にたんぱく質，ビタミン，ミネラルが欠乏しやすく，脱毛や爪の異常，神経障害などを生じることも多い．前述のカロリー制限や必要栄養素の補充などの管理だけではなく，食事の用意やタイミングも含めて指導を行うと，実現不可能だと嘆く患者も多い．しかしながら，減量するためには前述の食事療法を必要とすることをまず実感してもらい，おのおのが実現可能な食事療法に合わせていくとよい．このような場合には，糖質・脂質が少なく十分なたんぱく質（20 g/袋）やビタミン，ミネラル，微量元素も含んだフォーミュラ食（約 180 kcal/袋）で 1 食分を置き換えると，前述の問題を解決しつつ，簡便で継続しやすい．

緊急で減量が必要な場合は超低エネルギー食（600 kcal/日以下）を用いる方法もあるが，心房細動の増加といった不整脈などの副作用も生じうるため，経験ある専門施設で行うことが望ましい．

また，菓子類やジュースなどのだらだら食い（grazing）は要注意である．徐々に食物が入ることから満腹感を伴うことなく結果的にたくさんの量を摂取してしまうため，大きな体重減少不良因子となる．これは外科治療により摂取量を制限したとしても持続するため，かならず修正が必要である．

3 運動療法

減量のためには，エネルギー消費の観点から有酸素運動が望ましく，低〜中強度（最大酸素摂取量の 40〜60％，3 METs 以上：息が弾む歩行速度 4 km/時）を目標にする．1 日 30 分程度の運動（短時間の運動に分割してもよい）を週 5 日，12 か月間続けると，約 2〜3 kg の減量効果が，また 1 日 60 分以上の運動を週 5 日続けると 5〜7.5 kg の減量効果がある．ただし，肥満者はもともと運動量が少ないため，日常での座位行動（1.5 METs 以下の覚醒行動）を減らすことや，10 分の歩行（＝1,000 歩）を少しずつ増やす「＋10（プラステン）；今より 10 分多く体を動かそう」など，できることを指導する．

4 薬物療法

2 型糖尿病に適応があり減量効果をもつ薬剤，もしくは肥満・肥満症に適応がある薬剤を選択する．なお，前者の薬剤は，肥満症に対する減量効果は保険適用上の効果ではない点に注意が必要である．

a. 2 型糖尿病に適応があり減量効果をもつ薬剤

❶ GLP 1 受容体作動薬

小腸 L 細胞から分泌されるグルカゴン様ペプチド-1（glucagon-like peptide-1：GLP-1）は，膵インスリン分泌促進作用とグルカゴン分泌抑制作用のほか，中枢神経における摂食抑制作用や腸管運動抑制作用をもつ．

リラグルチドは 1 日 1 回の皮下注射製剤で，最大用量 1.8 mg の使用で 2〜4％ の減量

効果が，デュラグルチドは週1回投与の皮下注射製剤で，中枢神経への移行が少なく，減量効果も2〜3%である．セマグルチドは週1回投与の皮下注射製剤と毎日1回投与の内服製剤があり，前者の最大用量1 mgの使用では5〜7%の減量，後者の最大用量14 mgでは4%の減量効果をもつ（いずれもわが国での最大用量である）．副作用としては悪心・嘔吐，便秘などの消化器症状に注意する必要があるため，低用量から開始し，徐々に増量する．

処方例

①〜④のいずれかを用いる．

①ビクトーザ®皮下注 18 mg（リラグルチド）
1回 0.3 mg 1日1回 朝または夕 皮下注から開始，維持量として1回 0.9 mg 1日1回
- 1本で複数回，使用する．
- 1週間以上の間隔をあけて 0.3 mg ずつ増量．最大用量は 1.8 mg．
- 注射針の処方が必要である．

②トルリシティ®皮下注 0.75 mg アテオス®，1.5 mg アテオス®（デュラグルチド）
0.75 mg 週1回 皮下注射（状態に応じて 1.5 mg 週1回に増量可）
- 1回使い切りのディスポーザブル製品．
- 固定注射針付きシリンジを注入器にセットしたキット製剤のため，注射針の処方は不要である．

③経口内服製剤：リベルサス®錠 3 mg，7 mg，14 mg（セマグルチド）
1回 3 mg 1日1回から開始し，4週間投与したのち，維持量として1回 7 mg 1日1回
- 4週間以上，投与しても効果不十分な場合には，1回 14 mg 1日1回に増量することが可能．

④皮下注射製剤：オゼンピック®皮下注 2 mg（セマグルチド）
0.25 mg 週1回 皮下注射から開始し，4週間投与したのち，維持量として週1回 0.5 mg
- 1本で複数回，使用する．
- 4週間以上，投与しても効果不十分な場合には，1.0 mg 週1回まで増量することが可能だが，とくに消化器症状に注意が必要である．
- 注射針の処方が必要である．

❷ GIP/GLP-1 受容体作動薬

胃酸分泌抑制ポリペプチド（gastric inhibitory polypeptide：GIP）またはグルコース依存性インスリン分泌刺激ポリペプチド（glucose-dependent insulinotropic polypeptide：

GIP）はGLP-1と同様，腸管から分泌される．薬理学的濃度のGIPは体重減少・摂食抑制作用を有するため，GLP-1受容体作動薬のみよりも，GIP/GLP-1受容体作動薬であるチルゼパチドのほうが効果が大きい．チルゼパチドは週1回投与の皮下注射製剤で，最大用量15 mgを36週投与した場合は20%の減量効果を，また88週投与した場合は25%の効果をもつ．しかしながら，36週で中止した場合はリバウンドし，10%程度の減量にとどまったと報告されている．

処方例

マンジャロ®皮下注2.5 mgアテオス®，5 mgアテオス®，7.5 mgアテオス®，10 mgアテオス®，12.5 mgアテオス®，15 mgアテオス®（チルゼパド）
2.5 mg 週1回 皮下注から開始し，4週間投与したのち，維持量として5 mg 週1回

- 患者の状態に応じて適宜，使用量を調整するが，維持量で効果不十分の場合には，4週間以上の間隔をあけて2.5 mgずつ増量．最大用量は15 mg 週1回．
- 1回使い切りのディスポーザブル製品．
- 固定注射針付きシリンジを注入器にセットしたキット製剤のため，注射針の処方は不要である．

❸ ビグアナイド薬，αグルコシダーゼ阻害薬

2型糖尿病の治療で使用されるが，ビグアナイド薬は0.62 kg，αグルコシダーゼ阻害薬は0.39 kgの減量効果が報告されている．

b．肥満・肥満症に適応がある薬剤（2024年6月現在）

❶ GLP-1受容体作動薬

セマグルチドは2023年11月に，肥満症治療薬として認可された．適応を満たした症例に対し，処方施設基準と資格を有した医師が処方できる．セマグルチドは最大用量2.4 mgの使用により，68週で13.2%の減量，内臓脂肪面積を40.0%減少する効果をもつ．

処方例

ウゴービ®皮下注0.25 mg，0.5 mg，1.0 mg，1.7 mg，2.4 mg（セマグルチド）
0.25 mg 週1回 皮下注射から開始し，4週間投与したのち，維持量として週1回0.5 mg

- 1本で複数回，使用する．
- 維持量を4週間以上投与しても効果不十分の場合には，1.0 mg 週1回まで増量することが可能だが，とくに消化器症状に注意が必要である．
- 固定注射針付きシリンジを注入器にセットしたキット製剤のため，注射針の処方は不要である．

❷ **マジンドール**

　摂食中枢である視床下部に作用し，脳内カテコラミン濃度が上昇することで摂食抑制する薬剤である．わが国では，投与 14 週後の体重減少効果は 6.4％ であった．高度肥満症で食事・運動療法の効果が不十分な患者に限り，3 か月を限度に使用が可能である．1 回の処方は 14 日間の制限がある．禁忌としては，統合失調症など精神疾患を有する場合や，薬物・アルコール乱用歴がある場合，肺高血圧症などの場合とされている．また，糖尿病患者へは慎重投与となっている点にも注意が必要である．

> **処方例**
>
> サノレックス®錠 0.5 mg（マジンドール）
> 1 回 0.5 mg　1 日 1 回　昼食前　経口
> - 1 日最大用量は，マジンドールとして 1.5 mg（3 錠）までとし，2〜3 回に分けて食前に経口投与．
> - 使用はできる限り，最小有効量かつ短期間とし，3 か月を限度とする．
> - あくまで補助的な治療であるため，治療期間中に食事・運動療法の環境を整える．

❸ **オルリスタット**

　腸管でトリグリセライドを分解するリパーゼを阻害することで肥満症を予防する OTC 医薬品で，肥満症には使用できない．腹囲が基準値以上（男性 85 cm，女性 90 cm）かつ 35＞BMI≧25 の肥満者が適応で，1 日 3 回内服する．最大用量 60 mg×3 の使用により，4.2 kg の減量効果がある．

❹ **漢方薬**

　防風通聖散は実証で体力が充実した肥満者に用いられ，脂肪分解の促進やカテコラミン作用により減量効果をもたらす．防已黄耆湯は虚証で体力が低下した水太りタイプの肥満者に用いられ，いずれも 1〜2 kg 程度の体重減少効果をもつ．

5　外科治療

　肥満に対する外科治療は，体重減少のみならず 2 型糖尿病をはじめとした健康障害を改善するため，減量・代謝改善手術（metabolic surgery）と称するようになった．手術法については，胃を小さく 100〜150 mL 程度に形成し食事摂取量を制限する手術法として，スリーブ状胃切除術をはじめとした調節性胃バンディング術や，内視鏡的胃内バルーン留置術，内視鏡的胃スリーブ状胃形成術などがある．また摂取量制限に加え，消化管（小腸）をバイパスすることで消化吸収を抑制する効果を追加した手術法として，スリーブバイパス術や Roux-en-Y 胃バイパス術などがある．2024 年 9 月現在，わが国で保険収載されている術式は，腹腔鏡下スリーブ状胃切除術（laparoscopic sleeve gastrectomy：LSG）と腹腔鏡下スリーブバイパス術（laparoscopic sleeve gastrectomy with duodenojejunal

表4 減量・代謝改善手術後の2型糖尿病改善予測スコア（ABCDスコア）

因子	0	1	2	3
年齢（歳）	≧40	<40		
BMI（kg/m²）	<27	27〜34.9	35〜41.9	≧42
血中Cペプチド（ng/mL）	<2	2〜2.9	3〜4.9	≧5
糖尿病罹病期間（年）	>8	4〜8	1〜3.9	<1

〔日本肥満学会（編）：肥満症診療ガイドライン2022．ライフサイエンス出版，2022[1]〕

bypass：LSGB）である．

　LSGの総体重減少率は，術後1年で29%，術後5年で26%であり，一方LSGBは，術後1年で24%，術後5年で32%とされている．術後2〜4年で体重はやや増加するが，プラトーに達し，その後10年以上にわたって体重減少効果が維持される．内科治療と比べ，長期間にわたって効果が持続し，体重減少効果も大きい．2型糖尿病改善・寛解効果も大きく，これを予測するためにABCDスコア（表4）[1]を使用する．6点以上では糖尿病寛解率は95%で，術式間で差はなかった．また，5点以下のインスリン非依存状態の2型糖尿病寛解率はLSG 62%，LSGB 80%，インスリン依存状態の患者ではLSG 42%，LSGB 72%であり，ABCDスコア5点以下ではLSGBが望ましい可能性がある．そのほか，高血圧や脂質異常症，QOLの改善だけではなく，16年の経過で心血管イベント減少や生命予後改善（死亡リスク30%低下）効果も示されている．

　LSGはわが国でもっとも多く行われている手術で，安全性も高く，わが国のJ-SMART研究では，総体重減少率29.9%，糖尿病寛解率75.6%と効果のあることが示されている．しかしながら，一部で体重減少不良例や糖尿病の再発例がある点にも注意する．LSGBなどのバイパス術は代謝改善効果も大きいが，手術技術難度が高いため，経験ある施設での施行が望ましく，また栄養素欠乏を起こしやすいことから長期フォローアップが重要となる．

06 フォローアップの検査と頻度は？

　1〜3か月おきに行動療法・食事療法・運動療法を確認し，適宜，修正し，前述した検査を参考に個々の健康障害をフォローアップする．また個々の心理社会的要因や経済的問題，周囲のサポート体制など患者の生活環境に関する情報も収集する．これらを初診から3〜6か月で行い，患者と合意した減量目標を立てて治療方針（図3）を適宜，追加・修正していく．

　減量が緊急で必要な場合や精神疾患が考慮された場合，また減量・代謝改善手術が望ましいと考えられた場合は，前述の治療の項を参照する．

07 どんな時に専門医に相談する？

- 精神疾患やその他の心理社会的な問題を疑う場合は，心療内科医・精神科医・公認心理師などメンタルヘルスの専門家に相談する．また，現在治療中の精神疾患がある場合は，情報交換を行うことができるよう，連携しておくことが望ましい．
- 減量・代謝改善手術が望ましいと考えられる場合は文献[4]などを参照いただきたい．
- 緊急で入院が必要と考えられる症例は，原疾患の治療だけではなくさまざまな疾患を併発していることが多く，総合的に診療が可能な経験ある病院への紹介が望ましい．また心理社会的な問題を抱えていることも多く（精神疾患がある・社会的サポートがないなど），紹介先に情報を提供できるとよい．

51歳男性．身長165 cm，181 kg，BMI 66.5，腹囲155 cm，（内臓脂肪面積／皮下脂肪面積 206/1,072 cm^2）の原発性の高度肥満症，重症無呼吸症候群（AHI 92/時），2型糖尿病（HbA1c 8.4％）で，20％以上の減量を期待したい症例．

小児期から肥満があり，大学卒業後はシステムエンジニアとして就職し，独身で多忙・不規則な業務から，自身の健康は後回しになっていた．合併症から就業困難となり，うつ病を発症して休職した．うつ病は精神科治療で改善したが，復職のために減量が必要であり，産業医より紹介となった．

3か月の内科的治療でも体重は増加し，GLP-1受容体作動薬（セマグルチド）を使用して体重は横ばいとなった．この間，体重記録や食事療法の改善ができず，外来診療の遅刻など医療者間でも否定的な意見がみられるようになった．一方で復職期限が迫っており，社会復帰の最終チャンスとして本人が社会復帰を切望し，減量・代謝改善手術以外に減量が実現できない状態であった．自己責任感の欠如のようにみえる行動はあるものの，受療行動は継続できていることから，チームで意見を出し合い，最低限の約束事ができることや術後サポート環境ができていることを，手術を行う前提とした．動機づけ面接を行い，時間どおりの外来受診や体重経過の記録，フォーミュラ食による食事療法など約束を守り，行動変容がみられた．また，術後の精神科受診によるメンタルヘルスチェック体制と，就業支援のリワークプログラムなど規則正しい生活環境も用意できたことから，手術は可能と判断した．術後は各サポートのもと自己効力感が増し，自主的に体重経過の記録，食事療法や運動療法も積極的に行うことができた．術後6か月で24％減量したことで合併症も改善し，復職に至った．

解 説

 肥満症や合併症の治療も重要だが，その原因である心理社会的・社会経済的要因を分析し対応できれば完璧です！

　本症例は，自分のことは後回しで，仕事や他者のことを優先してしまうパーソナリティ特性が考慮される．減量・代謝改善手術や術後サポート体制によって減量し，その成功体験から自己効力感が芽生え，加速度的に行動変容した．減量がうまくいかないことに1番苦悩しているのは彼自身であり，痩せないながらも，白紙の体重記録計を持ってくることがSOSサインであったと思われる．いずれの治療も動機づけし，うまくいっていれば賞賛してあげてほしい．うまくいかないと，医療者もオベシティ・スティグマから否定的な感情や態度をとりがちになり，患者の「よくない点」をあげてしまうが，チームで意見を出し合えば必ず「よい点」が見つかるので，活かしてほしい．

文献
1) 日本肥満学会（編）：肥満症診療ガイドライン2022．ライフサイエンス出版，2022
2) Verhaegen AA, et al.：Drug-induced obesity and its metabolic consequences：a review with a focus on mechanisms and possible therapeutic options. *J Endocrinol Invest* 2017；**40**：1165-1174［PMID：28660606］
3) 齋木厚人，他：東邦大学医療センター佐倉病院　ウェイトコントロールファイル，富士フイルム　富山化学株式会社
4) 日本肥満症治療学会：肥満症外科手術（減量・代謝改善手術）認定施設　http://plaza.umin.ne.jp/~jsto/gekashisetsu/index.html（2024.7.27 アクセス）

（堀川　修，齋木厚人）

減量指導のコツ

　好き放題に食べ，運動もせず，体重が減らないにもかかわらず受診する肥満患者に苦慮されていることはないだろうか．本当に治療意欲があるのかと不信感が募ったり，「肥満者はやる気がない」とネガティブな気持ちになり，対応や治療に困ることも多いと思われる．このような時はぐっと負の感情をこらえて，「太りたくて太っている患者はいない」「外来に来ていること自体がSOSのサイン」という前提に，医療者が立ち返ってほしい．

　これらは，パーソナリティ特性（個人を特徴づける認知や行動のパターン）を知って

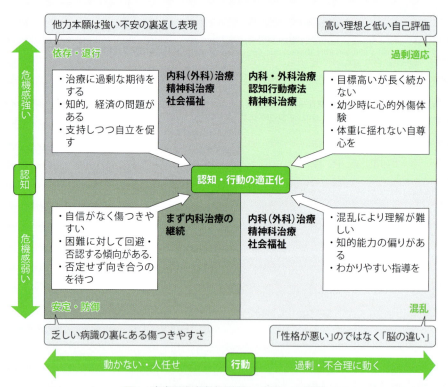

図a　高度肥満症患者の認知・行動の4分類
〔日本肥満症治療学会メンタルヘルス・行動医学部会（編著）：減量・代謝改善手術のためのメンタルヘルス・ガイドブック 2022―評価と対応に関するQ&A．コンパス出版局，2022[1)]〕

おくと格段に対応しやすくなる．当院では図 a[1] を利用し，内科医でも把握できるようにしている．肥満症患者は「安定・防御」タイプが多く，問題点を見ないで都合のよい解釈をする認知的特徴があり，自ら行動せず他人任せ，といった行動的特徴をもつ．病識がないわけではなく，むしろ肥満に向き合う恐怖心から逃避するために，積極的になれないのである．また自己効力感（self-efficacy）を喪失しており，自信のなさや無力感，周囲からの肥満への偏見・軽蔑（オベシティ・スティグマ）で苦しんでいる．医療者さえも，「肥満者は自制心や意志力が欠如しており，約束ごとに従わない」という「オベシティ・スティグマ」にとらわれネガティブな気持ち（陰性の逆転移感情）ができてしまうと，関係性を構築できず，医療者が強引な説得・指導を行うことで自己効力感をさらに喪失し（自分は駄目な人間なんだ，もしくはこの先生は私には合わないと怒りの感情さえあるかもしれない），ドロップアウトしてしまう．このような特性をもつ患者に対しては，「受診行動が継続できていること」や「今できていること」を賞賛し，自己効力感を高め，できることを増やしていくことが重要である（例として「安定・防御」タイプをあげたが，その他のタイプの患者対応については文献[1]をぜひ参考にしていただきたい）．

　減量指導のコツは，パーソナリティ特性である認知や行動の偏りやズレを把握すること，さらに適切なアドバイスとフィードバックで自己効力感を高め，行動変容につなげることである[1,2]．また，肥満患者の約半数が，うつ病，パーソナリティ障害，統合失調症などの精神疾患を患っていることも報告されており，精神面を放置したまま治療しているとリバウンドや精神的不安定性が悪化する可能性もあり，精神科医や心療内科医といったメンタルヘルスの専門家との連携も重要である．

📖 文献

1) 日本肥満症治療学会メンタルヘルス・行動医学部会（編著）：減量・代謝改善手術のためのメンタルヘルス・ガイドブック 2022―評価と対応に関する Q&A．コンパス出版局，2022
2) ザフラ・クーパー，他（著），小牧　元（監訳）：肥満の認知行動療法―臨床家のための実践ガイド．金剛出版，2006

（堀川　修，齋木厚人）

外科治療の適応は？

　6か月以上の内科治療で有意な体重減少ならびに肥満関連健康障害の改善が得られない，高度肥満症を適応とする．手術適応については表a[1]を参照いただきたい．

　内科治療では20%以上の体重減少の達成は難しく，重度の糖尿病や睡眠時無呼吸症候群などの合併症（表1，☞p.123）がある場合は外科治療のよい適応となる．また，肥満2型糖尿病に対する治療選択肢としても考慮される．近年は20%以上の減量を達成できる薬物治療もあるが，経済的な問題も大きい．外科治療により医療投資（交通費，サプリメント代や食費など）や医療費は2〜4年で回収できるため，経済的な問題を抱えやすい肥満症患者にもよい適応と考えられる．

　一方で，手術適応の除外基準が重要である．心理面が食行動に強く依存している場合は，手術を行うことによって充実感や満足感を喪失する可能性があるため，精神疾患が安定していない場合は注意を要する（表b）[2]．とくに手術後は，精神的不安定性が悪化しないようにメンタルヘルスのフォローアップと支援が必須であるため，安全な手術の提供と周術期管理に加え，術後フォローアップを提供することができる多職種チーム医療を有した病院に相談いただきたい[3]．

表a　減量・代謝改善手術の手術適応基準

受診時BMI	手術適応基準
BMI≧35	6か月以上の内科治療で十分な改善が得られず，2型糖尿病，高血圧症[*2]，脂質異常症[*3]，OSAS，MASLDのうち1つ以上を合併している
35＞BMI≧32	6か月以上の内科治療で十分な改善が得られず，2型糖尿病[*1]（HbA1c≧8.0%），高血圧症[*2]，脂質異常症[*3]，OSAS，MASLDのうち2つ以上を合併している

[*1] 2型糖尿病：35＞BMI≧32はHbA1c≧8.0%
[*2] 高血圧症：6か月以上の降圧薬による治療でも収縮期血圧≧160 mmHg
[*3] 脂質異常症：6か月以上，スタチンなどによる薬物治療でも低比重リポ蛋白コレステロール（LDL-C）≧140 mg/dL，または，non HDL-C≧170 mg/dL
OSAS：閉塞性睡眠時無呼吸症候群，MASLD：代謝機能障害関連脂肪性肝疾患
〔日本肥満症治療学会（編），「減量・代謝改善手術のための包括的な肥満症治療ガイドライン2024」作成委員会（監）：減量・代謝改善手術のための包括的な肥満症治療ガイドライン2024．コンパス出版局，2024[1]〕

表 b　心理社会面における減量・代謝改善手術適応のチェックリスト

項目	チェックリスト
手術適応除外事項	□現在または最近の薬物依存・乱用，アルコール依存・乱用
	□未治療または治療中でも症状が安定していない精神疾患（うつ病，双極性障害，統合失調症，神経性過食症，など）
手術を延期または中止を慎重に考慮すべき事項	□複数の自殺未遂歴または最近の自殺念慮・企図
	□術前後に推奨される課題の実行に対する消極的態度・アドヒアランス不良
	□重度の精神遅滞（IQ＜50）
	□境界性パーソナリティ障害
	□手術によるリスクと利益の理解不足
	□長期フォローアップへの参加意志の欠如
	□深刻な日常生活上のストレスの存在
	□自身のケアができない，ケア可能な家族／支援者がいない

〔日本人の肥満 2 型糖尿病患者に対する減量・代謝改善手術の適応基準に関する 3 学会合同委員会（編），日本肥満症治療学会，他（監）：日本人の肥満 2 型糖尿病患者に対する減量・代謝改善手術に関するコンセンサスステートメント．コンパス出版局，2021：35[2]〕

📗 文献

1) 日本肥満症治療学会（編），「減量・代謝改善手術のための包括的な肥満症治療ガイドライン 2024」作成委員会（監）：減量・代謝改善手術のための包括的な肥満症治療ガイドライン 2024．コンパス出版局，2024

2) 日本人の肥満 2 型糖尿病患者に対する減量・代謝改善手術の適応基準に関する 3 学会合同委員会（編），日本肥満症治療学会，他（監）：日本人の肥満 2 型糖尿病患者に対する減量・代謝改善手術に関するコンセンサスステートメント．コンパス出版局，2021

3) 日本肥満症治療学会：肥満症外科手術（減量・代謝改善手術）認定施設　http://plaza.umin.ne.jp/~jsto/gekashisetsu/index.html（2024.7.27 アクセス）

（堀川　修，齋木厚人）

1. 糖尿病・内分泌コモンディジーズ

代謝機能障害関連脂肪性肝疾患 / 脂肪肝炎（MASLD/MASH）

Clinical pearl & Pitfall

(1) 非アルコール性脂肪性肝疾患（NAFLD）は，肥満症，2型糖尿病，あるいはそれらの予備軍であるメタボリックシンドローム（MetS）を背景に，組織・画像診断で脂肪肝～脂肪肝炎を呈する疾患群である．

(2) 「脂肪肝＋代謝異常＝代謝機能障害関連脂肪性肝疾患（MASLD）」の疾患概念が提唱されている．

(3) 2型糖尿病，肥満は，肝臓の脂肪化と線維化を促進させる．

(4) 肝脂肪化は骨格筋インスリン抵抗性と関連する．

(5) 皮膚所見（手掌紅斑，毛細血管拡張），血小板低下，AST＞ALT，FIB-4 index から，隠れ MASH（代謝機能障害関連脂肪肝炎）を見出し，消化器内科と連携しよう！

(6) 消化器内科，循環器内科と連携して，肝不全，肝癌に加えて，MASH 患者の死因の上位を占める心血管疾患，肝臓以外の癌（大腸癌，乳癌など）を精査しよう！

(7) MASLD 治療の基本は，バランスのとれた食事と運動療法によって，ゆっくりと適正体重をめざすことである．Na^+/グルコース共役輸送担体2（SGLT2）阻害薬は，NAFLD 患者の肝脂肪化，炎症，線維化を軽減させる．

01 病態は？

1 疾患概念

　非アルコール性脂肪性肝疾患（nonalcoholic fatty liver disease：NAFLD）は，肥満症，2型糖尿病，あるいはそれらの予備軍であるメタボリックシンドローム（metabolic syndrome：MetS）を背景に，組織・画像診断で脂肪肝～脂肪肝炎を呈する疾患群である．

　近年，アルコール性・ウイルス性・薬剤性肝障害を除外する従来からの NAFLD を置換する疾患概念として，脂肪肝＋代謝異常で定義され，他の肝疾患との併存を許容する

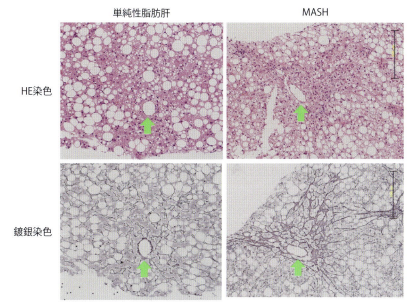

図1　単純性脂肪肝と代謝機能障害関連脂肪肝炎（MASH）の肝病理所見の違い
MASH症例の肝臓では，HE染色で中心静脈周辺（➡）の炎症細胞浸潤，幹細胞の風船様腫大が，また鍍銀染色で中心静脈（➡）から門脈域に向かって伸びる線維化を認める．

代謝機能障害関連脂肪性肝疾患（metabolic dysfunction-associated steatotic liver disease：MASLD）[1]が提唱された．

2　病態

　肝臓に蓄積する脂肪の6割は内臓脂肪からの脂肪酸流入によるので，内臓脂肪蓄積は脂肪肝の治療標的である．また，肝臓の脂肪化は骨格筋インスリン抵抗性と関連する．骨格筋インスリン抵抗性による高血糖と高インスリン血症は，肝臓での脂肪合成（de novo lipogenesis）を促進する．2型糖尿病を合併するMASLDでは，HbA1cが肝線維化促進因子である．

　これらの病態を鑑み，MASLD治療では，バランスのとれた食事および運動による適正体重への減量と骨格筋インスリン抵抗性の軽減，および高インスリン血症をきたさない血糖降下療法が求められる．

　肝臓への脂肪蓄積に伴い，炎症→肝細胞変性→肝線維化を伴い進展しうるのが代謝機能障害関連脂肪肝炎（metabolic dysfunction-associated steatohepatitis：MASH）であり（図1），肝硬変，肝不全，肝癌の成因となる．

02 疫学は？

MASLD有病率は全世界で25%で，アジア27%，北米・ヨーロッパ24%である．わが国では検診受診者の3割とされている．日本・アジア人は，欧米人に比してBMIが低めだが，MASLDの有病率に差はない[2, 3]．日本のMASLD有病率は，BMI 23 kg/m^{2}未満の非肥満者で10%以下，BMI 30 kg/m^{2}以上の高度肥満者では80%[4]，糖尿病患者では45〜60%である[5]．また日本では，女性に比して男性でMASLDの有病率が高い．60歳以上では，女性でMASHの有病率が高い．

MASLDからの肝発癌率は0.44/1,000人年（観察人年），MASH肝硬変からは0.45〜22.6/1,000人年である．

03 どんな時に疑う？

肥満，2型糖尿病などのリスクを有する患者において，軽度のAST/ALTの上昇がある場合には積極的に疑う．

MASLD患者の予後ともっとも関連する肝病理は肝線維化であり，死亡原因は多い順に，心血管疾患，肝臓以外の癌（大腸癌，乳癌など），肝関連イベントである[2]．したがって，単純性脂肪肝からMASHを早期に鑑別し，循環器内科，消化器内科と連携して，予後を規定する前述の疾患を精査することが重要である．そのためには，後述する所見をきっかけにスクリーニングする．

1 まず，皮膚を診る

肝硬変患者はエストロゲン不活化不全による毛細血管拡張（paper dollar所見），手掌

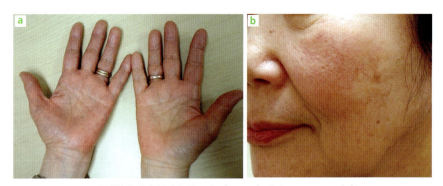

図2 代謝機能障害関連脂肪肝炎（MASH）患者にみられる皮膚所見
肝細胞の風船様腫大とstage 2の肝線維化を有する67歳女性．手掌紅斑（a）と頬部の毛細血管拡張（b）が観察された．

紅斑，くも状血管腫といった特徴的な皮膚所見を呈する．MASH 患者では，比較的早期にこのような皮膚所見を呈する．Stage 2 程度の MASH 患者では，くも状血管腫まではいかなくとも，毛細血管拡張や手掌紅斑がみられる（図 2）．

2 次に，血小板数を診る

血小板数が 20 万/μL を下回れば要注意，15 万/μL 以下で肝硬変を疑う（図 3）．血小板数低下は肝線維化に伴う脾機能亢進によるので，骨髄での血小板産生を反映する未成熟血小板は増多する．膠原病，自己免疫性甲状腺疾患や *Helicobacter pylori* 感染で頻度の高い，特発性血小板減少性紫斑病（idiopafhic thrombocytopenic purpura：ITP）との鑑別には PA-IgG を測定する．

3 次に，ALT/AST 比を診る

脂肪肝では，ALT 優位な肝酵素上昇を特徴とする．肝線維化に伴い AST の比率が上昇し，進行した線維化を有する場合には AST 優位になる．線維化が進行し，脂肪化が低下した burn-out MASH では，ALT の絶対値も低下する傾向にある．

4 FIB-4 index

血小板数，ALT/AST の指標に年齢を加えて算出するのが FIB-4 index である．計算式にルートが含まれるので，日本肝臓学会の web サイト（https://www.jsh.or.jp/medical/guidelines/medicalinfo/）などで提供される計算サイトを利用する．FIB-4 index 1.3 以上で，肝線維化の精査をすることが望ましい．2.6/ 以上では肝硬変に近い高度線維化が危惧されるため，消化器内科と連携して，肝硬変の管理

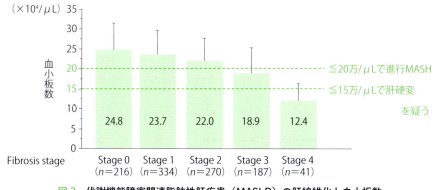

図 3 代謝機能障害関連脂肪性肝疾患（MASLD）の肝線維化と血小板数
血小板数 ≦20 万/μL で進行した代謝機能障害関連脂肪肝炎（MASH）を，≦15 万/μL で肝硬変を，それぞれ疑う．

と肝癌のスクリーニングを開始する[2,3]．1.3未満では高度線維化の陰性的中率は99%である．

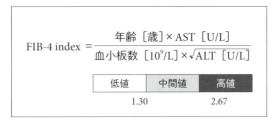

04 疑った時にオーダーする検査は？結果をどう解釈する？

- MASLDを疑った場合，まずは腹部超音波での高エコー所見（肝腎コントラストの亢進），単純CTでの低密度所見で肝脂肪化を評価する．ただし，肝臓に鉄沈着がある場合，これらの所見はマスクされる．
- MASLD病理と関連する血中バイオマーカーは，肝酵素と血小板数である．
- ALT > 30 U/Lを有する症例に肝生検を行うと，そのほとんどで肝組織に炎症細胞浸潤が認められることから，日本肝臓学会は奈良宣言として，肝疾患の早期発見・早期治療のきっかけとしてALT > 30 U/Lを1つのめやすとした（https://site2.convention.co.jp/jsh59/nara_sengen/iryou.html）．
- 肝線維化に伴い，ALTが低下しASTが上昇する傾向にある．糖尿病を合併したMASLD患者では，γ-GTPの上昇が肝線維化進行と関連する．ただし一部の症例では，肝酵素が変動しないうちに肝硬変に進展するlatent cirrhosisの病態を呈するので，画像所見や血小板数などから総合的に診断する必要がある．
- 肝形態異常，肝酵素異常があれば，ウイルス性肝炎，自己免疫性肝炎，原発性胆汁性胆管炎など，他の肝疾患を除外する．
- 腹部超音波あるいは造影CTで，肝細胞癌をスクリーニングすることがもっとも重要である．腫瘍があれば，消化器・肝臓内科と連携して，さらに質的精査を行う．
- 肝硬変では，腹部超音波・CTで脾腫が，上部消化管内視鏡で食道-胃静脈瘤所見が認められる．
- 肝臓の脂肪化，線維化評価には，エラストグラフィ，MRエラストグラフィが有用である．
- MASH患者の死因として，肝不全，肝癌に加えて，上位を占める心血管合併症，および肝臓以外の癌（大腸癌，乳癌など）を精査する[2,3]．
- 肥満症や糖尿病などの代謝異常を合併しない症例，あるいは家族に原因不明の肝硬変症例が集積する場合，PNPLA3変異などの背景を精査する．

05 治療は？薬をどう使う？ 処方のコツは？

治療の原則は，脂肪肝を惹起する肥満症と糖尿病の是正である．具体的には，①食事療法，②運動療法，③薬物療法，である．

1 食事療法

肥満症がある場合は，バランスのとれた食事でゆっくりと適正体重（目標 7% 以上）を目指す．夕食を食べ終えてから朝食まで 12〜14 時間絶食する時間制限食事（time-restricted eating）は，糖尿病，肥満症，脂肪肝の是正に有効である．ただし，筋萎縮をきたしうるので，運動療法と組み合わせたほうがよい．

2 運動療法

中等度以上の有酸素運動あるいはレジスタンス運動，あるいは高強度間欠トレーニングは，肝臓の脂肪分解を促進することで脂肪肝を軽減させる．

3 薬物療法

高血糖・高インスリン血症は *de novo* 脂肪合成を促進するので，糖尿病を有する場合は高インスリン血症をきたさない血糖降下療法が有効である．インスリン療法は肝癌の術後再発リスクを高めるので，不必要な高インスリン血症を避ける．

これまでランダム化比較試験で，MASLD 患者の肝線維化を軽減させた薬剤を表1に示す．ピオグリタゾン，ビタミンEはともに，プラセボに比して脂肪化，肝細胞変性，炎症スコアを有意に低下させたが，線維化改善は有意ではない．また LEAN 研究において，リラグルチドはプラセボに比して脂肪化スコアのみ有意に低下させたが，線維化

COLUMN 10

MASLD とインスリン抵抗性の関係について

高インスリン血症下正常血糖クランプ試験を用いて，MASLD 患者におけるインスリン抵抗性を臓器別に評価すると，肝臓の脂肪化は肝臓自体ではなく，骨格筋のインスリン抵抗性と関連する．このことは，脂肪肝に関連したヘパトカイン産生異常などが骨格筋インスリン抵抗性を形成する可能性，あるいは骨格筋インスリン抵抗性が代償的高インスリン血症を介して，肝臓での *de novo* 脂肪合成を促進する可能性を示唆する．

表 1　肝病理スコアの改善率を主要評価項目としたランダム化比較試験

文献		介入期間（週）	脂肪化	肝細胞風船様腫大	炎症	線維化
Belfort R, et al. N Engl J Med 2006; 355: 2297-2307 [PMID: 17135584]	プラセボ	24	38	24	29	33
	ピオグリタゾン	24	65	54	65	46
Sanyal AJ, et al.: N Engl J Med 2010; 362: 1675-1685 [PMID: 20427778]	プラセボ	96	31	29	35	31
	ビタミン E	96	54	50	54	41
	ピオグリタゾン	96	69	44	60	44
Neuschwander-Tetri BA, et al.: Lanet 2015; 385: 956-965 [PMID: 25468160]	プラセボ	72	38	31	35	19
	obeticholic acid	72	61	46	53	35
Armstrong Mj, et al.: Lancet 2016; 387: 679-690 [PMID: 26608256]	プラセボ	48	45	32	55	16
	リラグルチド	48	83	61	48	26
Newsome PN, et al.: N Engl J Med 2021; 384: 1113-1124 [PMID: 33185364]	プラセボ	72	26	39	26	31
	セマグルチド 0.1 mg	72	53	53	41	46
	セマグルチド 0.2 mg	72	60	71	47	32
	セマグルチド 0.4 mg	72	63	74	38	43
Takeshita Y, et al.: Diabetes Care 2022; 45: 2064-2075 [PMID: 35894933]	トホグリフロジン	48	65	55	50	60
	グリメピリド	48	30	25	15	35

改善は有意ではない．セマグルチド研究では，線維化のみプラセボとの統計解析が行われ，統計学的な有用性はなかった．ケノデオキシコール酸の誘導体で核内受容体 FXR（farnesoid x receptor）のアゴニストである obeticholic acid，および Na$^+$/グルコース共役輸送担体 2（sodium-glucose cotransporter 2：SGLT2）阻害薬のトホグリフロジンは，肝脂肪化，肝細胞変性，炎症，線維化，すべての組織スコアを有意に改善させた．

　ピオグリタゾンは浮腫，心不全，膀胱癌などの副作用のため，長期的な使用に不安が残る．また，ビタミン E はある程度有効だが，抗酸化療法の長期的安全性は確立していない．

　糖尿病を合併する MASLD の管理には高血糖是正が重要で，薬剤としてはグルカゴン様ペプチド-1（glucagon-like peptide-1：GLP-1）受容体作動薬，あるいは SGLT2 阻害薬

表2 フォローアップ用検査項目

	項目	備考
血液学的検査	血小板数	
血液生化学的検査	肝酵素：ALT，AST，γ-GTP	
	肝線維化マーカー：FIB-4 index，ヒアルロン酸，Ⅳ型コラーゲン 7S，N-terminal procollagen Ⅲ peptide（PⅢNP）	
	腫瘍マーカー；AFP，PIVKA-Ⅱ	まず AFP を測定する．ただし肝癌には多様性があり，AFP が陰性の肝細胞で PIVKA-Ⅱ陽性を示すことがあり，両者を組み合わせることで肝細胞癌の診断精度が増す．
画像診断	腹部超音波，エラストグラフィ，必要に応じて（造影）CT，MRI	

が有効である．具体的には，インスリン非依存的に血糖を降下させる SGLT2 阻害薬，メトホルミン，あるいは GLP-1 受容体作動薬などを併用して，インスリン投与量を低下させる．一方，インスリン／インスリン様成長因子-1（insulin-like growth factor-1：IGF-Ⅰ）作用は肝炎症・線維化に保護的である可能性があり，インスリン分泌不全を主病態とする糖尿病に対しては，インスリン強化療法が望ましい．

06 フォローアップの検査と頻度は？

MASH への進展と重症化，肝癌のスクリーニングをモニターするには，表2 に示す検査を定期的に実施するのが望ましい．検査の頻度は重症度による．

近年，高度肝線維化を有する MASLD 患者の診断に有用な血中バイオマーカーとして，Mac-2 結合蛋白糖鎖修飾異性体（M2BPGi），オートタキシンが保険適用された．

07 どんな時に専門医に相談する？

血小板数≦20万/μL，または FIB-4 index≧1.3 になったら，消化器内科ならびに循環器内科と連携し，肝癌，肝臓以外の癌スクリーニング，ならびに心血管疾患の精査を進める．

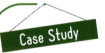

53歳女性．父・母ともに非ウイルス性肝硬変・肝癌あり．飲酒なし．47歳より肝機能障害と脂肪肝あり，51歳で関節リウマチと骨粗鬆症の診断のもと，抗リウマチ薬，非ステロイド性抗炎症薬（NSAID），ビタミンD製剤が処方され，同時期からAST 70〜132 IU/L，ALT 110〜179 IU/Lで推移した．53歳時に選択的エストロゲン受容体モジュレータ（SERM）であるラロキシフェン60 mg/日の内服を開始後，ALT，ASTが300〜400 IU/mLに上昇した．

身体所見と血液検査ではBMI 26.5 kg/m^2，血小板 19.7万/μL，AST 177 IU/L，ALT 282 IU/L，フェリチン 845 ng/mL，ヒアルロン酸 255 ng/mL［基準値＜50］，P-Ⅲ-P 1.10 U/mL［＜0.8］，Collagen Ⅳ-7s 14.0 ng/mL［＜6］，抗核抗体×320，肝炎ウイルスマーカー陰性であった．肝生検で，肝臓の脂肪化，炎症，風船様腫大，線維化あり，Matteoni分類4型, Brunt分類 stage 3, 前肝硬変状態のMASHと診断した．

解説

 複合的な要因がMASHの病態に寄与する場合があるので，患者の背景と経過を多面的に分析しよう！

本例は，SERM併用で悪化したMASH症例である．原因不明の肝硬変の家族歴を有する遺伝的背景に加えて，閉経と肥満症という後天的MASHのリスクを有して肝酵素が変動していたところに，抗リウマチ薬による薬剤性肝障害，およびSERM併用による肝酵素の著しい上昇をみた．エストロゲンは種々の肝障害に保護的に作用する．そのため，閉経後や，肝臓でのエストロゲン作用を阻害するSERMやアロマターゼ阻害薬の併用に伴い，MASHは悪化することに留意が必要である．また，MASH患者の10〜30％は抗核抗体などの自己抗体を有し，線維化進展と関連することが報告されている．

文献

1) Rinella ME, et al.：A multisociety Delphi consensus statement on new fatty liver disease nomenclature. J Hepatol 2023；**79**：1542-1556 [PMID：37364790]
2) 日本消化器病学会・日本肝臓学会（編）：NAFLD/NASH診療ガイドライン2020．改訂第2版，南江堂，2020
3) 日本肝臓学会：NAFLD/NASH診療ガイドライン2020（追補版）．2020 https://www.jsh.or.jp/lib/files/medical/guidelines/jsh_guidelines/nafldnash2020_add.pdf（2024.11.2 アクセス）
4) 日本肝臓学会（編）：NASH・NAFLDの診療ガイド2015．文光堂，2015
5) 伊藤 進：NASHとその類縁疾患．メディカルレビュー社，2004：1-169

（篁　俊成）

1. 糖尿病・内分泌コモンディジーズ

高尿酸血症・痛風

> **Clinical pearl & Pitfall**
>
> ① 高尿酸血症・痛風患者数は増加している．
> ② 病型分類は，病因の推定・薬物治療の選択に有用である．
> ③ 生活指導は，食事療法，飲酒制限，運動の推奨である．
> ④ 尿酸生成抑制薬は，プリン型キサンチン酸化還元酵素阻害薬と非プリン型キサンチン酸化還元酵素阻害薬に分類される．
> ⑤ 尿酸排泄促進薬は，非選択的尿酸再吸収阻害薬と選択的尿酸再吸収阻害薬に分類される．

01 病態は？

1 高尿酸血症

尿酸は通常，組織液中では 7.0 mg/dL 以下（飽和濃度）までは溶解すると考えられている．飽和濃度に性別や年齢層による差はないため，高尿酸血症は性別，年齢を問わず，血清尿酸値が 7.0 mg/dL を超えるものと定義される．

プリン骨格とよばれる共通の構造を有する物質の総称を，プリン体とよぶ．ヒトではプリン体代謝の最終産物は尿酸であり，その産生量は約 700 mg/ 日である．このうち約 500 mg/ 日が腎臓から，約 200 mg/ 日が腎外（腸管など）から排泄される．健常者では生体内で，通常，約 1,200 mg の尿酸プールが存在するが，高尿酸血症はこの尿酸プールが増加する病態である．

高尿酸血症は成因により，①腎負荷型，②尿酸排泄低下型，③混合型，に分類（病型分類）される．高尿酸血症のなかでは尿酸排泄低下型が約 60% と，高尿酸血症の多くを占めている（図 1，Column 11）．

2 痛風

尿酸濃度が 7.0 mg/dL を超える状態が続くと，組織液中に溶けきれず，尿酸塩結晶と

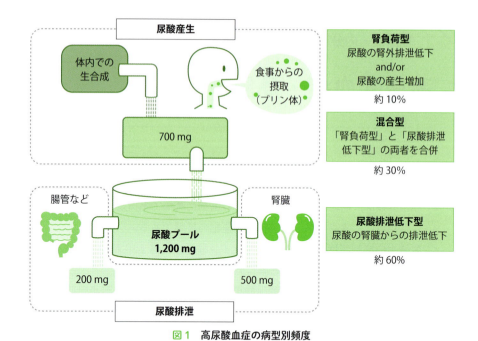

図1 高尿酸血症の病型別頻度

して析出する．痛風関節炎は尿酸塩結晶が関節内に沈着し，この尿酸塩結晶が炎症を惹起することで引き起こされる結晶誘発性関節炎である．

02 疫学は？

1 高尿酸血症

高尿酸血症の頻度は，全人口の男性で約20％，女性で約5％と報告されている．

2 痛風

高尿酸血症によって引き起こされる痛風の有病率は，30歳以上の男性では1％を超えていると推定されている．また，国民生活基礎調査で推定される痛風患者数は全国で100万人を超えているとされ（2016年時点），急速な増加傾向を示している[1]．

COLUMN 11

高尿酸血症の病型分類の変遷

わが国において，尿酸トランスポーター〔とくに消化管および腎臓近位尿細管における尿酸排泄に関与するABCG2 (adenosine triphosphate-binding cassette transporter G2)〕研究が精力的に行われ，従来の「産生過剰型」は，真の「産生過剰」に加えて，腎臓以外（おもに消化管）からの排泄が低下することで，腎臓からの尿酸排泄が過剰となる「腎外排泄低下型」を含んでいたことが明らかとなってきた．現時点で両者を臨床データから区別することは難しいため，「腎負荷型」と総称している（図2, 図3）[2]．

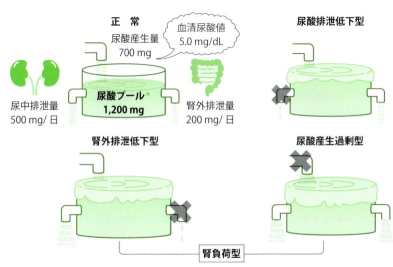

図2 高尿酸血症の病態の分類
〔Ichida K, et al.: Decreased extra-renal urate excretion is a common cause of hyperuricemia. *Nat Commun* 2012 ; 3 : 764[2] をもとに作成〕

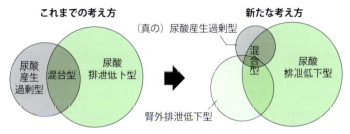

図3 新しい高尿酸血症の病型分類
〔Ichida K, et al.: Decreased extra-renal urate excretion is a common cause of hyperuricemia. *Nat Commun* 2012 ; 3 : 764[2] をもとに作成〕

03 どんな時に疑う？

1 高尿酸血症

メタボリックシンドロームや腎機能障害を合併している患者において，積極的に疑う．

2 痛風

典型的な痛風関節炎の特徴は，単関節に急激に発症し，炎症のピークは 24 時間以内に達するもので，発作前に予兆期といわれる局所の違和感を伴うことが多い．この発作の約 70% は第一中足趾節関節に発症し，下肢の関節に多く，発赤・疼痛・腫脹・熱感を伴い歩行困難となる．このような患者では，痛風を積極的に疑う．

04 疑った時にオーダーする検査は？結果をどう解釈する？

1 高尿酸血症

a. 一般的検査

血清尿酸値に加えて，肥満，糖尿病，高血圧，脂質異常症などのメタボリックシンドローム，および腎機能の検査を行う．

b. 病型分類検査

一般的に，食事・アルコール摂取後，激しい運動後，脱水状況でなければ，尿酸の出納は定常状態にあるので，尿中尿酸排泄量，尿酸クリアランスを測定することにより，

Column **12**

随時尿中尿酸 / 尿中クレアチニン（U_{UA}/U_{Cr}）比による病型分類（簡易法）

24 時間法，60 分法による病型分類は，日常臨床において実施が容易でないことがある．そのため，より簡便な方法として「随時尿中尿酸 / クレアチニン（U_{UA}/U_{Cr}）比」がある．U_{UA}/U_{Cr} 比率が 0.5 を超える症例では腎負荷型の頻度が高く，0.5 以下では排泄低下型の頻度が高いことが明らかとなっており，とくに 0.4 以下では排泄低下型の頻度がきわめて高い．ただし，これは腎機能が正常である場合に用いられる指標であり，また混合型の評価を行うことができない点には十分に留意が必要である．

表1 病型分類の方法

病型	尿中尿酸排泄量（E_{UA}）(mg/kg/ 時)		尿中尿酸クリアランス（C_{UA}）(mL/ 分)
腎負荷型	> 0.51	および	≧ 7.3
尿酸排泄低下型	< 0.48	あるいは	< 7.3
混合型	> 0.51	および	< 7.3

$$E_{UA}(mg/kg/時) = \frac{尿中尿酸濃度(mg/dL) \times 60分間尿量(mL)}{100 \times 体重(kg)}$$

正常値：0.496（0.483〜0.509）mg/kg/ 時

$$C_{UA}(mL/分) = \frac{尿中尿酸濃度(mg/dL) \times 60分間尿量(mL)}{血漿尿酸濃度(mg/dL) \times 60} \times \frac{1.73}{体表面積(m^2)}$$

正常値：11.0(7.3〜14.7)mL/ 分

〔日本痛風・尿酸核酸学会ガイドライン改訂委員会（編）：高尿酸血症・痛風の治療ガイドライン 第3版. 診断と治療社，2018[1]〕

尿酸産生量，尿酸排泄率を算出（推定）することが可能となる．これらの測定は1日尿量で行うことができる（24時間法）が，60分法が一般的である（**Column 12**）.

　検査予定日の3日前から高プリン食・飲酒を控えるように指示し，当日は絶食（飲水コップ2杯）で受診させ，300 mLの飲水を負荷して30分後に排尿させる．以後60分間の分割尿を正確に採取して尿量測定，尿中尿酸・クレアチニンを測定するとともに，中間時（蓄尿開始後30分）に採血を行い尿酸とクレアチニン値を測定する．得られたデータにより各パラメータを求める（**表1**）[1].

❶尿酸産生量

　尿中尿酸排泄量が0.51 mg/kg/ 時より大きいと尿酸産生過剰型とみなしてよいが，尿酸クリアランス低下症例では代償的に腎外処理が増加するため，この点を補正して，〔尿中尿酸排泄量＞0.030×尿酸クリアランス＋0.325(mg/kg/ 時)〕の時を尿酸産生過剰型とすると，より正確である．

❷尿酸クリアランス

　尿中尿酸排泄量は血清尿酸濃度が高ければ増加するので，尿酸濃度を考慮に入れて尿酸排泄量を計算したのが尿酸クリアランスである．尿酸クリアランスが低下するようなケースは排泄低下型とみなす．

c. 病因の推定

　高尿酸血症の各病型分類ごとの代表的な疾患を**表2**に示す．詳細な問診，血液検査所見，服薬確認に加え，前述の病型分類を用いることで，高尿酸血症の要因を明らかに

表2　高尿酸血症の分類（代表的な疾患）

	尿酸産生過剰型	尿酸排泄低下型	混合型
一次性	1. 特発性産生過剰型高尿酸血症 2. HRH（HPRT-related hyperuricemia）	特発性排泄低下型高尿酸血症	特発性混合型高尿酸血症
二次性	1. 遺伝性代謝性疾患 　1）Lesch-Nyhan 症候群 　2）ホスホリボシルピロリン酸合成酵素亢進症 　3）先天性筋原性高尿酸血症（Ⅲ，Ⅴ，Ⅶ型） 2. 細胞増殖の亢進・組織破壊の亢進 　1）悪性腫瘍 　2）非腫瘍性疾患（尋常性乾癬，二次性多血症，溶血性貧血） 　3）腫瘍崩壊症候群 　4）横紋筋融解症 3. 甲状腺機能低下症 4. 高プリン食摂取 5. 薬剤性 　1）テオフィリン 　2）ミゾリビン 　3）リバビリン	1. 腎疾患 　1）慢性腎疾患 　2）多発性嚢胞腎 　3）鉛中毒・鉛腎症 　4）Down 症候群 　5）家族性若年性高尿酸血症性腎症 2. 代謝，内分泌性 　1）高乳酸血症 　2）脱水 3. 薬物 　1）利尿薬（フロセミド，サイアザイド，など） 　2）少量のサリチル酸 　3）抗結核薬（ピラジナミド，エタンブトール塩酸塩） 　4）免疫抑制薬（シクロスポリン）	1. 糖原病Ⅰ型 2. 肥満 3. 妊娠高血圧症候群 4. 飲酒 5. 運動負荷 6. 広範な外傷・熱傷 7. ニコチン，ニコチン酸アミド

することが可能となる.

2　痛風

痛風の診断基準として，米国リウマチ学会のものが広く用いられている（表3）．これは，①関節液中に尿酸塩結晶を証明，もしくは②痛風結節を証明，あるいは痛風関節炎の特徴である③の項目のうち6項目以上を満たせば痛風と診断ができる．日常臨床では③の診断基準を用いることが多い．なお，痛風発作中は炎症に伴い尿酸排泄が亢進し，尿酸値が定常状態と比べて低値を呈するため，血清尿酸値が高値でなくても痛風関節炎である可能性に留意する必要がある.

鑑別診断として，急性関節炎をきたす疾患があげられる．化膿性関節炎や外傷などが

表3　痛風関節炎の診断基準

①尿酸塩結晶が関節液中に存在すること
②痛風結節の証明
③以下の項目のうち6項目以上を満たすこと
　a）1回以上の急性関節炎の既往がある
　b）24時間以内に炎症がピークに達する
　c）単関節炎である
　d）関節の発赤がある
　e）母指（足）基関節の疼痛または腫脹がある
　f）片側の母指（足）基関節の病変である
　g）片側の足根関節の病変である
　h）痛風結節（確診または疑診）がある
　i）血清尿酸値の上昇がある
　j）X線上の非対称性腫脹がある
　k）発作の完全な寛解がある

あるが，なかでも間歇性の関節炎をきたすものとしては，偽痛風，回帰性リウマチがあり，留意が必要である．

a. 偽痛風

偽痛風はピロリン酸カルシウム血症が関節軟骨に沈着することで誘発される関節炎であり，痛風と同様に結晶誘発性関節炎である．男性に比べ女性に多く，また高齢者に多くみられることから，中年男性に多くみられる痛風と異なる．罹患部位は膝，手，肘，足関節で，第一中足趾節関節に起こることはきわめてまれである．診断にあたっては，関節穿刺によりピロリン酸カルシウム二水和物（calcium pyrophosphate dihydrate：CPPD）結晶を証明することが重要である．X線撮影では，関節軟骨に高率に石灰化を認める．

b. 回帰性リウマチ

間歇期を伴う再発性の関節炎であり，原因不明の疾患である．1944年に初めて提唱された疾患概念で，性差はなく，好発年齢は20〜50歳代である．突然始まる単関節炎・関節周囲炎であり，疼痛，腫脹，発赤を伴う．数時間で疼痛のピークに達するが，通常1〜7日程度で消失する．間歇期は無症状であるが，発作の頻度は年に数回〜数十回で，手，膝，肩，足関節に多く発症し，第一中足趾節関節に起こることはきわめてまれである．関節穿刺では尿酸結晶を認めず，X線撮影では異常を認めないことが特徴である．また，経過とともに関節リウマチへ移行する症例が30％程度に認められるため，注意が必要である．

05 治療は？薬をどう使う？処方のコツは？

「高尿酸血症・痛風の治療ガイドライン第3版」におけるアルゴリズムを示す（図4）[1]．痛風関節炎や痛風結節を有している場合は，生活習慣の修正と薬物治療を行う．痛風関節炎や痛風結節を有していない場合で（無症候性高尿酸血症），血清尿酸値が9.0 mg/dL以上あるいは血清尿酸値が8.0 mg/dL以上で合併症を有する場合は，生活習慣の修正に加えて薬物治療を考慮することになる．

1 生活指導

- 生活指導は，食事療法，飲酒制限，運動の推奨が基本となる．
- 食事療法としては，適正なエネルギーの摂取，プリン体・果糖・ショ糖の過剰摂取の回避，十分な飲水がすすめられる．
- 血清尿酸値を低下させる食材として乳製品が知られており，乳製品のなかでも牛乳は尿酸の腎臓からの排泄を促進することで，またヨーグルトは尿酸の体内への取り込み（食事からの）を抑制することで，血清尿酸値を低下させることが明らかとなってき

ている.

- コーヒーの摂取は血清尿酸値には有意な影響を与えないが，痛風の発症頻度を低下させることが知られており，コーヒーの抗酸化・抗炎症作用が痛風発症を抑制すると考えられている.
- 飲酒はプリン体の摂取およびアデノシン三リン酸（adenosine triphosphate：ATP）の分解により，尿酸値を上昇させる．血清尿酸値への影響を最低限に保つ摂取量のめやすは，1日に日本酒1合，ビールは販売元によって350〜500 mL，ウイスキー60 mLとされている.

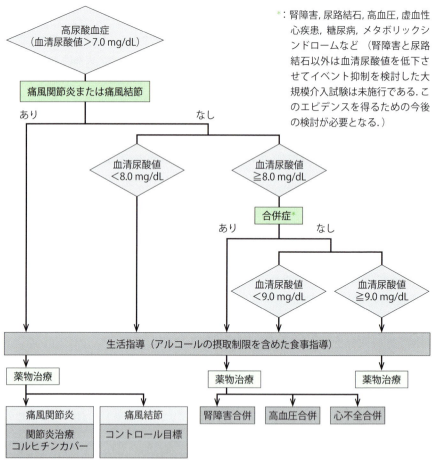

図4 高尿酸血症・痛風の治療アルゴリズム
〔日本痛風・尿酸核酸学会ガイドライン改訂委員会（編）：高尿酸血症・痛風の治療ガイドライン 第3版．診断と治療社，2018：4[1]より一部改変〕

- 無酸素運動は高尿酸血症をきたすため，有酸素運動（歩行，ジョギング，サイクリングなどの 10 分以上の運動を 1 日合計 30〜60 分程度）がすすめられる．

2 薬物療法（薬の選び方・使い方）

　尿酸降下薬は，尿酸生成抑制薬，尿酸排泄促進薬，尿酸分解酵素薬に大別される．尿酸分解酵素薬は腫瘍崩壊症候群に使用されるため，本稿では割愛する．

a. 尿酸生成抑制薬

- 尿酸生成抑制薬は，プリン型キサンチン酸化還元酵素阻害薬（アロプリノール）と非プリン型キサンチン酸化還元酵素阻害薬（フェブキソスタット，トピロキソスタット）に分類される．
- アロプリノールはプリン骨格を有し腎臓から排泄されることから，腎不全症例では血中濃度が上昇する．一方で，フェブキソスタット，トピロキソスタットはプリン骨格を有しておらず，消化管からの排泄経路を有している．そのため，軽度〜中等度の腎機能障害患者においても用量を調節することなく使用できる点が特徴である．
- 非プリン型キサンチン酸化還元酵素阻害薬の有効性・安全性を評価した研究では，病型分類にかかわらず，高尿酸血症患者の血清尿酸値を効果的に低下させ，また重篤な有害事象は認められないことも示されている．そのため，尿酸降下薬としてフェブキソスタット，トピロキソスタットが投与されるケースが多い．

b. 尿酸排泄促進薬

- 尿酸排泄促進薬は，非選択的尿酸再吸収阻害薬（ベンズブロマロン，プロベネシド）と選択的尿酸再吸収阻害薬（ドチヌラド）に分類される．
- 尿酸排泄促進薬を産生過剰型症例に投与すると，尿中尿酸排泄が増加し，尿路結石の危険性が増加するため推奨されていない．そのため，尿酸排泄促進薬は尿酸排泄低下型症例への投与が推奨される．
- ベンズブロマロンは肝機能障害患者では禁忌であるが，ドチヌラドでは禁忌とはなっていない．また，ドチヌラドは尿細管において尿酸を再吸収する URAT1（urate transporter 1）に対する阻害作用が強く，かつ腎尿細管での尿酸分泌に関与する ABCG2，OAT（organic anion transporter）1，OAT3 に対する阻害作用がきわめて弱い点から，ドチヌラドの投与症例が増えてきている．

3 薬物療法における注意点

- 急激に尿酸値を低下させると痛風発作を引き起こす可能性があり，尿酸降下薬は最小用量から投与することが望ましい．

①〜③のいずれかを用いる．
① フェブリク®錠 10 mg（フェブキソスタット）
　1回1錠 1日1回 朝食後
② トピロリック®あるいはウリアデック®20 mg 錠（トピロキソスタット）
　1回1錠 1日2回 朝夕食後
③ ユリス®0.5 mg 錠（ドチヌラド）
　1回1錠 1日1回 朝食後

- 高尿酸血症症例の約 90% は尿酸排泄低下型（混合型を含めると）の素因を有するが，尿酸生成抑制薬が多くの症例で投与されている．尿酸生成抑制薬投与でも尿酸値管理が困難な症例の場合，尿酸排泄促進薬を併用することで血清尿酸値管理が容易になることが多い（例：フェブキソスタット 20 mg/ 日で血清尿酸値 7.8 mg/dL の症例に対して，ドチヌラド 0.5 mg/ 日を併用）．

4　痛風関節炎に対する治療

- 急性痛風関節炎の治療薬には，非ステロイド性抗炎症薬（non-steroidal anti-inflammatory drug：NSAID），コルヒチン，グルココルチコイド製剤がある．これら 3 薬物における優劣（第一選択）を検証する十分な試験が行われていないため，実臨床においては患者ごとに治療法を選択することになる．
- 痛風関節炎に保険適用のある NSAID は，ナプロキセン，プラノプロフェン，オキサプロジンと限られている．急性痛風関節炎に対して，NSAID を短期間・高用量投与することが有用である．

ナイキサン®錠（ナプロキセン）
1日 300 mg 1日3回 3時間ごと
　💡 激痛が軽減したあとは 1 回 100 mg 1 日 3 回に減量する．

- コルヒチンの高用量投与は副作用の出現頻度がきわめて高く，重篤な副作用も生じるので推奨できない．

コルヒチン錠 0.5 mg（コルヒチン）
発症 12 時間以内に 1 mg，その 1 時間後に 0.5 mg 投与
　💡 翌日以降は 0.5〜1 mg/ 日を投与し，疼痛が改善したら，速やかに中止する．

- 経口グルココルチコイド製剤の投与例として，20〜30 mg/ 日を 3〜5 日間投与することがガイドラインに記載されている．なお，グルココルチコイドは関節内投与，筋肉内投与も可能である．

5 痛風関節炎患者における尿酸降下薬

痛風関節炎の発作時は，血清尿酸値を変動させると発作が悪化する可能性があり，尿酸降下薬を新たに開始しない．寛解約 2 週間後から尿酸降下薬を開始する．なお，以前から尿酸降下薬を内服している場合は，痛風発作中も尿酸降下薬の内服を継続する．

6 痛風発作の予防

- 発作予兆時に，コルヒチン 0.5〜1.0 mg を服用する．
- 痛風発作が頻発する場合や，尿酸降下薬投与開始後に痛風発作が予想される場合は，コルヒチン 0.5〜1.0 mg を 3〜6 か月間併用するコルヒチンカバーを行う．

06 フォローアップの検査と頻度は？

尿酸降下薬開始後は，2〜4 週間に 1 回程度，血清尿酸値を含む一般血液・尿検査を施行する．尿酸降下薬を開始（増量）したにもかかわらず血清尿酸値の管理が困難な場合は病型分類を行い（尿酸降下薬は継続），尿酸降下薬の選択（例：尿酸生成抑制薬投与下で排泄低下型の場合，尿酸排泄促進薬を併用）を行う．病状が安定すれば，2〜3 か月に 1 度の診察が可能となる．

07 どんな時に専門医に相談する？

血清尿酸値の管理が困難な症例，あるいは痛風発作を頻発する症例は，専門医への紹介を検討する．

56歳男性．身長164 cm，体重88 kg，BMI 32.7．検診で高尿酸血症（11.2 mg/dL）を指摘され，近医を受診した．フェブキソスタットを10 mgから開始，40 mgまで漸増するも，尿酸値のコントロールに難渋した（9.1 mg/dL）．U_{UA}/U_{Cr}比は0.32と排泄低下を示していた．

尿酸排泄促進薬（ドチヌラド）を0.5 mg併用したところ，尿酸値は6.2 mgと著明な改善を認めた．

解説

 肥満患者の高尿酸血症に対する処方は？

肥満患者では，排泄低下に起因する高尿酸血症が原因の多くを占める．そのため，尿酸生成抑制薬の投与では十分な尿酸値コントロールを得るのが難しい場合がある．本症例においても，随時尿検査から排泄低下型であることを示していた．このような症例では，尿酸排泄促進薬を併用することで，尿酸値の管理が容易になることが多い．

文献

1) 日本痛風・尿酸核酸学会ガイドライン改訂委員会（編）：高尿酸血症・痛風の治療ガイドライン 第3版．診断と治療社，2018
2) Ichida K, et al.：Decreased extra-renal urate excretion is a common cause of hyperuricemia. *Nat Commun* 2012；**3**：764 ［PMID：22473008］

（藏城雅文）

1. 糖尿病・内分泌コモンディジーズ

骨粗鬆症

> **Clinical pearl & Pitfall**
>
> ① 骨粗鬆症は高齢者のコモンディジーズである．
> ② 椎体圧迫骨折の約6割は無痛性である．
> ③ 骨折は連鎖的に発生するため，予防的治療が重要である．
> ④ 治療の3本柱は，栄養・運動・薬物療法である．
> ⑤ 薬物治療には骨吸収抑制薬と骨形成促進薬とがある．
> ⑥ 治療継続の診療支援システム「骨粗鬆症リエゾンサービス」が策定されている．

01 病態は？

骨粗鬆症は，骨を作る「骨形成」と，骨を壊す「骨吸収」とのアンバランスによって骨量が減少し，骨強度が低下する状態である[1]．エストロゲンの分泌低下が骨代謝のバランスを負に傾け骨量が低下するため，閉経後女性の骨粗鬆症の有病率が高い．

骨強度の低下による臨床的イベントは，軽微な外力による骨折（脆弱性骨折）である．骨強度を規定する要素には骨密度（骨量）と骨質とがあり，グルココルチコイド製剤の投与や生活習慣病など骨質を低下させる病態によっても骨折は増加する．

02 疫学は？

現在，骨粗鬆症患者数は1,200万人と試算されており，その80％が女性である．一方，人口の高齢化に伴い超高齢者が増加し，男性骨粗鬆症患者数も増加しつつある．

03 どんな時に疑う？

加齢に伴い骨粗鬆症の有病率は指数関数的に上昇するので，50歳以上の男女，とくに閉経後女性では積極的スクリーニングが必要である．70歳以上の女性では約40％に

椎体変形が存在するとの報告があり，加齢そのものがスクリーニング指標となることは意識すべきである．さらに，無痛性の椎体圧迫骨折により身長短縮が起きることも多く，20歳ごろと比較して4cm以上の身長短縮がある場合，椎体圧迫骨折を有する確率が高いといわれている．また，加齢とともに低体重も骨折リスクを高めることが知られており，アジア人での年齢・体重をもとにしたリスクスコア（Osteoporosis Self-assessment Tool for Asian：OSTA）[*]も発表されている．

実際に骨折が発生した場合には，その骨折が骨脆弱性に基づくかどうかの判定が必要となる．高所からの転落や交通事故など，明らかな高エネルギー外傷に基づく骨折ではなく，通常の立位からの転倒や重量物の運搬など，日常生活のなかで発生する骨折は，骨粗鬆症による骨折である可能性が高い．

04 疑った時にオーダーする検査は？ 結果をどう解釈する？

骨粗鬆症の診断は，脆弱性骨折既往の有無と骨密度の低下によって行うため，丁寧な問診とともに，骨密度の測定を行う．骨密度測定のゴールドスタンダードは二重エネルギーX線吸収測定法（dual energy X-ray absorptiometry法：DXA法）で，腰椎正面・大腿骨頸部での測定の有用性が高い．骨密度のデータは，もっとも数値の低い部位で診断することとなっている．なお，骨密度低下の判断は若年成人平均値（young adult mean：YAM）をもとに判断する（図1）[1]．治療開始前には骨代謝マーカーを用いて骨代謝を評価することが多いが，骨代謝マーカーの値で骨粗鬆症の診断を行ってはならない．

05 治療は？薬をどう使う？処方のコツは？

骨粗鬆症の治療の3本柱は，栄養・運動・薬物療法である．

栄養に関しては，カルシウムとビタミンDの摂取量の確保が重視されるが，その前提として，十分なエネルギー量とたんぱく質摂取量の確保により，サルコペニア/フレイルを防止することが重要である．

[*] **OSTA（Osteoporosis Self-assessment Tool for Asia）：**
年齢（歳）より体重（kg）が20以上少ないと骨折リスクが高い．
OSTAの式＝{体重（kg）－年齢（歳）}×0.2

＜－4	高リスク	骨密度測定が必要
－4〜－1	中リスク	骨密度測定を考慮する
－1＜	低リスク	

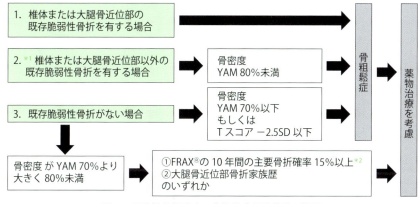

図1 原発性骨粗鬆症の薬物治療開始基準の概要

YAM：若年成人平均値，FRAX® : fracture risk assessment tool
[*1] 他の骨折部位としては，肋骨，骨盤（恥骨・坐骨・仙骨含む），上腕骨近位部，橈骨遠位端，下腿骨．
[*2] FRAX®の使用は75歳未満の原発性骨粗鬆症に限る．
〔骨粗鬆症の予防と治療ガイドライン作成委員会（日本骨粗鬆症学会，日本骨代謝学会，骨粗鬆症財団）（編）：骨粗鬆症の予防と治療ガイドライン2015年版．ライフサイエンス出版，2015[1]をもとに著者作成〕

運動療法については，運動能力の保持・増強と，筋収縮によるメカニカルストレスが骨量維持に寄与することを意識する．さらに，脆弱性骨折の主たる原因となる転倒を予防するための体作りが求められる．日本整形外科学会が推進するロコモティブシンドローム（運動器不安定症）の啓発活動に基づくトレーニング（通称：ロコトレ，図2）が，安全かつ有用である．

薬物療法のうち，骨折予防のエビデンスが多い薬剤カテゴリーとして，骨吸収抑制薬と骨形成促進薬とがある（表1）．骨折のリスクが著しく高い場合には骨密度の増加効果が高く，また骨折予防効果が早期から強力に認められる薬剤が選択される傾向にある．2020年に米国で上梓された薬剤選択のアルゴリズム[2]においても，骨折リスクに応じて，早期から骨形成促進薬や強力な骨吸収抑制薬を使用することをすすめている（図3）．

1 ビスホスホネート製剤の使い方

ビスホスホネート製剤は，比較的汎用性の高い経口薬（アレンドロン酸，リセドロン酸，イバンドロン酸，ミノドロン酸）が第一選択薬として頻用されるが，もっとも空腹である起床時に200 mLの水とともに内服し，服用後は飲食を30分以上控えるなどの注意点があるため，投与間隔をあけた週1回あるいは月1回の製剤が用いられることが多い．投与法としては，月1回の静注（イバンドロン酸）や年1回の点滴静注（ゾレドロン酸）もある．長期間の投与により非定型骨折発生のリスク上昇の懸念があるため，

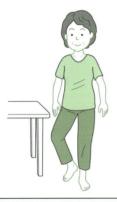
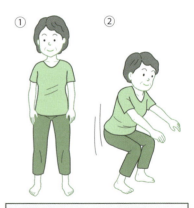

片脚立ち
左右とも1分間を1セット 1日3セット

① 転倒しないように，必ずつかまるものがある場所に立つ．
② 床につかない程度に，片脚を上げる．

スクワット
5〜6回で1セット 1日3セット

① 脚を肩幅に広げて立つ．
② お尻を後ろに引くように，2〜3秒間かけて，ゆっくりと膝を曲げ，ゆっくり元に戻る．

図2 ロコトレ

表1 骨粗鬆症治療薬の分類

	薬剤種別	一般名	投与方法
骨吸収抑制薬	ビスホスホネート製剤	アレンドロン酸，リセドロン酸，ミノドロン酸，イバンドロン酸，ゾレドロン酸	経口・静注・点滴静注
	抗RANKL抗体	デノスマブ	皮下注
	SERM	ラロキシフェン，バゼドキシフェン	経口
	活性型ビタミンD_3誘導体	エルデカルシトール	経口
骨形成促進薬	副甲状腺ホルモンアナログ	テリパラチド	皮下注
	副甲状腺ホルモン関連蛋白アナログ	アバロパラチド	皮下注
	抗スクレロスチン抗体	ロモソズマブ	皮下注
その他の薬剤	活性型ビタミンD_3製剤	アルファカルシドール，カルシトリオール	経口
	ビタミンK_2製剤	メナテトレノン	経口

RANKL：receptor activator of NF-κB ligand, SERM：選択的エストロゲン受容体モジュレータ

2〜3年ごとに治療継続の適否を見直す必要がある．椎体・大腿骨近位部を中心に骨折予防のエビデンスのある薬剤が多い．

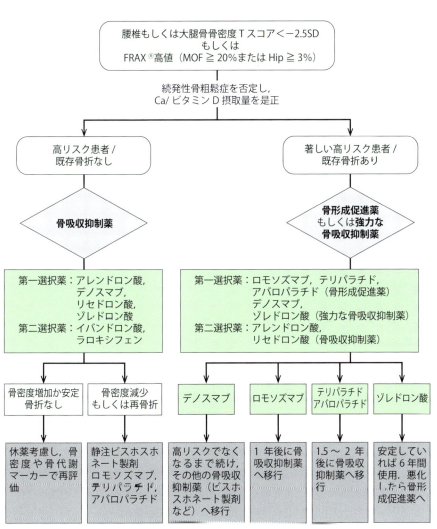

図3 原発性骨粗鬆症の骨折リスクに応じた薬物治療アルゴリズムの概要
FRAX®: fracture risk assessment tool, MOF：主要骨粗鬆症性骨折
〔Camacho PM, et al.: America Association of Clinical Endocrinologists/American College of Endocrinology clinical practice guidelines for the diagnosis and treatment of postmenopausal osteoporosis-2020 update. *Endocr Pract* 2020；**26 (Suppl 1)**：1-46[2)] をもとに著者作成〕

2 選択的エストロゲン受容体モジュレータの使い方

選択的エストロゲン受容体モジュレータ（selective estrogen receptor modulator：SERM）は，エストロゲン濃度が低下した閉経後女性の骨代謝を調整するために用いる．椎体骨折を中心とした予防効果があるが，大腿骨近位部骨折などの非椎体骨折予防のエビデンスに乏しい．連日投与の経口薬で，他の薬剤とともに食後に投与可能である．長時間のフライトや安静臥床が必要な際の深部静脈血栓症の発症に，注意が必要である．

3 抗 RANKL（receptor activator of NF-κB ligand）抗体（デノスマブ）の使い方

破骨細胞の分化成熟を抑制するデノスマブは強力な骨吸収抑制薬で，すべての骨折に対する抑制効果が高い．投与方法は半年に1回の皮下注射であるが，十分量のカルシウムとビタミンD摂取がデノスマブの効果を高めるため，カルシウム／天然型ビタミンD_3／マグネシウム配合剤であるデノタス®錠の投与が認められている．投与により直線的に10年間まで骨密度を増加させる効果が報告されている．骨からのカルシウムの遊離が強力に抑制されるため，とくに初回投与時の低カルシウム血症に留意する．また，投与終了後はビスホスホネート製剤で"地固め"をしないと，急速に骨量が減少し，投与前の水準に戻ってしまう．とくに重症骨粗鬆症では，この急速な骨量減少の時期に椎体骨折が発生する危険があるため，患者が自己判断で薬剤を中止しないよう，とくに注意が必要である．

COLUMN 13

FRAX®（骨折リスクアセスメントツール）

FRAX®は，40〜90歳の男女を対象とした10年間の骨折リスクを無料で計算できるオンラインツールである．各国のバージョンがそれぞれの国の言語で利用可能で，日本語版も用意されている（https://frax.shef.ac.uk/FRAX/tool.aspx?lang=jp）．骨密度が測定できない場合は身長・体重を入力することで代用でき，特別な機器を必要としないため，簡便に骨折リスクが計算できる．10年間の骨折リスクがどれくらいになれば治療が必要かについての基準はないが，一般的には主要骨粗鬆症性骨折（major osteoporotic fracture：MOF）で15%をめやすとする場合が多い．あくまで簡易的な評価であり，また治療効果判定には用いられないなどの課題もあり，一般的には精査前のスクリーニング検査に用いられることが多い．

4 副甲状腺ホルモンアナログ（テリパラチド）・副甲状腺ホルモン関連蛋白（アバロパラチド）の使い方

テリパラチド・アバロパラチドともに，骨形成促進薬に分類される，皮下注射による薬剤である．テリパラチドは連日，週2回，週1回の投与が認められており，一方，アバロパラチドは連日投与のみである．テリパラチドは24か月間，アバロパラチドは18か月間と連続投与期間が定められており，また生涯にわたり合計でこの期間しか使用が認められていない．骨代謝がさかんな椎体を中心に骨量増加効果，骨折予防効果があり，椎体骨折の除痛効果も高い．投与終了後は骨吸収抑制薬（ビスホスホネート製剤・デノスマブなど）により，骨量増加効果を維持することができる．なお，デノスマブ投与終了直後にテリパラチドを使用すると，その骨量増加効果が十分に発揮できないので，「デノスマブ→テリパラチド」の順に薬剤の逐次療法を行うことはすすめられない．

薬剤投与による有害事象としては，悪心・めまいなどの症状が知られている．

5 抗スクレロスチン抗体（ロモソズマブ）の使い方

骨形成抑制因子であるスクレロスチンに対する中和抗体である．月1回12か月間の投与で，強力に骨形成を促進する．低骨量を回復させる治療薬としては，「ロモソズマブ→デノスマブ」の順に治療を行うことにより，高い骨密度増加効果と骨折抑制効果が得られる．開発時のデータで，ビスホスホネート製剤（アレンドロン酸）と比較して，ロモソズマブ投与群で心血管イベントが多かったとする報告がある．プラセボ対照とした臨床試験では心血管イベントの増加はみられなかったが，少なくとも過去1年以内の虚血性心疾患または脳血管障害の既往歴のある患者に対しては，本剤の投与は避けることとされている．

COLUMN **14**

骨粗鬆症リエゾンサービス

骨折治療以外の骨粗鬆症治療は予防的な慢性疾患管理となるため，療養支援のための多職種連携が有用と考えられている．骨折リスクがとくに高い大腿骨近位部骨折後の患者に対する診療支援である骨折リエゾンサービス（fracture liaison service：FLS）に対して，2022年4月より二次性骨折予防継続管理料の算定が認められた．日本骨粗鬆症学会では，骨折一次予防や啓発活動まで含めた診療支援サービスとして骨粗鬆症リエゾンサービス（Osteoporosis Liaison Service：OLS）を展開しており，医療スタッフに対する資格「骨粗鬆症マネージャー」認定を行っている．

表2 骨粗鬆症患者のフォローアップと検査

	頻度・間隔	項目	備考
血液・尿生化学的検査	3〜6か月ごと	血液：アルブミン, Ca, P, Cr, eGFR 尿：Ca, P, Cr	
骨代謝マーカー	投薬前 投薬開始後6か月以内 薬物治療変更時など	尿中：NTx, CTx 血中：骨型ALP, P1NP, TRACP-5b	使用薬剤ごとに適切と思われる項目が異なる.
画像検査	・薬物治療なし ➡ 1〜2年ごと ・薬物治療中 ➡ 6か月〜1年ごと	DXA法（部位：腰椎正面, 大腿骨頸部）	保険では4か月ごとの検査が認められている.

eGFR：推算糸球体濾過量, NTx：尿中Ⅰ型コラーゲン架橋N-テロペプチド, CTx：c-terminal telopeptide of type Ⅰ collagen, ALP：アルカリホスファターゼ, P1NP：procollagen type 1 N-terminal propeptide, TRACP-5b：酒石酸抵抗性産生ホスファターゼ5b, DXA：二重エネルギーX線吸収測定法

06 フォローアップの検査と頻度は？

骨粗鬆症の薬物治療を行わない場合は, 1〜2年に1度のフォローアップ検査が推奨される（表2）. 薬物療法を行う場合は, 治療開始前に検査を行い, 治療開始後6か月以内に骨代謝マーカーの検査を行い, 治療の有効性・妥当性を評価することがすすめられる. ただし, 薬物ごとに治療効果を判定しやすい検査項目は異なり, 個々の薬剤での対応の詳細については, 日本骨粗鬆症学会骨代謝マーカー検討委員会による成書を参照されたい[3].

07 どんな時に専門医に相談する？

骨粗鬆症の薬物治療中にもかかわらず骨密度の低下が続く場合, あるいは治療中に骨折を繰り返す場合には, 骨粗鬆症の専門医に依頼する. 続発性骨粗鬆症が疑われる場合には, 骨粗鬆症を専門とする内分泌・代謝内科医へのコンサルトが望ましい.

Case Study

72歳女性．50歳で閉経．20歳のころと比較して身長が4cm低下し，円背傾向．玄関でつまずいて転倒し，強い腰背部痛を感じた．

初診時，単純X線写真で第7，8，10胸椎ならびに第1腰椎に圧迫骨折あり．骨密度（DXA法）は，腰椎正面（L1-4）YAM 56%，右大腿骨頸部 YAM 48%．骨型ALP 24.6 μg/L［閉経後女性基準値：3.8〜22.6 μg/L］，尿中I型コラーゲン架橋N-テロペプチド（NTx）86.8 nM BCE/mM・Cr［骨吸収亢進の指標：55以上］だった．

テリパラチド連日製剤 20 μg/日を開始し，24か月間使用．24か月後のDXA法による骨密度は，腰椎正面（L1-4）YAM 63%，大腿骨頸部 YAM 52%に上昇したため，抗RANKL抗体であるデノスマブの6か月に1度の投与に変更した．デノスマブ投与開始と同時に，デノタス®錠の内服も開始している．

解説

❓ 重症骨粗鬆症の治療は？

多発椎体骨折を有し，骨密度も著しく低いため，重症骨粗鬆症の範疇に入る症例である．今後のさらなる骨折発生を防止するためにも，速やかな薬物治療の開始が必要である．椎体圧迫骨折が新規に発生した可能性があり，疼痛解除の面からもテリパラチドなどの骨形成促進薬から開始した．既定の投与期間（24か月）終了後，骨密度は改善傾向ではあるが，いまだ回復不十分であるため，デノスマブによる後療法を選択した．

📖 文献

1) 骨粗鬆症の予防と治療ガイドライン作成委員会（日本骨粗鬆症学会，日本骨代謝学会，骨粗鬆症財団）（編）：骨粗鬆症の予防と治療ガイドライン2015年版．ライフサイエンス出版，2015
2) Camacho PM, et al.: America Association of Clinical Endocrinologists/American College of Endocrinology clinical practice guidelines for the diagnosis and treatment of postmenopausal osteoporosis-2020 update. *Endocr Pract* 2020；**26 (Suppl 1)**：1-46 ［PMID：32427503］
3) 日本骨粗鬆症学会骨代謝マーカー検討委員会：骨代謝マーカーハンドブック．メディカルレビュー社，2022

（鈴木敦詞）

1. 糖尿病・内分泌コモンディジーズ

低ナトリウム血症

Clinical pearl & Pitfall

1. 低ナトリウム血症は細胞外液量（ECF）に基づいて鑑別診断を進める．
2. 低ナトリウム血症をみた場合は，副腎皮質機能低下症の可能性に留意する．
3. 低ナトリウム血症の症状の重症度，低ナトリウム血症の持続時間（急性か慢性か）により，適切な血清Na濃度の補正速度を判断する．
4. 慢性低ナトリウム血症の急速補正により，浸透圧性脱髄症候群（ODS）が発症しうる．
5. 低ナトリウム血症の原因として，不適切抗利尿症候群（SIAD）の頻度が高い．

01 病態は？

1 臨床症状

　低ナトリウム血症の臨床症状・徴候は，おもに水が細胞内に移行することによって生じる脳浮腫と関連しているため，中枢神経症状が主体である．臨床症状の重症度は，血清Na濃度の低下の程度とその低下速度に依存しているが，低下速度のほうが重症度への寄与が大きい．すなわち，急性（発症48時間以内）の低ナトリウム血症では脳浮腫を生じて，頭蓋内圧亢進をきたし，命にかかわることもあるのに対し，慢性（発症48時間以上）の低ナトリウム血症では症状は軽度である場合が多い．これは，時間が経過した慢性期では，volume regulatory decreaseとよばれる体積調節機能による適応機構によって，膨張した細胞の体積は軽減しているからである．つまり，急性期には細胞外Na濃度・浸透圧が低下して水が細胞内へ移動し，細胞が膨張する．その後，徐々に細胞内の電解質，およびミオイノシトール，グルタミン酸などの浸透圧性物質の放出を介して細胞内の水が減少し，細胞膨張を軽減させる体積調節機能により脳浮腫が改善する．この状態が慢性期である．

　低ナトリウム血症のおもな症状として，頭痛，食欲不振，悪心・嘔吐，全身倦怠感，

記銘力低下，昏迷，さらに重症になると，痙攣，昏睡に至る．

慢性期の低ナトリウム血症の状態では，前述のように脳細胞内の浸透圧物質は減少している．ここで血清 Na 濃度を補正すると，細胞は浸透圧物質を再度増加させて細胞の体積を保とうとするが，細胞内浸透圧物質量が回復する前に血清 Na 濃度が急速に補正されてしまうと，浸透圧性脱髄症候群（osmotic demyelination syndrome：ODS）を引き起こす可能性がある（**Column 15**）．

2 代表的な病態

a. 不適切抗利尿症候群（SIAD）

不適切抗利尿症候群（syndrome of inappropriate antidiuresis：SIAD）は，わが国ではバソプレシン分泌過剰症（syndrome of inappropriate secretion of antidiuretic hormone：SIADH）の病名で知られている（**Column 16**）．SIAD では，低ナトリウム血症，低浸透圧血症にもかかわらず，バソプレシン（arginine vasopressin：AVP）分泌が抑制されない．SIAD では，さまざまな原因（表1)[1]で AVP が血漿浸透圧に対して相対的に過剰分泌され，それに基づく抗利尿効果により体内水分量が増加し，希釈性低ナトリウム血症が生じる．ガイドラインの診断基準を表2[1]に示す．AVP の作用によって腎臓の集合管での水再吸収が過剰となり，初期の細胞外液量（extracellular fluid：ECF）の増加によって Na 利尿が持続する．

b. グルココルチコイド欠乏

下垂体性副腎皮質機能低下症によるグルココルチコイド欠乏では，グルココルチコイドによる AVP 合成・分泌の抑制が減弱され，AVP 分泌が亢進するため，SIAD に類似した検査結果となる．原発性副腎不全では，これにミネラルコルチコイドの減少も加わり，腎からの塩類喪失から有効循環血漿量が低下し，さらに AVP 分泌が刺激される．

c. 心因性多飲症

ECF は正常〜増加であり，尿浸透圧が通常 100 mOsm/kg 以下であることが，SIAD との鑑別のポイントである．

表1 バソプレシン分泌過剰症（SIADH）の原因

中枢神経系疾患	髄膜炎 脳炎 頭部外傷 くも膜下出血 脳梗塞・脳出血 脳腫瘍 Guillain-Barré 症候群
肺疾患	肺腫瘍 肺炎 肺結核 肺アスペルギルス症 気管支喘息 陽圧呼吸
異所性バソプレシン産生腫瘍	肺小細胞癌 膵癌
薬剤	ビンクリスチン クロフィブラート カルバマゼピン アミトリプチリン イミプラミン SSRI

SSRI：選択的セロトニン再取り込み阻害薬
〔有馬 寛，他：バソプレシン分泌過剰症（SIADH）の診断と治療の手引き．日内分泌会誌 2023；**99**（Suppl.）：21-23[1]〕

表2 バソプレシン分泌過剰症 (SIADH) の診断の手引き

Ⅰ. 主症候	脱水の所見を認めない.
Ⅱ. 検査所見	1. 血清ナトリウム濃度は 135 mEq/L を下回る 2. 血漿浸透圧は 280 mOsm/kg を下回る 3. 低ナトリウム血症, 低浸透圧血症にもかかわらず, 血漿バソプレシン濃度が抑制されていない 4. 尿浸透圧は 100 mOsm/kg を上回る 5. 尿中ナトリウム濃度は 20 mEq/L 以上である 6. 腎機能正常 7. 副腎皮質機能正常 8. 甲状腺機能正常
Ⅲ. 参考所見	1. 倦怠感, 食欲低下, 意識障害などの低ナトリウム血症の症状を呈することがある 2. 原疾患 (表1) の診断が確定していることが診断上の参考となる 3. 血漿レニン活性は 5 ng/mL/ 時 以下であることが多い 4. 血清尿酸値は 5 mg/dL 以下であることが多い 5. 水分摂取を制限すると, 脱水が進行することなく低ナトリウム血症が改善する
Ⅳ. 鑑別診断	低ナトリウム血症をきたす次のものを除外する. 1. 細胞外液量の過剰な低ナトリウム血症：心不全, 肝硬変の腹水貯留時, ネフローゼ症候群 2. ナトリウム漏出が著明な細胞外液量の減少する低ナトリウム血症：原発性副腎皮質機能低下症, 塩類喪失性腎症, 中枢性塩類喪失症候群, 下痢, 嘔吐, 利尿薬の使用 3. 細胞外液量のほぼ正常な低ナトリウム血症：続発性副腎皮質機能低下症（下垂体前葉機能低下症）
［診断基準］	確実例：ⅠおよびⅡのすべてを満たすもの.

〔有馬　寛, 他：バソプレシン分泌過剰症 (SIADH) の診断と治療の手引き. 日内分泌会誌 2023；99 (Suppl.)：21-23[1)]〕

d. 中枢性塩類喪失症候群 (CSWS)

　中枢性塩類喪失症候群 (cerebral salt wasting syndrome：CSWS) は, くも膜下出血, 頭部外傷など中枢神経疾患に伴い尿中 Na 排泄が増加し, 低ナトリウム血症となる病態である. SIAD では最初に AVP の分泌亢進による水貯留が起こり, その結果, 尿中 Na 排泄増加が起こるのに対し, CSWS では最初に尿中 Na 排泄亢進があり, その結果, ECF が減少して二次的に AVP の分泌亢進が生じる. 病態が進行した段階では, SIAD と CSWS はともに尿中 Na 排泄増加と AVP の分泌亢進を生じた低ナトリウム血症という類似の病像を呈しており, 鑑別は困難である. CSWS においては, ECF は本来, やや減少しているが, ECF の評価が困難であることもあるため, 鑑別には低ナトリウム血症発症時の状態の把握が重要である. CSWS を SIAD と考え水分制限を行うと病態が悪化するため, 鑑別が重要である.

02 疫学は？

血清 Na 濃度 135 mEq/L 未満の患者は，急性期病院（入院および救急外来）患者で 22.1%，プライマリケアのクリニック患者では 4.3% であった．また，126 mEq/L 未満の患者では，前者が 2.6%，後者が 0.14% であった．低ナトリウム血症は高齢者での頻度が高く，50 歳代から増加し，とくに 71 歳以上では重症の低ナトリウム血症が増加する[2]．

SIAD は低ナトリウム血症の原因としてもっとも多く，アイルランドの三次病院に入院した血清 Na 値 130 mEq/L 未満の患者のうち，SIAD の占める割合は 43% であった．また，その原因として，中枢神経系疾患が 26%，肺疾患が 19%，悪性腫瘍が 18% であったと報告されている[3]．

03 どんな時に疑う？

軽度な低ナトリウム血症の場合は無症状のことも少なくないが，頭痛，食欲不振，悪心・嘔吐，全身倦怠感，記銘力低下，昏迷などの症状が認められた時には，低ナトリウム血症を疑う．また副腎皮質機能低下症の場合は，血圧低下，低血糖などとともに低ナトリウム血症が合併していることが多い．

COLUMN 15

浸透圧性脱髄症候群（ODS）

低ナトリウム血症治療中の合併症として，ODS に注意することが重要である．

ODS は血清 Na 濃度が急速に上昇することによって発症する脱髄疾患で，ヒトにおいては脳内の橋でよく認められる．慢性の低ナトリウム血症患者は血清 Na 濃度の補正とともに神経学的症状の改善が認められるが，その数日後に，ODS に伴う構語障害，麻痺，パーキンソニズム，失見当識，昏迷，痙攣，昏睡などの新たな神経症状が出現し，locked-in 症候群を呈することもある．重篤な場合は死亡する．

診断には MRI が有用だが，神経症状が出現した 1〜2 週間後，または，それ以降に MRI で脱髄所見が認められることが多いため，神経症状出現時の MRI 検査で異常所見がなくても ODS を否定できないことに留意する．また ODS は，いったん発症すると有効な治療法はいまだ存在しない．したがって，低ナトリウム血症の治療において重要な点は，ODS の発症を防止することである．

04 疑った時にオーダーする検査は？結果をどう解釈する？

1 必要な診察と検査

❶血液・生化学検査：血清 Na 濃度，血漿浸透圧，血漿 AVP 濃度，血漿レニン活性，血清尿酸値．血液所見では，Ht，総蛋白，BUN，クレアチニンの推移は参考になる．また ECF 減少時には，レニン活性の上昇が認められる．

❷尿検査：尿浸透圧，尿中 Na 濃度．

❸機能検査：腎機能，副腎皮質機能，甲状腺機能の評価．

❹身体所見：脱水，浮腫の有無など，体液量，ECF の評価が重要である．ツルゴールの低下，皮膚（とくに腋窩）や口腔粘膜・舌の乾燥，毛細血管再充満時間（capillary refill time：CRT）の延長，バイタルサインでは頻脈，起立性低血圧などが ECF 減少の所見である．また，下腿前脛部・足背部の浮腫，腹水，頸静脈の怒張などは ECF 増加の所見である．

❺画像検査：超音波での下大静脈径の測定が ECF の評価に有用である．

2 結果の解釈

脱水，浮腫を認めず，低 Na・低浸透圧血症（血清 Na 濃度＜135 mEq/L，血漿浸透圧＜280 mOsm/kg H_2O），尿浸透圧＞100 mOsm/kg H_2O，Na 利尿（尿 Na 濃度＞20 mEq/L）を認め，腎機能や副腎皮質機能が正常の場合，SIAD を疑う．また，血漿レニン活性の抑制（＜5 ng/mL/ 時），低尿酸血症（＜5 mg/dL）なども診断の参考となる．詳細は「バ

COLUMN 16

世界の用語は変わりつつある—SIADH から SIAD へ

有効循環血液量の減少を引き起こすほとんどの疾患は，非浸透圧的な血行動態刺激により血漿 AVP 濃度が上昇するため，欧米では最近あまり血漿 AVP 濃度が評価されず，"SIADH（syndrome of inappropriate secretion of antidiuretic hormone）"に代わり"SIAD（syndrome of inappropriate antidiuresis）"の用語が使われるようになってきている．低ナトリウム血症で尿浸透圧が 100 mOsm/kg H_2O より高ければ，不適切に AVP が分泌していると考えてよい．「ハリソン内科学第 21 版」や「ウィリアムズ内分泌学テキスト第 14 版」でも SIAD と記載されており，本稿でも SIADH ではなく SIAD を用いた．ただし日本内分泌学会のガイドラインでは SIADH の用語が使用されており，その引用部に関してはそのまま記載している．

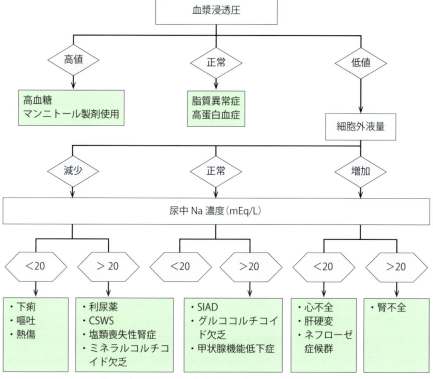

図1 低ナトリウム血症の鑑別診断フローチャート
CSWS：中枢性塩類喪失症候群，SIAD：不適切抗利尿症候群

ソプレシン分泌過剰症（SIADH）の診断と治療の手引き」（間脳下垂体機能障害と先天性腎性尿崩症 および関連疾患の診療ガイドライン 2023 年版）を参照いただきたい[1]．

低ナトリウム血症の鑑別診断を，図1 に示す．

05 治療は？薬をどう使う？処方のコツは？

①低ナトリウム血症の原因，②中枢神経学的症状の重症度，③血清 Na 濃度の重症度，④急性か慢性か，などをもとに，補正方法・補正速度を決定する．すべての低ナトリウム血症の患者を治療する際に，Na 濃度の補正速度について考慮する必要がある．

本項で述べる治療法は，おもに体液量正常の低ナトリウム血症に対する治療であり，体液量減少による低ナトリウム血症では生理食塩液投与による体液量の補正を，体液量増加による低ナトリウム血症では基礎疾患の治療，副腎不全では適切な副腎皮質ホル

モン補充療法を行う.

1 急性低ナトリウム血症の場合

精神病患者の急な飲水による水中毒，および手術後など低ナトリウム血症の急性発症（48 時間以内）であることが確認でき，痙攣や昏睡が出現している場合は，脳ヘルニアの発症や脳の障害を防止するため，血清 Na 濃度を数時間で 4〜6 mEq/L 上昇させる.具体的には，3% 高張食塩水 100 mL を 10〜15 分間かけて投与する.症状が続くようなら，これを 3 回まで繰り返す.また，症状が軽度〜中等度の場合は，前述よりも点滴速度を遅くして 3% 高張食塩水を点滴投与する.急性の場合でも，血清 Na 濃度の上昇は24 時間で 10 mEq/L を超えないほうが安全だと考えられる.また急性水中毒による低ナトリウム血症において，回復期の自然な水利尿に伴う血清 Na 濃度上昇では，ODS の危険はほとんどないと考えられている.

2 慢性低ナトリウム血症の場合

a. 神経学的症状が重症の場合

慢性（48 時間以上持続）重症低ナトリウム血症（120 mEq/L 以下）で，痙攣，昏睡などの重篤な神経学的症状を伴う場合は速やかな治療を行う.具体的には，3% 高張食塩水を静脈内投与し，血清 Na 濃度を補正する.開始時は血清 Na 濃度が 1 時間あたり1 mEq/L 程度の速度で上昇するようにし，通常 4〜6 時間で 4〜6 mEq/L の血清 Na 濃度を上昇させれば，脳浮腫を改善させるのに十分であり，低ナトリウム血症に伴う重篤な脳症は改善する.血清 Na 濃度の上昇が 24 時間で 10 mEq/L，48 時間で 18 mEq/L を超えないようにする.また，①血清 Na 濃度 105 mEq/L 未満，②低カリウム血症，③低栄養，④アルコール中毒，⑤肝障害，は慢性低ナトリウム血症補正時の ODS のリスク因子であることが知られている.このような ODS のリスク因子が認められる場合は，24時間での血清 Na 濃度の上昇を 4〜6 mEq/L に抑えることがすすめられており，24 時間で 8 mEq/L を超えないようにする.

b. 神経学的症状が中等度の場合

低ナトリウム血症の程度は 120 mEq/L 以下から 130 mEq/L 以下とさまざまであるが，頭痛，失見当識，嗜眠などの中枢神経的症状が認められる場合は，血清 Na 濃度が 1時間に 0.5〜1.0 mEq/L 程度上昇する速度で，3% 高張食塩水を 3〜4 時間程度投与すると改善することが多い.

c. 無症候性の軽度な低ナトリウム血症の場合

血清 Na 濃度が 120 mEq/L 以上で，明らかな中枢神経的症状が認められない場合は，急速な血清 Na 濃度の補正を行う必要はなく，原因精査を進める.SIAD の場合は，腎臓からの自由水排泄量より水分摂取量を減らすことを目的に，体重 1 kg あたり 15〜

20 mL 程度の水分制限を行う．または，1 日尿量より 500 mL 少ない水分制限を行う．水分制限で目標の血清 Na 濃度まで改善しない場合，経口的に食塩投与を行う．これらの治療でも改善を認めない場合，または食塩摂取が困難な場合は，トルバプタン（7.5 mg）を 1 日 1 回朝食後に経口投与する（ Case Study ）．①血清 Na 濃度が 125 mEq/L 未満の患者，②より緩やかに血清 Na 濃度を補正する必要のある患者（低カリウム血症，低栄養，アルコール中毒，肝障害など），③急激な循環血漿量の減少が好ましくないと判断される患者，に投与する場合は，3.75 mg から開始することが望ましい．トルバプタンの投与開始時や，増量・再開時はいずれも入院のもと行い，急激な血清 Na 濃度の上昇がみられた場合には適切な処置を行う．とくに投与開始日，増量日または再開日には水分制限を解除し，血清 Na 濃度を頻回に測定する．

また，SIAD の原因となっている病態に対する介入を行う．なお，血漿浸透圧が高値または正常である D-マンニトール製剤投与例や，高血糖，脂質異常症，高蛋白血症の病態での低ナトリウム血症は補正する必要はない．

3 3% 高張食塩水の投与方法

3% 高張食塩水の投与速度の概算として，

$$3\% \text{ 高張食塩水の投与速度（mL/ 時）}$$
$$= \text{患者体重（kg）} \times \text{目標血清 Na 濃度補正速度（mmol/L/ 時）}$$

が報告されている．また最近では，3% 高張食塩水のボーラス投与の有効性を示す報告もある[4]．いずれにせよ，高張食塩水使用時は過剰補止を予防するため，血清 Na 濃度を頻回にモニタリングする．

COLUMN 17

慢性低ナトリウム血症に潜む罠

従来，無症候と考えられていた比較的軽度な慢性低ナトリウム血症が，生命予後の悪化と関連することが近年，知られてきた．原因の 1 つとして，低ナトリウム血症と骨折との関連があげられている．つまり，低ナトリウム血症では歩行の安定性が低下し，転倒のリスクが高くなり，骨折が増加することが報告されている．また，低ナトリウム血症と認知機能障害の関連性も明らかになってきており，これも転倒の増加に寄与していると考えられる．さらに，低ナトリウム血症が骨粗鬆症を起こすことも明らかになってきている．

4 血清Na濃度過剰補正後の治療

治療中に血清Na濃度が過剰に上昇した場合，血清Na濃度を低下させることはODSの防止に有効な治療法だと考えられている．ラットの実験結果でその有効性は報告されており，ヒトで対照群を設けて検討することは困難であるという制限はあるが，血清Na濃度を低下させてODSの発症が認められなかったという報告は少なくない．具体的には，5%ブドウ糖液の点滴投与とデスモプレシン注射がすすめられている．前述したように，血清Na濃度の上昇は，24時間で10 mEq/L，48時間で18 mEq/L以内になるよう調整する．

処方例

血清Na濃度過剰補正後の治療として，①塩分投与，②3%高張食塩水点滴投与，③AVP V$_2$受容体拮抗薬投与のいずれか，または併用する．

①塩化ナトリウム　1日9 g　分3

②3%高張食塩水
　体重70 kgの男性の場合，70 mL/時　点滴静注
　💡 約1 mEq/L程度の血清Na濃度の上昇が期待される．
　💡 入院下に，最初は1〜2時間ごとにNa測定を行う．

③サムスカ®錠 7.5 mg（トルバプタン）
　1回1/2錠　1日1回　朝食後
　💡 水分制限を実施しても低ナトリウム血症が改善していない場合にのみ適用．
　💡 急激な血清Na濃度の上昇によるODSをきたすおそれがあることから，入院で投与開始し，頻回に血清Na濃度測定すること．

06 フォローアップの検査と頻度は？

1 フォローアップの検査項目

血清Na濃度のほか，血漿浸透圧，血清尿酸値，血算（Ht），総蛋白，BUN，クレアチニン，尿浸透圧，尿中Na濃度．

2 フォローアップの頻度

重症な低ナトリウム血症に対して3%高張食塩水投与によるNa補正は入院で行い，補正開始1〜2時間後にフォローアップする．その後は，補正開始6時間後，12時間後，24時間後，48時間後，および，それらの時間の間に適宜フォローアップする．

また重症でない場合でも，入院中は1～2日ごとに血清Na濃度などを測定する．

07 どんな時に専門医に相談する？

急性と考えられる症例，中枢神経症状が認められる症例，血清Na濃度が120 mEq/L未満の症例，および副腎不全に伴う低ナトリウム血症は生命にかかわるため，緊急で専門医へ紹介する．これら以外の緊急でない，軽度でも低ナトリウム血症が継続する場合は1度は専門医へ紹介し，病態および治療法などについてアドバイスをもらう．サムスカ®はSIADで適応承認されているが，水分制限を実施しても低ナトリウム血症が改善していない場合にのみ適用で，投与する場合は入院のうえ，頻回に血清Na濃度を測定する必要があり，専門医に相談するのが望ましい．

Case Study

72歳男性．咳嗽，全身倦怠感を主訴に当院受診．脱水所見なし．意識レベルは清明．痙攣発作を認めず．

血液生化学所見は，Na 124 mEq/L, K 4.6 mEq/L, 尿酸3.3 mg/dL, 血漿浸透圧268 mOsm/kgH₂O. 尿Na 69 mEq/L, 尿浸透圧405 mOsm/kgH₂O, 血漿AVP 1.2 pg/mL. 腎機能正常，副腎機能正常でSIADと診断した．胸部CTで右肺下葉S6～10領域に約60 mmの腫瘤状陰影を認め，肺癌と診断された．

水分制限と塩分投与を行い，その後トルバプタンの投与によって血清Na濃度は安定した．

解説

? 中枢神経症状がなく軽度な低ナトリウム血症に対する治療は？

本症例は身体所見で脱水所見を認めず，低ナトリウム血症および低浸透圧血症にもかかわらず血漿AVP濃度が抑制されておらず，尿浸透圧は100 mOsm/kgを上回るなどの検査所見から，日常診療でよく経験する典型的なSIADと診断される症例である．「間脳下垂体機能障害と先天性腎性尿崩症および関連疾患の診療ガイドライン2023年版」の「バソプレシン分泌過剰症（SIADH）の診断の手引き」[1]，および図1（☞ p.177）を参照いただきたい．本症のSIADの原因疾患としては，肺癌が考

えられる．SIAD に伴う低ナトリウム血症に対する治療は，本症例のように中枢神経症状が認められず血清 Na 濃度 120 mEq/L 以上の時は，水分制限，塩分投与，そして AVP V$_2$ 受容体拮抗薬トルバプタン（サムスカ®OD 錠）を投与する．

文献

1) 有馬　寛, 他：バソプレシン分泌過剰症（SIADH）の診断と治療の手引き　日内分泌会誌 2023 ; **99（Suppl.）**：21-23

2) Hawkins RC：Age and gender as risk factors for hyponatremia and hypernatremia. *Clin Chim Acta* 2003 ; **337**：169-172 [PMID：14568195]

3) Cuesta M, et al.：The contribution of undiagnosed adrenal insufficiency to euvolaemic hyponatraemia：results of a large prospective single-centre study. *Clin Endocrinol (Oxf)* 2016 ; **85**：836-844 [PMID：27271953]

4) Baek SH, et al.：Risk of Overcorrection in Rapid Intermittent Bolus vs Slow Continuous Infusion Therapies of Hypertonic Saline for Patients With Symptomatic Hyponatremia：The SALSA Randomized Clinical Trial. *JAMA Intern Med* 2021 ; **181**：81-92 [PMID：33104189]

参考文献

・Verbalis JG, et al.：Diagnosis, evaluation, and treatment of hyponatremia：expert panel recommendations. *Am J Med* 2013 ; **126（10 Suppl 1）**：S1-S42 [PMID：24074529]

・柴垣有吾（監），椋村益久, 他（監訳）：低 Na 血症－体液・水電解質異常の臨床とその理解．中外医学社，2021

・日本内分泌学会・日本糖尿病学会（編）：抗利尿ホルモン不適切分泌症候群（SIADH）．内分泌代謝・糖尿病内科領域専門医研修ガイドブック，診断と治療社，2023：92-95

・日本内分泌学会・日本糖尿病学会（編）：低ナトリウム血症．内分泌代謝・糖尿病内科領域専門医研修ガイドブック，診断と治療社，2023：35-36

・椋村益久：低ナトリウム血症の治療．肥後直美（編著）：内分泌臨床検査マニュアル，日本医事新報社，2017：255-259

（椋村益久）

1. 糖尿病・内分泌コモンディジーズ

低カリウム血症

Clinical pearl & Pitfall

① 低カリウム血症は，血中 K 濃度が 3.5 mEq/L 未満で定義される．
② 種々の疾患・病態が成因となるため，合理的な鑑別が重要である．
③ 鑑別は，まず腎臓での K 排泄を評価する方法と，問診，身体診察から薬剤性，消化管疾患，細胞内への K 移動を最初に除外する方法がある．
④ 治療は原疾患への加療を原則とするが，原因不明，低カリウム血症関連症候や心電図異常，重度の低カリウム血症を認める場合は K を補充する．
⑤ K 製剤を経静脈的に投与する場合は，投与溶液中の K 濃度，投与速度の上限を遵守し，入院・心電図監視下に行う．

01 病態は？

カリウム（K）は主要な細胞内陽イオンであり，生体中で細胞外に分布する K は全体の約 2% を占めるにすぎない．この K の濃度差は，細胞の静止膜電位を規定する．静止膜電位の変化は細胞の活動電位に影響を及ぼし，筋をはじめとする種々の組織に機能異常が生じることから，血中 K 濃度は狭い範囲に維持される必要がある．

血中 K 濃度は，K の摂取量と排泄量，細胞内外の移動のバランスによって調節されるため，低カリウム血症の原因は，① K の摂取不足，② K の体外喪失増加（消化管，腎臓），③ K の細胞内移行促進，に大別される[1]（図 1）．

健常人では K 排泄の 90% が腎臓で行われ，その主たる機構は皮質集合管主細胞における血管側のナトリウム（Na）-K-ATPase（ポンプ）と，管腔側の上皮型 Na チャネル（epithelial sodium channel：ENaC）による Na 再吸収，管腔側の腎髄質外層 K チャネル（renal outer medullary potassium channel 1：ROMK1）による K 排泄が担う．また，これらのポンプ，チャネル機能はアルドステロンの調節を受ける[1,2]（図 2）．

生体内の K を細胞内へ移行させる要因については，インスリン，アルカローシス，β_2 受容体活性化，カテコラミンなどがあげられ（図 1），Na-K-ATPase や Na-H 交換輸送体（sodium-hydrogen exchanger：NHE）が関与する．

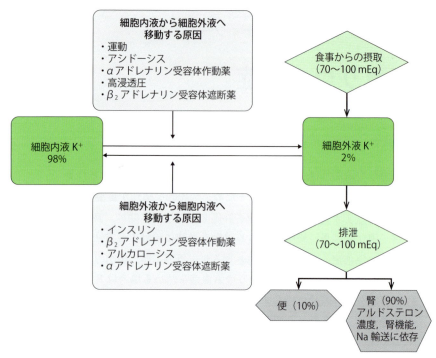

図1 生体における K の代謝と分布

〔Krogager ML, et al.：Update on management of hypokalaemia and goals for the lower potassium level in patients with cardiovascular disease：a review in collaboration with the European Society of Cardiology Working Group on Cardiovascular Pharmacotherapy. Eur Heart J Cardiovasc Pharmacother 2021；7：557-567[1] より一部改変〕

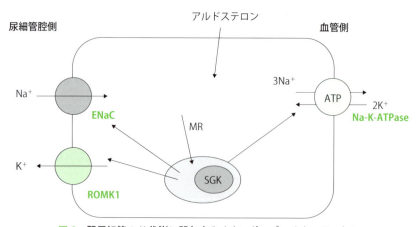

図2 腎尿細管の K 代謝に関与するイオンポンプ，イオンチャネル

ENaC：上皮型 Na チャネル，ROMK1：腎髄質外層 K チャネル，MR：ミネラロコルチコイド受容体，SGK：血清グルココルチコイド調節キナーゼ

02 疫学は？

　一定した見解は得られていないが，低カリウム血症を血中 K 濃度＜3.5 mEq/L と定義した場合，一般集団，慢性腎臓病患者の 1〜3％[3]，糖尿病患者の 1.2％[4]，救急外来を受診したが併発疾患は安定期にある患者の 8％[5] に認めたとの報告がある．

03 どんな時に疑う？

　低カリウム血症では，下肢優位の筋力低下，易疲労，倦怠感，筋攣縮，心電図での T 波の平底化，U 波，QT 時間延長，不整脈，麻痺性イレウス，横紋筋融解を認める．これらの症候，検査所見のある患者では，血中 K 濃度を必ず測定する．また，原発性アルドステロン症や遺伝性尿細管疾患が重要な鑑別疾患となる，若年者の高血圧，Cushingoid を認める場合も検査対象となる．

　しかし，軽度の低カリウム血症では無症候の場合がほとんどであるため，K の摂取不足，過剰排泄，細胞内移行が疑われる食欲不振，下痢，嘔吐，甲状腺中毒症，利尿薬・緩下薬などの服用歴，インスリン製剤の使用歴などを有する場合は，血中 K 濃度を測定すべきである．表 1 に，低カリウム血症をきたす可能性がある薬剤，状況を示す[1, 5]．

04 疑った時にオーダーする検査は？結果をどう解釈する？

　診断は血中 K 濃度に基づいて行い，血中 K 濃度＜3.5 mEq/L の場合は低カリウム血症と診断できる．ただし，顕著な白血球増多（20,000/ μL 以上）併発や，採血検体の室温下放置時には，偽性低カリウム血症をきたすことがあるので注意を要する．

　病態把握，原因鑑別のための手順としては，まず腎での K 排泄を評価する方法がある．この場合は，尿中 K 排泄の結果と図 3 のフローチャートをもとに，高血圧の有無，詳細な薬歴聴取，血中 pH，血中重炭酸（HCO_3^-）濃度，全尿中塩素（Cl）濃度，血中マグネシウム（Mg）濃度，血漿レニン活性（plasma renin activity：PRA），血漿アルドステロン濃度（plasma aldosterone concentration：PAC）の測定などを適宜，行う．

　尿中 K 排泄の評価は，時間的猶予があれば 24 時間蓄尿を用いるべきだが，緊急性が高い状況での実施は困難なため，部分尿で代替する．指標には K 濃度，K/ クレアチニン（Cr）比，尿中 K 排泄率（fractional excretion of potassium：FE_K）*がある．低カリウム血症下での

---

*尿中 K 排泄率（FE_K）

$$FE_K = \frac{尿中 K 濃度 \times 尿量}{血漿 K 濃度 \times クレアチニンクリアランス} = \frac{尿中 K 濃度 \times 血中 Cr 濃度}{血中 K 濃度 \times 尿中 Cr 濃度}$$

表1　低カリウム血症を生じる可能性がある薬剤，状況

K排泄の増加	・サイアザイド系／サイアザイド類似利尿薬
	・ループ系利尿薬
	・抗菌薬（アミノグリコシド系／ペニシリン系）
	・クエチアピン
	・シスプラチン
	・ミネラロコルチコイド製剤，グルココルチコイド製剤
	・甘草
	・心不全
	・Conn 症候群
	・原発性／続発性アルドステロン症
	・Cushing 症候群
	・腎血管性高血圧
	・血管炎
	・COVID-19
	・腎性尿崩症
	・低マグネシウム血症
	・腎尿細管性アシドーシス：Fanconi 症候群，間質性腎炎，代謝性アルカローシス
	・遺伝性腎疾患
	・先天性副腎過形成（11β-水酸化酸素欠損症または 17α-水酸化酸素欠損症）
	・Bartter，Gitelman，Liddle，Gullner，Geller 症候群
	・家族性過剰アルドステロン症
	・apparent mineralocorticoid 症候群
	・低カリウム性周期性四肢麻痺（甲状腺中毒症による）
	・SeSAME 症候群
Kの細胞内への移動	・インスリン（高用量／過剰投与）
	・β_2アドレナリン受容体作動薬（サルブタモール，テルブタリン）
	・キサンチン製剤（テオフィリン，アミノフィリン，カフェイン）
	・エフェドリン
	・中毒（バリウム，セシウム，クロロキン）
	・ベラパミル（過剰摂取）
	・アルカローシス
	・高ストレス状態（心筋梗塞後，頭部外傷後）
	・長期にわたる飢餓後の refeeding 症候群
	・甲状腺機能亢進症
	・家族性周期性四肢麻痺
	・振戦せん妄
	・低体温症
消化管からの喪失	・嘔吐
	・下痢
	・下剤
	・炎症性腸疾患
	・絨毛性腺腫，短腸症候群
K摂取の減少（<1 g/ 日）	・アルコール依存症患者の欠乏食，高齢者（tea-and-toast 食など）
	・食行動異常（神経性やせ症，過食，飢餓，異食症）

〔Abensur Vuillaume L, et al.：Hypokalemia is frequent and has prognostic implications in stable patients attending the emergency department. *PLoS One* 2020；**15**：e0236934[5)]〕

尿中 K 濃度＜20 mEq/日（蓄尿）または＜20 mEq/L（部分尿），尿中 K/Cr 比＜20 mEq/日（蓄尿）または＜10 mEq/g・Cr（部分尿），FE_K＜10％（部分尿）の場合，腎での過剰排泄はなしと判定する．

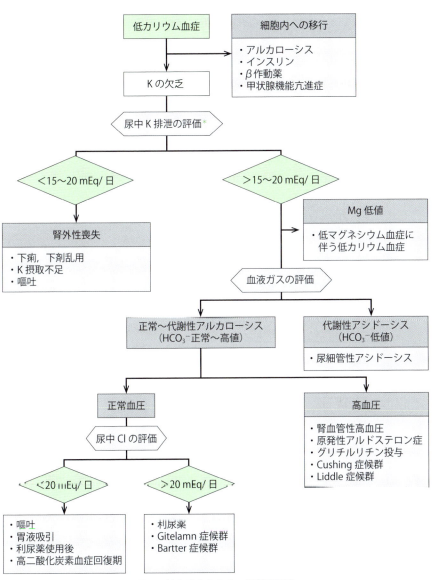

図3 低カリウム血症の鑑別診断法
*蓄尿が望ましいが，随時尿で代替せざるを得ない場合も多い．

一方，腎疾患関連のガイドラインを複数発刊する国際機関のKidney Disease：Improving Global Outcomes（KDIGO）は，2020年に低カリウム血症の新たな診断アルゴリズムをエキスパートオピニオンとして公表した（図4）[3]．本アルゴリズムでは，原因薬の使用，消化管からのK喪失，細胞内K移動の有無を問診と身体診察から判定し，該当事項が存在する場合は，それ以上の精査（ホルモン，尿電解質測定）は行わないよう推奨している．また，これらの状況が否定的な症例では，高血圧があればPRAとPAC測定によるミネラロコルチコイド過剰症の評価を，高血圧がなければ尿中Na，Cl，K，Cr，血中Mgの測定によって，隠された嘔吐，緩下薬・利尿薬の使用，腎尿細管疾患（Gitelman症候群，Bartter症候群など），重度の低マグネシウム血症の鑑別を行う．なお，尿中K濃度や尿中K/Cr比を早期に検討しない理由については，個体内変動が大きく，特異度が低いためとしている．

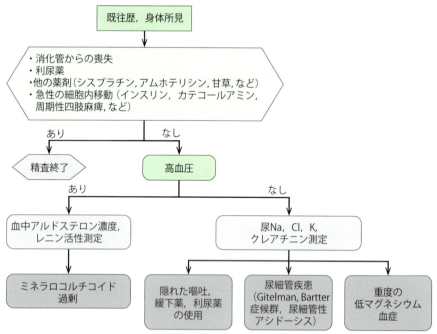

図4　KDIGO（Kidney Disease: Improving Global Outcomes）による低カリウム血症の実際的な診断アルゴリズム

〔Clase CM, et al.：Potassium homeostasis and management of dyskalemia in kidney diseases：conclusions from a Kidney Disease：Improving Global Outcomes (KDIGO) Controversies Conference. *Kidney Int* 2020；**97**：42-61[3]〕

05 治療は？薬をどう使う？処方のコツは？

　低カリウム血症の治療原則は原疾患への加療であるが，①原因が同定できない場合，②関連する症候や心電図異常を認める場合，③重度の低カリウム血症を認める場合，はKを補充する．また，低マグネシウム血症存在下ではK補充抵抗性が生じるため，K製剤投与前には必ず血中Mg濃度を測定し，低下がある場合はMgも合わせて補正する．

1. 低カリウム血症が軽度（2.5〜3.4 mEq/L）で，症候，心電図異常がない場合

　Kを多く含む食品（果物，生野菜など）の摂取を推奨する．血中Kが1 mEq/L低下する場合の生体内でのK不足は200〜400 mEq程度と推定されるが，体格による個人差が大きいことに留意する．食事療法後も是正がない場合は，K製剤の経口投与を考慮する．

2. 低カリウム血症が中等度（2.0〜2.4 mEq/L）で，症候，心電図異常がない場合

　内服薬による補正を行う．現在わが国で使用可能な経口K製剤は塩化カリウム（KCl），L-アスパラギン酸カリウム，グルコン酸カリウムである．1錠あたりのK含有量は，KClが8 mEq，L-アスパラギン酸カリウムが1.8 mEqで，グルコン酸カリウムについては2.5 mEqと5 mEqの用量の異なる2剤型がある．低カリウム血症ではCl欠乏（Cl感受性代謝性アルカローシス）の併発が多いことから，原則，KClを投与するが，代謝性アシドーシス（尿細管性アシドーシスなど）併発時には有機酸カリウム薬の効果が期待できる．

COLUMN 18

尿細管カリウム濃度勾配（TTKG）の現在の位置づけ

　TTKGは1986年にHalperinが提唱した，腎皮質集合管のK分泌やアルドステロン作用を示す指標である．TTKGは随時尿と静脈血の浸透圧，K濃度のみで算定可能なことから，広く日常臨床の場で利用されてきた．

$$TTKG = \frac{尿中K濃度 \times 血漿浸透圧}{血中K濃度 \times 尿浸透圧}$$

　TTKGは腎皮質集合管の下流で，溶質はほぼ再吸収されないことを前提に考案されたが，その後の検討から大量の尿素が同部位で大量に再吸収されることが明らかとなり，算定根拠が崩れ，提唱者のHalperin自身がTTKGの使用を否定している．

処方例

以下をめやすに K 補充を行う．

K として 1 回 10〜20 mEq　1 日 2〜4 回（20〜80 mEq/ 日）

- 重篤な腎機能障害，前日の尿量が 500 mL 以下，または投与直前の排尿量が 20 mL 以下の場合や消化管通過障害併発時には使用できない．

3 低カリウム血症が中等度（< 2.5 mEq/L）〜重度（< 1.9 mEq/L）で，症候，心電図異常がある場合

処方例

KCl 液（K 濃度 40〜60 mEq/L 以下）
20〜60 mEq/ 時以下　点滴静注

- 投与経路は中心静脈が望ましい．
- 末梢静脈投与の場合は，溶液中の K 濃度は 20〜40 mEq/L 以下，投与速度は 20〜40 mEq/ 時以下とする．
- 必ず入院のうえ，心電図監視下に行う．

06　フォローアップの検査と頻度は？

K 製剤投与中・投与後に，必ず血中 K 濃度を測定する．静脈内投与の場合は，血中 K 濃度が 2.5 mEq/L 以上となれば経口薬への変更を考慮する．また血中 K 濃度が安定的に 3.5 mEq/L 以上を維持できれば，治療の中止を検討する．

検査頻度に関する一定した見解はないが，内服補正した場合でも，血中 K 濃度は投与開始後 20〜30 分程度で上昇し，K 充足後の血中 K 濃度上昇は急速とされるため，補正中または維持量未決の例では数時間〜数週の間隔で再検査するほうがよい．

07　どんな時に専門医に相談する？

①低カリウム血症の原因が同定できない，②低カリウム血症が重度，③症候性，④心電図変化を伴う場合，は専門医に依頼する．また内分泌疾患（原発性アルドステロン症，Cushing 症候群など），腎尿細管疾患（Gitelman 症候群，Barter 症候群など）を疑う場合も速やかに専門医に紹介すべきである．

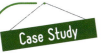

51歳女性．10歳代から無月経を自覚したが，受診はしていない．30歳代から高血圧を指摘され，降圧薬を服薬していた．

今回，当院に心室細動，心肺停止のため救急搬送された．蘇生後，急性心筋梗塞，Ⅱ度高血圧，低カリウム血症と診断され，当科に依頼となった．K 104 mEq/日補充下で血中K濃度 2.1 mEq/L，尿中K濃度 77 mEq/日，心電図でU波，平低T波あり．乳房発育不良（TannerⅠ度）と恥毛・腋毛の脱落を認め，外性器に明らかな異常はないが，腟は盲端であった．副腎皮質刺激ホルモン（ACTH）高値，コルチゾール，PRA，デヒドロエピアンドロステロンサルフェート（DHEA-S）低値，プレグネノロン，プロゲステロン，11-デオキシコルチコステロン高値などから，17α-水酸化酵素欠損症と診断した．

解説

 低カリウム血症の原疾患の同定と加療が重要！

本例では，17α-水酸化酵素欠損症と診断してグルココルチコイド製剤の補充を行うまで，高用量のK製剤とバルサルタンを投与しても血中K濃度は 2～2.4 mEq/L の範囲を推移した．対照的にグルココルチコイド製剤の補充後は，1か月以内に血圧と血中K濃度の正常化，K製剤とバルサルタンの中止が順次達成された．原因疾患や疾患重症度により異なるが，低カリウム血症では的確な診断と加療が重要と考えられる．

文献

1) Krogager ML, et al.：Update on management of hypokalaemia and goals for the lower potassium level in patients with cardiovascular disease：a review in collaboration with the European Society of Cardiology Working Group on Cardiovascular Pharmacotherapy. *Eur Heart J Cardiovasc Pharmacother* 2021；**7**：557-567 [PMID：33956964]
2) Blanchard A：Pathophysiologic approach in genetic hypokalemia：An update. *Ann Endocrinol (Paris)* 2023；**84**：298-307 [PMID：36639120]
3) Clase CM, et al.：Potassium homeostasis and management of dyskalemia in kidney diseases：conclusions from a Kidney Disease：Improving Global Outcomes (KDIGO) Controversies Conference. *Kidney Int* 2020；**97**：42-61 [PMID：31706619]
4) Coregliano-Ring L, et al.：Hypokalemia in Diabetes Mellitus Setting. *Medicina (Kaunas)* 2022；**58**：431 [PMID：35334607]
5) Abensur Vuillaume L, et al.：Hypokalemia is frequent and has prognostic implications in stable patients attending the emergency department. *PLoS One* 2020；**15**：e0236934 [PMID：32750075]

（方波見卓行）

1. 糖尿病・内分泌コモンディジーズ

カルシウム・マグネシウム異常

Clinical pearl & Pitfall

1. アルブミンが低いと血中 Ca 濃度は低下するので，補正 Ca 濃度で評価する．
2. Ca とリンをペアで確認すると，ある程度原因を絞ることができる．
3. 副甲状腺ホルモン（PTH）は Ca を制御する鍵となるホルモンである．
4. 低カルシウム血症，難治性低カリウム血症を呈する場合は，隠れた電解質として血中 Mg 濃度を測定する．

01 病態は？

1 カルシウム

血中の Ca 濃度を制御する役者は，なんといっても「副甲状腺ホルモン（parathyroid hormone：PTH）」である．血中 Ca 濃度が低下すると，それが副甲状腺に発現する Ca 感知受容体（calcium-sensing receptor：CaSR）にキャッチされ，副甲状腺からの PTH の分泌が増加する．PTH の受容体である PTH1 受容体はおもに骨と腎に発現しており，PTH が骨に作用すると，おもに骨吸収を促進して血中に Ca を動員する．また，PTH は腎の近位尿細管に作用し，1α-水酸化酵素を upregulation して活性型ビタミン D を上昇させる．その活性型ビタミン D は腸管からの Ca の吸収を増やす．さらに PTH は腎遠位尿細管に作用して，Ca の再吸収を亢進させる．結果として血中の Ca は正常化する（図 1）．このフィードバック機構のどこかで破綻が起きると，血中 Ca は異常値となる．

2 マグネシウム

Mg の吸収は消化管と腎で行われており，摂取不足（アルコール依存症），慢性下痢，利尿薬（ループ利尿薬，サイアザイド系利尿薬）の内服で低マグネシウム血症をきたす．一方，Mg は腎排泄以外の調節機構がないため，腎機能低下により血清 Mg 濃度は上昇し，末期腎不全では 2.4〜3.6 mg/dL となる．

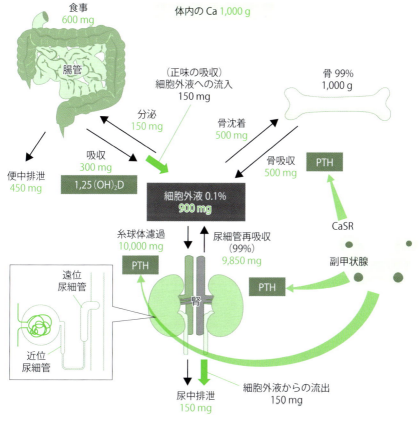

図1 血中 Ca の制御

1日の Ca の出納バランスは，腸管からの正味の吸収が 150 mg，腎からの正味の排泄が 150 mg でバランスがとれている．食事がとれないなどで腸管からの吸収がゼロになっても腎からの排泄はゼロにはできないのでネガティブバランスとなり，血中の Ca 濃度は低下する．これが副甲状腺の Ca 感知受容体（CaSR）に感知されると副甲状腺ホルモン（PTH）分泌が促進され，骨，腎，そしてビタミン D の活性化を介して腸管に作用し，血中 Ca 濃度は正常化する．

02 疫学は？

- Na, K の異常と同様，Ca の異常にもさまざまな疾患・病態が潜んでいる．
- 一般人口における高カルシウム血症の頻度は 0.1〜1% 程度とされており，原発性副甲状腺機能亢進症が最多である．
- 入院患者の 10% 以上で低マグネシウム血症を認めるともいわれる．低マグネシウム血症は低カリウム血症，低カルシウム血症の原因となりうる隠れた電解質異常である．

03 どんな時に疑う？

1 高カルシウム血症

● 高カルシウム血症は，血中 Ca 濃度 12 mg/dL 未満では症状が軽微なことがあり，偶発的に見つかるケースが増えている．

● 補正 Ca 濃度 12 mg/dL 以上になると，食欲不振，多尿，思考力低下が出現する（図2）．このような非特異的症状の原因となる病態は他にも多くあるが，少しでも疑ったら血中アルブミン濃度とともに血中 Ca 濃度を確認してみることが大切である．

● 補正 Ca 濃度 14 mg/dL 以上になると意識障害，急性腎障害などをきたし，高カルシウム血症クリーゼといわれる病態となり，緊急で治療介入が必要となる（図3）．

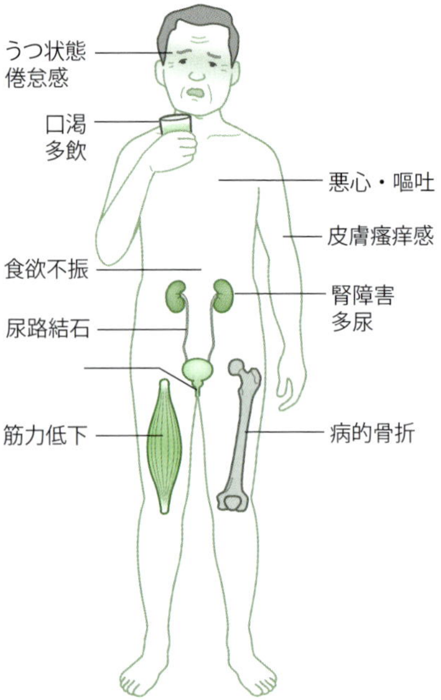

図2　高カルシウム血症における徴候
体重減少，食欲低下，多尿（夜間尿），意識障害，急性腎障害などを呈する．

2 低カルシウム血症

● テタニー（図4），痙攣，徐脈，QT 延長などを認めた場合に疑われる．
● 慢性の経過では症状が出にくい．

3 高マグネシウム血症

● 血中 Mg 濃度 4.8 mg/dL 以下の高マグネシウム血症は通常，無症状である．
● 多くは，腎機能低下例における Mg 含有の下剤内服が原因である．

4 低マグネシウム血症

● 低マグネシウム血症は，PTH の分泌と作用の低下による低カルシウム血症，尿中への K 漏出による低カリウム血症の原因となる．低カルシウム血症または低カリウム血症をみた場合には低マグネシウム血症の可能性を想起する．

04 疑った時にオーダーする検査は？結果をどう解釈する？

　前述のような契機から，Ca や Mg の異常を疑ってスクリーニングを行うが，Ca の異常については偶発的に同定されることも多い．本項では，Ca の異常が判明して以降の

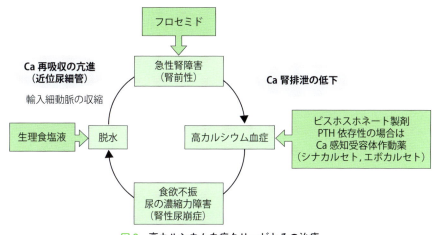

図3 高カルシウム血症クリーゼとその治療

高カルシウム血症による食欲低下, 尿の濃縮障害による多尿で脱水をきたす. 脱水になると近位尿細管からの Na 再吸収に伴い, 受動的に Ca 再吸収が亢進する. また, 脱水に加えて Ca が高いと輸入細動脈が収縮し, 腎前性の急性腎障害をきたし, 尿中への Ca 排泄が低下する. Ca 再吸収の亢進と Ca 排泄の低下によって高カルシウム血症が助長される. それがさらに食欲不振に拍車をかけ, 腎性尿崩症をきたし, この悪循環によって高カルシウム血症クリーゼとなってしまうこともある.
治療としては, 脱水の解除, 尿への Ca 排泄の促進, 骨吸収の抑制などである. 副甲状腺ホルモン (PTH) 依存性高カルシウム血症の場合は, Ca 感知受容体作動薬も PTH 低下を介して奏効する.

検査と結果の解釈について述べる. なお途中, 低マグネシウム血症についても触れる.

1 高カルシウム血症

まず病歴を聴取する. Ca を上昇させるような薬剤内服や, 不動 (長期臥床), 悪性腫瘍や肉芽腫性疾患の合併などがないかを確認する.

血中 Ca 濃度が異常の場合は, 必ず血中リン濃度も同時に確認する. そして, Ca の制御ホ

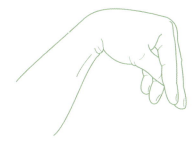

図4 低カルシウム血症における徴候 (テタニー)

ルモンである PTH, 活性型ビタミン D を測定する. PTH は, 腎近位尿細管でのリンの再吸収を抑制する〔Na-P 共輸送体 (sodium/phosphate cotransporter-2：NaPi-2) の endocytosis 促進による細胞膜表面の発現低下〕ため, PTH 依存性高カルシウム血症では血中リンは低値となる. PTH が抑制されており, 非依存性の場合は PTH 関連蛋白 (PTH-related peptide：PTHrP) を測定する. PTHrP が高値の場合も同様に血中リン低値となることから, 血中リン濃度の上下によってある程度, 病態が予測できる. PTH 依存性か否かで, 大きく鑑別は分かれる (図5).

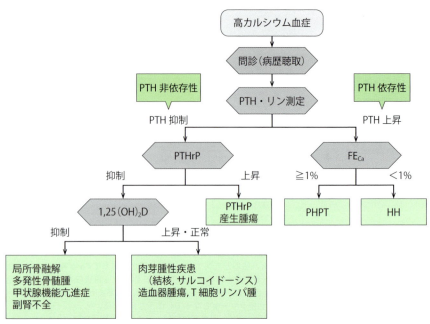

図5 高カルシウム血症をみた場合の検査と鑑別診断
PTH：副甲状腺ホルモン，FE_Ca：尿中 Ca 排泄率，PHPT：原発性副甲状腺機能亢進症，HH：低カルシウム尿性高カルシウム血症，PTHrP：副甲状腺ホルモン関連蛋白，1,25(OH)$_2$D：1,25-ジヒドロキシビタミン D

a. PTH 依存性の高カルシウム血症

尿への Ca 排泄が促進される病態と，抑制される病態に二分される．そしてこの両者を分けているのが，腎臓の Henle の太い上行脚の血管側に発現している CaSR である（図6）．

高カルシウム血症においては，Henle の太い上行脚に発現している CaSR が活性化される結果，尿中への Ca 排泄が亢進する．血中の Ca をなるべく体外に排泄しようという合目的的な反応といえる．逆に CaSR の活性化が抑制されれば，尿中 Ca 排泄も抑制される．これが CaSR シグナルの抑制による低カルシウム尿性高カルシウム血症（hypocalciuric hypercalcemia：HH）である．HH には CaSR シグナルを形成する各分子の機能異常による家族性 HH（familial HH：FHH）と，CaSR に対する自己抗体が原因となる後天性 HH（acquired HH：AHH）がある．尿中 Ca 排泄率（fractional excretion of calcium：FE_Ca）を評価する閾値はなお議論があるが，蓄尿での評価が大切である．

なお CaSR は遠位尿細管では尿管腔側に発現しており，通常は高カルシウム血症に伴って尿中 Ca 濃度が上昇し CaSR シグナルを刺激することによって，アクアポリン 2 の尿管腔側細胞膜へのリクルートを抑制し，腎性尿崩症を惹起する．この機構は，尿を

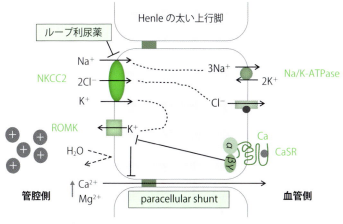

図6　腎のカルシウム感知受容体（CaSR）が Ca 排泄率を決める

Henle の太い上行脚での塩類の再吸収のメカニズムとして，driving force は Na/K-ATPase で，ATP のエネルギーによって Na が再吸収され，続いて Na-K-2Cl 共輸送体（NKCC2）を介して Na が再吸収される．同時に Cl と K も再吸収されるが，Cl は血管側のトランスポーターによって再吸収され，K は ROMK（renal outer medullary potassium channel）というチャネルによって分泌されリサイクルされる．これにより，電気的に管腔内は positive になるため，細胞間隙を通って Ca, Mg が再吸収される（paracellular shunt）．
高カルシウム血症では，血管側に発現している CaSR が活性化され，これが ROMK を抑制し，Ca の再吸収が抑制される．家族性低カルシウム尿性高カルシウム血症（FHH），後天性低カルシウム尿性高カルシウム血症（AHH）では CaSR シグナルが抑制されるので，その逆，つまり Ca の再吸収が亢進し，尿中 Ca は低値となる．

希釈することによって尿中 Ca 濃度上昇に伴う結晶化，結石形成を防ぐためのものと考えられている．

b. PTH 非依存性の高カルシウム血症

　PTH が抑制されていれば，PTHrP 産生悪性腫瘍を想起し，PTHrP を測定する．PTH も PTHrP もともに抑制されていれば，本来は活性型ビタミン D も低値となるはずである．にもかかわらず活性型ビタミン D が低値でなければ，ここに異常を考える．結核やサルコイドーシスなどの肉芽腫性疾患，あるいは，まれではあるが造血器腫瘍や T 細胞性白血病における 1α-水酸化酵素の発現亢進の結果としての活性型ビタミン D 高値による高カルシウム血症を考える．一方，活性型ビタミン D が低値であれば，骨吸収の亢進に伴う高カルシウム血症が考えられ，甲状腺機能亢進症，副腎不全，骨転移に伴う骨融解，多発性骨髄腫などを想起する．骨吸収マーカー〔酒石酸抵抗性酸性ホスファターゼ-5b（tartrate-resistant acid phosphatase 5b：TRACP-5b）など〕の上昇が，その証左となる．

2 低カルシウム血症

血中の Ca 濃度を正常に維持する機構（図1）の破綻は，当然ながら高カルシウム血症とともに低カルシウム血症の原因となる．現在，低カルシウム血症鑑別診断フローチャートが策定されているところである（厚生労働科学研究費補助金難治性疾患政策研究事業ホルモン受容機構異常に関する調査研究）．低カルシウム血症に対して PTH が適切に上昇しているか否かで大きく分類し，common な病態から鑑別を考え，見落としのないフローチャートが考案されつつある．

本項では病態から，① Ca 骨沈着（骨吸収の逆），②ビタミン D 作用の不足，③ PTH 作用の不足，に大きく分けて考えてみる．鑑別の初期に，血中リン濃度，腎機能，血中 Mg 濃度を確認することが大切である（図7）．

a. Ca 骨沈着

骨吸収の逆の病態で，Ca，リンが骨に沈着する結果，低カルシウム血症を呈する．長期の甲状腺機能亢進症に対する治療開始後，副甲状腺摘出術後の飢餓骨症候群（hungry bone syndrome），ビスホスホネート製剤やデノスマブなどの薬剤投与によって生じる．

b. ビタミン D 作用の不足

まれな病態を除けば，ビタミン D 欠乏症と考えてよい．血中 25-水酸化ビタミン D（25-hydroxy vitamin D：25OHD）を測定する．

c. PTH 作用の不足

低マグネシウム血症は，PTH 分泌低下とともに PTH 抵抗症の原因となるため，Mg 欠乏の有無を評価する．

COLUMN 19

カルシウム正常の副甲状腺機能亢進症

Ca 正常の副甲状腺機能亢進症は原発性副甲状腺機能亢進症（primary hyperparathyroidism：PHPT）の軽症型と理解されており，血中 Ca 濃度は基準範囲にあるが PTH が不適切に高値の病態をさす．頸部超音波検査で偶発的に副甲状腺腫を指摘されたり，骨粗鬆症の精査で測定された PTH が高値測定などからその存在が疑われる．診断にはビタミン D が充足していること（25OHD ≧ 30 ng/mL），腎機能障害がないこと（eGFR ≧ 60 mL/ 分 /1.73 m²）が必要であり，ビタミン D が充足していなければ，多くの場合，サプリメントでの天然型ビタミン D 内服が必要となる．本病態に対する外科的治療介入については一定の見解は得られていない．

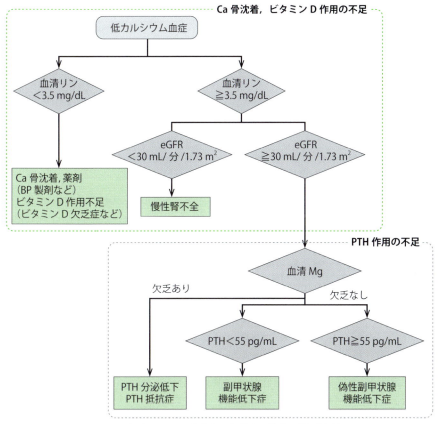

図7 低カルシウム血症をみた場合の検査と鑑別診断
BP：ビスホスホネート，eGFR：推算糸球体濾過量，PTH：副甲状腺ホルモン

　明らかな Mg 欠乏がなければ，低カルシウム血症の原因は，① PTH 分泌低下をきたす副甲状腺機能低下症（先天性，自己免疫性を含む後天性，手術・放射線照射）と，② PTH 抵抗症をきたす偽性副甲状腺機能低下症（Ⅰa：Gs 蛋白をコードする遺伝子の機能喪失性変異，Ⅰb：Gs 遺伝子群のメチル化異常），に分けられる．

05 治療は？薬をどう使う？処方のコツは？

　各疾患・病態における治療について表1に示す．Ca 異常をきたす病態として，原発性副甲状腺機能亢進症と副甲状腺機能低下症については別項を参照されたい（☞ p.238）．
　高カルシウム血症の多くは骨吸収亢進を伴っており，悪性腫瘍に伴うものであればゾ

表1　カルシウム異常をきたす病態と治療

<table>
<tr><th></th><th>病態</th><th>疾患</th><th>治療</th></tr>
<tr>
<td rowspan="5">高カルシウム血症</td>
<td>① PTH 作用過剰</td>
<td>原発性副甲状腺機能亢進症</td>
<td>外科的切除
シナカルセト，エボカルセト</td>
</tr>
<tr>
<td>CaSR 作用の不足に伴う PTH 作用の過剰</td>
<td>FHH
AHH</td>
<td>経過観察
シナカルセト，エボカルセト，プレドニゾロン</td>
</tr>
<tr>
<td>② PTHrP 過剰</td>
<td>PTHrP 産生腫瘍</td>
<td>腫瘍摘出
ゾレドロン酸，デノスマブ（ランマーク®）</td>
</tr>
<tr>
<td>③骨からの動員過剰（①以外）</td>
<td>不動（長期臥床）
骨転移に伴う骨破壊（LOH），多発性骨髄腫
甲状腺機能亢進症
副腎不全</td>
<td>日常生活動作の向上，骨吸収抑制薬
ゾレドロン酸，デノスマブ（ランマーク®）
抗甲状腺薬
ヒドロコルチゾン補充</td>
</tr>
<tr>
<td>④活性型ビタミン D 作用過剰</td>
<td>肉芽腫性疾患（結核，サルコイドーシス）
造血器腫瘍，T 細胞性リンパ腫</td>
<td>プレドニゾロン</td>
</tr>
<tr>
<td rowspan="4">低カルシウム血症</td>
<td>⑤ PTH 作用不足</td>
<td>副甲状腺機能低下症
低マグネシウム血症による副甲状腺機能低下症
偽性副甲状腺機能低下症</td>
<td>活性型ビタミン D[*1]
Mg 正常化

活性型ビタミン D</td>
</tr>
<tr>
<td>CaSR 作用の過剰に伴う PTH 作用の不足</td>
<td>常染色体顕性低カルシウム血症
CaSR 活性型自己抗体（irAE）</td>
<td>活性型ビタミン D[*2]

活性型ビタミン D，プレドニゾロン？</td>
</tr>
<tr>
<td>⑥骨からの動員不足（⑤以外）</td>
<td>hungry bone sydrome（長期の甲状腺機能亢進症に対する治療開始後，副甲状腺摘出術後など）</td>
<td>活性型ビタミン D</td>
</tr>
<tr>
<td>⑦活性型ビタミン D 作用不足</td>
<td>末期腎不全
ビタミン D 欠乏症</td>
<td>活性型ビタミン D[*3]
活性型ビタミン D，天然型ビタミン D
生活習慣の改善（偏食の改善，日光曝露）</td>
</tr>
</table>

[*1] PTH 補充療法は治験中
[*2] Encaleret は治験中
[*3] 天然型ビタミン D はサプリメントのみ
PTH：副甲状腺ホルモン，CaSR：Ca 感知受容体，PTHrP：PTH 関連蛋白，FHH：家族性低カルシウム尿性高カルシウム血症，AHH：後天性低カルシウム尿性高カルシウム血症，irAE：免疫関連有害事象

レドロン酸などの骨吸収抑制薬が奏効する（ Case Study ）．低カルシウム血症に対する治療薬の基本は活性型ビタミン D 製剤である．副甲状腺機能低下症において，カルシウム製剤や活性型ビタミン D 製剤で血清 Ca 値を正常化させようとすると，PTH 作用の低下に関連して尿中 Ca 排泄が亢進することにより腎・尿路結石，腎機能障害の原因と

なりうるため，テタニーなど自覚症状をきたさない最低限の Ca 濃度でコントロールすることが重要である（血中 Ca 濃度 7.5〜8.5 mg/dL）．

06 フォローアップの検査と頻度は？

原因にもよるが，治療介入により Ca 異常が安定したら，3 か月に 1 回程度のフォローアップを行う．

07 どんな時に専門医に相談する？

Ca の異常をきたす疾患・病態は多岐にわたる．軽症であっても診断が困難な場合や治療抵抗性の高カルシウム血症・低カルシウム血症では，専門医に相談する．

54 歳女性．食欲不振，体重減少を主訴に医療機関を受診．これまで指摘されたことのない腎障害を認め（Cr 1.4 mg/dL，eGFR 32 mL/ 分 /1.73 m²），紹介受診．問診で夜間に排尿のため 2 回起きること（夜間尿）が判明し，血中 Ca 濃度を測定したところ，補正 Ca 14.8 mg/dL と重度の高カルシウム血症が判明．入院のうえ，補液を行いつつ精査をすすめた．

解説

 この後なんの検査を行って診断を進めるのがよい？

腎障害の存在にもかかわらずリン濃度 3.2 mg/dL と低めであることから PTH 作用の亢進が疑われたが，intact PTH＜5 pg/mL と抑制されていた．PTHrP を測定したところ，4.5 pg/mL と高値が判明し，PTHrP 産生腫瘍に伴う高カルシウム血症と診断．精査の結果，卵巣癌が疑われ，手術の方針となった．高カルシウム血症は，手術までゾレドロン酸でコントロールした．

（槙田紀子）

2. 甲状腺・副甲状腺疾患

甲状腺中毒症

> **Clinical pearl & Pitfall**
>
> ① 原因にかかわらず，血中に甲状腺ホルモンが過剰に存在する状態を甲状腺中毒症という．
> ② 甲状腺中毒症は甲状腺機能亢進症と破壊性の甲状腺炎に大別され，甲状腺中毒症 ≠ 甲状腺機能亢進症であることに注意する．
> ③ 診断には遊離サイロキシン（FT_4），遊離トリヨードサイロニン（FT_3），および甲状腺刺激ホルモン（TSH）を測定する．
> ④ TSH産生下垂体腫瘍および甲状腺ホルモン不応症を除いて，FT_4，FT_3が基準値上限より高値，TSHが測定感度未満に低下する．
> ⑤ 甲状腺クリーゼは致死的な甲状腺中毒症であり，決して見逃してはいけない．

01 病態は？

甲状腺中毒症（thyrotoxicosis）とは，原因にかかわらず甲状腺ホルモンが血中に過剰に存在する状態を指す．甲状腺中毒症はその成因として，①甲状腺自体が甲状腺ホルモンを過剰に産生する甲状腺機能亢進症と，②炎症によって甲状腺組織が破壊されることで，濾胞内に貯留した甲状腺ホルモンが一時的に過剰に血中に流出する破壊性の甲状腺炎，に大別される．前者のほとんどは自己免疫疾患であるBasedow病で，他に甲状腺内の腫瘍から自律性に甲状腺ホルモンが産生されるPlummer病，妊娠初期にみられる妊娠一過性甲状腺機能亢進症（gestational transient hyperthyroidism：GTH）があげられる．一方，破壊性の甲状腺炎には，亜急性甲状腺炎および無痛性甲状腺炎があげられる（図1）．

Basedow病は，自己免疫機序により甲状腺刺激ホルモン受容体抗体（anti-thyrotropin receptor antibody：TRAb）が産生され，甲状腺が刺激されることによって甲状腺ホルモンの産生と分泌が過剰になる疾患である．Plummer病や自律性機能性甲状腺結節（autonomously functioning thyroid nodules：AFTN）では，甲状腺腫瘍（結節）から自律性に甲状腺ホルモンが産生される．GTHは，妊娠初期に高値となるヒト絨毛性ゴナドトロピン（human chorionic gonadotropin：hCG）が甲状腺刺激ホルモン（thyroid

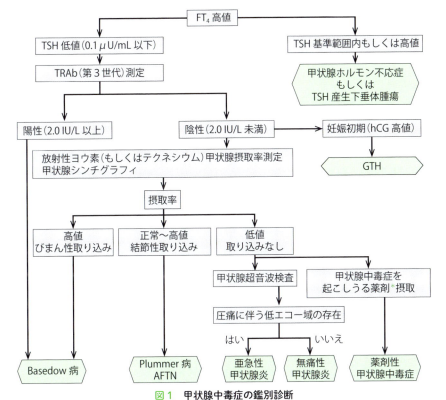

図1　甲状腺中毒症の鑑別診断

FT_4：遊離サイロキシン，TSH：甲状腺刺激ホルモン，TRAb：甲状腺刺激ホルモン受容体抗体，hCG：ヒト絨毛性ゴナドトロピン，GTH：妊娠性一過性甲状腺機能亢進症，AFTN：自律性機能性甲状腺結節
＊甲状腺ホルモン，アミオダロン，エポプロステノール，インターフェロン，免疫チェックポイント阻害薬，抗ウイルス薬（リバビリン，抗HIV薬）などの薬剤

stimulating hormone：TSH）様作用をもつため，胎盤完成までの間，一時的に甲状腺中毒症を呈するものである．

亜急性甲状腺炎は先行する感染（ウイルスなど）が原因で起こることが多く，無痛性甲状腺炎は多くの場合，自己免疫甲状腺疾患である橋本病（慢性甲状腺炎）を潜在性に有していることが多い．

02　疫学は？

人間ドックや検診結果による，わが国の甲状腺中毒症の頻度は0.4〜0.8％と報告されている．また，Basedow病は人口1,000人あたり0.2〜3.2人と報告されている．20〜30歳代の若い女性に多くみられ，男女比は1：3〜5程度といわれている[1]．亜急性甲状腺

炎の発症率は年間人口 10 万人あたり 12.1 人程度とされており，若年〜中年女性に多い[2]．約 96% に頸部痛が認められる[3]．無痛性甲状腺炎は分娩後（とくに 12〜16 週以内）に多く，分娩後女性の約 5〜10% に発生する．

03 どんな時に疑う？

甲状腺中毒症の症状はその原因疾患にかかわらず，おおむね共通している．すなわち，いずれの場合も過剰な甲状腺ホルモン作用により，代謝亢進症状（体重減少，食欲亢進，発汗過多，耐暑性低下など），交感神経刺激症状（動悸，手指振戦，多動，情動不安など），消化管運動亢進症状（下痢）を呈する．女性で月経異常（無月経）を認めることもある．したがって，1 か月に数 kg という著明な体重減少，動悸，手の震えをみた場合は，甲状腺中毒症を疑うべきだろう．

疾患別のポイントしては，Basedow 病では「Merseburg の三徴」として，びまん性甲状腺腫，眼球突出，頻脈を呈することが多い．とくに眼球突出や von Graefe 徴候，Möbius 徴候などの眼症状を呈する甲状腺眼症は Basedow 病に特徴的であり，疾患特異性がきわめて高い（図 2）．したがって，眼症を伴う甲状腺中毒症はほぼ Basedow 病と考えてよい．

亜急性甲状腺炎では頸部痛を訴え，なかにはその疼痛部位が移動することがある（creeping 現象）．多くの場合，先行する感冒様症状を呈する．

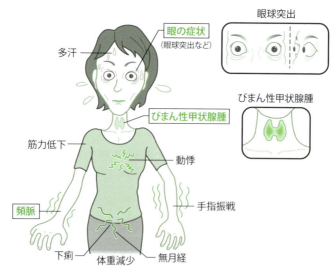

図 2　甲状腺中毒症のおもな症状・症候
緑字：Basedow 病の Merseburg の三徴

さらに Basedow 病か破壊性の甲状腺炎かを鑑別するもう 1 つのポイントは，罹病期間である．多くの場合，Basedow 病では症状が 3 か月以上遷延する．一方で，亜急性甲状腺炎や無痛性甲状腺炎では週単位の経過を呈する．

04 疑った時にオーダーする検査は？結果をどう解釈する？

- 診断には，遊離サイロキシン（free thyroxine：FT_4），遊離トリヨードサイロニン（free triiodothyronine：FT_3）および TSH を測定する．TSH 産生下垂体腫瘍および甲状腺ホルモン不応症を除いて，FT_4，FT_3 は基準上限より高値，TSH は測定感度未満に低下する．

- 甲状腺中毒症を疑った場合，甲状腺中毒症の約 90% は Basedow 病であることから，TRAb（第 3 世代）を測定する．TRAb が陽性（2.0 IU/L 以上）であれば，まず Basedow 病と考えてよい．

- さらに甲状腺眼症を認める場合は，バイオアッセイである 甲状腺刺激性レセプター抗体（thyroid stimulating antibody：TSAb）を測定しておく．

- 甲状腺中毒症に共通する検査所見として，①急峻高血糖とよばれる食後の著明な高血糖，②肝機能障害（肝トランスアミナーゼ高値），③アルカリホスファターゼ（ALP）高値，④低コレステロール血症，があげられる．また心電図上，心房細動を認めることがある．亜急性甲状腺炎では白血球増多は認めないが，CRP 高値を認めることが多い．

- 無痛性甲状腺炎では，甲状腺自己抗体〔抗サイログロブリン抗体（anti-thyroglobulin antibody：TgAb），抗甲状腺ペルオキシダーゼ抗体（anti-thyroid peroxidase antibody：TPOAb）〕の陽性を認めることが多い．

- また，なるべく早期に甲状腺超音波検査を行いたい．とくに頸部痛を訴える場合は必須である．亜急性甲状腺炎では，甲状腺中毒症の症状や検査所見に疾患特異的な頸部痛が伴うと，ほぼ診断可能だが，まれに囊胞内の出血や急性化膿性甲状腺炎の場合があり，やはり甲状腺超音波検査での疼痛部に一致した低エコー域の確認がきわめて重要である．Basedow 病では高輝度と低輝度が細かく存在する「霜降り様エコー」を認めることが多い．また超音波ドプラでは，血流の著明な増加を呈する「火焔様エコー」を認めることが多い．

- 血液検査上，甲状腺中毒症を認めるにもかかわらず，TRAb も TSAb も陰性で，超音波所見も特徴的でなく診断がつかない場合は，放射性ヨウ素（^{123}I）シンチグラフィを行う．Basedow 病では，びまん性の取り込み亢進（摂取率高値）を認める．

05 治療は？薬をどう使う？処方のコツは？

治療の目的は甲状腺中毒症の是正，すなわち甲状腺ホルモン値の正常化である．そのうえで，Basedow 病に対する治療法には，①薬物療法，②外科手術，③放射性ヨウ素内用療法（アイソトープ治療），があり，後者 2 者を根治療法という．わが国でもっとも多く行われ，第一選択となっているのは薬物療法である．

無痛性甲状腺炎と亜急性甲状腺炎は破壊性機序によるものであり，抗甲状腺薬は用いない．しばしば自然寛解するため，1～2 週間の経過を追うことが多いが，甲状腺中毒症による症状緩和を図って β 遮断薬（プロプラノロール，ビソプロロール，アテノロールなど）を用いることもある．亜急性甲状腺炎では，頸部痛がごく軽度の場合は非ステロイド性抗炎症薬（non-steroidal anti-inflammatory drug：NSAID）を投与することもあるが，ほとんどの場合，副腎皮質ステロイド（プレドニゾロン：PSL）を用いる．

1 抗甲状腺薬（チアマゾールとプロピルチオウラシル）の使い方

原則として，Basedow 病以外の甲状腺中毒症には用いない．また Basedow 病に対する薬物療法では，妊娠初期を除き，プロピルチオウラシル（PTU）より力価の高いチアマゾール（MMI）が第一選択となる．「バセドウ病治療ガイドライン 2019」[4] では，初診時の FT_4 値が 5 ng/dL 以上か未満かで，それぞれ重症例，軽症・中等症例に分けるが，抗甲状腺薬の重篤な副作用である顆粒球減少症が MMI の用量依存性に発生することから，重症例，軽症・中等症例のどちらの群にも初期投与量としては 15 mg を用い

COLUMN 20

抗甲状腺薬と無機ヨウ素の併用療法時の薬剤減量の方法

「バセドウ病治療ガイドライン 2019」では，FT_4 値 5 ng/dL 以上の重症例には MMI 15 mg に加えて，KI 50 mg の併用が推奨されているが，症状改善に伴う減量の具体的な方法については記載がない．活動性のある Basedow 病では，KI が効かなくなって甲状腺中毒症が再燃する「エスケープ現象」は起こりにくく，KI は比較的長期にかつ安全に使用できる．したがって副作用の観点から，まず MMI を減量していき，MMI 5 mg/ 日で甲状腺機能が TSH を含めて正常を維持できれば，その後，KI を漸減するのがよい．とくに TRAb 高値の症例，甲状腺腫が大きい症例では KI を減量，もしくは中止すると甲状腺中毒症が急激に悪化することがあり，なるべく慎重に KI を減量する．

る．重症例では，MMI に無機ヨウ素（ヨウ化カリウム：KI）を併用することが推奨されている[1]（COLUMN 20）．薬物治療中に妊娠を予定する場合には，MMI から PTU に切り替えておく．また劇症肝炎の危険性などから，小児例には原則，PTU は用いない．

処方例

① FT_4 値が 5 ng/dL 未満の軽症・中等症 Basedow 病例
メルカゾール® 5 mg 錠（チアマゾール）
1 回 3 錠 1 日 1 回 朝食後

② FT_4 値が 5 ng/dL 以上の重症 Basedow 病例
メルカゾール® 5 mg 錠（チアマゾール）
1 回 3 錠 1 日 1 回 朝食後
かつ
ヨウ化カリウム丸® 50 mg（ヨウ化カリウム）
1 回 1 錠 1 日 1 回 朝食後

MMI 開始後 2 か月間（8 週間）は，顆粒球減少症（無顆粒球症）や重篤な肝機能障害の発症率が高いため，2 週間ごとに白血球分画と肝機能を含む血液検査を行う．

MMI 開始後，激しい咽頭痛と 38℃以上の発熱を認めた場合は無顆粒球症の可能性があり，MMI の服薬を中止して通院している医療機関に連絡するように患者に指導する．また著明な白血球減少や重篤な肝機能障害を認めた場合，治療初期では，肝機能障害は甲状腺中毒症自体で生じている可能性もあるため，MMI の中止・減量には注意を要する．MMI の副作用で生じている場合には，PTU へ変更するのではなく，まずは KI のみの投与として様子をみる（ Case Study ）．

また，治療初期にみられる皮膚瘙痒感や蕁麻疹様の皮疹には，フェキソフェナジンなどの抗アレルギー薬で対応できることが多い．

処方例

アレグラ®錠 60 mg（フェキソフェナジン）
1 回 1 錠 1 日 2 回 朝・夕食後

治療効果判定と抗甲状腺薬の減量のめやすに決まったものはないが，まずは FT_4 が正常化するまでは初期投与量を継続する．FT_4 が正常化したのち漸減するが，最近 MMI 2.5 mg 錠が上市されたため，15 mg から 12.5 mg へと細かく減量する．1 日 5 mg でコントロールが得られるようになったら，TRAb が陰性化するまでは同量で継続する．TRAb 高値が遷延するようならば，あえて 5 mg から減量する必要はない．1 日 10 mg であれば，長期に投与してもまず重篤な副作用は起こらないと考えてよい．1 日 5 mg

で FT_4 が正常下限を下回ってしまう場合は，2.5 mg に減量するか，5 mg を隔日投与とする．現時点では，この 2 者のいずれが治療効果に優れているか不明である．前述の方法では甲状腺中毒症が再燃してしまう場合は，5 mg を週 5 日（土日休みなど）投与とする方法もある．

さらに，減量するめやすは，TRAb が 1 年間陰性を継続していれば，5 mg を週 2 日もしくは週 1 日としてもよい．しかし現在のところ，確固たる中止基準はなく，MMI の週 1 回投与で甲状腺機能正常，TRAb 陰性を維持していても，中止後に再発・再燃することはありうるので，患者へはその危険性について十分に説明しておく．

2 無機ヨウ素（ヨウ化カリウム：KI）の使い方

甲状腺ホルモンはヨウ素を材料として作られ，少量のヨウ素を摂取するとホルモン産生が亢進し，大量に摂取すると抑制される．これを Wolff-Chaikoff 効果とよぶ．この性質を用いて，KI を Basedow 病の治療に用いる．前述のとおり，「バセドウ病治療ガイドライン 2019」では，FT_4 値 5 ng/dL 以上の重症例には MMI 15 mg に加えて，KI 50 mg の併用が推奨されている[1]．KI の甲状腺中毒症改善効果は MMI より迅速であり，症状の速やかな改善が期待できる．この点から，検査値上は軽症・中等症であっても症状が強い症例には積極的に用いるべきと考える．禁忌となるのは，陳旧性の肺結核巣を有する場合と，ヨウ素アレルギー症例であるが，それ以外の症例に対してはほぼ全例で安全に用いることができる．

教科書で有名な「エスケープ現象」は，活動性の Basedow 病ではまず起こらないので，比較的長期に用いることができる．さらに MMI と併用する場合は時間差で服用すると指導する医師がいるが，まったく根拠はなく，同時に服用してよい．したがって，高齢の Basedow 病患者や，肝機能障害が顕著で MMI の使用が躊躇される時，抗甲状腺薬で副作用が出てしまう時，甲状腺中毒症の鑑別診断が未定だが症状が強い時などは，KI 単剤の投与を推奨する．

処方例

ヨウ化カリウム丸® 50 mg（ヨウ化カリウム）
1 回 1 錠　1 日 1 回　朝食後

3 副腎皮質ステロイドの使い方

亜急性甲状腺炎では，体重（kg）あたり 0.5 mg の PSL（大抵の場合，20～30 mg/ 日）を開始量として，漸減する．この際，緩徐に漸減していくことが重要で，急速に減量・中止すると，再発・再燃の危険がある[5]．2 週ごとに 5 mg 程度ずつ減量し，2 か月以上

かけて中止する．投与中は胃粘膜保護のため，プロトンポンプ阻害薬および胃粘膜保護薬（レバミピドなど）を併用する．なお中止時には必ず甲状腺超音波検査を行い，低エコー域の消失と腫瘍（結節）の有無を確認する．

処方例

①～③を併用する．
①プレドニン®錠 5 mg（プレドニゾロン）
　1回2錠　1日2回　朝・昼食後
②ムコスタ®錠 100 mg（レバミピド）
　1回1錠　1日3回　毎食後
③ネキシウム®カプセル 20 mg（エソメプラゾール）
　1回1カプセル　1日1回　朝食後

4 β遮断薬の使い方

頻脈，動悸，手指振戦などの症状が強い場合は，β遮断薬（プロプラノロール，ビソプロロール，アテノロールなど）を併用する．また，甲状腺中毒症の鑑別診断がつかない場合には，まず症状緩和のために単剤で処方することもある．1日1回内服の薬剤はアドヒアランスに優れているが，Basedow病の治療中に漸減できる点で，プロプラノロールが汎用される．しかし，甲状腺クリーゼの際には用いない．

処方例

①インデラル®錠 10 mg（プロプラノロール）
　1回1錠　1日3回　毎食後
または
②メインテート®錠 2.5 mg（ビソプロロール）
　1回1錠　1日1回　朝食後

06 フォローアップの検査と頻度は？

フォローアップの頻度と検査項目を表1に示す．
　前述のとおり，Basedow病の場合は抗甲状腺薬開始後約2か月間（8週間）は，2週間ごとに患者に来院してもらい，白血球分画および肝機能を含む血液検査を行う．甲状腺機能は，甲状腺中毒症が存在するうちはTSHは抑制されており測定の意味がないので，治療開始後しばらくはFT$_4$，FT$_3$のみを測定する．FT$_4$が正常化したら，TSHを合わせて測定する．
　亜急性甲状腺炎でPSL投与中は，減量時に必ず血液検査を行う．またPSL中止時に

は，必ず甲状腺超音波検査を行う．これは発症時，低エコー域であった部位に腫瘍などの所見がないかを確認するためでもある．

表1　フォローアップ用検査項目

	頻度・間隔	項目	備考
血液学的検査	受診ごと（抗甲状腺薬投与開始後8週間は2週間ごと）	白血球数，白血球分画（好中球，リンパ球，好酸球，好塩基球，単球，赤血球数，MCV，MCH，MCHC，Hb，Ht，血小板	
血液生化学的検査	初診時	総蛋白，Alb，BUN，Cr，eGFR，T-Bil，AST，ALT，γ-GTP，ALP，CK，Na，K，Cl，Ca，P，総コレステロール（total-C），TG，LDL-C，HDL-C，グルコース，HbA1c（GA），CRP	
	抗甲状腺薬投与開始後8週間は2週間ごと	T-Bil，AST，ALT，γ-GTP，ALP	
	ステロイド治療中は受診ごと	T-Bil，AST，ALT，γ-GTP，ALP，グルコース，HbA1c（GA），CRP	HbA1c（GA）は1か月に1回．
ホルモン検査	初診時	TSH，FT$_4$，FT$_3$，TRAb（第3世代），抗Tg抗体，抗TPO抗体（破壊性が強く疑われる場合や甲状腺腫瘍がある場合はサイログロブリンも測定する）	Basedow病の場合，TRAbは2〜3か月に1回．
	抗甲状腺薬もしくはステロイド投与開始後，約4週間ごと	FT$_4$，FT$_3$，（TSH）	TSHはFT$_4$が正常化してから測定する．
尿検査	初診時	尿中ヨウ素（随時尿で可）	Basedow病と破壊性甲状腺炎の鑑別に有用．
画像検査	初診時	甲状腺超音波検査（ドプラ法含む）	血流増加の有無が甲状腺中毒症の鑑別に有用．
	鑑別診断が必要な時	^{123}I甲状腺シンチグラフィ（放射性ヨウ素摂取率測定）	検査前1週間はしっかりヨウ素制限を行う．感度・特異度とも劣るので，^{99m}Tcはなるべく使用しない．

GA：グリコアルブミン，eGFR：推算糸球体濾過量，TSH：甲状腺刺激ホルモン，FT$_4$：遊離サイロキシン，FT$_3$：遊離トリヨードサイロニン，TRAb：TSH受容体抗体，Tg：サイログロブリン，TPO：甲状腺ペルオキシダーゼ

07 どんな時に専門医に相談する？

不穏，せん妄などの中枢神経症状，38℃以上の発熱，130回/分以上の頻脈，心不全症状あるいは嘔吐・下痢，黄疸を伴う甲状腺中毒症は，甲状腺クリーゼの危険が高いので，ただちに甲状腺専門医もしくは内分泌代謝科専門医に紹介する．妊娠合併症例についても，専門医への紹介が望ましい．

Column 21

甲状腺 irAE としての甲状腺中毒症[6]

免疫チェックポイント阻害薬(immune checkpoint inhibitor：ICI)は，免疫系を賦活化して抗腫瘍効果を発揮する薬剤であり，現在，抗 PD-1(programmed cell death-1)，抗 CTLA-4（cytotoxic T lymphocyte antigen-4），および抗 PD-L1（programmed cell death ligand-1）の各抗体が臨床で使用されている．一方で，ICI は過剰な免疫反応によって免疫関連有害事象（immune-related adverse events：irAE）とよばれる副作用を呈することがある．

甲状腺 irAE は薬剤性の甲状腺中毒症であり（図1），一過性の甲状腺中毒症に続いて甲状腺機能低下症となることが多く，慢性甲状腺炎（橋本病）に合併する無痛性甲状腺炎と同様の臨床経過を呈する．ICI 投与開始後 3～6 週間で発症することが多いが，1 年後に発症した症例も報告されている．甲状腺 irAE は抗 PD-L1 抗体のアテゾリズマブや抗 PD-1 抗体のペムブロリズマブ投与例で多いとされるが，ICI 同士の併用療法ではより早期に発症し，かつ頻度も高くなる．甲状腺 irAE は ICI 投与前に甲状腺自己抗体（TgAb や TPOAb）が陽性であると起こりやすいとされ，慢性甲状腺炎（橋本病）が潜在していると甲状腺 irAE が顕在化しやすい．治療は甲状腺中毒症による症状が強ければ β 遮断薬を使用し，永続的な甲状腺機能低下症に移行する場合はレボチロキシンナトリウムを補充する．甲状腺 irAE をきたしたほうが全生存期間が長いという報告もあり，原則として甲状腺 irAE を理由に ICI を中止する必要はない．

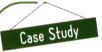

39歳女性．約6か月前から頭痛，全身倦怠感，体重減少を自覚し始め，約2か月前に近医受診．動悸や下痢なし．偏頭痛の診断で処方を受けたが症状改善せず，約2週間前に他院受診．

血液検査でAST 197 U/L［基準値：13～35］，ALT 125 U/L［8～48］と肝機能異常を認めた．診察時に手指振戦を認め，甲状腺機能検査を施行したところ，TSH 0.02 μIU/mL［0.50～5.00］，FT₄ 6.22 ng/dL［0.90～1.70］，FT₃ 22.21 pg/mL［2.30～4.30］，TRAb 16.5 IU/mL［2未満］と，甲状腺中毒症に加えTRAb高値を認め，Basedow病の診断となった．MMI 15 mg＋KI 50 mgで治療開始後，2週間で頭痛，全身倦怠感，体重減少は軽快した．肝トランスアミナーゼも正常化した．

解説

 甲状腺中毒症の初期時に肝機能障害を認めたら？

Basedow病を含む甲状腺中毒症では，しばしば肝機能障害を認める．その原因はいまだ明らかではないが，甲状腺中毒症による肝臓への血流の増加と軽度右心負荷による肝うっ血，サイトカイン産生亢進による肝細胞障害，肝細胞内のATP量減少によると考えられる．したがって多くの場合，甲状腺中毒症の是正により肝機能障害は改善する．一方で，抗甲状腺薬（とくにPTU）による肝機能障害もありうるので，投与開始後約2か月間（8週間）は，原則2週間ごとに血算（白血球分画含む）と肝機能検査を行う．なお，甲状腺中毒症が軽度で肝機能障害が顕著な場合は，最初はKIのみで治療を開始してもよい．しかし不明であれば，躊躇なく専門医に紹介すべきである．

文献

1) 日本甲状腺学会（編）：甲状腺専門医ガイドブック．改訂第2版，診断と治療社，2018：43-44
2) Golden SH, et al.：Clinical review：Prevalence and incidence of endocrine and metabolic disorders in the United States：a comprehensive review. *J Clin Endocrinol Metab* 2009；**94**：1853-1878［PMID：19494161］
3) Fatourechi V, et al.：Clinical features and outcome of subacute thyroiditis in an incidence cohort：Olmsted County, Minnesota, study. *J Clin Endocrinol Metab* 2003；**88**：2100-2105［PMID：12727961］
4) 日本甲状腺学会（編）：バセドウ病治療ガイドライン2019．南江堂，2019：56-57
5) 日本内分泌学会・日本糖尿病学会（編）：亜急性甲状腺炎，無痛性甲状腺炎．内分泌代謝・糖尿病内科領域専門医研修ガイドブック，診断と治療社，2023：120-122
6) 厚生労働省：重篤副作用疾患別対応マニュアル―甲状腺中毒症（令和4年2月改定）．https://www.mhlw.go.jp/topics/2006/11/dl/tp1122-1d33.pdf（2024.11.2アクセス）

（橋本貢士）

2. 甲状腺・副甲状腺疾患

甲状腺機能低下症

Clinical pearl & Pitfall

(1) 甲状腺機能低下症のおもな原因疾患は橋本病で，橋本病の一部（20％）で甲状腺機能低下症を呈する．

(2) 中枢性甲状腺機能低下症では遊離サイロキシン（FT$_4$）値が低下し，甲状腺刺激ホルモン（TSH）は低値〜正常，または軽度高値を呈する場合がある．

(3) 甲状腺ホルモン補充療法で良好な甲状腺機能に至らない場合，内服アドヒアランスや内服法，併用薬に問題がないか確認する．

(4) 甲状腺機能低下症の原因となりうる薬剤を投与する場合は，投与前に抗甲状腺自己抗体および甲状腺機能を評価し，投与後も定期的に甲状腺機能を検査する．重篤な疾患が背景にある場合，非甲状腺疾患（NTI）が併存している可能性も考慮する．

01 病態は？

　甲状腺機能低下症とは，甲状腺ホルモンの作用が低下した状態である．原因によって，おもに①甲状腺に原因がある原発性と，②下垂体や視床下部に原因がある中枢性，に分類できる．甲状腺ホルモンの作用不足や過剰消費により，末梢性に甲状腺ホルモンの作用が低下するまれな病態もある．

　もっとも多い原因は原発性甲状腺機能低下症を呈する慢性甲状腺炎（橋本病）で，このほかに医原性（放射性ヨウ素内用療法後，甲状腺手術後，頸部放射線外照射後），ヨウ素過剰摂取（Column 22）や薬剤（アミオダロン，リチウム，免疫チェックポイント阻害薬など）によっても甲状腺機能低下症を呈する．破壊性甲状腺炎では，甲状腺中毒症（甲状腺ホルモン過剰状態）ののちに一過性に甲状腺機能低下症を呈することがある．また原発性甲状腺機能低下症では，甲状腺ホルモン値が低値で甲状腺刺激ホルモン（thyroid stimulating hormone：TSH）が上昇した顕性甲状腺機能低下症と，甲状腺ホルモン値は基準範囲内でTSHが上昇した潜在性甲状腺機能低下症に分けられる．

　橋本病は，甲状腺組織へのリンパ球浸潤，リンパ濾胞の形成，濾胞上皮の萎縮と好酸

表1　甲状腺機能低下症の分類

1.　甲状腺での甲状腺ホルモン合成・分泌が低下した状態	
（1）原発性甲状腺機能低下症	①橋本病（慢性甲状腺炎） ②甲状腺手術，放射線外照射後，放射性ヨウ素内用療法後 ③ヨウ素過剰摂取 ④破壊性甲状腺炎後の一過性低下 ⑤甲状腺刺激阻害型抗体（TSBAb） ⑥浸潤性病変 ⑦先天性甲状腺機能低下症（形態異常，合成障害） ⑧薬剤性
（2）中枢性甲状腺機能低下症	①下垂体腫瘍，脳腫瘍 ②下垂体・脳手術・照射後 ③Sheehan 症候群 ④リンパ球性下垂体炎 ⑤TSH 単独または PRL・GH 複合型機能低下症 ⑥浸潤性病変 ⑦薬剤性
2.　甲状腺ホルモンの作用異常	
（1）甲状腺ホルモン不応症 （2）甲状腺ホルモンの代謝・輸送異常，消費亢進	

TSH：甲状腺刺激ホルモン，PRL：プロラクチン，GH：成長ホルモン

性変性，間質の線維化といった病理所見を特徴とする．病初期にリンパ球浸潤が始まり，血中抗甲状腺自己抗体が陽性となり，慢性炎症・TSH 上昇による代償性肥大など病態が進行して甲状腺が腫大し，潜在性から顕性の甲状腺機能低下症に至ると想定されている．橋本病で甲状腺機能低下症を呈するのは，橋本病全体のおおよそ 20% 程度である．

　日本甲状腺学会による「慢性甲状腺炎（橋本病）の診断ガイドライン」で示されているように，臨床所見としてびまん性甲状腺腫があり，検査所見として，①抗甲状腺ペルオキシダーゼ抗体（anti-thyroid peroxidase antibody：TPOAb）陽性，②抗サイログロブリン抗体（anti-thyroglobulin antibody：TgAb）陽性，③細胞診でリンパ球浸潤，のいずれかを認めるものとされ，甲状腺機能低下症については必須でない[1]．

　この他にも，さまざまな病態が甲状腺機能低下症を引き起こす（表1）．薬剤性では，アミオダロンやポビドンヨード含有含嗽薬によるヨウ素過剰摂取のほか，免疫チェックポイント阻害薬などの多種の薬剤により甲状腺機能低下症が引き起こされることがわかっている．厚生労働省の重篤副作用疾患別対応マニュアルにおいて，甲状腺機能低下症の情報が更新されている[2]．

02 疫学は？

　甲状腺機能低下症はもっとも一般的な内分泌疾患の1つである．一般的に，潜在性は顕性より頻度が高い．有病率は米国のコホートにおいて顕性0.3%に対し潜在性は4.3%[3]，日本からの報告では顕性0.09%，潜在性4.4%といずれも高い頻度で報告されている[4]．

03 どんな時に疑う？

1 症状

　日本甲状腺学会ガイドラインによると，原発性甲状腺機能低下症は臨床症状および遊離サイロキシン（free thyroxine：FT_4）低値・TSH高値を呈するものとされている（表2）[1]．

　甲状腺機能低下症の臨床症状は全身の甲状腺ホルモン不足の影響から生じるため，多岐にわたる．成人における甲状腺機能低下症のもっとも一般的な症状は，易疲労，無気力，耐寒性低下，体重増加，便秘，声の変化，乾燥肌などで，小児では成績不振や身長の伸びの鈍化，女性では月経過多など，いずれも非特異的である．

　有症状の数が多く悪化傾向がある場合は，甲状腺機能低下症の可能性や，重症である可能性が高くなる．潜在性甲状腺機能低下症の場合や高齢者では症状を呈しにくく，治療開始後に症状を認識することもある．早期診断のためには，疑わしい症状があれば甲状腺機能検査（thyroid function test：TFT）で判定する．破壊性甲状腺炎の場合，甲状腺ホルモンの過剰症状（頻脈，体重減少，手指振戦，発汗過多など）が先行することがある．

2 検査所見

　一般検査所見としては，コレステロール，肝酵素（AST，ALT），CK，LDHの高値を認める．

3 診断の契機

　甲状腺機能低下症の症状，一般検査の結果をもとにTFTを行う場合や，人間ドックなどで甲状腺機能異常を指摘される場合がある．

　また，さまざまな薬剤が甲状腺機能低下症を引き起こす（表3）[2]ため，甲状腺機能低下症をきたしうる薬剤の知識をもつこと，また，それらの薬剤の投与前後で評価を行うことが，早期診断の契機となる．甲状腺疾患の既往・家族歴，TPOAbやTgAbの陽

表 2　甲状腺機能低下症の診断基準

原発性甲状腺機能低下症：a）および b）を有するもの

a）臨床所見	無気力，易疲労感，眼瞼浮腫，寒がり，体重増加，動作緩慢，嗜眠，記憶力低下，便秘，嗄声など，いずれかの症状
b）検査所見	遊離 T_4 低値（参考として遊離 T_3 低値）および TSH 高値 原発性甲状腺機能低下症

【付記】
1. 慢性甲状腺炎（橋本病）が原因の場合，抗 TPO 抗体または抗サイログロブリン抗体陽性となる.
2. 阻害型抗 TSH-R 抗体により本症が発生することがある.
3. コレステロール高値，クレアチンキナーゼ高値を示すことが多い.
4. 出産後やヨウ素摂取過多などの場合は一過性甲状腺機能低下症の可能性が高い.
5. 小児では成長障害や甲状腺腫を認める.

中枢性甲状腺機能低下症：a）および b）を有するもの

a）臨床所見	無気力，易疲労感，眼瞼浮腫，寒がり，体重増加，動作緩慢，嗜眠，記憶力低下，便秘，嗄声など，いずれかの症状
b）検査所見	遊離 T_4 低値で TSH が低値～基準範囲内
除外規定	甲状腺中毒症の回復期，重症疾患合併例，TSH を低下させる薬剤の服用例を除く.

【付記】
1. とくに中枢性甲状腺機能低下症の診断では下垂体ホルモン分泌刺激試験や画像検査が必要なので，専門医への紹介が望ましい.
2. 視床下部性甲状腺機能低下症の一部では，TSH 値が 10 μU/mL くらいまで逆に高値を示すことがある.
3. 重症消耗性疾患に伴う nonthyroidal illness（低 T_3 症候群）で，遊離 T_3，さらに遊離 T_4，さらに重症では TSH も低値となり鑑別を要する.

T_4：サイロキシン，T_3：トリヨードサイロニン，TSH：甲状腺刺激ホルモン，TPO：甲状腺ペルオキシダーゼ，TSH-R：甲状腺刺激ホルモン受容体
〔日本甲状腺学：甲状腺疾患診断ガイドライン 2021. 2022 年 6 月 2 日改定[1)]〕

Column 22

ヨウ素摂取に関する指導

　ヨウ素は甲状腺ホルモンの元となる必須元素であるが，過剰摂取は甲状腺機能低下症を引き起こしうる. 日本では，ヨウ素を多く含む昆布などを摂取することが多く，さらにヨウ素含有含嗽薬が広く流通しているため，連日の大量摂取や常用がないかを確認する. ヨウ素過剰が原因である場合，控えることによって速やかに甲状腺機能は改善する. 過度の制限により食事の選択肢を狭め，バランスを崩さないように留意する.

表 3　甲状腺機能低下症を誘発しうる薬剤

A 甲状腺ホルモンの合成・分泌を抑制する薬剤	・抗甲状腺薬（プロピルチオウラシル，チアマゾール） ・ヨウ素剤，ヨウ素含有医薬品 ・アミオダロン ・炭酸リチウム ・インターフェロンアルファ（IFN-α），インターフェロンベータ（IFN-β），インターフェロンガンマ（IFN-γ） ・インターロイキン（IL-2），GM-CSF ・エチオナミド，パラアミノサリチル酸 ・aminoglutethimide（国内未承認） ・サリドマイド ・チロシンキナーゼ阻害薬（スニチニブリンゴ酸塩など） ・免疫チェックポイント阻害薬（イピリムマブ，ニボルマブ，ペムブロリズマブ，アテゾリズマブ，デュルバルマブ）
B TSH の合成・分泌を抑制する薬剤	・ドパミン塩酸塩 ・ドブタミン塩酸塩 ・副腎皮質ホルモン（グルココルチコイド） ・オクトレオチド酢酸塩 ・ベキサロテン（レチノイド X 受容体アゴニスト） ・oxcarbazepine（国内未承認）
C 甲状腺ホルモンの代謝を促進する薬剤	・フェノバルビタール ・リファンピシン ・フェニトイン ・カルバマゼピン
D 甲状腺ホルモン結合蛋白を増加させる薬剤	・エストロゲン（卵胞ホルモン） ・SERM（タモキシフェンクエン酸塩，ラロキシフェン塩酸塩など） ・フルオロウラシル
E 甲状腺ホルモンの吸収を阻害する薬剤	・コレスチラミン，コレスチミド ・水酸化アルミニウムゲル ・沈降炭酸カルシウム，グルコン酸カルシウム，ポリカルボフィルカルシウム ・硫酸鉄など ・スクラルファート ・活性炭（球形吸着炭・薬用炭） ・セベラマー塩酸塩 ・ポラプレジンク ・ラロキシフェン塩酸塩 ・シプロフロキサシン
F その他	・HAART（核酸系逆転写酵素阻害薬，非核酸系逆転写酵素阻害薬，プロテアーゼ阻害薬を数種類組み合わせるカクテル療法） ・性腺刺激ホルモン放出ホルモン誘導体（ブセレリン酢酸塩，ナファレリン酢酸塩，リュープロレリン酢酸塩，ゴセレリン酢酸塩） ・経腸栄養剤 ・イマチニブメシル酸塩

GM-CSF：顆粒球・マクロファージコロニー刺激因子，SERM：選択的エストロゲン受容体モジュレータ，HAART：highly active anti-retroviral therapy
〔厚生労働省：重篤副作用疾患別対応マニュアル 甲状腺機能低下症．平成 21 年 5 月（令和 4 年 2 月改訂）　https://www.pmda.go.jp/files/000245266.pdf[2)]〕

表4　各種病態と甲状腺機能検査所見

分類			甲状腺機能検査所見		
			FT$_3$	FT$_4$	TSH
甲状腺機能低下症	原発性	潜在性	→	→	↑
		顕性	→，↓	↓	↑
	中枢性		→，↓	↓	→，↓，↑ [*1]
	甲状腺ホルモン不応症		↑	↑	→，↑
非甲状腺疾患（NTI）			↓	↓ [*2]，→	→，↓，↑ [*3]

→：正常，↓：低値，↑：高値，
[*1] 中枢性では TSH は低値から正常となる．軽度高値を呈する場合もある．
[*2] NTI では重症の場合，FT$_4$ も低下する場合がある．
[*3] NTI では回復期に一過性の TSH 上昇を認める場合もある．
FT$_3$：遊離トリヨードサイロニン，FT$_4$：遊離サイロキシン，TSH：甲状腺刺激ホルモン

性が薬剤性の甲状腺機能低下症のリスクとなるため，投与前に抗甲状腺自己抗体（TgAb や TPOAb），および TFT〔TSH，FT$_4$，遊離トリヨードサイロニン（free triiodothyronine：FT$_3$）〕を確認しておく．その後は数か月に1回程度，定期的に，あるいは疑わしい症状・所見がみられた時に測定する．発症時期は薬剤により好発時期が異なり，薬剤開始後，比較的早期のこともあれば長期服用中のこともある[2]．

04 疑った時にオーダーする検査は？結果をどう解釈する？

1 甲状腺機能検査（TFT）・内分泌学的検査

　甲状腺機能低下症の分類ごとの TFT の所見を表4に示す．食品やヨウ素含有含嗽薬の常用などによるヨウ素過剰が疑われる場合には，中止して再検査する（COLUMN 22）．高齢者では TSH の基準範囲上限が上昇し，ヨウ素充足地域における高齢者の TSH の基準範囲上限はおおよそ 7 μIU/mL とされている．そのため，潜在性甲状腺機能低下症（FT$_3$，FT$_4$ は基準範囲内で，TSH が高値）を診断する際には注意する．

　破壊性甲状腺炎などの経過で一過性の甲状腺機能異常を呈している場合があり，時間をあけて再検する．中枢性甲状腺機能低下症では FT$_4$ 値が低下し，TSH は低値～正常となる．視床下部性の場合，生物活性の低い TSH が分泌され，軽度高値を呈する場合がある．中枢性では多くの場合，他の複数の下垂体ホルモン欠損症（multiple pituitary hormone deficiency：MPHD）を伴うため，下垂体の機能検査も必要となる[1]．TFT で不適切 TSH 分泌症候群（syndrome of inappropriate secretion of TSH：SITSH）の所見を認めたら，甲状腺ホルモン不応症 β による甲状腺機能低下症状の可能性がある．甲状腺

ホルモン不応症βでは，甲状腺機能低下状態と亢進状態が臓器により混在する．「甲状腺ホルモン不応症 診療の手引き」に沿って鑑別を行う[5]．

2 抗体検査，画像検査

橋本病の評価目的に，TgAb，TPOAbを測定する．TSH受容体とTSHの結合を阻害する甲状腺刺激阻害型抗体（TSH-stimulation blocking antibodies：TSBAb；保険未収載）が陽性となる場合がある．甲状腺超音波検査では，びまん性甲状腺腫や甲状腺萎縮，結節の有無，橋本病で認められる内部不均一を確認する．中枢性では下垂体MRI検査を行う．

05 治療は？薬をどう使う？処方のコツは？

甲状腺機能低下症の症状がある顕性甲状腺機能低下症，およびTSH 10 μIU/mL以上の潜在性甲状腺機能低下症が，甲状腺ホルモン補充療法の開始基準である．TSHが10 μIU/mL未満の場合，甲状腺機能低下症の症状・脂質異常・心血管リスクの有無，年齢，機能低下の進行が予想されるか（甲状腺自己抗体陽性やBasedow病に対する放射性ヨウ素内用療法後）を参考に，個別に甲状腺ホルモン補充療法の要否を検討する．

甲状腺ホルモン補充療法の標準治療として，レボチロキシン（LT_4）錠を用いる[6]．成人の顕性甲状腺機能低下症における1日投与量は，体重1 kgあたり1.6〜1.8 μgがめやすである．

処方例

チラーヂン®S錠（レボチロキシン）
1日25〜50 μg 1日1回 経口で開始し，漸増

LT_4錠の用量は除脂肪体重と関連があり，高齢者では除脂肪体重の減少によって必要量が減少する可能性があり注意する．成人では1日25〜50 μgから開始し，症状とTSH濃度に基づいて徐々に増量する．LT_4は起床時または寝る前の服用がすすめられるが，これによって服薬アドヒアランスに悪影響する場合は，朝食後などを選択する．軽度の原発性甲状腺機能低下症の場合には，通常の補充量よりも少ない投与量で目標のTSH値が達成される．

一方，放射性ヨウ素内用療法後，甲状腺手術後で残った甲状腺がわずかである場合には，より多い甲状腺ホルモン薬が必要となる．高齢者や虚血性心疾患などの併存症がある場合は，LT_4の1日投与量は少量（1日12.5〜25 μg）からはじめる．併存疾患のない若年者では，最初から全量を投与することが可能である．副腎皮質機能低下症がある

場合は，先にヒドロコルチゾンを開始してからLT$_4$投与を開始する．

　原発性甲状腺機能低下症の場合は，血清TSHを基準値範囲内におさめ，かつ，甲状腺機能低下症の症状が改善することが目標である．原発性甲状腺機能低下症でLT$_4$を投与している場合は，TSHを指標とする．LT$_4$過剰投与による薬剤性甲状腺中毒症では，高齢者では心疾患や骨粗鬆症のリスクになりうるため，とくに注意を要する．一方，中枢性甲状腺機能低下症の場合はFT$_4$を指標にする．

　薬剤性甲状腺機能低下症の場合に被疑薬を中止するかは，治療の必要性と中止に伴う悪影響を考慮して決定する．甲状腺機能低下症の原因がアミオダロン，リチウム，免疫チェックポイント阻害薬など休薬が困難な薬剤による場合，被疑薬は継続のうえ，甲状腺機能低下症に対して補充療法を行う．重篤な基礎疾患を有している場合で，TSHが10〜20 μU/mLを超える原発性甲状腺機能低下症を呈していると考えられる場合には，非甲状腺疾患（non-thyroidal illness：NTI）が併存している可能性も考慮に入れて，慎重にLT$_4$補充を考慮する（**Column 23**）．この場合，TSHは正常範囲上限程度を目標とすることが提案されている[2]．またLT$_4$服用中，他に内服している薬剤との相互作用によって，LT$_4$の代謝や吸収が変化し，必要量が変化する場合がある．鉄剤に代表されるLT$_4$の吸収を阻害する薬剤を服用する場合は，服薬間隔を空けるように指導する[2]．

Column 23

非甲状腺疾患（NTI）

　NTIは，飢餓や全身性消耗性疾患を背景に，視床下部−下垂体−甲状腺系および甲状腺ホルモンの代謝に異常をきたした状態である．T$_3$の作用を制限し，過剰な組織異化をおさえる適応反応と考えられている．FT$_3$は低値であるがTSHは正常，低値または反応性に上昇することもある．また重症の場合，FT$_4$も低下する場合がある．原発性甲状腺機能低下症や中枢性甲状腺機能低下症を含めた，甲状腺機能低下症の鑑別が重要である．

　診断にあたって，まずは原疾患やTFTに影響する薬剤の有無を確認する（ステロイド，β遮断薬，ドパミンなど集中治療室で使用される薬などはTSHを低下させる）．薬剤性甲状腺機能低下症の場合，重篤な疾患を有し，NTIが併存している場合があり，薬剤開始時期との関係や臨床経過とあわせ総合的に判断する必要がある．前述のように，NTIは飢餓や全身性消耗性疾患における適応反応と考えられており，原則，甲状腺ホルモンの補充は行わず，原疾患の治療を行う．

06 フォローアップの検査と頻度は？

TFT は，治療開始 4〜12 週間後，その後 6 か月ごと，安定したあとも毎年行う．年齢，体重や体組成の変化，併存症，併用薬剤によって必要量が変化しうる．

07 どんな時に専門医に相談する？

● 中枢性甲状腺機能低下症は，診断に下垂体ホルモン分泌刺激試験や画像検査が必要である．

● マクロ TSH 血症では TSH の偽高値を呈し，TSH 高値，FT_3・FT_4 正常となり，潜在性甲状腺機能低下症と同様の TFT の結果を呈することから，注意を要する．臨床症状を欠き，通常の潜在性甲状腺機能低下症より FT_4 に対する TSH が高い，甲状腺ホルモン補充療法時の TSH の改善が乏しいといった場合は，マクロ TSH 血症の可能性を考える．診断にはポリエチレングリコール（polyethylene glycol：PEG）沈降試験やプロテイン A/G 添加試験，ゲル濾過クロマトグラフィが有用である．

● 甲状腺ホルモン不応症は，家族歴の確認を行い，真の SITSH，TSH 産生下垂体腫瘍を除外したのち，甲状腺ホルモン受容体 β 遺伝子検査によって確定診断となる．

● LT_4 を 1.9 μg/kg/ 日を超えて投与しても TSH 高値が持続する場合は，難治性甲状腺機能低下症の可能性があり，原因について検討する（**COLUMN 24**）．アドヒアランス不良があるかを患者情報から導き出すことが困難な場合，萎縮性胃炎などの併存疾患による LT_4 吸収不良とこれを区別する方法として，LT_4 吸収検査が考案されている[7]．LT_4 吸収不良の場合は，LT_4 錠の増量で対応するほか，注射剤や院内で調剤した LT_4 坐剤の使用が考慮される．LT_4 坐剤は経口剤の 1.8 倍の用量で投与すると T_4 レベルを

COLUMN **24**

甲状腺ホルモン補充療法で甲状腺機能のコントロールが得られない時

よくある原因として，1 日量が不適切，併用薬の影響，内服忘れ，食事との同時服用があげられる．たとえば鉄剤は，甲状腺ホルモン薬の吸収を阻害するため，4 時間以上あけて服用する．コーヒーは甲状腺ホルモン薬の吸収を悪くするため，水で服用する．甲状腺ホルモン薬の吸収のよいタイミングとして，起床時（朝食の 30〜60 分前）や就寝前（最後の食事の 2〜3 時間後）の服用を検討する．ただし，これによって服薬アドヒアランスが悪くなるようであれば朝食後などを選択する．

維持できるとの報告[8]や，注射剤は経口剤の 75% の用量に減量して使用することが示されている[9]．アドヒアランス不良が克服できない場合は，1 週間分の LT_4 の総量を週 1 回の単回投与または週 2 回の分割投与で行う方法が報告されている．週 1 回療法では FT_4 が高値となるものの副作用は報告されなかったとされるが[10]，TSH 値は正常化せず，完全に生理的な補充とはならない．
- 妊娠や不妊治療中は甲状腺機能の変動や，甲状腺ホルモン補充療法中であれば必要量の変化を生じうる．このため，きめ細やかな管理が必要である．

Case Study

60 歳代女性．とくに自覚症状はなかったが，人間ドックで TSH 高値を指摘され紹介受診．

びまん性甲状腺腫を触知し，血液検査では FT_3 2.4 pg/mL［基準範囲：2.2～4.3］，FT_4 1.1 ng/dL［0.8～1.6］，TSH 13.2 μIU/mL［0.2～4.5］，TgAb 65.4 IU/mL［40 以下］，TPOAb 256.4 IU/mL［28 以下］と，慢性甲状腺炎（橋本病）と潜在性甲状腺機能低下症を認めた．毎日，昆布の佃煮を食していたことが判明し，これによるヨウ素過剰が疑われた．昆布の摂取を控えたところ，3 か月後の再検査で甲状腺機能は正常化した．

解説

 潜在性甲状腺機能低下症は自然に改善する？進行する？

潜在性甲状腺機能低下症は，甲状腺ホルモンは基準範囲内で，TSH が上昇した状態である．潜在性甲状腺機能低下症では自然軽快が半数ほどで認められるため，1～3 か月後に甲状腺機能を再検する．ヨウ素過剰が誘因として疑われる場合は，摂取を控えるように説明する．一方，顕性の甲状腺機能低下症への進行は年間 2～4% に認められ，甲状腺自己抗体（TPOAb，TgAb），TSH 高値，女性がリスクとなる．甲状腺ホルモン補充療法が開始とならなかった場合も，半年～1 年ごとに甲状腺機能の経過観察を行う．

文献

1) 日本甲状腺学会：甲状腺疾患診断ガイドライン 2021. 2022 年 6 月 2 日改定　https://www.japanthyroid.jp/doctor/guideline/japanese.html（2024.6.12 アクセス）

2) 厚生労働省：重篤副作用疾患別対応マニュアル 甲状腺機能低下症. 平成 21 年 5 月（令和 4 年 2 月改訂）https://www.pmda.go.jp/files/000245266.pdf（2024.6.12 アクセス）

3) Hollowell JG, et al.：Serum TSH, T_4, and thyroid antibodies in the United States population（1988 to 1994）：National Health and Nutrition Examination Survey（NHANES III）. *J Clin Endocrinol Metab* 2002；**87**：489-499 [PMID：11836274]

4) Nakajima Y, et al.：Subclinical hypothyroidism and indices for metabolic syndrome in Japanese women: one-year follow-up study. *J Clin Endocrinol Metab* 2013；**98**：3280-3287 [PMID：23737542]

5) 日本甲状腺学会（編）：甲状腺ホルモン不応症 診療の手引き 2023. 南江堂，2023

6) 渡邊奈津子：甲状腺ホルモン剤 T_4 と T_3 の使い分けと併用. 糖尿病・内分泌代謝科 2023；**57**：367-373

7) Kashiwagura Y, et al.：Clinical efficacy and pharmacokinetics of levothyroxine suppository in patients with hypothyroidism. *Biol Pharm Bull* 2014；**37**：666-670 [PMID：24694613]

8) Gonzales KM, et al.：The Levothyroxine Absorption Test：A Four-Year Experience（2015-2018）at The Mayo Clinic. *Thyroid* 2019；**29**：1734-1742 [PMID：31680654]

9) Jonklaas J, et al.：Guidelines for the treatment of hypothyroidism：prepared by the american thyroid association task force on thyroid hormone replacement. *Thyroid* 2014；**24**：1670-1751 [PMID：25266247]

10) Elbasan O, et al.：Refractory Hypothyroidism to Levothyroxine Treatment: Five Cases of Pseudomalabsorption. *Acta Endocrinol (Buchar)* 2020；**16**：339-345 [PMID：33363657]

（渡邊奈津子）

2. 甲状腺・副甲状腺疾患

甲状腺結節

Clinical pearl & Pitfall

① 甲状腺結節の多くは，無症状で偶発的に発見される．多くは良性の腺腫様甲状腺腫や腺腫様結節，囊胞である．悪性は乳頭癌が多い．

② 良悪性の鑑別に頸部超音波検査を行い，悪性を疑う場合には細胞診の適応を検討する．良性であっても腫瘍径 2 cm を超える場合には，細胞診の適応となる．

③ 良性結節の場合，手術は φ 4 cm を超える結節，増大傾向，圧迫症状，縦隔内進展，機能性結節，血清サイログロブリン（Tg）高値（1,000 ng/mL 以上）などで考慮する．

④ 甲状腺悪性腫瘍でもっとも多いのは，乳頭癌である．進行は緩徐であり，多くは予後良好である．手術治療が基本となるが，腫瘍径 1 cm 以下で遠隔転移・リンパ節転移・周囲臓器浸潤のない成人の超低リスク乳頭癌では，積極的経過観察が推奨されている．

⑤ 高齢者での前頸部の急速増大，頸部圧迫，嗄声，嚥下障害などでは，未分化癌やリンパ腫を疑う．気道狭窄による喘鳴や呼吸苦がある場合は気道確保が必要となるため，救急病院へ搬送する．

⑥ 濾胞癌は骨転移や肺転移などの血行性転移をきたすことが多く，転移部位が先行して診断されることがある．

⑦ 髄様癌は，家族歴，カルシトニン・CEA（癌胎児性抗原）高値を認めた場合に疑う．遺伝性の多発性内分泌腫瘍症 2 型（MEN2）では，褐色細胞腫や原発性副甲状腺機能亢進症について調べる．

01 病態は？

甲状腺腫瘍は病理組織学的に分類され，臨床的には，良性では腺腫様甲状腺腫，悪性では乳頭癌が多い．甲状腺腫瘍のおもな種類と特徴を表1 に示す．

また 2023 年の「甲状腺癌取扱い規約第 9 版」[1] では，すでに WHO 分類に取り入れら

表1　甲状腺腫瘍のおもな種類と特徴

種類	特徴
腫瘍様甲状腺腫	・良性でもっとも頻度が高い ・頸部腫脹または無症状が多い ・頸部超音波検査では複数の結節を認めることが多い ・結節内部は出血，壊死，嚢胞，石灰化などさまざま
濾胞腺腫	・良性の腫瘍だが，細胞診では濾胞癌との鑑別困難 ・頸部超音波検査では，充実性の単結節を認めることが多い．周辺に低エコー帯を認める場合に濾胞性腫瘍を疑う
乳頭癌	・濾胞上皮由来の分化癌のうち，もっとも頻度が高い ・若年〜高齢の女性に多い ・緩徐進行性で，予後良好なことが多い ・頸部超音波検査では，微細石灰化が特徴的 ・細胞診で特徴的な核所見を認める
濾胞癌	・遠隔転移がなければ，病理組織学的に診断される ・予後良好だが，血行性転移が多い
未分化癌	・まれだが急速に進行し，予後不良 ・高齢者に多い ・分化癌から未分化転化することがある
髄様癌	・C細胞由来のまれな甲状腺癌 ・カルシトニン，CEA高値を認める ・約30〜40％がRET遺伝学的変異陽性の遺伝性髄様癌 ・MEN2では，褐色細胞腫や副甲状腺機能亢進症などを認める
リンパ腫	・まれだが，約90％に橋本病を合併 ・高齢の女性に多く，頸部腫脹に伴う圧迫症状を認める ・おもにMALTリンパ腫とDLBCL

CEA：癌胎児性抗原，MEN2：多発性内分泌腫瘍症2型，MALT：mucosa-associated lymphoid tissue，DLBCL：びまん性大細胞型B細胞リンパ腫

れていた乳頭癌様核所見を伴う非浸潤性濾胞型腫瘍（Non-invasive follicular thyroid neoplasm with papillary-like nuclear features：NIFTP），悪性度不明な腫瘍（Tumors of uncertain malignant potential：UMP）が，新たに低リスク腫瘍として採用された．

1 腺腫様甲状腺腫

　腺腫様甲状腺腫は腫瘍性病変に分類され，もっとも頻度が高い良性病変である．甲状腺濾胞が結節性に増殖し，腫大する病変である．単結節の場合もあるが，複数のことが多く，多結節性甲状腺腫ともよばれる．甲状腺内に多彩な形状の結節を認め，コロイド貯留，変性，壊死，出血，嚢胞形成，瘢痕線維化，石灰化などが不規則に混在する．病理組織学的には大小さまざまな濾胞が混在し，乳頭癌の核所見は認められない．結節の周囲濾胞に対する圧迫所見は乏しく，通常は全周性の被膜形成を認めない．機能性結

節も認める．多くは原因不明だが，サイログロブリン（thyroglobulin：Tg）遺伝子異常症，Pendred 症候群などの甲状腺ホルモン合成障害や甲状腺刺激ホルモン（thyroid stimulating hormone：TSH）産生腫瘍などの下垂体腫瘍などが報告されている．

2 濾胞腺腫

濾胞腺腫は，濾胞細胞のクローナルな腫瘍性増殖である．腫瘍は病理組織学的に周囲甲状腺組織を圧排し，線維性被膜の形成を認める．被膜浸潤や血管浸潤はなく，乳頭癌の核所見は認められない．濾胞癌と濾胞腺腫との鑑別は，遠隔転移がある場合を除いて頸部超音波検査や細胞診では困難であるため，濾胞性腫瘍として手術を行い，病理組織学的に診断される．

3 甲状腺悪性腫瘍

甲状腺悪性腫瘍には，濾胞細胞由来の分化癌である乳頭癌と濾胞癌，低分化癌，未分化癌，傍濾胞細胞（C 細胞）由来の髄様癌，橋本病をおもに発生母地とするリンパ腫などがある．

a. 乳頭癌

甲状腺悪性腫瘍全体の約 90% ともっとも多い．とくに女性に多く，比較的若年の 20〜30 歳代から認められる．多くは緩徐進行性で予後良好であるが，局所リンパ節転移をきたしやすい．乳頭癌の約 30〜80% に *BRAF*V600E 変異を認め，その他に *RET/PTC*，*NTRK* の融合遺伝子などのドライバー遺伝子が報告されている．

b. 濾胞癌

甲状腺悪性腫瘍全体の約 5% 程度であり，骨転移や肺転移などの血行転移をきたしやすい．腫瘍組織の被膜浸潤，血管浸潤により，病理組織学的に診断される．濾胞癌は，*N-/H-/KRAS* 変異や *PAX8-PPARG* 再構成などのドライバー遺伝子が報告されている．

c. 未分化癌

甲状腺悪性腫瘍全体の 1〜2% とまれだが，高齢者に多く，急速に進行する．予後は，1 年生存率が 5〜20% ときわめて不良である．とくに 1 か月以内の急性増悪症状，5 cm を超える腫瘍径，$10,000 /m^3$ 以上の白血球増多，遠隔転移の存在がある場合には予後不良となる．分化癌である乳頭癌から未分化転化をきたす場合もある．約 40% に *BRAF*V600E 変異を認め，米国から BRAF/MEK 阻害薬併用療法により予後改善が報告された．また，その他には *TP53*，*PIK3CA*，*PTEN* および *TERT* プロモーターなどの変異が報告されている．

d. 髄様癌

甲状腺悪性腫瘍全体の 1〜2% 程度とまれである．C 細胞由来の甲状腺癌であり，カルシトニンを分泌する上皮性悪性腫瘍である．髄様癌には遺伝性と散発性があり，約 30〜

40%にRET遺伝子の病的バリアントを認める．遺伝形式は常染色体顕性遺伝である．遺伝性髄様癌には，多発性内分泌腫瘍症2型（multiple endocrine neoplasia type 2：MEN2）や，その亜型である家族性髄様癌（familial medullary carcinoma）などがある．MEN2では，副腎髄質腫瘍や副甲状腺腫瘍などを合併する．遺伝性と散発性を合わせて，10年生存率は80%近い．

e．リンパ腫

甲状腺悪性腫瘍全体の1～5%とまれであり，高齢の女性に多くみられ，約90%以上に橋本病（慢性甲状腺炎）を認める．MALT（mucosa-associated lymphoid tissue）リンパ腫とびまん性大細胞型B細胞リンパ腫（diffuse large B-cell lymphoma：DLBCL）がほとんどである．急速な頸部腫脹により頸部圧迫症状を認めることがある．未分化癌との鑑別が重要である．

02 疫学は？

甲状腺結節は，一般外来や人間ドックでの頸部触診で指摘されることが多い．触診での甲状腺結節の診断は0.78～5.3%，超音波検査での甲状腺腫瘤は6.9～31.6%と報告されている[2]．結節の多くは良性である．2012年に伊藤病院で実施された細胞診の内訳を図1[3]に示す．約70%が良性，約20%程度が悪性，約1%が鑑別困難・濾胞性腫瘍疑いと報告されている[3]．

2019年の甲状腺癌の罹患率は，10万人あたり14.9例，死亡率は1.5人と報告されている[4]．国立がんセンターによる甲状腺癌の罹患率と死亡率を図2[4]に示す．罹患率は増加しているが，死亡率は横ばい，または低下傾向にある．海外でも同様に罹患率の増加を認め，とくに腫瘍径2cm以下の小さな乳頭癌の診断が増加している．また，甲状腺疾患の既往のない剖検症例のメタ解析では，11.2%に分化癌を認めたと報告されている[5]．世界的に生命予後に影響しにくい小さな甲状腺癌の診断や手術が増加しているため，過剰診断・過剰治療が問題となっている．

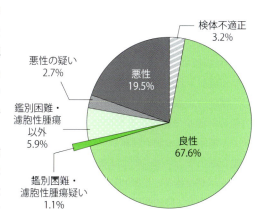

図1　甲状腺結節への細胞診の判定結果（3,154人，4,189病変）

〔亀山香織：甲状腺濾胞性腫瘍の細胞診断基準─ガイドライン方式とベセスダ方式，どうするか？─．日内分泌・甲状腺外会誌 2014；31：115-119[3]〕

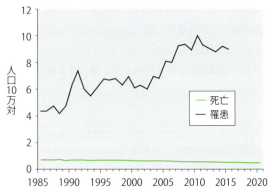

図2 甲状腺癌の年齢調整死亡率と罹患率の年次推移
〔国立がん研究センターがん対策情報センター：がん情報サービス統計[4]〕

COLUMN 25

甲状腺腫瘍のフォローアップの key point：超低リスク乳頭癌

　1990年ごろから，生命予後への影響が低いと考えられる，腫瘍径が小さな乳頭癌が増加していることが報告された．小さな乳頭癌は，剖検時にラテント癌として約10%程度に認めることが報告され，過剰診断・過剰治療が議論となった．低リスク微小乳頭癌に対する積極的経過観察の前向き臨床試験が，わが国の2施設から報告された．その良好な成績から，2018年には日本内分泌甲状腺外科学会による「甲状腺腫瘍診療ガイドライン2018」において，超低リスク乳頭癌の積極的経過観察が推奨された．

　積極的経過観察を行うためには，経験豊富な医師と超音波検査技師がきちんと病変の評価ができることが前提となる．適応は腫瘍径1cm以下の微小乳頭癌のうち，周囲臓器浸潤，頸部リンパ節転移や遠隔転移がない症例である．細胞診で悪性度が高い場合や未成年には適応外となる．腫瘍径の3mm以上の増大，腺外浸潤やリンパ節転移などが疑われた場合，腫瘍径が1cmを超えた場合などでは手術適応を考慮する．積極的経過観察は強制されるものではないため，患者と主治医で現在の情報を共有したうえで方針を決定する必要がある．積極的経過観察の適応と方法については，日本内分泌外科学会 甲状腺微小癌取扱委員会によって提言がまとめられている[8]．

03 どんな時に疑う？

- 甲状腺結節は頸部腫瘤や前頸部腫大として自覚されることもあるが，多くは無症状であり，頸部超音波検査やCT，MRI検査などにより偶発的に診断される．
- 良性の甲状腺結節では，腫瘤は軟らかく，可動性は良好である．嚢胞の急速増大では，頸部痛，Tgの上昇，CRPの軽度上昇を認めることがある．機能性結節での甲状腺機能亢進症は軽度であり，自覚症状を訴えることは少ない．
- 前頸部に硬い腫瘤を触知した場合には，悪性の腫瘍を疑う．嚥下時の可動性不良や嗄声，嚥下障害などを認める場合は，反回神経や気管などの周囲臓器浸潤を疑う．
- 乳頭癌では，頸部リンパ節転移を認めることが多い．高齢者に前頸部の急速増大，嚥下障害，嗄声などを認めた場合は，未分化癌やリンパ腫を疑う．喘鳴，呼吸困難など気道狭窄を訴える場合には，気道確保のため，救急対応可能な病院に搬送する．
- 濾胞癌は濾胞上皮由来の悪性腫瘍であり，比較的，血行性転移が多い．骨転移による腰痛，歩行障害，しびれなどの症状から診断されることがある．
- 髄様癌は，カルシトニン，癌胎児性抗原（carcinoembryonic antigen：CEA）高値の場合に疑う．遺伝性の可能性があるため，問診でMEN2に関連する褐色細胞腫や粘膜下腫瘍，副甲状腺機能亢進症の既往歴や家族歴を聴取する．

04 疑った時にオーダーする検査は？結果をどう解釈する？

1 疑った時にオーダーする検査は？

　甲状腺結節を疑った場合には，問診，既往歴，家族歴とともに，採血，頸部超音波検査を行う．機能性結節の鑑別のためにTSH，遊離サイロキシン（free thyroxine：FT_4），遊離トリヨードサイロニン（free triiodothyronine：FT_3）の血液検査を行う．画像上の良悪性の鑑別のために頸部超音波検査を行う．超音波検査で悪性が疑われ腫瘍径が5 mmを超える結節，良性と考えられる症例であっても腫瘍径が2 cmを超える場合には，細胞診の適応となる[6]．また，頸部超音波所見だけではなく，その他の所見も考慮して細胞診の適応を判断する．細胞診の適応について図3[6]に示す．

　前頸部の急速増大，呼吸困難，嚥下障害，血痰などの自覚症状があり，悪性を疑う場合には，CTやMRI，PET検査などを追加する[7]．

2 結果をどう解釈する？

- 血液検査でTSHの抑制を認め機能性結節が疑われる場合には，甲状腺中毒症との鑑別のために抗体検査や甲状腺シンチグラフィなどを追加する．

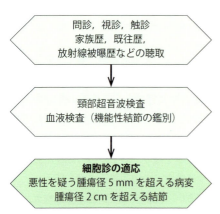

図3 甲状腺結節の診断アルゴリズム
〔日本乳腺甲状腺超音波医学会 甲状腺用語診断基準委員会：甲状腺超音波診断ガイドブック．改訂第3版，南江堂，2022：49-50[6]より一部改変〕

- 頸部超音波検査では，結節性病変とびまん性病変の評価を行う．
- びまん性病変には，単純性甲状腺腫，慢性甲状腺炎（橋本病），Basedow病，無痛性甲状腺炎，亜急性甲状腺炎，リンパ腫，びまん性硬化型乳頭癌などがある．リンパ腫は，①形状が不整，②内部エコーレベルがきわめて低い，③後方エコーの増強，などの場合に疑う．
- 結節性病変は，腫瘤の形状，境界の性状，内部エコーなどをもとに良悪性の鑑別を行う．良性では，境界明瞭，辺縁整，内部エコーは高〜低，内部均質のことが多い．形状不整，境界不明瞭，内部低エコー，内部不均質などでは悪性を疑う．

- 乳頭癌では特徴的な微細石灰化を認め，超音波画像では微細多発の高エコー像を認める．充実性が多いが，部分的に囊胞性を認めることもある．頸部リンパ節転移をきたしやすいため，頸部超音波検査，頸部CT検査にて検索を行う．
- 濾胞性腫瘍は，超音波検査および細胞診では鑑別診断が困難である．超音波検査で，充実性結節，内部不均質，境界部低エコー帯，腫瘍内部の血流豊富などを認めた場合には，濾胞癌を疑う．細胞診で濾胞性腫瘍の場合には，手術によって病理組織学的に診断する．
- 未分化癌は，頸部の急速増大に伴う症状から推測される．超音波検査で甲状腺に大きな腫瘍，周囲への浸潤，腫瘍内部低エコー，内部不均質，非定型的な石灰化，境界不明瞭などを認めた場合に疑う．頸部CT画像で卵殻状石灰化を認めることがある．遠隔転移をきたしている場合には予後不良となることが多い．
- 髄様癌は，遺伝性の場合には両葉多発性が多い．超音波検査で充実性結節，内部低エコーを認め，牡丹雪状や淡雪状といわれる粗大高エコーを認める場合に疑う．
- 縦隔内進展，悪性腫瘍の気管・食道・動静脈などへの周囲臓器浸潤，頸部リンパ節転移の範囲，遠隔転移などを疑う場合には，CTやMRI，PET検査などを追加する．

05 治療は？薬をどう使う？処方のコツは？

1 良性結節の治療

良性の腺腫様甲状腺腫や腺腫様結節の多くは，経過観察を行う．手術は，腫瘍径 4 cm を超える大きな結節，機能性結節，増大傾向，圧迫などの自覚症状，整容性に問題，縦隔内進展，血清 Tg 高値（1,000 ng/mL 以上）などの場合に考慮する[7]．

濾胞性腫瘍では，頸部超音波検査や細胞診所見で悪性度が高い場合，腫瘍径が 3～4 cm 程度と大きい場合，腫瘍の増大傾向を認めた場合に手術を考慮する[7]．

2 悪性腫瘍の治療

甲状腺悪性腫瘍の治療方針は，病理組織型，病状によって異なる．

a. 乳頭癌

多くは緩徐進行性で，予後は良好である（表2，表3）[7]．治療方針は，腫瘍の大きさ，リンパ節転移，リンパ節の大きさ，遠隔転移の有無，年齢などによるリスク分類によって決定される（図4）[7]．低リスクから高リスクまでは手術が第一選択となっており，リスクに応じて切除範囲を決定する[7]．術後は病状に応じて，経過観察，TSH 抑制療法，放射性ヨウ素内用療法，薬物療法などを行う（**Case Study**）．超低リスク乳頭癌では，積極的経過観察が推奨されている[7]（**Column 25**）．

b. 濾胞癌

細胞診で濾胞性腫瘍の場合には，病理組織検査による被膜浸潤や血管浸潤の程度によって診断される．補完全摘は，血管浸潤の程度，年齢や腫瘍径などから適応を検討する（図5）．遠隔転移のある濾胞癌では，甲状腺全摘のうえ，放射性ヨウ素内用療法を行う[7]．

c. 未分化癌

急速進行性であり，予後は 1 年生存率 5～20% ときわめて不良である．確立された標準治療はないため，集学的治療を行う．近年，米国から *BRAF*V600E 遺伝子変異陽性の未分化癌への BRAF /MEK 阻害薬による腫瘍縮小効果，予後の改善が報告された．わが国での使用開始は 2024 年からであり，今後の予後改善が期待される．

d. 髄様癌

手術治療が第一選択である．髄様癌は遺伝性と散発性に分類され，甲状腺の切除範囲が異なる．遺伝性では甲状腺全摘が行われる．散発性では，腫瘍が甲状腺片葉に限局する場合には甲状腺片葉切除が行われ，両葉にある場合には甲状腺全摘が行われる．遺伝性の MEN2 に褐色細胞腫を認めた場合は，甲状腺手術に先行して副腎腫瘍摘出術を行う．

術後は甲状腺ホルモンの補充，カルシトニン，CEA 値の測定，頸部超音波検査，CT

などによる画像検査によって経過観察を行う．MEN2 では，副甲状腺機能亢進症，褐色細胞腫などの併存疾患についても適宜，経過観察を行う．

表2　乳頭癌のリスク分類と予後

本ガイドラインにおける リスク分類	リスク分類の要件	予測される生命・再発予後
超低リスク	T1aN0M0	癌死率：0〜2%
低リスク	T1bN0M0	遠隔再発率：1〜2%
中リスク	超低，低リスク，高リスクのいずれにも該当しない症例	癌死率：0〜8% 遠隔再発率：2〜27%
高リスク 若年者（<55 歳） 高リスク 高齢者（≧55 歳）	1）T＞4 cm 2）Ex2a 以上 3）N1a-2 または N1b-2（転移リンパ節の最大径が 3 cm を超える，または節外浸潤あり） 4）M1 上記のうち 1 項目以上を満たす症例	癌死率：18〜46% 遠隔再発率：24〜48%

T1a：甲状腺に限局し，最大径が 1 cm 以下の腫瘍
T1b：甲状腺に限局し，最大径が 1 cm を超え 2 cm 以下の腫瘍
〔日本内分泌外科学会 甲状腺腫瘍診療ガイドライン作成委員会：甲状腺腫瘍診療ガイドライン 2024．日内分泌外会誌 2024；**41**（Suppl 2）：1-113[7)]〕

表3　日本の 4 施設における乳頭癌のリスク分類別生存率

リスク 分類	20 年疾患特異的生存率（%）				20 年遠隔無再発生存率（%）			
	隈病院	がん研有明病院 / 日本医大	伊藤病院	東京女子 医科大学	隈病院	がん研有明病院 / 日本医大	伊藤病院	東京女子 医科大学
超低 / 低リスク	99.8	98.8	99.3	98.4	99.4	99.1	97.8	99.1
中リスク <55 歳	98.7	100	100	97.1	98.2	92.3	83.7	94.9
中リスク ≧55 歳	96.9	97.1	93.9	92.9	95.6	94.2	73.1	78.6
高リスク <55 歳	96.6	92.1	98.2	97.3	91.8	85.4	93.4	87.8
高リスク ≧55 歳	80.6	54.0	82.4	60.9	76.0	55.9	66.6	51.5

〔日本内分泌外科学会 甲状腺腫瘍診療ガイドライン作成委員会：甲状腺腫瘍診療ガイドライン 2024．日内分泌外会誌 2024；**41**（Suppl 2）：1-113[7)]〕

e. 薬物療法

複数のキナーゼを標的としたマルチキナーゼ阻害薬や，特定のドライバー遺伝子変異を標的としたさまざまな分子標的薬がある．薬剤の適応は，分化癌では放射性ヨウ素不

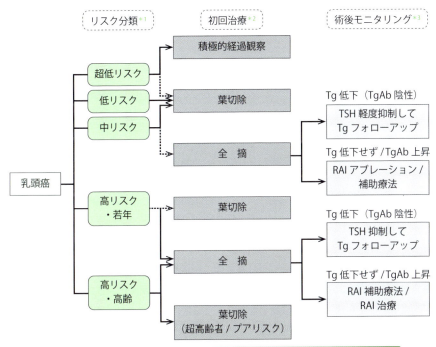

リスク分類[*1]	初回治療[*2]		術後モニタリング[*3]
超低リスク	積極的経過観察		
低リスク	片葉切除		
中リスク	片葉切除または全摘		TSH 抑制療法
高リスク	若年者＜55 歳	片葉切除または全摘	RAI アブレーション RAI 補助療法
	高齢者＞55 歳	片葉切除または全摘	RAI 治療

図 4　乳頭癌のリスク分類に基づく初期治療と術後モニタリング

[*1] 表 2 のリスク分類参照．
[*2] 術前評価に応じて甲状腺切除範囲を決定し，治療的頸部郭清を追加する
[*3] 採血，超音波検査などにより術後フォローアップを行う．全摘後では，年齢，進行度などの病状に応じて TSH 抑制療法，放射性ヨウ素（RAI）アブレーション，RAI 補助療法，RAI 治療などの RAI 内用療法を検討する．

Tg：サイログロブリン，TgAb：抗 Tg 抗体，TSH：甲状腺刺激ホルモン
〔日本内分泌外科学会 甲状腺腫瘍診療ガイドライン作成委員会：甲状腺腫瘍診療ガイドライン 2024．日内分泌外会誌 2024；41（Suppl 2）：1-113[7]〕

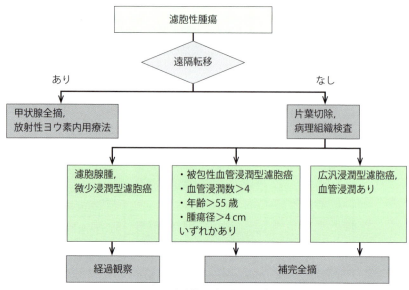

図5 濾胞性腫瘍の初期治療

応,再発・転移性の場合,髄様癌では進行性,転移性の場合,未分化癌では切除不能な場合である.適応には,放射性ヨウ素内用療法への不応の判断,コンパニオン診断やがん遺伝子パネル検査などが必要となる.また薬剤には特有の有害事象があるため,その管理が必須となる.

f. リンパ腫

細胞診または生検により診断される.病理組織型や病期に応じて化学療法や放射線治療などを行う.

06 フォローアップの検査と頻度は？

1 良性結節

腫瘍の大きさ,内部の変化に注意しながら,頸部超音波検査,血液検査を半年〜1年に1回程度行う.Tg高値は,囊胞,腫瘍が大きい場合にも認めるため,Tg値による良悪性の鑑別は困難である.

2 乳頭癌

超低リスク乳頭癌として積極的経過観察を行う場合には,半年〜1年に1回程度,頸

部超音波検査，血液検査を行う．腫瘍径の増大や頸部リンパ節腫大の出現に注意する[8]（COLUMN 25）.

乳頭癌術後は，局所再発，遠隔転移に注意する．頸部超音波検査，血液検査を半年～1年に1回程度行う．Tg値は，甲状腺全摘後，抗Tg抗体（anti-thyroglobulin antibody：TgAb）陰性の場合には，局所再発や遠隔転移のマーカーとして使用できる．Tgのダブリングタイムが予後予測に有用とされ，ダブリングタイムが1年未満では予後不良である[7].

3 髄様癌

MEN2Bは予後不良だが，それ以外では適切な治療によって比較的予後良好である．3か月～半年ごとにカルシトニン，CEAの測定を行い，1年に1回程度，頸部超音波検査などの画像検査を行う．遺伝性のMEN2では，褐色細胞腫，副甲状腺機能亢進症などについても定期的に血液検査，頸部超音波検査，CTなど画像検査などを行う．

07 どんな時に専門医に相談する？

- 無症状の場合や，触診やCT，MRI検査などで偶発的に甲状腺結節を認めた場合で細胞診の適応となる場合には，専門医に相談する．
- 急速な頸部腫瘤の増大，圧迫症状，嗄声，嚥下障害などの自覚症状から未分化癌やリンパ腫を疑う場合には，専門医に相談する．喘鳴，呼吸困難などの気道狭窄を疑う場合は，気道確保が可能な病院へ搬送する．
- 乳頭癌や濾胞癌などの分化癌および髄様癌では，生命予後は良好なことが多い．術後フォローアップ中に再発・転移を疑った場合には，専門医に相談する．

70歳女性．数か月前から前頸部腫脹を自覚したため，近医受診した．急速な腫瘤の増大，嗄声，嚥下障害などの自覚症状の訴えはなかった．触診では，前頸部に比較的硬い腫瘤を触知し，右外側頸部にリンパ節を複数触知した．前頸部の圧痛は認めなかった．

頸部超音波検査では，甲状腺右葉にφ24 mmの辺縁不整，内部不均一，微細石灰化を伴う結節を認めた．また右外側頸部には最大φ40.5 mmのリンパ節を複数認め，細胞診では乳頭癌を疑う所見を認めた．血液検査では，甲状腺機能は正常範囲内，Tgの軽度高値を認めた（TSH 0.63 μIU/mL，FT$_4$ 1.27 ng/dL，FT$_3$ 3.0 pg/mL，Tg 50.7 ng/mL，TgAb 17.0 IU/mL［基準値：＜40］，抗甲状腺ペルオキシダーゼ抗体（anti-thyroid peroxidase antibody：TPOAb）11.1 IU/mL［＜28］）．頸胸部造影CT検査では，甲状腺右葉にφ25 mm大の辺縁不整な腫瘤と右頸部に多発性のリンパ節腫脹を認めた．両側肺野にφ5 mm以下の結節を複数認め，肺転移が疑われた．

解説

 甲状腺乳頭癌を疑う腫瘤を認めた場合には？

甲状腺乳頭癌は，甲状腺の悪性腫瘍の中でもっとも頻度が高い．頸部リンパ節が多発性に腫大している場合でも，無症状のことが多い．外来での頸部触診や頸胸部CT，頸動脈超音波検査などによって偶発的に発見されることもある．

頸部超音波検査によって辺縁不整，内部不均一な結節を甲状腺内に認めた場合には，悪性を疑う．微細石灰化は，乳頭癌において特徴的な所見である．高齢者では乳頭癌から未分化転化することがあるため，急速な腫瘤の増大，嗄声，嚥下障害などの自覚症状を認めた場合には，未分化癌の可能性を念頭におく．悪性腫瘍では，甲状腺機能亢進症を認めることはまれである．Tg高値のみからは，腫瘍の良悪性を鑑別することは困難である．

治療はガイドラインに示されたリスクに応じて決定される．本症例は肺転移があり55歳以上であるため，高リスク乳頭癌に分類される．甲状腺全摘，放射性ヨウ素内用療法などが適応となる．病勢が進行した場合には薬物療法を検討する．

文献

1) 日本内分泌外科学会，日本甲状腺病理学会（編）：甲状腺癌取扱い規約第9版．金原出版，2023

2) 志村浩己：日本における甲状腺腫瘍の頻度と経過－人間ドックからのデータ．日甲状腺会誌 2010；**1**：109-113

3) 亀山香織：甲状腺濾胞性腫瘍の細胞診断基準―ガイドライン方式とベセスダ方式，どうするか？―．日内分泌・甲状腺外会誌 2014；**31**：115-119［DOI：10.11226/jaesjsts.31.2_115］

4) 国立がん研究センターがん対策情報センター：がん情報サービス　統計　https://ganjoho.jp/reg-stat/index.html（2024.6.14アクセス）

5) Furuya-Kanamori L, et al.：Prevalence of Differentiated Thyroid Cancer in Autopsy Studies Over Six Decades：A Meta-Analysis. *J Clin Oncol* 2016；**34**：3672-3679［PMID：27601555］

6) 日本乳腺甲状腺超音波医学会 甲状腺用語診断基準委員会：甲状腺超音波診断ガイドブック．改訂第3版，南江堂，2022

7) 日本内分泌外科学会 甲状腺腫瘍診療ガイドライン作成委員会：甲状腺腫瘍診療ガイドライン2024．日内分泌外会誌 2024；**41**（**Suppl 2**）：1-113

8) 日本内分泌外科学会 甲状腺微小癌取扱い委員会：成人の甲状腺低リスク微小乳頭癌T1aN0M0に対する積極的経過観察の適応と方法：日本内分泌外科学会甲状腺微小癌取扱い委員会による提言．日内分泌・甲状腺外会誌 2020；**37**：289-309［DOI：10.11226/jaesjsts.37.4_289］

（岡村律子）

2. 甲状腺・副甲状腺疾患

副甲状腺機能亢進症（原発性，二次性），副甲状腺機能低下症

Clinical pearl & Pitfall

① 高カルシウム血症は脱水により助長され，時に高カルシウム血症性クリーゼを起こす.

② 低カルシウム血症は，テタニー・痙攣などの症状を起こす.

③ 低アルブミン血症患者での実測 Ca 値は，補正する必要がある.

④ 異所性副甲状腺腫の可能性にも留意する.

⑤ 原発性副甲状腺機能亢進症は，多発性内分泌腫瘍症（MEN）発見の契機となることがある.

01 病態は？

　副甲状腺は Ca 代謝調節の中心的役割を果たしており，その異常は生命の危機につながりうる. 以下，3 つの病態について個別に解説する.

1 原発性副甲状腺機能亢進症[1]

　副甲状腺ホルモン（parathyroid hormone：PTH）は本来，血中のイオン化 Ca 濃度に応じて，Ca 感知受容体を介して厳密に調節されている. しかし，原発性副甲状腺機能亢進症では PTH が自律的に分泌され，高カルシウム血症を惹起する. PTH は骨吸収を促進して骨からのリン酸 Ca の遊離を促し，同時に腎近位尿細管におけるビタミン D の活性化を通じて，腸管からのリンと Ca の吸収を増加させる. PTH は通常，腎でリン利尿と Ca 再吸収を惹起するが，高カルシウム血症を呈すると続発性腎性尿崩症を通じて脱水が助長され，さらに高カルシウム血症が重症化する. 高カルシウム血症が持続すると，腎での Ca 再吸収は低下し，高カルシウム尿症となる. PTH 分泌亢進による高リン尿症が併存しているため，尿路における Ca×リン積は上昇し，腎結石・尿路結石の発症率が上昇する.

2 — 二次性副甲状腺機能亢進症[2)]

　二次性副甲状腺機能亢進症は，原発性副甲状腺機能亢進症とは異なり，その契機は慢性腎不全に伴う低カルシウム血症である．慢性腎不全では近位尿細管におけるビタミンD活性化作用が減弱し，活性型ビタミンD濃度が低下する．その結果，低カルシウム血症になると，血中Ca濃度を維持するためにPTH分泌が亢進する．この状態が二次性副甲状腺機能亢進症である．また慢性腎不全では，尿中へのリン排泄が低下することで高リン血症が惹起されるため，リンによる刺激によってもPTHの分泌は亢進する．慢性腎不全ではPTH抵抗性が生じ，血清Ca濃度維持のためにPTH分泌がより一層，必要となる場合もある．後述するように，維持透析下の血清intact PTH値の管理目標は，健常人よりも高い範囲に設定される（COLUMN 26）．

3 — 副甲状腺機能低下症[3)]

　副甲状腺機能低下症では，低カルシウム血症性のテタニー・痙攣を生じる．典型的な副甲状腺機能低下症ではPTH分泌低下を伴うが，PTHの標的器官の作用不全が原因の偽性副甲状腺機能低下症もある．偽性副甲状腺機能低下症では円形顔貌，第4・第5中手骨の短縮などの特徴的な症状・徴候を示し，PTHは正常～高値にもかかわらず低カルシウム血症を示す．偽性副甲状腺機能低下症にはⅠa型とⅠb型があり，Ⅰa型ではPTHに対する応答性が腎臓ならびに骨組織で認められ，Albright遺伝性骨異栄養症を合併する．Ⅰb型偽性副甲状腺機能低下症ではこれらの外見上の異常は認められない．

02 疫学は？

　原発性副甲状腺機能亢進症の発症頻度は2,000～3,000人に1人，中高年女性に多いとされている．原発性副甲状腺機能亢進症の原因の大部分（80％以上）は，通常4つある副甲状腺の1つが腫大した腺腫（良性の腫瘍）で，15％がすべての副甲状腺が異常をきたした過形成，そのほか1～5％が副甲状腺癌といわれている．

　二次性副甲状腺機能亢進症は，慢性腎不全の進行に伴ってその頻度は高くなり，軽症のものを含めれば維持透析患者の多くがその状態にある．

　副甲状腺機能低下症は，頸部手術後，頸部への放射線治療後のものを除き原因は明確でなく，先天性のものが多い．2019（令和元）年度の副甲状腺機能低下症の医療受給者証保持者数は，全国で254人である．

03 どんな時に疑う？

1 原発性副甲状腺機能亢進症

繰り返す尿路結石，骨折が診断のきっかけとなりやすく，とくに若年性の骨折，女性の尿路結石は本疾患を疑う根拠となる．一般に，高カルシウム血症を認めた場合には血清 intact PTH を測定する必要がある（図1)[4]．著明な高カルシウム血症によるクリーゼでは意識障害を生じるため，意識障害を伴う緊急症の鑑別診断としても，原発性副甲状腺機能亢進症はあげられる．

2 二次性副甲状腺機能亢進症

慢性腎不全が存在することが前提であり，慢性腎臓病に伴う骨ミネラル代謝異常

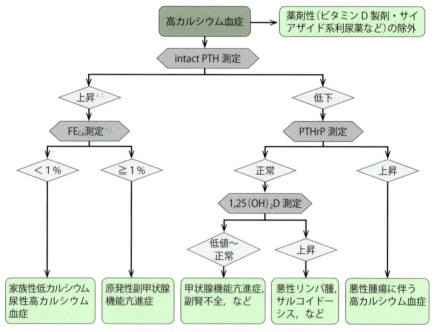

図1 高カルシウム血症の鑑別診断

[*1] 診断には少なくとも2週間の間隔をあけて，2回以上測定することが必要．

[*2] 尿中 Ca 排泄率 $(FE_{Ca}) = \dfrac{尿中 Ca \times 血清 Cr}{尿中 Cr \times 血清 Ca} \times 100$ （％）

PTH：副甲状腺ホルモン，PTHrP：副甲状腺ホルモン関連蛋白，FE_{Ca}：カルシウム排泄率，1,25(OH)$_2$D：1,25 水酸化ビタミン D

〔井上大輔：高カルシウム血症と内分泌疾患．日内会誌 2020；109：740-745[4] より一部改変〕

表1　副甲状腺機能低下症の診断基準

A.　症状	1.　口周囲や手足などのしびれ，錯感覚 2.　テタニー 3.　全身痙攣
B.　検査所見	1.　低カルシウム血症，かつ正または高リン血症 2.　eGFR 30 mL/分/1.73 m^2 以上 3.　intact PTH 30 pg/mL 未満

〈診断のカテゴリー〉
Definite：A のうち 1 項目以上＋B のうち 3 項目を満たすもの．
Probable：B のうち 3 項目を満たすもの．
Possible：B のうち 1 と 3 を満たすもの．

〈除外項目〉
1.　二次性副甲状腺機能低下症
二次性に副甲状腺機能低下をきたす疾患は以下のとおり．
・頸部手術後，放射線照射後，悪性腫瘍の浸潤，肉芽腫性疾患，ヘモクロマトーシス，
　Wilson 病，母体の原発性副甲状腺機能亢進症（新生児・一過性）
2.　マグネシウム補充により治癒する場合
低マグネシウム血症を認める場合には硫酸マグネシウムなどによる補充を行い，低マグネシ
ウム血症の改善に伴い低カルシウム血症が消失する場合には，低マグネシウム血症に対する
治療を継続する．

〔難病情報センター：副甲状腺機能低下症−概要・診断基準[3)]〕

（chronic kidney disease-mineral and bone disorder：CKD-MBD）は慢性腎不全患者の予
後規定因子となるため，慢性腎不全患者では全例で評価を行う必要がある（**Column**
26）．

3 　副甲状腺機能低下症

　低カルシウム血症に起因するテタニー，痙攣を認めた場合に疑う根拠となる（表1）[3)]．
また QT 延長を伴う心電図異常を認める場合にも，PTH の分泌低下/作用異常を疑う．
Albright 遺伝性骨異栄養症に特徴的な低身長，円形顔貌，大脳基底核石灰化を伴う知的
障害，中手骨および中足骨の短縮を認める場合には，偽性副甲状腺機能低下症を疑う根
拠となる．

🌱 **04** 疑った時にオーダーする検査は？ 結果をどう解釈する？

　副甲状腺機能異常を疑った場合には，血清 Ca 値と intact PTH 値を測定し，そのバ
ランスを確認することが基本となる．さらに，血液生化学検査で必須の項目としては血
清アルブミン，クレアチニン（Cr），リン値である．血清 Ca 値の約 50% は蛋白結合型
であるため，低アルブミン血症の場合，実測 Ca 値は見かけ上，低下してしまう．その
ため，血清アルブミン値が 4.0 g/dL を下回る際には，Payne の補正式で実測 Ca 値から

補正 Ca 値を計算する．尿中の Ca，リン，Cr 値を同時に測定することも，診断の大き
な助けとなる．

Payne の Ca 補正式

補正 Ca 値（mg/dL）＝測定 Ca 値（mg/dL）＋4－アルブミン値[*]（g/dL）

[*]血清アルブミン値が 4.0 g/dL 未満の時に用いる

骨病変の評価のためには，椎体，手掌などの単純 X 線写真に加え，二重エネルギーX
線吸収測定法（dual energy X-ray absorptiometry：DXA）による骨密度の測定も行われ
る．

1 原発性副甲状腺機能亢進症

血清 Ca 値が上昇した際には，PTH 分泌は低下するはずである．高カルシウム血症と
intact PTH 値の上昇を同時に認めた場合には，原発性副甲状腺機能亢進症を第一に疑う
（図 1）．ただし，同じようなデータを示す疾患として家族性低カルシウム尿性高カルシ
ウム血症（familial hypocalciuric hypercalcemia：FHH）があり，鑑別診断が必要であ
る．intact PTH 値高値と高カルシウム血症を認める点は FHH と原発性副甲状腺機能亢
進症とで同じだが，FHH では高カルシウム尿症とはならず，尿中 Ca 排泄率（fractional
excretion of calcium：FE_{Ca}）は 1% 未満となる．

また，副甲状腺ホルモン関連蛋白など PTH 以外の液性因子による高カルシウム血症
も存在するため，PTH 上昇を伴わない高カルシウム血症の場合には，これらの疾患の
鑑別が重要となる．

原発性副甲状腺機能亢進症では，原因となる副甲状腺は腫大する．病巣の同定には甲
状腺超音波検査，頸部 X 線 CT 検査，頸部 MRI 検査が行われるが，サイズが小さいも
のも多く，画像上の確認が困難な場合もある．^{99m}Tc-MIBI（methoxyisobutylisonitrile）

COLUMN 26

慢性腎臓病に伴う骨ミネラル代謝異常（CKD-MBD）

CKD による腎機能低下は，同時に Ca・リン代謝の不均衡を生じ，骨ミネラル代
謝異常（metabolic bone disorder：MBD）につながる．CKD-MBD は骨病変のみな
らず，血管を含む全身の石灰化も生じて，長期的に生命予後に影響を及ぼす．その
ため，まず血清 Ca・リン濃度の調節を優先し，そのうえで PTH 濃度を適切な範囲
に調整する．維持透析患者での intact PTH の管理目標は健常人における基準値と
は異なり，60 pg/mL 以上 240 pg/mL 以下となる．

シンチグラフィで副甲状腺腫に集積亢進が認められることが多く，責任病巣の同定に有用である．原発性副甲状腺機能亢進症は胸腔内の異所性副甲状腺腫が原因となることがあり，^{99m}Tc-MIBIシンチグラフィは異所性腺腫の発見にも有用である．

そのほかに，骨では典型例として汎発性線維性囊胞性骨炎を生じ骨密度が低下するため，画像検査で確認する．また，腎結石・尿路結石の発症率が上昇するため，腹部超音波検査で腎結石・尿路結石の有無を確認する．

2 二次性副甲状腺機能亢進症

慢性腎不全の存在が必須であり，血清intact PTH高値，低～正カルシウム血症と高リン血症を認める．日常的に頻度の高い病態であり，低カルシウム血症の鑑別診断では最初に血清リン値を確認し，高リン血症を伴う慢性腎不全を鑑別する必要がある（図2)[3]．長期間の二次性副甲状腺機能亢進症の結果，副甲状腺が自動分泌能を獲得し，三次性副甲状腺機能亢進症となる場合がある．この場合は，intact PTH値の上昇とともに高カルシウム血症を呈する．

3 副甲状腺機能低下症

PTH不足による副甲状腺機能低下症では，低カルシウム血症，高リン血症とともに血清intact PTH値が低下する．PTH不足性副甲状腺機能低下症のフローチャートを図3[3]に示す．長期にわたる副甲状腺機能低下症では，頭部X線CT検査で大脳基底核の石灰化を認めることが多い．

偽性副甲状腺機能低下症では，PTHの濃度は保たれつつ，低カルシウム血症，高リン血症となる．偽性副甲状腺機能低下症Ia型では，Albright遺伝性骨異栄養症を呈するため，手掌の単純X線写真で第Ⅳ・第Ⅴ中手骨の短縮を確認することで診断される．また，腎のPTHに対する反応性を確認するためには，Ellsworth-Howard試験を行う．これは，投与したPTHに対する尿中リン排泄，腎原性cAMP排泄を評価する検査で，確定診断に用いられる．投与したPTHに反応しない場合は偽性副甲状腺機能低下症が疑われる．

05 治療は？薬をどう使う？処方のコツは？

1 原発性副甲状腺機能亢進症

高カルシウム血症による症状がある場合は，まず生理食塩液で脱水の補正を行う．とくに高カルシウム血症性クリーゼの場合には，ビスホスホネート製剤やカルシトニン製剤も用い，高カルシウム血症を是正してから原疾患の治療を行う．

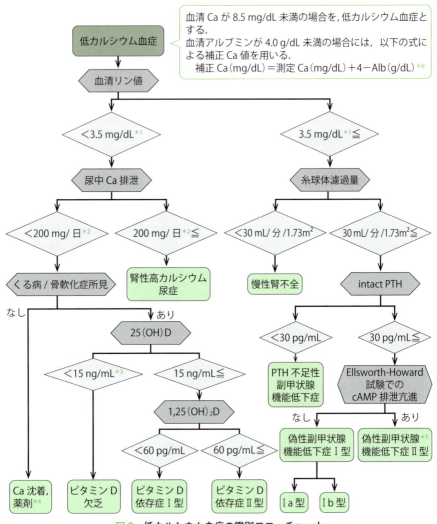

図2 低カルシウム血症の鑑別フローチャート

[*1] 乳児では 5.5 mg/dL，小児では 4.5 mg/dL を用いる．
[*2] 小児では 4 mg/kg/日を用いる．
[*3] とくに小児では，血清 25(OH)D が 15 ng/mL を超えていても，ビタミン D 欠乏が否定できない場合がある．このような場合には，まずビタミン D の補充がすすめられる．
[*4] 副甲状腺手術後の飢餓骨症候群，骨形成性骨転移，急性膵炎，ビスホスホネートなどの薬剤が含まれる．
[*5] 報告されている偽性副甲状腺機能低下症Ⅱ型患者には，尿細管障害を伴う例や抗痙攣薬による治療中の例が含まれている．これらの Ca 代謝に影響する原因を有さない偽性副甲状腺機能低下症Ⅱ型患者が存在するかどうかは，明らかではない．
[*6] クエン酸などのキレート薬は，総 Ca 濃度を変化させずにイオン化 Ca 濃度を低下させる．
〔難病情報センター：副甲状腺機能低下症-概要・診断基準[3]〕

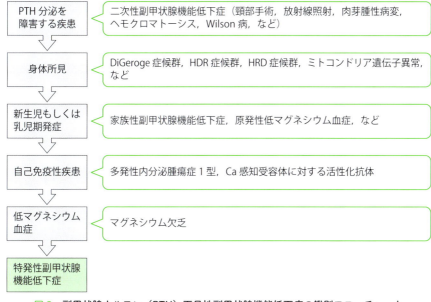

図3 副甲状腺ホルモン（PTH）不足性副甲状腺機能低下症の鑑別フローチャート
〔難病情報センター：副甲状腺機能低下症−概要・診断基準3)〕

原発性副甲状腺機能亢進症の根治療は，腫大腺の外科的摘除である．過形成により4腺ともに腫脹している場合は，摘除した腫大腺の一部を前腕などに移植することも行われる．近年は無症候性の原発性副甲状腺機能亢進症の頻度も高くなっており，手術の適応基準も提案されている（表2）．

非手術例では，Ca 感知受容体作動薬（calcimimetics）により PTH の過剰分泌を抑制する内服治療が可能である．従来，使用されてきたシナカルセトに加え，より有害事象の少ないエボカルセトが使用

表2 無症候性原発性副甲状腺機能亢進症の手術適応基準

血清 Ca 値	上限＋1.0 mg/dL
骨評価	A．DXA　T スコア＜−2.5SD 　　（腰椎・大腿骨頸部・橈骨遠位端） B．椎体骨折 　　（X 線・CT・MRI・VFA）
腎評価	A．eGFR＜60 mL/ 分 B．24 時間尿中 Ca＞250 mg（女性） 　　　　　　　　　Ca＞300 mg（男性） C．腎結石の証明（X 線・超音波・CT）
年齢	＜50 歳

＊手術適応基準に当てはまらなくても，必要に応じて手術治療を行うことを妨げない．
DXA：二重エネルギーX 線吸収測定法，SD：標準偏差，VFA：vertebral fracture assessment，eGFR：推算糸球体濾過量

可能となり，十分量の calcimimetics が用いられるようになっている．Calcimimetics の投与により血清 Ca 値の抑制は可能であるが，骨病変の回復は不十分であるため，骨粗鬆

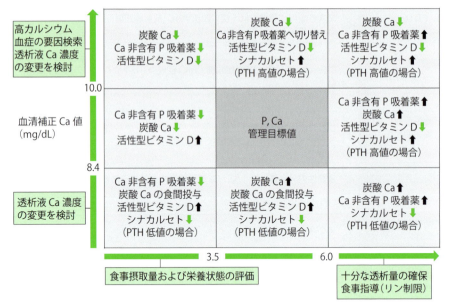

図4 維持透析患者における血清リン・Caの治療管理法「9分割図」
「↑」は開始または増量,「↓」は減量または中止を示す.
〔日本透析医学会:慢性腎臓病に伴う骨・ミネラル代謝異常の診療ガイドライン.日透析医学会誌 2012;45:311[2)]〕

症を呈している場合は,ビスホスホネート製剤や抗RANKL(receptor activator of nuclear factor-kappa B ligand)抗体などの骨吸収抑制薬を用いることも有効である.

2 二次性副甲状腺機能亢進症

外科的治療法のほか,副甲状腺への刺激となる高リン血症の是正のため,リン吸着薬が用いられる.高リン血症は慢性腎不全患者の予後規定因子となるため,リン値の調節は重要である.血清リン・Ca値の管理は,PTHの管理に優先することが推奨される(図4)[2)].

Intact PTH値が管理目標を逸脱した場合,副甲状腺機能抑制のために活性型ビタミンD_3ならびに,そのアナログ製剤も用いられる.維持透析下では,前述のcalcimimeticsも用いられる.二次性副甲状腺機能亢進症におけるintact PTH値の管理目標は,原発性副甲状腺機能亢進症における基準よりも高く設定され,intact PTH値を60 pg/mL以上240 pg/mL以下の範囲に管理することが望ましいとされている.内科療法を行っても,血清リン,Ca,intact PTH値の3つの値を同時に管理目標内に維持できない場合には,副甲状腺インターベンション治療の適応を検討することが推奨されている.

3 副甲状腺機能低下症

テタニーや全身痙攣などに対しては，グルコン酸カルシウムの静脈投与が行われる．慢性期の低カルシウム血症の是正のためには，活性型ビタミン D_3 製剤が用いられる．活性型ビタミン D_3 は Ca と同時にリンの吸収も亢進させるため，血清 Ca 値を基準値上限にまで高めようとすると，血中の Ca×リン積が上昇してしまい，異所性石灰化や尿路結石を誘発する可能性が高まる．そのため，血清 Ca 値を基準値下限近くに調節し，血清リン値を上げすぎないようにすることがポイントである．なお，活性型ビタミン D_3 製剤で Ca 値をある程度上昇させることは可能だが，PTH を補充するほうが病態としては理にかなっており，PTH アナログ製剤の開発が続けられている．

偽性副甲状腺機能低下症では，PTH 不足性副甲状腺機能低下症と同様に，活性型ビタミン D_3 製剤の投与を行う．

06 フォローアップの検査と頻度は？

1 原発性副甲状腺機能亢進症

原発性副甲状腺機能亢進症の多くが良性疾患であるため，手術により腫大腺が摘除可能であった場合は，手術により治療は終了する．一方，非手術例では，血清 Ca 値，骨評価，腎機能，尿路結石の有無を最低でも年1回の頻度でフォローアップする．非手術例のフォローアップ国際基準が発表されている（表3）[1]．

表3　無症候性原発性副甲状腺機能亢進症のモニタリング指針

	モニタリング項目	手術要件
血清 Ca 測定	・年1回（25 水酸化ビタミン D 値とともに測定）	上限 +1.0 mg/dL
骨評価	・DXA 1～2 年ごと （橈骨・腰椎・大腿骨頸部の3部位） ・身長短縮・背部痛などがあれば，X 線や VFA で椎体骨折検索 ・Trabecular Bone Score（TBS）も可能であれば参照	非外傷性骨折の発生 骨密度の低下（有意な低下により T スコア ≦ −2.5SD）
腎評価	・年1回 eGFR または Ccr ・腎結石が疑われれば 24 時間蓄尿での結石リスク評価や X 線・超音波もしくは CT による検索	Ccr の 3 mL/分超の低下により 60 mL/分未満へ低下 腎結石

DXA：二重エネルギーX 線吸収測定法，SD：標準偏差，VFA：vertebral fracture assessment，eGFR：推算糸球体濾過量，Ccr：クレアチニンクリアランス
〔Bilezikian JP, et al.：Evaluation and Management of Primary Hyperparathyroidism：Summary Statement and Guidelines from the Fifth International Workshop. *J Bone Miner Res* 2022；**37**：2293-2314[1]〕

2 二次性副甲状腺機能亢進症

血清リン値，Ca 値，intact PTH 値を定期的にチェックして管理していく．また，骨ミネラル代謝異常についての定期的評価も必要である（図 4）[2]．

3 副甲状腺機能低下症

血清 Ca 値，リン値，尿中 Ca/Cr 比の定期的な確認が必要である．腎結石の有無を定期的に評価することもすすめられる．

07 どんな時に専門医に相談する？

- 血清 Ca 値と intact PTH 値のアンバランスが生じている場合は，原発性副甲状腺機能亢進症を疑って，まず専門医へコンサルトするのが望ましい．とくに，骨密度の低下，尿路結石の存在は精査の動機となる．
- 高カルシウム血症性クリーゼは生命の危険に直結するので，意識障害，口渇・多尿などの症状がある場合は専門施設での救急対応が必要である．
- 二次性副甲状腺機能亢進症では，維持透析により，すでに腎臓内科医が関与していることが多いが，intact PTH 値が維持透析下での基準値を超えた場合や，三次性副甲状腺機能亢進症が疑われる場合は，内分泌外科医へのコンサルトが望ましい．
- 副甲状腺機能低下症で，テタニー，痙攣などの低カルシウム血症による症状が顕在化した場合は，専門医に相談する．

49歳女性．繰り返す骨折を機に内科的疾患の存在が疑われ紹介．過去に2度，尿路結石で救急外来を受診したことがある．骨折は，肋骨，第一腰椎，前腕骨と，過去5年間に3回経験している．血清 Ca 値 11.6 mg/dL［施設基準値 8.8〜10.4 mg/dL］，血清アルブミン値 3.9 g/dL，血清リン値 1.9 mg/dL，血清 Cr 値 0.73 mg/dL．推算糸球体濾過量（estimated glomerular filtration rate：eGFR）66.2 mL/分 /1.73 m²．骨型 ALP 74.1 μg/L．尿中 Ca/Cr 比＝0.5．FE_{Ca} 1.52%．intact PTH 値 291 pg/mL．大腿骨頸部骨密度の若年成人平均値（young adult mean：YAM）60%．腹部超音波検査にて両腎内に散在性石灰化を認めた．頸部超音波検査で甲状腺右葉下極背面に長径 1.2 cm の低エコー結節を認める．^{99m}Tc-MIBI シンチグラフィで同部位に高い集積を認めた．

解説

 繰り返す骨折に対する診断と治療は？

　高カルシウム血症，低リン血症に加え，intact PTH 値が上昇しており，典型的な原発性副甲状腺機能亢進症のデータである．eGFR が 66.2 mL/分 /1.73 m² と CKD ステージ G2 で，二次性副甲状腺機能亢進症となるデータではない．血清アルブミン値が 4.0 g/dL を下回っているため，Payne の補正式を適応し，補正 Ca 値は 11.7 mg/dL となる．高カルシウム血症，低骨密度，腎結石の存在，50 歳以下と，すべての用件で手術適応となる症例で，単腺の腫大による原発性副甲状腺機能亢進症が疑われるため内分泌外科に紹介した．

文献

1) Bilezikian JP, et al.：Evaluation and Management of Primary Hyperparathyroidism：Summary Statement and Guidelines from the Fifth International Workshop. J Bone Miner Res 2022；**37**：2293-2314 ［PMID：36245251］
2) 日本透析医学会・慢性腎臓病に伴う骨・ミネラル代謝異常の診療ガイドライン．日透析医学会誌 2012；**45**：301-356
3) 難病情報センター：副甲状腺機能低下症 – 概要・診断基準．https://www.nanbyou.or.jp/wp-content/uploads/upload_files/File/235-202404-kIJyuh.pdf（2024.7.25 アクセス）
4) 井上大輔：高カルシウム血症と内分泌疾患．日内会誌 2020；**109**：740-745 ［DOI：10.2169/naika.109.740］

（鈴木敦詞）

3. 副腎疾患

副腎偶発腫

Clinical pearl & Pitfall

① 全副腎偶発腫の約50%はホルモン非産生腺腫で，5年間は経過観察することが望ましい．

② 手術適応の有無はホルモン産生腫瘍，または悪性が疑われる腫瘍のいずれかにより決定する．

③ 良性腫瘍と判断される場合も，腫瘍径4cm以上では副腎癌の可能性を念頭において，原則，外科的副腎摘除を検討する．

④ ホルモン産生腫瘍の中ではサブクリニカル・クッシング症候群[※1]（SCS）がもっとも多く，副腎皮質刺激ホルモン（ACTH），コルチゾール基礎値のみでは診断できないため，1 mg デキサメタゾン抑制試験（DST）も施行する．

⑤ 原発性アルドステロン症鑑別のために，レニン活性（または活性型レニン濃度）およびアルドステロンの同時測定，褐色細胞腫鑑別のために血中メタネフリン分画（または随時尿中メタネフリン2分画／Cr補正），副腎癌の参考所見としてデヒドロエピアンドロステロンサルフェート（DHEA-S）を測定する．

⑥ 副腎腫瘍の良悪性の鑑別，副腎癌の診断を目的とした針生検は，播種の可能性が高く禁忌である．

01 病態は？

副腎偶発腫は，副腎疾患検索目的以外で施行したCT，MRI，超音波などの画像検査により偶然発見された副腎結節性病変と定義され，糖尿病や高血圧症といった生活習慣病合併の有無は問わないとされている．

[※1] **サブクリニカル・クッシング症候群**
mild autonomous cortisol secreting（MACS）とも呼称されているが，本稿では日本内分泌学会による「副腎性サブクリニカル・クッシング症候群新診断基準」に従い，「サブクリニカル・クッシング症候群（SCS）」とする．

02 疫学は？

腹部CT検査で副腎偶発腫が発見される頻度は約4%で, 加齢に伴い増加し, 20歳代では0.2%のところ, 70歳以上では7%にのぼる[1]. 厚生労働科学研究費補助金難治性疾患等克服研究事業「副腎ホルモン産生異常に関する調査研究班」（以降, 厚労科研副腎研究班とする）による, わが国における副腎偶発腫3,678例の全国疫学調査では, 平均年齢は58.0±13.0歳, 中央値59歳で, 性別, 腫瘍側に有意差はなく, 約7%が両側性であった. 平均腫瘍径は3.0±2.2 cm（0.5～30 cm）, 中央値2.4 cmであった. 報告を受けた副腎偶発腫瘍を, ホルモン非産生腺腫, サブクリニカル・クッシング症候群（subclinical Cushing's syndrome：SCS）を含むコルチゾール産生腺腫, アルドステロン産生腺腫（aldosterone producing adenoma：APA）, アンドロゲン産生腺腫, その他腺腫, 過形成, 副腎癌, 褐色細胞腫, 骨髄脂肪腫, 転移性悪性腫瘍, 嚢胞, 神経節神経腫, 偽腫瘍, 不明を含むその他の14のカテゴリーに分類し, 頻度の高い順に示すと, ホルモン非産生腺腫が50.8%と半数以上を占め, 以降, コルチゾール産生腺腫10.5%, 褐色細胞腫8.5%, APA 5.1%の順であった. 全副腎偶発腫のうち副腎腺腫全体では67.3%に達した. また副腎癌は50例で, 副腎偶発腫全体の1.4%を占めていた（図1）[2]. 一方, 前述の副腎偶発腫のうち, 手術を行って組織学的に診断が確定した1,440症例のみで検討すると, ホルモン非産生腺腫が30.9%と1/3を占め, 依然もっとも高頻度であり, そのあと褐色細胞腫16.6%, コルチゾール産生腺腫15.8%, APA 5.1%の順で続き, 副腎癌は29例で全体の2.2%を占めていた[3].

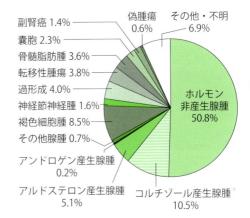

図1　副腎偶発腫の病型別頻度
*サブクリニカル・クッシング症候群を含む.
〔Ichijo T, et al. : A nationwide survey of adrenal incidentalomas in Japan : the first report of clinical and epidemiological features. *Endocr J* 2020 ; 67 : 141-152[2]〕

03 どんな時に疑う？

副腎偶発腫は, その定義から, 副腎疾患検索目的以外で施行したCT, MRI, 超音波などの画像検査により偶然発見された副腎結節性病変であり, 積極的に副腎偶発腫を疑う徴候はない. 前述の全国調査の結果から, 発見の契機とその頻度を表1[3]に示す.

04 疑った時にオーダーする検査は？ 結果をどう解釈する？

　副腎偶発腫は画像検査により偶然発見された副腎結節性病変との定義から，副腎偶発腫を積極的に疑うことはない．前述の全国調査の結果から，副腎偶発腫発見の契機となった検査は，腹部 CT が 69.7% で 2/3 以上を占め，腹部超音波が 26.6%，腹部 MRI が 3.7% であった[3]．

表1　副腎偶発腫の発見の契機

	頻度
無症状（ドック健診など）	31.6%
腹部症状の精査	16.2%
高血圧精査	12.9%
尿路系の精査	6.9%
糖尿病の精査	4.1%
腰痛の精査	3.0%
その他	25.3%

〔一城貴政，他：本邦における 5 年間の継続的副腎偶発腫疫学調査―最終報告―．厚生労働科学研究補助金（難治性疾患克服研究事業）副腎ホルモン産生異常に関する研究班，主任研究者：名和田新，平成 16 年度研究報告書，2005[3]〕

1　一般検査

　一般検査で本症に特異的な異常所見はないが，ホルモン非産生腺腫でもメタボリックシンドロームの合併頻度が高く，耐糖能異常，脂質異常症，高血圧症をしばしば認める．

2　内分泌学的検査

　ホルモン産生腫瘍として，コルチゾール産生腺腫，APA，褐色細胞腫，副腎癌，さらに非常にまれながら，アンドロゲン産生腺腫があげられる．これらが疑われる場合には，内分泌学的検査を行う．副腎癌については，診断基準は存在しないものの，コルチゾール産生腫瘍として Cushing 症候群を呈するものが約半数に認められ，また約 60% の症例でデヒドロエピアンドロステロンサルフェート（dehydroepiandrosterone sulfate：DHEA-S）が高値となる[2] ことから，画像所見と合わせて鑑別する．以上のことから，副腎偶発腫を見つけた場合は可能な限り，早朝の副腎皮質刺激ホルモン（adrenocorticotropic hormone：ACTH），コルチゾール，レニン活性（または活性型レニン濃度），アルドステロン，血中メタネフリン分画（または随時尿中メタネフリン 2 分画 /Cr 補正），DHEA-S を確認するとともに，1 mg デキサメタゾン抑制試験[*2]（dexamethasone suppression test：DST）を施行する．

3　画像検査

　副腎偶発腫の疾患定義上，画像検査は初回指摘後の精査目的，ならびに経過観察として行うこととなるが，超音波検査では，とくに腸管ガスの重なりによって左副腎腫瘍の描出が困難な場合があり，その場合は CT または MRI を施行する．CT は MRI と比べ

[*2] **1 mg デキサメタゾン抑制試験**
デキサメタゾン 1 mg を前日 23 時に内服し，翌早朝の空腹時に ACTH とコルチゾールを測定する．

表 2　良性を考える画像所見

検査法	基準値
単純 CT	< 10 HU，内部均一，辺縁整
造影 CT	< 30 HU
造影 CT 遅延相	APW [*1] > 60%，RPW [*2] > 40%
chemical shift MRI	脂肪抑制 MRI の out-phase での低信号（高脂肪含有）
^{18}F-FDG-PET	FDG 取り込みなし，または肝より低値

[*1] APW（absolute percentage washout）：絶対的流出率
　　＝（早期相 CT 値−遅延相 CT 値）÷（早期相 CT 値−単純 CT 値）×100
[*2] RPW（relative percentage washout）：相対的流出率
　　＝（1−遅延相 CT 値÷早期相 CT 値）×100

て空間分解能が高く，撮影時間も短く，MRI よりも広く普及しているため，CT での精査・経過観察が望ましいと考える．副腎腺腫の検出における単純・造影 CT の比較においては，カットオフ値 18 HU で単純 CT の感度 85%・特異度 100%，造影 CT では感度 10%・特異度 100% となり，単純 CT のほうがよいとする報告もある[4]．しかし，まれではあるが，予後不良な副腎癌の鑑別に際しては，腫瘍の大きさと不均一な造影効果が有用であるという観点から，造影 CT が推奨される．一方，MRI は組織分解能に優れており，CT 値 > 10 HU で比較的脂肪含有量が少ないと判断される場合は，褐色細胞腫や副腎皮質癌の可能性が否定できないため，脂肪抑制 chemical shift MRI を検討する（Column 27）．表 2 に，良性腫瘍と判断される画像検査所見を示す[5]．

　副腎癌は，頻度は低いものの非常に予後不良で，前述の全国調査で報告された 50 例から，腫瘍径による副腎癌の鑑別を ROC 解析（receiver operating characteristic analysis）で検討した結果，カットオフ値 4.5 cm で，感度 88.1%，特異度 86.0%，陽性予測率 7.6% であった[3]．感度を優先する立場から，腫瘍径が 4.0 cm 以上の場合は副腎癌の可能性を考慮し，積極的に外科的治療を検討すべきと考えられる．一方，4.0 cm 未満でも経過観察中に 5 mm 以上増大する腫瘍は「増大傾向あり」と筆者は考え，手術

Column 27

小さくても，CT 値 > 10 HU は要注意

　CT 値は腫瘍の脂肪含有量を反映しており，脂肪含有量が多いほど CT 値は低値となり，10 HU 以下ではほとんどが腺腫または骨髄脂肪腫で，良性腫瘍である．一方，CT 値 > 10 HU でホルモン非産生腫瘍であっても，副腎癌や褐色細胞腫の可能性が否定できず，手術をしない場合は厳重な経過観察が必要である．

適応としている.

4 針生検

　原発性副腎腫瘍の良悪性の鑑別，副腎癌の診断を目的とした針生検は，播種の可能性が高く原則禁忌であるが，副腎外の悪性腫瘍の既往があり，①非機能性で褐色細胞腫が否定的，②良性腫瘍とするには疑問が残る，③組織診断により治療方針が変更となる，とする3つのすべての条件を満たす場合，および，それとは別に両側びまん性腫大で感染症や悪性リンパ腫が疑われる場合は，CTガイド下針生検を検討する.

05 治療は？ 薬をどう使う？ 処方のコツは？

　副腎偶発腫に対する治療方針は，副腎癌が否定できない場合およびホルモン産生腫瘍は，内視鏡による副腎摘出術が原則である．手術適応のないアルドステロン産生腫瘍やコルチゾール産生腫瘍さらに褐色細胞腫といったホルモン産生腫瘍に対する薬剤が，近年，わが国でも保険適用となっているが，その詳細については紙面の関係から他稿に譲る.

06 フォローアップの検査と頻度は？

　生命予後に大きく関与する，副腎癌と褐色細胞腫を見逃さないようにすることが肝要である．前述の厚労科研副腎研究班による副腎偶発腫10年後の追跡調査によると，経

表3　副腎偶発腫ホルモン非産生腫瘍の海外ガイドラインとの比較

	手術推奨腫瘍径	画像検査	内分泌学的検査	経過観察期間
NIH Consensus Statement, 2002[8]	>4〜6 cm	6〜12か月後に1回変化なければ終了	4年ごと	CT・MRI：6か月ホルモン検査？
Young, NEJM, 2007[1]	>4 cm	6，12，24か月	4年ごと	CT・MRI：24か月ホルモン検査？
AACE/AAES guidelines, 2009[9]	>4 cm	初回3〜6か月以後1年ごと	毎年	CT・MRI：1〜2年ホルモン検査：5年
ESE/ENSAT guideline, 2016[10]	>4 cm	不要	新規徴候なければ不要	なし
副腎腫瘍取扱い規約第3版，2005[11]	>3 cm	初回3〜6か月以後1〜2年ごと	4年ごと	>10年
厚労科研副腎研究班[5]	>4 cm	初回6か月後，以後1年ごと	CT撮影時	>3年，可能な限り5年

NIH：米国国立衛生研究所，AACE：米国臨床内分泌学会，AAES：米国内分泌外科学会，ESE：欧州内分泌学会，ENSAT：European Network for the study of Adrenal Tumours

過観察中に診断の変更があった 23 例のうち,副腎癌（$n = 1$）3 年,褐色細胞腫（$n = 2$）7.5 年で新規診断に至っている[6]．この報告では,報告症例数が非常に少ないために明確な経過観察期間の指針を示すことは困難であるが,医療経済的要素および海外のガイドライン（表 3）も鑑み,経過観察期間は最低 3 年,可能であれば 5 年が望ましいと,筆者は考えている．その際の内分泌学的検査と画像検査の頻度は,副腎癌の可能性を考慮して,画像検査として CT（または MRI）を最初の 1 年間は半年ごと,以降は 1 年ごとに施行する．その際,前述の「2. 内分泌学的検査」で示した項目とともに,血清電解質も測定する．

図 2 に,日本泌尿器科学会と日本内分泌外科学会による「内分泌非活性副腎腫瘍 診療ガイドライン」に示されている診療アルゴリズム[7]を,また表 3 に海外のガイドラインとの比較を示す[1,5,8〜11]．

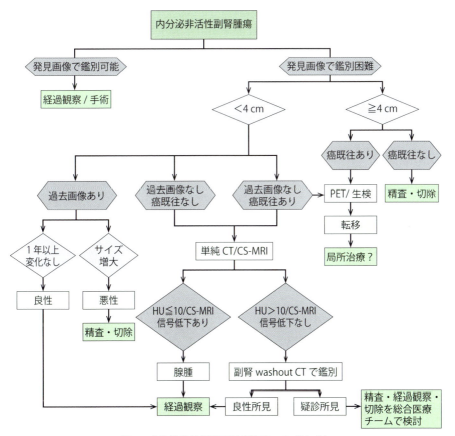

図 2 **内分泌非活性副腎腫瘍診療アルゴリズム**
〔日本泌尿器科学会,日本内分泌外科学会（編）：内分泌非活性副腎腫瘍 診療ガイドライン 2022 年版.メディカルレビュー社,2022：4[7] より改変〕

07 どんな時に専門医に相談する？

　腫瘍径 4.0 cm 以上，経過観察中の 5 mm 以上の増大，ホルモン産生腫瘍が手術適応であることを念頭において，これらの腫瘍径に達した場合，またはホルモン産生腫瘍としてサブクリニカルを含む Cushing 症候群，原発性アルドステロン症，褐色細胞腫が疑われる場合は，専門医に紹介するのが望ましい．

Case Study

　42 歳女性．人間ドックで行った腹部 CT で 1.2 cm 大の左副腎腫瘍を指摘され（図3），精査目的で紹介されてきた．3 年前より健康診断でⅠ度の高血圧症を指摘されていたが，放置していた．腹部単純 CT では，左副腎に 3.5 HU，1.2 cm の腫瘍が認められる．身長 162.6 cm，体重 68.2 kg，BMI 25.8 kg/m^2，血圧 144/82 mmHg，身体所見に異常はない．

　血液・生化学・尿・内分泌学的検査では，Na 143 mEq/L，K 3.6 mEq/L，ACTH 22.8 pg/mL，コルチゾール 12.6 μg/dL，アルドステロン 69 pg/mL，レニン活性 0.4 ng/mL/時，尿中メタネフリン 0.18 mg/日［基準値：0.04〜0.18］，尿中ノルメタネフリン 0.27 mg/日［0.10〜0.28］であり，1 mg DST では ACTH<1.0 pg/mL，コルチゾール 1.2 μg/dL だったことから，ホルモン非産生副腎腺腫と診断され，経過観察となった．

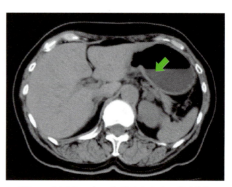

図3　人間ドックで指摘された左副腎腫瘍

解説

 ホルモン非産生の副腎腫瘍の診断方法とフォローアップの方法は？

　人間ドックで偶発的に発見された 1.2 cm の左副腎腫瘍で，単純 CT で CT 値 3.5 HU と 10 HU 未満であること，内部均一で，辺縁整であることから腺腫が疑われ

る．副腎ホルモン基礎値に異常はなく，低カリウム血症も認めない．1 mg DST でコルチゾール 1.2 μg/dL と 1.8 μg/dL 未満であることから，ホルモン非産生副腎腺腫と診断した．以後，1 年間は半年ごと，それ以降は 1 年ごとの経過観察 CT および内分泌学的検査を施行し，5 年間経過観察を行うこととした．その間，経過観察中に 5 mm 以上の増大，内分泌学的検査異常が認められれば手術を検討する予定である．

文献

1) Young WF Jr, et al.：Clinical practice. The incidentally discovered adrenal mass. *N Engl J Med* 2007；**356**：601-610 [PMID：17287480]

2) Ichijo T, et al.：A nationwide survey of adrenal incidentalomas in Japan：the first report of clinical and epidemiological features. *Endocr J* 2020；**67**：141-152 [PMID：31694993]

3) 一城貴政，他：本邦における 5 年間の継続的副腎偶発腫疫学調査—最終報告—．厚生労働科学研究補助金（難治性疾患克服研究事業）副腎ホルモン産生異常に関する研究班，主任研究者：名和田新，平成 16 年度研究報告書，2005 https://mhlw-grants.niph.go.jp/system/files/2004/043151/200400808A/200400808A0001.pdf（2024.9.10 アクセス）

4) Korobkin M, et al.：Differentiation of adrenal adenomas from nonadenomas using CT attenuation values. *AJR Am J Roentgenol* 1996；**166**：531-536 [PMID：8623622]

5) Blake MA, et al.：Distinguishing benign from malignant adrenal masses：multi-detector row CT protocol with 10-minute delay. *Radiology* 2006；**238**：578-585 [PMID：16371582]

6) 一城貴政，他：副腎偶発腫長期予後最終調査報告—平成 26 年度報告．厚生労働科学研究費補助金難治性疾患等克服研究事業，副腎ホルモン産生異常に関する研究，平成 26 年度統括・分担研究報告書，研究代表者：柳瀬敏彦，2015；51-59 https://mhlw-grants.niph.go.jp/project/24064（2024.9.8 アクセス）

7) 日本泌尿器科学会，日本内分泌外科学会（編）：内分泌非活性副腎腫瘍 診療ガイドライン 2022 年版．メディカルレビュー社，2022：4

8) NIH state-of-the-science statement on management of the clinically inapparent adrenal mass（"incidentaloma"）. *NIH Consens State Sci Statements* 2002；**19**：1-25 [PMID：14768652]

9) Zeiger MA, et al.：The American Association of Clinical Endocrinologists and American Association of Endocrine Surgeons medical guidelines for the management of adrenal incidentalomas. *Endocr Pract* 2009；**15（Suppl 1）**：1-20 [PMID：19632967]

10) Fassnacht M, et al.：Management of adrenal incidentalomas：European Society of Endocrinology Clinical Practice Guideline in collaboration with the European Network for the Study of Adrenal Tumors. *Eur J Endocrinol* 2016；**175**：G1-G34 [PMID：27390021]

11) 日本泌尿器科学会，他（編）：副腎腫瘍取扱い規約．第 3 版，金原出版，2015

（一城貴政）

3. 副腎疾患

原発性アルドステロン症

Clinical pearl & Pitfall

1. 原発性アルドステロン症（PA）は，本態性高血圧症（ETH）と比較して脳心血管疾患や心房細動，慢性腎臓病などの合併症のリスクが高い．
2. 2021年4月以降，わが国の血漿アルドステロン濃度の測定法がRIA法からCLEIA法へと変更となった．それに伴いスクリーニングや各種機能確認検査では，「原発性アルドステロン症診療ガイドライン2021」において新たに設定されたカットオフ値に基づいて診断を行う．
3. スクリーニング陽性例に機能確認検査を行い，1つ以上陽性であればPAの診断が確定する．
4. 原則として，手術を希望する場合には副腎静脈サンプリング（AVS）に基づいて病型分類を行い，片側性病変では副腎摘出術を，また両側性病変や手術の適応・希望がない場合はミネラルコルチコイド受容体（MR）拮抗薬を中心とする薬物治療を行う．
5. MR拮抗薬による加療では，レニン抑制解除の程度，血圧や腎機能，電解質などの指標を総合的に評価して用量調整を行う．

01 病態は？

原発性アルドステロン症（primary aldosteronism：PA）は，副腎からのアルドステロンの自律的な過剰産生により腎尿細管でNaの再吸収が促進され，高血圧を呈する病態である．本症は，①片側性病変〔通常はアルドステロン産生腺腫（aldosterone producing adenoma：APA）〕と，②両側性病変〔おもに特発性アルドステロン症（idiopathic hyperaldosteronism：IHA）/両側副腎過形成（bilateral hyperaldosteronism：BHA）〕，に大別される．

孤発性APAでは，腫瘍部でK$^+$チャネルKir3.4をコードする*KCNJ5*の不活性型変異（最多）や*ATP1A1*，*ATP2B3*，*CACNA1D*などの遺伝子の体細胞変異が同定され，腫瘍増殖とアルドステロン過剰産生の分子メカニズムが解明されつつある．一方，IHAの

発症機序についてはいまだ不明な点が多いが，近年，肥満や遺伝素因との関連が報告されている．

本症ではアルドステロンの臓器障害作用により，心肥大，心房細動，虚血性心疾患，心不全，脳卒中，蛋白尿などの合併症を発症するリスクが，本態性高血圧症（essential hypertension：EHT）と比較して高い[1〜3]．したがって PA の合併症予防の観点からは，単に血圧を下げるだけでは不十分であり，患側の副腎摘出術によってアルドステロンの過剰産生を是正するか，ミネラルコルチコイド受容体（mineralocorticoid receptor：MR）拮抗薬を中心とした薬物治療によりアルドステロンの作用を遮断することが重要である．

02 疫学は？

高血圧患者における PA の有病率は，3〜10% と報告されている[3]．わが国の患者の平均年齢は 53.2 歳であり，性差はなく[2]，病型別頻度では片側性 PA が 3 割程度，両側性 PA が 7 割程度と報告されている[4]．

03 どんな時に疑う？

高血圧患者全般でのスクリーニング検査が望ましいものの，とくに PA を疑う高血圧患者の特徴として，低カリウム血症合併，治療抵抗性高血圧，40 歳未満での高血圧発症，150/100 mmHg 以上の高血圧，副腎腫瘍合併，若年での脳卒中発症，睡眠時無呼吸症候群などがあげられる[3]．また，若年性で心肥大，心不全や虚血性心疾患，脳卒中，蛋白尿，心房細動などを有する高血圧患者では，PA による合併症の可能性がある．低カリウム血症を認める例では筋力低下，四肢麻痺，多尿，夜間尿などを合併しうるが，血清 K 値が正常範囲にとどまる症例も多い．

一般に，IHA より APA のほうがアルドステロン過剰の程度が強く，高血圧，低カリウム血症，臓器合併症の程度が重症である．

04 疑った時にオーダーする検査は？結果をどう解釈する？

1 スクリーニング検査

2021 年 4 月以降，わが国の血漿アルドステロン濃度（plasma aldosterone concentration：PAC）の測定法が，ラジオイムノアッセイ（radioimmunoassay：RIA）法から液体クロマトグラフィー質量分析法（liquid chromatography-tandem mass spectrometry：LC-/MS/MS）

値に準拠した化学発光酵素免疫測定法（chemiluminescent enzyme immunoassay：CLEIA法）へと変更された．CLEIA法でのPAC値はRIA法より値が正確となり，結果として値が低値となった．そのため，日本内分泌学会によって「原発性アルドステロン症診療ガイドライン2021」[3]が新たに策定され，スクリーニング値や各種検査におけるCLEIA法PACを用いたカットオフ値が新たに設定された（図1，図2）．

本症のスクリーニングでは，PACと血漿レニン活性（plasma renin activity：PRA）を

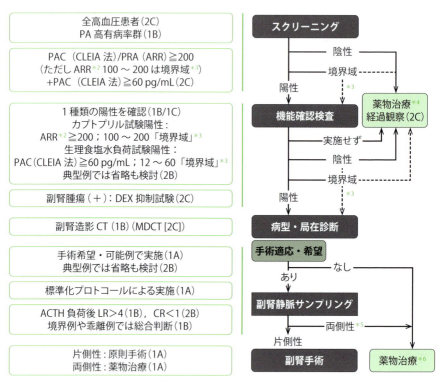

図1 原発性アルドステロン症診療アルゴリズム

[*1] （ ）内は推奨・エビデンスの強さを示す．
[*2] 血漿アルドステロン濃度（PAC；CLEIA法）を用いて算出したPAC/血漿レニン活性（PRA）比（ARR）．
[*3] 境界域の場合は暫定的に陽性とし，患者のニーズ，臨床所見（低カリウム血症や副腎腫瘍の有無など）を考慮して，個別に方針を決定
[*4] 原発性アルドステロン症（PA）の典型的所見を呈する例ではミネラルコルチコイド受容体（MR）拮抗薬を使用（1B）．
[*5] 両側性PAで薬物治療効果が不十分な場合，手術も考慮（2C）．
[*6] MR拮抗薬を主とする降圧治療（1A）．

〔日本内分泌学会「原発性アルドステロン症診療ガイドライン策定と診療水準向上」委員会（編）：原発性アルドステロン症診療ガイドライン2021．日内分泌学誌 2021；**97**（S.October）：1-55[3]より一部改変〕

測定し，PAC/PRA比（aldosterone-renin ratio：ARR）≧ 200，かつ，PAC ≧ 60 pg/mL でスクリーニング陽性と診断する．ただし，将来エビデンスの蓄積による CLEIA 法での至適カットオフ値が確立するまでは，ARR 100〜200 を「境界域」と位置づけ，ARR 100〜200 かつ PAC ≧ 60 pg/mL も暫定的に「陽性」とし，患者ニーズと臨床所見，とくに低カリウム血症や副腎腫瘍の有無，年齢などを考慮して，機能確認検査実施の要否を個別に検討する[3]．また，PRA を活性型レニン濃度（active renin concentration：ARC）に代替する場合，PAC/ARC 比 ≧ 40 かつ PAC ≧ 60 pg/mL を陽性判定基準とし，PAC/ARC 比 20〜40 かつ PAC ≧ 60 pg/mL を暫定的に陽性とする．

　検査条件は，早朝空腹時の安静臥位後の採血がもっとも望ましいが，まずは随時坐位

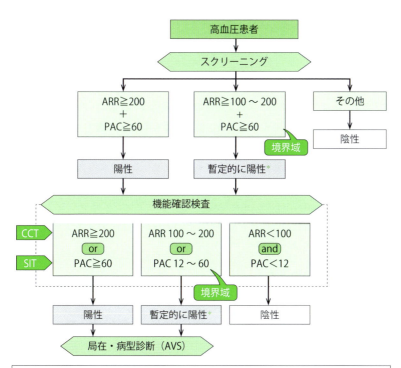

図2　原発性アルドステロン症のスクリーニングおよび機能確認検査の陽性判定基準
血漿アルドステロン濃度（PAC）測定値は CLEIA 法
ARR：PAC/ 血漿レニン活性（PRA）比，CCT：カプトプリル試験，SIT：生理食塩水負荷試験，AVS：副腎静脈サンプリング
*患者ニーズ・臨床所見（低カリウム血症や副腎腫瘍の有無など）を考慮して，検査方針を決定
〔日本内分泌学会「原発性アルドステロン症診療ガイドライン策定と診療水準向上」委員会（編）：原発性アルドステロン症診療ガイドライン 2021（簡易版），2021　https://www.j-endo.jp/uploads/files/news/20210823.pdf より一部改変〕

表1　降圧薬がレニン・アルドステロン値に及ぼす影響

	PRA	PAC	ARR
ACE 阻害薬・ARB	↑↑	↓	↓
β遮断薬	↓↓	↓	↑
α遮断薬	→	→	→
レニン阻害薬	↓↓	↓	↑
Ca 拮抗薬	↑	→～↓	↓*
MR 拮抗薬	↑↑	↑	↓
利尿薬	↑↑	↑	↓

*アンジオテンシン変換酵素（ACE）阻害薬，アンジオテンシンⅡ受容体拮抗薬（ARB）と比較して影響は軽度
PRA：血漿レニン活性，PAC：血漿アルドステロン濃度，ARR：PAC/PRA 比
〔日本高血圧学会高血圧治療ガイドライン作成委員会（編）：高血圧治療ガイドライン 2019．ライフサイエンス出版，2019：186[5]にα遮断薬を追加して改変〕

条件で測定し，陰性の場合のみ，早朝空腹時の安静臥位後の採血で，再度，検査を行う[3]．

　各種降圧薬は，レニン・アルドステロン値に影響を与える（表1）[5]．スクリーニング時の降圧薬はレニン・アルドステロン系に影響の少ない Ca 拮抗薬やα遮断薬への変更が望ましいが，血圧管理を最優先し，降圧薬がスクリーニングに与える影響を考慮して結果を解釈する．たとえば，スクリーニング偽陰性になりやすいアンジオテンシン変換酵素（angiotensin converting enzyme：ACE）阻害薬やアンジオテンシンⅡ受容体拮抗薬（angiotensin ii receptor blocker：ARB）などの内服条件下でもスクリーニング陽性となった場合には，PA をより積極的に疑う．

2 確定診断のための検査

　スクリーニング陽性例では，カプトプリル試験（captopril challenge test：CCT），生理食塩水負荷試験（saline infusion test：SIT），フロセミド立位試験，経口食塩負荷試験などの機能確認検査を実施し，1 種類でも陽性であれば本症と確定診断される．

　CCT は比較的安全かつ簡便で，外来でも実施可能である．経口食塩負荷試験も，自宅で塩分を十分摂取した状態で 24 時間蓄尿を実施してもらい，翌日，尿サンプルの一部を持参してもらうことで外来での施行が可能である．PAC 測定法が CLEIA 法へ変更になったことに伴い，CCT，SIT，経口食塩負荷試験いずれもカットオフ値が従来の値から変更されている（図2）．CCT，SIT では至適カットオフ値が確定するまでは暫定的陽性も設けられ，患者ニーズや臨床所見を考慮して検査方針を決定する．一方，スクリーニング陽性例で血清 K 値 < 3.5 mEq/L，PAC（CLEIA 法）基礎値 > 100 pg/mL およびレニンが検出感度以下のすべてを満たす場合には，機能確認検査を省略して PA と確

定診断できるとされている[3]．また，PA にコルチゾール自律性分泌が合併した場合，副腎静脈サンプリング（adrenal venous sampling：AVS）の診断や治療方針に影響するため，CT で明確な副腎腫瘍を認める場合はコルチゾール自律性分泌の評価目的に，1 mg デキサメタゾン抑制試験の実施が推奨される[3]．

3 画像検査

a. CT, MRI

手術希望があり AVS 実施が予想される場合は，小さい腺腫の検出や副腎静脈走行の描出に優れる造影ダイナミック multi-detector row CT（MDCT）が推奨される．典型的な APA では，約 1～2 cm 前後の辺縁整，円形の低吸収腫瘤（10 HU 以下）であり，造影早期に比較的よく造影され，washout が早い．

MRI は CT より空間分解能は劣るものの，chemical shift imaging では腺腫の脂肪成分を反映して in phase から out of phase で信号が低下することから，腺腫かどうかの鑑別に有用である．ただし，CT や MRI で検出できないマイクロ APA も存在することや，副腎腫瘍の中でもっとも頻度が高いのは非機能性腺腫であることなどから，検出された腫瘍がアルドステロンを産生しているかどうかは判定できず，原則として画像診断だけで局在の確定診断を行うことはできない．

Column 28

原発性アルドステロン症による臓器障害

近年，MR は腎臓以外にも，心筋，血管平滑筋，血管内皮，マクロファージ，ポドサイトなどの非上皮性組織に発現し，食塩の過剰摂取とも関連しながら酸化ストレス亢進や炎症・線維化促進，血管内皮の NO 産生低下など，さまざまなメカニズムを介して心臓や腎臓，血管に，炎症，線維化，リモデリングを惹起し，臓器障害を引き起こすことが明らかになってきた．実際，PA 患者と EHT 患者を対象としたメタ解析において，PA は EHT に比べてオッズ比が脳卒中で 2.58 倍，冠動脈疾患で 1.77 倍，心房細動で 3.52 倍，心不全で 2.05 倍，それぞれ有意に高いことが報告されている[6]．また，わが国における PA の多施設共同レジストリ研究（Japan Primary Aldosteronism Study：JPAS）においても，PA 患者は年齢，性別，血圧をマッチさせた EHT 患者と比較して，脳卒中（7.2% vs. 2.5%），虚血性心疾患（3.8% vs. 0.8%），心房細動（4.2% vs. 0.8%），蛋白尿（14.7% vs. 5.5%）の有病率が有意に高いことが示され[2]，血圧とは独立したアルドステロンの臓器障害作用が示唆される．

b. 副腎静脈サンプリング（AVS）

　原則として AVS は，PA と確定診断された患者のうち，片側性と診断がついた場合に手術を受ける希望のある者が対象である．もっとも優れた局在診断検査であるが，侵襲的検査であり，とくに右副腎静脈へのカテーテル挿入には熟練を要する．カテーテル挿入成功の感度を高める目的で，副腎皮質刺激ホルモン（adrenocorticotropic hormone：ACTH）負荷が推奨される．AVS によるカテーテル挿入成功の判定は，Selectivity Index（SI；副腎静脈と下大静脈または末梢静脈血とのコルチゾールの比）を用い，ACTH 負荷前は SI ≧ 2，負荷後は SI ≧ 5 の場合に成功と判定する．局在診断は，ACTH 負荷後 Lateralized Ratio（LR）[※1] > 4 であれば片側性と判定されるが，より厳密な判定には，もう 1 つの指標である ACTH 負荷後 Contralateral Ratio（CR）[※2] < 1 と合わせて総合的に判定する．

　一方，副腎腫瘍を有し，典型的な PA の臨床所見（低カリウム血症，PAC 高値など）を呈する 35 歳未満の症例では，十分なインフォームド・コンセントのうえで AVS を省略し，片側副腎摘出術を考慮することも可能とされている[3]．反対に，CT で副腎腫瘍を認めず低カリウム血症も認めない症例においては，両側性の頻度が高いため，他の臨床像（性別，年齢，BMI，PAC，ARR，機能確認検査結果など）も参考に，十分なインフォームド・コンセントのもとで AVS を回避し，薬物治療を選択することも検討される[3]．

05 治療は？薬をどう使う？処方のコツは？

　片側性の PA は患側副腎摘出によってアルドステロン過剰を完全に解除でき，薬物療法と比較して血圧や電解質などの臨床学的なパラメータおよび臓器障害の改善が期待できるため，原則として手術療法（最近では腹腔鏡下副腎摘出術が主流）が推奨される．アルドステロン産生病変では，病理学的検査でアルドステロン合成酵素 CYP11B2 に対する抗体を用いた免疫染色が陽性となる．また近年，侵襲度の軽減を目的として，種々の条件を満たした場合にラジオ波焼灼術も保険収載されている．

　一方，IHA を中心とする両側性 PA や，片側性 PA でも手術を希望しない，あるいは併存症のために手術できない場合には，血圧と血清カリウム値の正常化，PRA の抑制解除をめやすに MR 拮抗薬を中心とする薬物治療を行い，臓器障害の改善や増悪に関する慎重な経時的評価を行う．現在，わが国で使用可能な MR 拮抗薬は 4 剤存在する．このうち，スピロノラクトンは 1 日 1 回投与でも良好な作用を示す一方，高用量での使

[※1] **Lateralized Ratio（LR）**
　LR ＝［アルドステロン（A）/コルチゾール（C）］高値側 /［A/C］低値側
[※2] **Contralateral Ratio（CR）**
　CR ＝［アルドステロン（A）/コルチゾール（C）］低値側 /［A/C］下大静脈末梢側

用時には男性における女性化乳房，女性における月経周期異常や不正出血などの副作用発現に注意を要する．エプレレノンではこのような副作用をほとんど生じないが，スピロノラクトンに比べてMRへの親和性が低く，大まかにはスピロノラクトンの半分の力価と考えられている．また半減期が4時間と短いため，十分な作用を得るためには1日2回の分割投与が望ましい．また微量アルブミン尿または蛋白尿を伴う糖尿病患者や，中等度以上の腎機能障害（クレアチニンクリアランス＜50 mL/分）を有する患者では禁忌である点などにも注意が必要である．エサキセレノンは非ステロイド骨格型のMR拮抗薬であり，スピロノラクトンでみられるような副作用はほとんどみられず半減期が長いため，1日1回投与で効力を発揮する．ただし，高血圧症に対する治療として用量が設定されているため，重症例では最大用量でも効果不十分な場合が多い．

処方例

● 重症例
アルダクトン®錠（スピロノラクトン）
1日50〜100 mg 分1 経口 適宜増減

● 中等〜軽症例
セララ®錠（エプレレノン）
1日50〜100 mg 分1（もしくは分2）経口 適宜増減
または
ミネブロ®錠（エサキセレノン）
1日2.5〜5 mg 分1 経口 適宜増減

💡 カリウム製剤との併用については，アルダクトン®では併用注意，セララ®とミネブロ®では禁忌であることに注意する．

最近，上市されたフィネレノンも，非ステロイド骨格型のMR拮抗薬であるが，わが国における本剤の適応は2型糖尿病を合併する慢性腎臓病（chronic kidney disease：CKD）となっており，PAにおける降圧作用や臓器保護効果はいまだ明らかではない．

06 フォローアップの検査と頻度は？

APAの場合，術後の高血圧治癒率は，わが国の多施設共同レジストリ研究（JPAS）によると32.6％であり[7]，治癒率を予測する因子として，術前降圧薬数が少ない，高血圧罹患期間が短い，女性，BMIが低い，若年，腎機能がよいなどの寄与が大きかった[3]．手術療法，MR拮抗薬による薬物療法いずれにおいても，アルドステロン過剰による糸球体過剰濾過が解除されることで，治療後の数か月は推算糸球体濾過量（estimated glomerular filtration rate：eGFR）低下を認めることがあるため（masked CKD），1か月

ごとに血清 K 値や血清 Na 値，UN，クレアチニン，eGFR，尿アルブミン（もしくは尿蛋白），血圧などをモニタリングし，適切に対処する必要がある．それ以降は 1〜3 か月ごとに診療し，血圧や電解質，腎機能，合併症などのフォローアップを継続する．

07 どんな時に専門医に相談する？

PA のスクリーニング陽性例，もしくはスクリーニング陽性に加えて外来施行の機能確認検査で 1 つ以上陽性を認めた場合には，専門施設への紹介を検討する．

Case Study

45 歳女性．4 年前から高血圧を発症し，近医で降圧薬による治療を受けていたものの，ニフェジピン徐放薬 40 mg/ 日，オルメサルタン 20 mg/ 日の投与下で，血圧 140/100 mmHg 程度とコントロール不良であった．最近，職場の健診で心電図異常（左室肥大）と尿蛋白（1＋）を指摘され，また近医で施行された採血検査で PRA ＜ 0.1 ng/mL/ 時，PAC 84 pg/mL，ARR ＞ 840，K 3.4 mEq/L であったため，PA が疑われ紹介受診した．

入院して行った CCT，SIT，フロセミド立位試験はすべて陽性で，CT では副腎腫瘍は認めなかった．手術希望があったため AVS を施行したところ，両側性と診断され，術後はニフェジピン徐放薬 40 mg/ 日とエサキセレノン 2.5 mg/ 日による治療を開始した．エサキセレノン 5 mg/ 日への増量で PRA 2.3 ng/mL/ 時と上昇し，血圧 120/70 mmHg 程度にまで改善した．

解 説

? MR 拮抗薬による治療ではなにを指標にするか？

MR 拮抗薬投与下では，その薬理学的機序から PAC が上昇するが，この PAC 値は必ずしも PA の増悪を意味するものではなく，また MR 拮抗薬の用量調節の判断材料にもならない．

一方，近年，MR 拮抗薬投与下でのレニンレベルが病勢の指標となりうる可能性が報告されている．たとえば MR 拮抗薬で加療中の PA 患者と年齢をマッチさせた EHT 患者を比較した後ろ向きコホート研究では，レニンの抑制（PRA ＜ 1 ng/mL/ 時）

が持続している患者では複合心血管イベント発症率が 2.83 倍と高く，レニンの抑制が解除されている患者では EHT 群と有意差を認めなかったと報告されている[8]．また，MR 拮抗薬で加療中の PA 患者および手術療法で加療した PA 患者，そして，それらと年齢をマッチさせた EHT 患者を対象に心房細動の発症率を解析した後向きコホート研究でも，レニンの抑制（PRA ＜ 1 ng/mL/ 時）が持続していた MR 拮抗薬治療群では，EHT 群に比べて心房細動発症率が 2.55 倍高かった．一方，レニンの抑制が解除されていた MR 拮抗薬治療群や手術治療群では，EHT 群と比較して心房細動発症率に有意差を認めなかった[9]．レニン抑制は生体でのアルドステロン過剰を反映する指標と考えられることから，PA の薬物治療において，レニンの抑制が解除されるまで十分量の MR 拮抗薬を投与する必要性が示唆されるが，一方で，とくに高齢者では加齢に伴い PRA が低下傾向にあり，PRA の抑制を優先して MR 拮抗薬を増量すると，過降圧，腎機能低下，高カリウム血症などをきたすこともある．したがって MR 拮抗薬の用量調節においては，レニン抑制の程度を考慮しつつ，1 ng/mL/ 時という数値にはこだわらず，血圧や腎機能，電解質など他の指標も総合して判断する．

文献

1) Kawashima A, et al.：Renal impairment is closely associated with plasma aldosterone concentration in patients with primary aldosteronism. *Eur J Endocrinol* 2019；**181**：339-350 [PMID：31319380]

2) Ohno Y, et al.：Prevalence of Cardiovascular Disease and Its Risk Factors in Primary Aldosteronism：A Multicenter Study in Japan. *Hypertension* 2018；**71**：530-537 [PMID：29358460]

3) 日本内分泌学会「原発性アルドステロン症診療ガイドライン策定と診療水準向上」委員会（編）：原発性アルドステロン症診療ガイドライン 2021．日内分泌学誌 2021；**97**（S.October）：1-55 [DOI：10.1507/endocrine.97.S.October_1]

4) Umakoshi H, et al.：Significance of Computed Tomography and Serum Potassium in Predicting Subtype Diagnosis of Primary Aldosteronism. *J Clin Endocrinol Metab* 2018；**103**：900-908 [PMID：29092077]

5) 日本高血圧学会高血圧治療ガイドライン作成委員会（編）：高血圧治療ガイドライン 2019．ライフサイエンス出版，2019：186

6) Monticone S, et al.：Cardiovascular events and target organ damage in primary aldosteronism compared with essential hypertension：a systematic review and meta-analysis. *Lancet Diabetes Endocrinol* 2018；**6**：41-50 [PMID：29129575]

7) Morisaki M, et al.：Predictors of clinical success after surgery for primary aldosteronism in the Japanese nationwide cohort. *J Endocr Soc* 2019；**3**：2012-2022 [PMID：31637342]

8) Hundemer GL, et al.：Cardiometabolic outcomes and mortality in medically treated primary aldosteronism：a retrospective cohort study. *Lancet Diabetes Endocrinol* 2018；**6**：51-59 [PMID：29129576]

9) Hundemer GL, et al.：Incidence of Atrial Fibrillation and Mineralocorticoid Receptor Activity in Patients With Medically and Surgically Treated Primary Aldosteronism. *JAMA Cardiol* 2018；**3**：768-774 [PMID：30027227]

（横田健一，曽根正勝）

3. 副腎疾患

副腎性 Cushing 症候群

Clinical pearl & Pitfall

① Cushing 徴候は陽性率の高い複数の所見に加え，近位筋障害，骨折，皮下出血斑などの特異性の高い所見に着目することで評価する．

② まず早朝 30 分安静臥床後の採血で，コルチゾールとともに血中副腎皮質刺激ホルモン（ACTH）抑制（<10 pg/mL）を評価し，1 mg デキサメタゾン抑制試験（DST）で診断する．

③ ホルモン値から副腎性 Cushing 症候群が疑われたら，初診時に単純 CT などの画像検査を実施し，副腎皮質腺腫と副腎皮質癌などの鑑別診断を行う．

④ 責任病変の切除により副腎不全となるため，術中から副腎皮質ホルモン補充を開始し，副腎皮質機能の回復を確認しながら漸減中止する．

⑤ 初診時から，骨粗鬆症，深部静脈血栓症，感染症を含む合併症の管理を確実に行う．

01 病態は？

　Cushing 症候群（Cushing syndrome：CS）は，コルチゾールに代表されるグルココルチコイドが内因性に不適切分泌されることで，Cushing 徴候をはじめ，さまざまな合併症をきたす．副腎皮質刺激ホルモン（adrenocorticotropic hormone：ACTH）の自律分泌性による Cushing 病や，異所性 ACTH 産生腫瘍，グルココルチコイドの薬理量投与による医原性 CS，副腎のコルチゾール自律性分泌（autonomous cortisol secretion：ACS）による副腎性 CS に分類される．

　副腎性 CS の代表的な原因は副腎皮質腺腫であるが，副腎皮質癌，原発性両側大結節性副腎皮質過形成（primary bilateral macronodular adrenal hyperplasia：PBMAH）なども原因となりうる．また，副腎偶発腫を契機に生化学的に ACS を認めるものの，Cushing 徴候を伴わないものを subclinical CS（SCS）とよぶ（Column 29）が，海外では mild autonomous cortisol secretion（MACS）が SCS とほぼ同義語として使われている[1]．

　CS は生命予後と関連し，その重症度に応じて，心血管合併症やそのリスク因子であ

る耐糖能異常，脂質異常症，高血圧症，さらには骨粗鬆症，深部静脈血栓症，感染症をはじめ，さまざまな合併症につながる[2]．

02 疫学は？

全 CS に占める副腎性 CS の割合には人種差があり，欧米で 15%，日本で 47% と報告されている．また日本においては，副腎偶発腫に占めるコルチゾール産生腺腫の割合は，臨床診断例と手術例を含めると 10.5%，手術例のみでは 15.8% と報告されている[3]．副腎性 CS は若年女性に多くみられるが，副腎偶発腫を契機とする SCS では中高年男性の割合が高くなる傾向がある．また近年，原発性アルドステロン症においても，約 20～30% に ACS を伴うことが報告されている．

Column 29

副腎性 subclinical Cushing 症候群に注意

副腎偶発腫を契機に発見された，Cushing 徴候を伴わない症例で，1 mg DST でコルチゾール>1.8 μg/dL の場合，ACS と判断する．日本では ACTH の自律分泌性や医原性 CS を除外したうえで，1 mg DST の判定結果を，①>5.0 μg/dL，②3.0～4.9 μg/dL，③1.8～2.9 μg/dL，の 3 段階に分け，①は単独で，②や③では ACTH<10 pg/mL，コルチゾール日内リズム消失，DHEA-S 低値，アドステロール®シンチグラフィの集積を総合して SCS と診断する[5]．一般的に良性を考える副腎腫瘍については，高齢者を除き，①および，治療により合併症の改善が期待できる②を手術適応とするが，欧州では 1 mg DST でのコルチゾール>1.8 μg/dL と合併症の重症度を加味して手術適応を決定している[1]．

1 mg DST の評価においては，血中総コルチゾールを測定している点に注意する．血中コルチゾールはコルチゾール結合グロブリン濃度が高い場合（低用量ピル，妊娠中など）に偽高値となるため，1 mg DST の偽陽性が起こりうる．また副腎偶発腫として初診する症例に Cushing 徴候が認知されていない可能性はつねにあり，検査値だけではなく身体所見や合併症に着目することが重要である．近年，1 mg DST でコルチゾール<1.8 μg/dL であっても，健常人と比較して心血管合併症や骨粗鬆症のリスクが高いことが報告されている．そのため，合併症予測の点から，1 mg DST コルチゾール基準値は今後，変化する可能性もある．

03 どんな時に疑う？

1 Cushing 徴候から疑う

　Cushing 徴候としては，中心性肥満，満月様顔貌，伸展性赤紫色皮膚線条などがよく知られているが，症状出現から診断までに要する期間が長い点が課題である．また，肥満，耐糖能異常，高血圧といった，非特異的で高頻度の症候単独では診断に結び付く可能性は低いため，非特異的な症候が複数同時に認められること，近位筋障害や骨粗鬆症，皮下出血斑などの特異度の高い所見に着目することが重要である[2, 4]．筆者は，疑い例で特異度の高い所見の積極的な問診を心がけている（図1）．

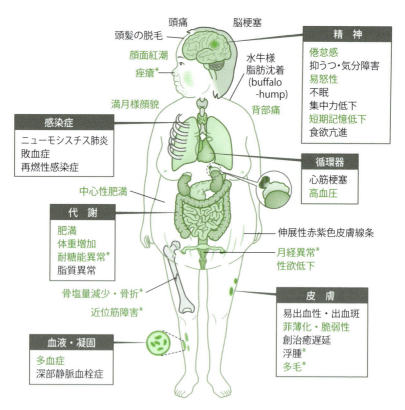

図 1　Cushing 症候群の症候と併存症
緑字：高頻度，＊：高特異度

2 ｜ 副腎偶発腫から疑う

副腎偶発腫で受診した場合でも，Cushing 徴候が認知されていない可能性がある．画像上，CT 値などから副腎皮質由来の病変が考えられる場合は，とくに注意する．

04 疑った時にオーダーする検査は？結果をどう解釈する？

1 ｜ 内分泌検査

a. スクリーニング検査

まず，血中 ACTH，コルチゾール測定を行う．可能な限り早朝に，30 分安静臥床後の検査が望ましいが，困難な場合は採血時間を把握のうえで解釈する．ACTH が低値（＜10 pg/mL）であれば，コルチゾールが高値ではなく基準範囲内でも本症を念頭におく．また同時に，血中アルドステロン，レニン活性，デヒドロエピアンドロステロンサルフェート（dehydroepiandrosterone sulfate：DHEA-S）を測定すると，アルドステロンや副腎アンドロゲン同時産生性の評価に役立つ．DHEA-S 低値は副腎性 CS 診断の参考所見であるが，基準範囲内や高値であった場合，副腎皮質癌の可能性に留意する（図 2）．

b. 診断のための検査

生化学的に ACS を確定する検査として，採血前日の 23 時にデキサメタゾン 1 mg を経口投与し，翌朝 8〜9 時に血中コルチゾールを測定する 1 mg デキサメタゾン抑制試験（dexamethasone suppression test：DST）を行う．血中 ACTH が抑制された状態で血中コルチゾールの抑制欠如（＞5.0 μg/dL）を確認できれば，診断可能である．さらに重症度を評価するため，入院下で 24 時間尿中遊離コルチゾールの上昇と，血中コルチゾールの日内リズム消失を確認する（図 2）．なお SCS においては，1 mg DST での血中コルチゾール＞1.8 μg/dL が基準となり，手術適応は合併症の重症度を考慮して決定する[1,5]（COLUMN 29 参照）．

2 ｜ 画像検査

a. CT

Cushing 徴候に加え，血中 ACTH の低値を認める場合，まずは単純 CT を行う．両側副腎の形態を観察し，副腎腫瘍あるいは腫大の有無とともに，非病変側についても萎縮の有無を確認する．病変の腫瘍径，形状，CT 値，内部性状（均質・不均質）を確認する．CT 値は近年，電子カルテと連動した統合画像システムにて病変部をトレースするだけで算出できることも多いが，困難な場合は隣接する腹部大動脈内腔の CT 値と比較する．典型的な腺腫は腫瘍内部の脂肪含有を反映して CT 値が低く（＜10 HU）なるた

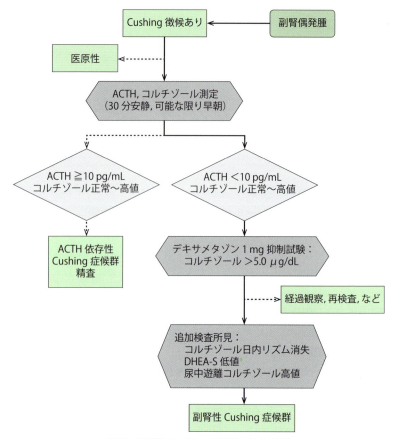

図2 副腎性 Cushing 症候群の診断手順
* 副腎皮質癌では高値となりうる．
ACTH：副腎皮質刺激ホルモン，DHEA-S：デヒドロエピアンドロステロンサルフェート

め，腹部大動脈内腔より低吸収で，腫瘤内部も均質となる（図 3-a）[1,3] が，CT 値 10〜20 HU で内部不均質な腺腫（図 3-b）も少なくない．一方，腫瘍径＞30〜40 mm かつ CT 値＞10 HU，内部不均質の場合は，副腎皮質癌の除外が必要である（図 3-c）[1,3,5]．造影（ダイナミック撮影）は，周囲組織への浸潤や手術検討時の血流情報を得るために重要である．

b．MRI

CT で典型的な腺腫以外では，MRI での質的診断が有用である．T1 強調像における脂肪抑制（in phase と比較して out-of phase で信号低下）を確認できれば，副腎皮質腺腫の可能性が高くなる（図 3-a，図 3-b）．一方で，副腎皮質癌では脂肪抑制に乏しく（図

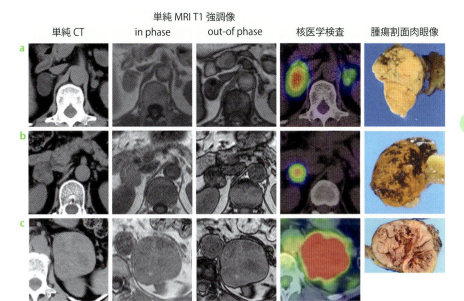

図3 副腎皮質腫瘍の画像所見と腫瘍割面肉眼像の比較

a：両側副腎皮質腺腫．腫瘍径が大きく，[131]I-アドステロール® が高集積した右副腎腫瘍を手術．CT や MRI 内部所見は脂肪成分を反映している．
b：右副腎皮質腺腫．[131]I-アドステロール® が高集積した右副腎腫瘍を手術．CT や MRI の内部不均質はリポフスチンを反映している．
c：左副腎皮質癌．単純 CT で内部は不均質（CT 値 37 HU）．MRI T1 強調像の脂肪抑制が確認できず，[18]F-FDG が高集積した 60 mm 大の左副腎腫瘍を手術．CT や MRI の内部不均質は内部壊死を反映している．

3-c），T2 強調像や拡散強調像で高信号を認める[1,3]．

c. 核医学検査

[131]I-ヨウ化メチルノルコルステロール（アドステロール®）シンチグラフィは，副腎皮質由来の腫瘍であることの証明に有用である．副腎性 CS においては責任病変に高集積し，ACS を伴わない腫瘍や萎縮副腎では集積が低下する（図3-a，図3-b）．検査時には甲状腺への集積による被曝軽減のため，投与2日前から撮像日（投与7〜8日後）までヨウ化カリウムの投与，また撮像時の消化管への非特異的集積軽減のため排便コントロールを行う．副腎皮質癌を考慮する場合，副腎腫瘍や転移巣における [18]F-フルオロデオキシグルコース（[18]F-fluorodeoxyglucose；[18]F-FDG）-PET が参考となる（図3-c）．

3 合併症の評価

ACS により，心血管合併症，深部静脈血栓症，耐糖能異常，脂質異常症，高血圧症，骨粗鬆症，感染症，精神症状などのリスクが上昇する．心血管合併症やそのリスク因子

だけではなく，深部静脈血栓症（D-dimer，下肢静脈超音波検査），骨粗鬆症（骨塩定量，骨代謝マーカー），感染症（β-$_D$グルカン，結核菌 IFN-γ，HBs 抗原）などの評価を，初診時に積極的に検討する．

05 治療は？薬をどう使う？処方のコツは？

1 手術

　副腎性 CS の全例で，責任病変に対する手術を検討する[1, 5]．術式決定は，画像所見をもとに経験豊富な外科医と連携して行うが，近年は腹腔鏡あるいは後腹膜鏡下手術に加え，ロボット支援下手術が積極的に適応される．しかし，副腎皮質癌の可能性がある場合は十分な切除マージンを確保するため，開放手術が選択されることもある．また両側性病変（両側腺腫，PBMAH）においては，腫瘍径や ^{131}I-アドステロール®シンチグラフィの所見をもとに，片側副腎摘除術，腫瘍核出術，副腎部分切除術などの選択肢を検討する．切除標本においては，術前診断が副腎皮質腺腫と考えられる場合でも，副腎皮質癌と関連する Weiss Criteria，Ki-67 labeling index の評価を病理医に依頼する．

2 グルココルチコイド補充療法

　副腎性 CS 患者の副腎皮質は生理的な ACTH 刺激が抑制されているため萎縮し，生命活動に必要なコルチゾール分泌ができない状態にある．萎縮副腎の回復には重症度や罹患期間の影響はあるものの，12〜18 か月を要する．したがって，手術時からヒドロコルチゾンなどのグルココルチコイドの投与が必須である[6]．

　責任病変の切除時にはヒドロコルチゾン 100〜200 mg を静注し，続けて同量を 24 時間かけて投与する．手術翌日よりヒドロコルチゾン持続静注は漸減し，経口薬へ切り替え，10〜15 mg/ 日の維持量まで漸減する[6]．萎縮副腎の回復を促す場合，ヒドロコルチゾンの漸減は ACTH，コルチゾールの日内リズムを意識し，昼あるいは夕の投与量を優先して漸減するが，不十分な投与によるステロイド離脱症候群（ Case study ）や副腎クリーゼに留意し，十分な患者指導を行う．副腎クリーゼは，とくに術直後の寛解例に多くみられ，同一症例での反復も多いとされている．

　休薬の判定はヒドロコルチゾン 10 mg/ 日以下の補充となった段階で，迅速 ACTH 試験の結果をもって行うことが望ましい[6]．ただし，ヒドロコルチゾンの生物学的半減期は 8〜12 時間，血中濃度半減期は 1.5 時間とされており，服薬と ACTH，コルチゾールの測定タイミングを勘案し，たとえば検査当日朝のヒドロコルチゾン内服前に血中 ACTH とコルチゾールを測定することで，副腎皮質機能の回復を推測することも可能である．正常副腎の温存ができていない両側切除例では，永続的な補充療法が必要である．

3 ステロイド合成阻害薬

副腎皮質癌などで合併症の重症度が高く，高コルチゾール血症の管理を急ぐ場合や，責任病変の根治切除が困難な場合は，11β-水酸化酵素阻害薬であるメチラポンやオシロドロスタット導入を考慮する．両剤の差異は，効果出現までの時間や持続時間，酵素阻害の選択性にある．用量調整はメチラポンで行いやすいが，効果の持続時間が短く，1日4回の内服を要することもある．一方で，オシロドロスタットは1日2回の内服で，男性化徴候や血圧上昇，低カリウム血症の出現を少なくすることが期待できるが，用量調整を行っても反応を得られないことが多く，遅発性副腎不全に注意が必要である．またミトタンは効果発現が緩徐で，副腎皮質癌の根治切除困難例や再発例，あるいは術後アジュバント療法例への使用が中心となる．いずれも副腎クリーゼに留意し，患者指導とともにグルココルチコイドを併用する block and replace 療法を考慮する．

4 合併症治療

治療方針に関係なく耐糖能異常，脂質異常症，高血圧症の管理を行うほか，深部静脈血栓症を有する場合は抗凝固療法，骨粗鬆症を有する場合はグルココルチコイド誘発性骨粗鬆症に準じた骨粗鬆症治療薬の投与を行う．また血中コルチゾールの高値が顕著な副腎性 CS の重症例では，ニューモシスチス肺炎に対するスルファメトキサゾール・トリメトプリム（ST）合剤予防投与の速やかな開始を考慮する．若年者では ACS の影響で骨粗鬆症をきたすが，閉経後女性では，さらに年齢の影響も大きいため，副腎性 CS 手術による改善が得られにくい可能性がある[7]．副腎性 CS の寛解が得られても骨塩定量をモニタリングし，骨粗鬆症に対する継続治療の必要性を判断する．またニューモシスチス肺炎は高コルチゾール血症の急激な是正時に発症が多いため，周術期や 11β-水酸化酵素阻害薬導入時にはとくに注意する．

06 フォローアップの検査と頻度は？

1 フォローアップ血液検査

フォローアップに用いる検査例を表1に示す．下垂体−副腎系の手術後の回復は，ACTH 分泌がコルチゾールに先行する．また補充療法に用いるヒドロコルチゾンは，血中コルチゾール測定に干渉する点に注意が必要である．片側性の副腎皮質腺腫の場合は術後に治癒が期待されるが，両側性病変で片側のみの切除を行った場合や，副腎皮質癌の場合，また副腎皮質癌の可能性を否定できない場合の経過観察においても，ACTH，コルチゾール，DHEA-S を3ないし6〜12か月に1回程度モニタリングする．

表1　フォローアップ検査項目

目的	頻度・間隔	項目	備考
手術待機中や手術後の経過観察	受診ごと	白血球数, 白血球分画 (好中球, リンパ球, 単球, 好酸球, 好塩基球), 赤血球数, Hb, Ht, 血小板数 , D-dimer BUN, Cr, eGFR, 尿酸, T-bil, AST, ALT, ALP, γ-GTP, Na, K, Cl, Ca, iP, PG, (HbA1c), 総コレステロールあるいは LDL-C, TG, HDL-C	術後は, 合併症治療に応じて受診間隔を決定
術後補充療法の薬剤調整	受診ごと	ACTH, コルチゾール	採血時間とヒドロコルチゾン内服タイミングを具体的に指示する
腫瘍の経過観察	(副腎皮質腺腫の非典型例) 6～12 か月ごと (副腎皮質癌) 3～6 か月ごと	ACTH, コルチゾール, DHEA-S 腹部 CT	
感染症評価	手術待機中や手術後補充療法中で感染症を疑う時, 通常の経過観察項目に追加	β-Dグルカン[*1], CRP, 血液培養 胸部 X 線 CT[*2]	[*1] 呼吸不全では積極的に実施 [*2] 敗血症疑いや呼吸不全で実施
骨粗鬆症評価	1 年ごと	骨塩定量 (腰椎, 大腿骨頸部, 橈骨遠位) 腰椎 2 方向単純撮影 25-OHD[*3] P1NP[*3], TRACP-5b[*3]	[*3] 治療方針変更時

eGFR：推算糸球体濾過量, LDL-C, 低比重リポ蛋白コレステロール, TG：トリグリセリド, HDL-C：高比重リポ蛋白コレステロール, ACTH：副腎皮質刺激ホルモン, DHEA-S：デヒドロエピアンドロステロンサルフェート, 25-OHD：25-ヒドロキシビタミン D, P1NP：I 型プロコラーゲン-N-プロペプチド, TRACP-5b：酒石酸抵抗性酸性ホスファターゼ 5b

2 フォローアップ画像検査

　副腎偶発腫に関する欧州のガイドライン[1] では, 非手術例で副腎腫瘍の大きさに関係なく CT 値＜10 HU の場合, あるいは腫瘍径＜40 mm かつ均質で CT 値 11～20 HU の場合は経過観察不要としている. しかし該当しない場合では, 6～12 か月後の経過観察を推奨している. 手術で摘出した組織から病理学的に副腎皮質腺腫と診断できる場合は治癒が期待できるが, 一部で病理学的に副腎皮質癌との鑑別が難しい場合もある. とくに術前画像や病理診断で副腎皮質癌を否定できない場合は, 手術後 3～6 か月に CT でフォローアップを行い, その後も 6～12 か月に 1 回程度のフォローアップを考慮する.

07 どんな時に専門医に相談する？

手術は，内科専門医と泌尿器科医，あるいは内分泌外科専門医が連携して診療できる医療機関に依頼する．とくに Cushing 徴候が高度で重篤な合併症を有し全身管理が必要な場合，または副腎皮質癌あるいは両側性病変で術式の検討が必要な場合は，経験豊富な施設との連携が望ましい．

Case Study

45 歳女性．健康診断で高血圧症，脂質異常症，耐糖能異常を指摘され，受診．6 か月前より無月経となり，更年期障害と考えていた．顔面紅潮，中心性肥満を認め，ACTH＜2.0 pg/mL，コルチゾール 15.1 μg/dL，1 mg DST でのコルチゾール 13.8 μg/dL で，コルチゾール日内リズムは消失，尿中遊離コルチゾール 122 μg/日，CT で 20 mm 大の左副腎腫瘍（CT 値 5 HU）を認め，同部に ^{131}I-アドステロール® の高集積，対側副腎への集積抑制を認めた．左副腎皮質腺腫による Cushing 症候群の診断で，腹腔鏡下左副腎摘除術を行った．

手術当日は，執刀時にヒドロコルチゾン 100 mg を投与し，術中に 200 mg/日の持続点滴を開始した．以後，持続点滴を 50 mg/日まで漸減し，術後 6 日目からヒドロコルチゾン 30 mg 毎食後内服で退院となった．術後 1 か月の受診時に，ヒドロコルチゾン 20 mg（朝 10，昼 5，夕 5），術後 2 か月でヒドロコルチゾン 15 mg（朝 10 mg，昼 5 mg）へ減量したところ，早朝の倦怠感と関節痛が増強し，来院した．

解説

 術後グルココルチコイド補充療法中の倦怠感にどう対応する？

患者はヒドロコルチゾンを処方どおりに内服していた．しかし，朝のヒドロコルチゾン内服前に ACTH 24.0 pg/mL，コルチゾール 1.0 μg/dL と副腎皮質機能の回復は不十分で，ヒドロコルチゾンの減量を急ぎすぎたことによるステロイド離脱症候群をきたしたと診断した．朝の内服は起床時に行うことを提案し，いったんヒドロコルチゾンを起床時 10 mg，昼 10 mg，夕 10 mg に増量したところ，症状が軽快した．以後は ACTH，コルチゾールの評価を起床時のヒドロコルチゾン内服をしない状態で実施するように受診を配慮し，ACTH，コルチゾールをモニタリングしながら，術

後 4 か月より 25 mg（起床時 10 mg，昼 10 mg，夕 5 mg），術後 5 か月より 20 mg（起床時 10 mg，昼 5 mg，夕 5 mg），術後 6 か月より 15 mg（起床時 10 mg，昼 5 mg），術後 8 か月より 10 mg（起床時 10 mg）としたところ，術後 10 か月でヒドロコルチゾン内服前の検査では ACTH 84.0 pg/mL，コルチゾール 7.5 μg/dL であり，さらに 2 か月 5 mg（起床時 5 mg）を継続して終了とした．

文献

1) Fassnacht M, et al.：European Society of Endocrinology clinical practice guidelines on the management of adrenal incidentalomas, in collaboration with the European Network for the Study of Adrenal Tumors. *Eur J Endocrinol* 2023；**189**：G1-G42 [PMID：37318239]

2) Savas M, et al.：Approach to the Patient：Diagnosis of Cushing Syndrome. *J Clin Endocrinol Metab* 2022；**107**：3162-3174 [PMID：36036941]

3) Ichijo T, et al.：A nationwide survey of adrenal incidentalomas in Japan：the first report of clinical and epidemiological features. *Endocr J* 2020；**67**：141-152 [PMID：31694993]

4) Braun LT, et al.：Whom Should We Screen for Cushing Syndrome? The Endocrine Society Practice Guideline Recommendations 2008 Revisited. *J Clin Endocrinol Metab* 2022；**107**：e3723-e3730 [PMID：35730067]

5) Yanase T, et al.：New diagnostic criteria of adrenal subclinical Cushing's syndrome：opinion from the Japan Endocrine Society. *Endocr J* 2018；**65**：383-393 [PMID：29576599]

6) Yanase T, et al.：Diagnosis and treatment of adrenal insufficiency including adrenal crisis：a Japan Endocrine Society clinical practice guideline [Opinion]. *Endocr J* 2016；**63**：765-784 [PMID：27350721]

7) Izawa S, et al.：Sex Difference in the Association of Osteoporosis and Osteopenia Prevalence in Patients with Adrenal Adenoma and Different Degrees of Cortisol Excess. *Int J Endocrinol* 2022；**2022**：5009395 [PMID：35340678]

（伊澤正一郎）

3. 副腎疾患

褐色細胞腫・パラガングリオーマ

Clinical pearl & Pitfall

① 典型的な高血圧発作症状を呈する症例は少なく，発作症状を本人が認識していないことも多い．約 50% の症例は発作症状がない持続性高血圧である．

② 発作症状を呈する褐色細胞腫・パラガングリオーマ（PPGL）は，副腎あるいは副腎外に径 2 cm 以上の腫瘍が必ず存在する．

③ 約 50% の症例は副腎偶発腫として発見される．

④ 外来でのスクリーニング検査には，随時尿メタネフリン / クレアチニン（Cr）補正値，随時尿ノルメタネフリン /Cr 補正値が有用である．

⑤ 診断確定後は速やかに α 遮断薬内服を開始する．

⑥ 転移・再発の予測がきわめて困難であるため，全例で生涯にわたる経過観察が必要である．

01 病態は？

　褐色細胞腫・パラガングリオーマ（pheochromocytoma/paraganglioma：PPGL）は，クロム親和性細胞から発生する腫瘍である．約 90% の症例で腫瘍がカテコールアミンを産生し，発作性の高血圧，頭痛，動悸などの症状を呈する．高カテコールアミン血症を放置すると，致死性不整脈や冠動脈攣縮，高血圧クリーゼを発症し，突然死の危険があるため，早期診断・早期治療が必要である．

　PPGL の約 90% は副腎に発生する褐色細胞腫である．残りの約 10% は傍神経節に発生するパラガングリオーマで，頭蓋内，脊椎に沿った傍神経節，縦隔，心臓壁，膀胱壁などに発生する．副腎原発の約 10%，パラガングリオーマの約 10〜30% が局所浸潤や遠隔転移をきたすが，生化学的あるいは病理学的に転移・再発の予測はきわめて困難である．そのため，2017 年改訂の WHO 内分泌腫瘍分類[1] 以降は，全例が転移・再発の可能性を有する腫瘍であると定義され，良性・悪性の分類がなくなった．さらに 2022 年改訂の WHO 内分泌腫瘍分類で，良悪性の概念のない神経内分泌腫瘍に分類された．全例で，生涯にわたる再発・転移の経過観察が必要である．PPGL の 20〜35% は PPGL

発症に関係する遺伝子（*RET, VHL, NF1, SDHA, SDHB, SDHC, SDHD* など）の生殖細胞系列病的バリアントを保有していることが報告されている．このうち *RET* は多発性内分泌腫瘍症 2 型（multiple endocrine neoplasia type2：MEN2），*VHL* は von Hippel Lindau（VHL）病，*NF1* は神経線維腫症（neurofibromatosis：NF）の原因遺伝子である．*SDHB* 病的バリアントを保有する PPGL 患者は転移性の頻度が 35〜75% と高い．すべての PPGL 患者において，遺伝性の頻度や遺伝学的検査と遺伝カウンセリングの意義，課題と留意点を説明することが推奨されるが，PPGL に対する遺伝学的検査と遺伝カウンセリングは甲状腺髄様癌を合併する場合を除き，保険未収載である．なお，遺伝学的検査は患者の自由意思に基づいて行われ，遺伝学的検査を実施する際には遺伝カウンセリングを実施することが望ましい．

02 疫学は？

高血圧の約 0.5% を占めるとされる．男女差はなく，多くは 30〜80 歳に分布し，10% は小児例である．日本における 2009 年の調査[2]では，推定罹患例は年間約 3,000 例，そのうち約 300 例が転移を有する症例であった．

03 どんな時に疑う？

1 症状から疑う

カテコールアミン過剰による特徴的な症状は，血圧上昇を伴う発作性の頭痛・動悸・発汗・顔面紅潮と蒼白の反復などである．その他，慢性的便秘，手指振戦，体重減少などがみられる．

COLUMN 30

偽性褐色細胞腫に注意

カテコールアミン過剰による発作症状と同様の症状は，更年期障害，不安症，パニック障害などでもみられる．PPGL は年間の医療機関受診数が約 3,000 例[3]の稀少疾患であり，PPGL 様の症状や一過性血圧上昇を訴える患者の大多数は PPGL ではない．鑑別ポイントとして，PPGL では末梢血管収縮のため発作時に手指末梢の冷感，皮膚蒼白を伴うことに注目する．

もっとも多くみられる症状としては高血圧で，約 60～90% の症例に認める．高血圧のタイプには，①非発作時の血圧が正常で，発作時のみ血圧が上昇する発作型，②明らかな発作症状の自覚がなく持続性高血圧を呈する持続型，③持続性高血圧で，時々発作性に血圧が上昇する混合型，がある．発作性高血圧は本症に特徴的であるが，実際には発作の自覚症状がない持続型高血圧が多い．持続型高血圧の症例は本態性高血圧症として治療中に，副腎や後腹膜の偶発腫瘍として PPGL が発見されることが多い．血圧変動が大きい症例は，起立性低血圧を呈することがある．

2 副腎偶発腫瘍から疑う

PPGL のうち約 50% の症例は，副腎偶発腫あるいは後腹膜偶発腫として発見される．画像検査における PPGL の特徴は後述する．

3 家族歴や併存疾患から疑う

約 10～30% の症例は，MEN 2A（Sipple 症候群），MEN 2B，VHL 病，NF I 型（NF type1：NF1）などの遺伝性褐色細胞腫である．MEN 2A では甲状腺髄様癌，原発性副甲状腺機能亢進症，VHL 病では腎細胞癌，中枢神経・脊髄血管芽腫，網膜血管芽腫，NF1 では皮膚 café-au-lait 斑，神経線維腫などの併存疾患や所見がみられる．これらの家族歴や併存疾患がある高血圧患者では，褐色細胞腫を疑う．

04 疑った時にオーダーする検査は？結果をどう解釈する？

1 一般検査

一般検査で本症に特異的な異常所見はないが，高血糖，高血圧性眼底変化，不整脈・心筋虚血・心肥大などの心電図異常を認めることがある．

2 内分泌検査

カテコールアミン産生腫瘍では，カテコールアミン分画（アドレナリン，ノルアドレナリン，ドパミン）および，その代謝産物であるメタネフリン分画（メタネフリン，ノルメタネフリン）の血中・尿中値は，基準値上限の数倍～数十倍を呈する．メタネフリンおよびノルメタネフリンがともに増加している腫瘍の多くは副腎原発，ノルメタネフリンのみが増加している腫瘍は副腎外原発が多い．血中カテコールアミン，とくにノルアドレナリンは変動が大きく，非 PPGL でも基準値上限の 2～3 倍に上昇することがある．これに対してメタネフリン分画は変動が少なく，診断における感度・特異度が高い．そのため欧米の PPGL 診療ガイドライン[4] では，PPGL のスクリーニングおよび診

表1　随時尿メタネフリン分画・クレアチニン補正値の測定・算出法

1. 随時尿 M，NM，Cr 濃度を測定する．
2. 随時尿 M あるいは NM（μg/mL）×100/ 随時尿 Cr（mg/dL）= 随時尿 M あるいは NM・Cr 補正値（μg/mgCr）

◆基準値

随時尿 M・Cr 補正値	<0.2 μg/mgCr
随時尿 NM・Cr 補正値	<0.3 μg/mgCr

いずれも当施設参考値

M：メタネフリン，NM：ノルメタネフリン，Cr：クレアチニン

表2　カテコールアミンおよび代謝物の測定値が高値となるおもな食品・薬剤

食品	薬剤
バニラアイスクリーム バニラを含む菓子 チラミン含有のチーズ 赤ワイン	三環系抗うつ薬 レボドパ アドレナリン受容体アゴニスト αメチルドパ アセトアミノフェン エタノール メトクロプラミド MAO 阻害薬 コカイン

MAO：モノアミン酸化酵素

断において，血中遊離および 24 時間蓄尿メタネフリン分画の測定が第一選択となっている．わが国では，血中遊離メタネフリン分画は褐色細胞腫の鑑別診断を行う場合に 1 回に限り算定可能（保険適用）である．また採血後に速やかに血漿分離が必要であり，検体取り扱いが煩雑である．一方，随時尿メタネフリン分画の尿中クレアチニン（Cr）補正値（表1）は 24 時間蓄尿メタネフリン分画と良好な相関を示し[5]，わが国では外来でのスクリーニング検査に用いられている．なお結果の判定に際して，各種食品および薬剤（表2）によるカテコールアミン分画，メタネフリン分画の偽高値に留意する．

　カテコールアミン測定や画像検査の精度が低かった時代には，診断のために負荷試験が施行された．しかし近年は，負荷試験以外の検査で確定診断が可能であることから，負荷試験は必須ではない．とくにカテコールアミン作用を阻害するレギチーン®試験は急激な血圧低下を，またカテコールアミン分泌刺激試験であるグルカゴン試験とメトクロプラミド試験は高血圧クリーゼを誘発し危険を伴うため，施行すべきでない．

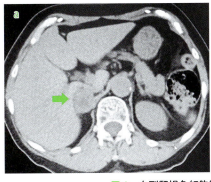 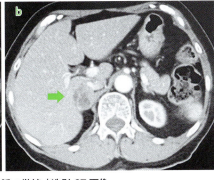

図1　右副腎褐色細胞腫の単純/造影CT画像
単純像（a）では高密度で内部やや不均一，不明瞭な低吸収域を含む径2.5〜3 cmの腫瘍を認める（→）．
造影後（b）は造影不良域が明確になり（→），褐色細胞腫に典型的な像である．

3　画像検査

本症を疑う場合は，腫瘍の局在検索のためにCT（図1-a），MRI（図2），[123]I-メタヨードベンジルグアニジン（metaiodobenzylguanidine：MIBG）シンチグラフィ（図3）などを行う．カテコールアミン過剰症状を呈する症例の腫瘍は，径2〜3 cm以上であることが多い（図1-a）．

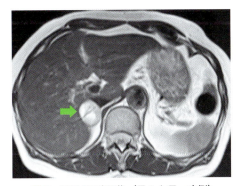

図2　MRI T2強調像（図1と同一症例）
T2強調像で内部不均一な高信号の腫瘍を認める（→）．

a．CT

単純CTでは，充実成分はCT値が高値を示す〔多くの症例でHounsfield Unit（HU）で示されるCT値の多くが30 HU以上となる〕．また，腫瘍内の出血や壊死，囊胞性変性のために，内部が不均一で低〜高吸収域が混在した特徴的な所見を呈する（図1-a）．充実成分は血管に富んでいるため，造影剤で早期に造影され，一方，壊死部では造影されない（図1-b）．なお，わが国の非イオン性ヨード造影剤の添付文書には，血圧上昇，頻脈，不整脈などの発作が起こるおそれがあるため，PPGLおよび，その疑いのある患者への使用は原則禁止と記載されている．一方，欧米のPPGL診療ガイドライン[4]では，非イオン性ヨード造影剤はPPGLに安全に使用できるため，造影CTが画像診断の第一選択であると記載されている．PPGLとそれ以外の腫瘍の鑑別診断には造影所見が有用であり，やむを得ずヨード系造影検査を実施する場合には添付文書に従い，静脈確保，静注用α遮断薬（メシル酸フェントラミン）および静注用β遮断薬の十分な量を用

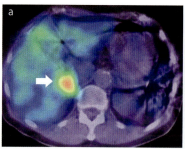
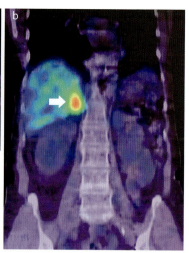

図3 ^{123}I-MIBGシンチグラフィ画像（図1と同一症例）
腫瘍に一致して明らかな ^{123}I-MIBG の取り込みを認める（⇨）．

意し，これらの発作に対処できるよう十分な準備のうえ，慎重に投与する．

b. MRI

MRI 画像では，T2 強調像での不均一高信号（図2）が特徴的な所見である．副腎に腫瘍がない場合はパラガングリオーマを疑う．

c. ^{123}I-MIBG シンチグラフィ

^{123}I-MIBG シンチグラフィは約 80％ の PPGL 症例で陽性で，約 20％ の症例では陰性を呈する．一方，正常副腎でも陽性になりうるため，明らかな副腎腫瘍がない場合は偽陽性と考える．副腎外腫瘍や転移巣の検索には，^{123}I-MIBG 全身スキャンを要する．^{18}F-フルオロデオキシグルジース（fluorodeoxyglucose：FDG)-PET は悪性例に対する保険適用がある．そのため，^{123}I-MIBG シンチグラフィの全身スキャンとともに，全身転移巣の検索手段として有用である．ただし，原発腫瘍における陽性・陰性，あるいは Standardized Uptake Value（SUV）値による転移性（悪性）の予測はできない．

05 治療は？薬をどう使う？処方のコツは？

1 薬物治療

診断が確定したら，交感神経α遮断薬を速やかに開始する．本症に対するβ遮断薬単独投与は禁忌であり，まずαあるいはαβ遮断薬を投与する．α遮断薬で頻脈が出現する場合は，β遮断薬を併用する．

α遮断薬は少量から開始し，血圧，脈拍を確認し，起立性低血圧に注意しながら 3～

7日おきに漸増し，6〜16 mg/日で維持する（褐色細胞腫の高血圧に対する最大用量は16 mg/日）．

処方例

ドキサゾシン®錠　1 mg（ドキサゾシン）
1日2 mg 分2で開始し，1日6〜10 mg 分3〜4 食後・就寝前へと漸増

- 内服中は，家庭血圧測定を指示する．
- 血圧コントロールが困難な場合は，Ca拮抗薬を併用する．
- 循環血漿量を保つため，食事の塩分量を増加させる．

2 外科的摘出術

　腫瘍の局在診断がつけば，速やかに外科的摘出術を施行する．術中に著しい血圧変動を生じる可能性があるため，PPGL手術の経験が豊富な外科医，麻酔科医のもとで手術を行う．術前に循環動態を安定させ，循環血漿量を増加させるために十分量のαあるいはαβ遮断薬を投与し，生理食塩液などの補液を行う．高カテコールアミン血症による症状が既存の交感神経受容体遮断薬でコントロールできない場合は，2019年4月にわが国で保険適用となったカテコールアミン合成阻害薬であるメチロシンを併用する[6]．

06 フォローアップの検査と頻度は？

　全例で再発・転移のリスクがあるため，術後は全例が長期経過観察の対象となる．カテコールアミン産生PPGLでは，生化学マーカーとして尿中メタネフリン分画あるいはカテコールアミン分画を6〜12か月ごとに測定する．この際，カテコールアミン分画より診断精度が高いメタネフリン分画，とくに簡便な随時尿メタネフリン分画/Cr補正値の測定を推奨する．血中カテコールアミン分画を使用する場合は偽陽性に留意する．数値が漸増したら測定間隔を短くし，再発巣検索のための画像検査を行う．カテコールアミンを産生していなかったPPGLでは生化学マーカーがないため，6〜12か月ごとに画像検査でフォローアップする．

07 どんな時に専門医に相談する？

　自施設で血中あるいは尿中メタネフリン分画が外来で測定できない場合，基準値の3倍を超える結果が得られた場合，径2 cm以上の副腎偶発腫瘍が発見された場合，PPGL摘出術に熟練した麻酔科医や外科医がいない場合には専門医への紹介を検討する．

48歳女性．1年前から月に1～2回，安静時に軽度の冷汗と前胸部不快感を伴う動悸（約10分持続）を自覚．更年期症状だと思っていたが，4か月前から頻度が高くなり，症状が明確となったため，症状出現のたびに内科を受診していた．受診時には症状は消失し，血圧100/70 mmHg，脈拍78/分・整，心電図に異常所見なし．心因性症状の診断で抗不安薬と漢方薬の処方を開始された．1週間前に突然，前胸部絞扼感，動悸，上腹部痛が出現し，救急外来を受診．血圧200/130 mmHg，脈拍120/分・整，腹痛を訴え，原因スクリーニング目的のCTで左副腎に径5 cmの腫瘍を発見された．24時間蓄尿検査でメタネフリン 2.0 mg/日［基準値＜0.2］，ノルメタネフリン 4.5 mg/日［基準値＜0.3］，^{123}I-MIBGシンチグラフィで腫瘍に取り込みあり．褐色細胞腫と診断され，α遮断薬が開始された．

解 説

 褐色細胞腫を疑う副腎腫瘍が偶発的に発見されたらどうする？

　カテコールアミン過剰による発作症状は非特異的で持続時間が短く，更年期症状やパニック障害，不安神経症の症状と誤認されやすい．そのため，発作症状の有無にかかわらず偶発腫瘍として発見される症例が多い．

　外来でのスクリーニング検査として血中カテコールアミン分画測定が行われてきたが，より精度が高く簡便な随時尿メタネフリン/Cr補正値，随時尿ノルメタネフリン/Cr補正値の測定が有用である．PPGLは腫瘍径とカテコールアミン産生量がおおむね正相関する．径3 cm以上の腫瘍は尿中メタネフリン分画，血中カテコールアミン分画ともに基準値上限の3倍以上，多くは5～10倍の高値を示し，発作症状を呈することが多い．径2 cm以下の腫瘍は尿中メタネフリン分画，血中カテコールアミン分画が基準値内～基準値上限の1～2倍で，明確な発作症状の自覚がなく偶発腫瘍として発見されることが多い．

　本症例ではα遮断薬のドキサゾシンを2 mg 分2で開始し，8 mg 分4まで漸増して，診断から3週間後に腹腔鏡下左副腎摘出術を受けた．術後にメタネフリン分画，カテコールアミン分画は正常化し，発作症状も消失した．

文献

1) Lloyd RV, et al (eds)：Tumours of adrenal medulla and extra-adrenal paraganglioma. WHO Classification of Tumours of Endocrine Organs, 4th ed, World Health Organization, 2017：179-195
2) 厚生労働科学研究費補助金難治性疾患克服研究事業「褐色細胞腫の実態調査と診療指針の作成」研究班：平成21年度 総括・分担研究報告書．成瀬光栄（研究代表者），2010 https://mhlw-grants.niph.go.jp/project/17149（2024.10.21 アクセス）
3) Lenders JW, et al.：Pheochromocytoma and paraganglioma：an endocrine society clinical practice guideline. *J Clin Endocrinol Metab* 2014；**99**：1915-1942 [PMID：24893135]
4) Takekoshi K, et al.：Correlation between urinary fractionated metanephrines in 24-hour and spot urine samples for evaluating the therapeutic effect of metyrosine：a subanalysis of a multicenter, open-label phase I/II study. *Endocr J* 2019；**66**：1063-1072 [PMID：31511435]
5) 日本内分泌学会「悪性褐色細胞腫の実態調査と診療指針の作成」委員会（編）：褐色細胞腫・パラガングリオーマ診療ガイドライン 2018．診断と治療社，2018
6) Naruse M, et al.：Efficacy and safety of metyrosine in pheochromocytoma/paraganglioma：a multicenter trial in Japan. *Endocr J* 2018；**65**：359-371 [PMID：29353821]

（田辺晶代）

3. 副腎疾患

Addison 病

Clinical pearl & Pitfall

1. 全身倦怠感，易疲労感，食欲不振，消化器症状（悪心・嘔吐，便秘，腹痛，下痢），体重減少などの症状や所見がある時に，慢性副腎不全を疑う．
2. Addison 病は，コルチゾール，アルドステロン，副腎アンドロゲン欠乏による症状や検査所見に加え，色素沈着を認めることが特徴である．
3. 診断には，まず早朝の副腎皮質刺激ホルモン（ACTH），コルチゾールを測定する．
4. 補充には，ヒドロコルチゾン（コートリル®）を用い，1日のコルチゾール分泌量に相当する 10〜20 mg/日を1日2〜3回に分割して投与する．
5. シックデイ時には副腎クリーゼ予防のため，ヒドロコルチゾンを通常の2〜3倍量で2〜3日間投与する．それでも改善がなければ，すぐに受診するよう伝えておく．

01 病態は？

　副腎に病変が原発する慢性原発性副腎皮質機能低下症を，発見者にちなんで Addison 病という．以前は副腎結核によるものが多かったが，近年は自己免疫異常による特発性 Addison 病が相対的に増加している[1,2]（表 1）．

　特発性では，抗副腎皮質抗体，ステロイド合成酵素に対する自己抗体の産生が病因となる．複数の内分泌腺が自己免疫の標的となる多腺性自己免疫症候群（autoimmune polyglandular syndrome：APS）の主要な構成因子となり，特発性副甲状腺機能低下症，慢性粘膜皮膚カンジダ症を伴うものは APS 1 型，橋本病を合併する APS 2 型（Schmidt 症候群）などが含まれる．また，後天性免疫不全症候群（acquired immunodeficiency syndrome：AIDS）症例などでは，抗酸菌・真菌・サイトメガロウイルス感染症などによる壊死性副腎炎から副腎不全をきたす．転移性副腎癌（肺癌，乳癌，腎臓癌などからの転移）や悪性リンパ腫なども原因となる．先天性 Addison 病としては，先天性副腎低形成（SF-1 や DAX1 異常）や副腎皮質刺激ホルモン（adrenocorticotropic hormone：ACTH）不応症

表1 副腎不全症の原因疾患

原発性副腎不全症	続発性副腎不全症
・多腺性自己免疫症候群 　孤発性，APS 1 型(APECED)[*1]，APS 2 型(Schmidt 症候群)[*2] ・感染症（結核菌，真菌，サイトメガロウイルス，HIV） ・転移性副腎癌（肺癌・乳癌・腎臓癌） ・浸潤性疾患（アミロイドーシス，ヘモクロマトーシス） ・悪性リンパ腫 ・副腎白質ジストロフィ ・先天性副腎過形成 ・先天性副腎低形成 　（DAX1 異常症，SF-1 異常症，MIRAGE 症候群） ・ACTH 不応症 　（MC2R 異常症，MRAP 異常症，トリプル A 症候群） ・グルココルチコイド不応症 ・薬剤性[*3] ・副腎出血 ・副腎壊死 ・副腎梗塞 　〔髄膜炎菌感染（Waterhouse-Friderichsen 症候群），敗血症，抗凝固薬治療，抗リン脂質抗体症候群など〕	・医原性（グルココルチコイド，免疫チェックポイント阻害薬） ・下垂体腫瘍（悪性腫瘍転移含む） ・頭蓋咽頭腫 ・下垂体手術後・放射線照射後 ・ACTH 単独欠損症 ・リンパ球性下垂体炎 ・サルコイドーシス ・Langerhans 組織球症 ・IgG4 関連下垂体炎 ・下垂体空洞（empty sella）症候群 ・視床下部腫瘍 ・ACTH 単独欠損症 ・下垂体前葉ホルモン複合不全症 ・出産後下垂体壊死（Sheehan 症候群） ・下垂体出血・壊死（下垂体卒中） ・Cushing 症候群術後 ・くも膜下出血，頭部外傷

[*1] APS1 型：Addison 病，慢性皮膚粘膜カンジダ症，副甲状腺機能低下症，など
[*2] APS2 型：Addison 病，原発性甲状腺機能低下症，原発性性腺機能低下症，1 型糖尿病，悪性貧血，白斑，など
[*3] 副腎皮質ホルモン合成阻害薬（ミトタン，メチラポン，オシロドロスタット），抗真菌薬（ケトコナゾール，フルコナゾール），抗てんかん薬（フェノバルビタール，フェニトイン），リファンピシン，麻酔薬（etomidate），チロシンキノーゼ阻害薬（スニチニブ），ミフェプリストン，免疫チェックポイント阻害薬，など
APS：多腺性自己免疫症候群，APECED：autoimmune polyendocrinopathy-candidiasis-ectodermal dystrophy，HIV：ヒト免疫不全ウイルス，ACTH：副腎皮質刺激ホルモン

〔メラノコルチン 2 型受容体（melanocortin 2 receptor：MC2R）などの異常〕がある．

　原発性副腎不全症では，副腎皮質の 3 層すべてが破壊されるために，アルドステロン，コルチゾール，および副腎アンドロゲンすべての脱落症状をきたす．コルチゾール欠乏による ACTH 分泌亢進が皮膚粘膜の MC1R を刺激して，皮膚粘膜の色素沈着（メラニン合成亢進）をきたす．また，コルチゾール分泌低下は副腎皮質刺激ホルモン放出ホルモン（corticotropin-releasing hormone：CRH）分泌を増加させ，ACTH 分泌と抗利尿ホルモン（antidiuretic hormone：ADH）分泌が亢進するために水貯留による低ナトリウム血症をきたす．また，アルドステロン分泌低下に伴い高カリウム血症をきたす[1,2]．

　一方，続発性副腎不全症では，視床下部－下垂体領域の機能的または解剖学的障害に伴い ACTH 分泌が低下し，それに伴ってコルチゾールおよび副腎アンドロゲンの分泌低下をきたすため色素沈着はなく，レニン－アンジオテンシン系に支配されるアルドス

テロン分泌が保たれ，高カリウム血症も認めない（表1）.

02 疫学は？

　Addison 病に関するわが国の 2010 年全国調査報告（2003～2007 年）では，国内発症率 911 人 /5 年と推計され，成因としては特発性 49%，感染性 27%（結核性 57%，真菌性 3%），その他 11% と報告された．2012 年度の二次調査報告では，特発性 56%，感染性 31%（結核性 85%）とされ，1998 年度報告（特発性 42%，結核性 37%）に比べると，年々結核性が減少し，特発性の比率が増加している.

　欧米では，特発性が 65～82%，結核性が 2～9% であり，男女比は 6：4 で，平均発症年齢 51 歳，初診時平均年齢は 55 歳であった.

　続発性副腎不全症では，グルココルチコイド治療による場合が多く，近年では免疫チェックポイント阻害薬（抗 PD-1 抗体，抗 CTLA-4 抗体）治療による薬剤性下垂体炎の結果，ACTH 単独欠損症などをきたす例も増加している.

03 どんな時に疑う？

　自覚症状として，全身倦怠感，易疲労感，食欲不振，体重減少がみられる．これらは非特異的症状であるが，副腎不全の病態では高頻度に認める（表2）．時に，低血糖，低血圧をきたす.

　ネガティブフィードバック機構により過剰分泌される ACTH は，MC1R を介して全身，とくに口腔粘膜，歯肉，舌，乳頭，手掌の皮溝，爪床や手術痕部，皮膚の圧迫部位（膝，肘，手指関節，腰ベルト部など）に色素沈着をきたす．これらの症状は，副腎の破壊の進行に応じて徐々に進行する．副腎アンドロゲンの低下は，女性では月経異常，腋毛の脱落，恥毛の減少を，また男性では性欲低下をきたす．アルドステロン欠乏は原発性副腎不全のみで認めるが，腎臓での Na と水の再吸収低下，カリウム排泄低下による塩喪失，脱水を生じ，低血圧から，時に意識消失に至る.

表2　Addison 病の臨床的特徴

自覚症状	・易疲労感，脱力感 ・食欲不振，嘔吐，便秘，腹痛，下痢 ・塩分渇望 ・立ちくらみ ・筋肉痛，関節痛
他覚症状	・体重減少 ・色素沈着 ・低血圧（収縮期血圧＜90 mmHg） ・白斑 ・関節石灰化
検査所見	・低ナトリウム血症（135 mEq/L 以下） ・高カリウム血症 ・高カルシウム血症 ・低血糖（70 mg/dL 以下） ・高尿素窒素血症 ・正球性正色素性貧血 ・好酸球増加，相対的好中球減少，リンパ球増加 ・総コレステロール低値（150 mg/dL 以下）

検査所見では，低ナトリウム血症，低血糖，高尿素窒素血症，正球性正色素性貧血，好酸球およびリンパ球増加，相対的好中球減少などを呈する（表2）．

04 疑った時にオーダーする検査は？結果をどう解釈する？

非ストレス下で，早朝（外来では朝絶食で9時頃）に血中ACTHとコルチゾール値を測定し，早朝コルチゾール値が4μg/dL未満であれば副腎不全の可能性が高い．4μg/dL以上18μg/dL未満では可能性を否定できない．その場合は迅速ACTH試験として，合成1-24ACTH製剤250μgを静注し，副腎皮質予備能を評価する．負荷後30分または60分のコルチゾール値が15μg/dL未満では，原発性副腎不全症の可能性が高い．18μg/dL未満では副腎不全症の可能性を否定できない（図1）[1]．迅速ACTH試験で副腎不全症が疑われた場合，原発性副腎不全症と続発性副腎不全症の鑑別はできない．血漿ACTH濃度の基礎値が高値の場合は原発性副腎不全症の可能性が高い．続発性副腎不全症には下垂体性と視床下部性があり，CRH試験における血漿ACTH濃度の反応性などにより，さらに鑑別診断を行う（図1）．

一般検査では，初期はほとんど異常を示さない．副腎不全の病態が完成すると，低血糖（70 mg/dL以下），低ナトリウム血症（135 mEq/L以下），正球性正色素性貧血，総コレステロール低値（150 mg/dL以下），好酸球増加（8％以上），相対的好中球減少とリンパ球増加，高カリウム血症を認めるが，それぞれに特異性が高い検査所見ではないことから，これらを複数同時に認める際に強く疑う．

05 治療は？薬をどう使う？処方のコツは？

1 Addison病

不足しているグルココルチコイドとミネラルコルチコイドを補充する．グルココルチコイドの生理的分泌量（コルチゾールは推定1日産生量9〜11 mg/m²）と日内変動に沿った至適補充療法を，生涯にわたり継続する．

> コートソル®錠10 mg（ヒドロコルチゾン）
> 1日15〜20 mg 分2〜3 経口
> 💡 1日2回の時は朝：夕＝2：1，1日3回の時は朝：昼：夕＝3：2：1とする．

大切なことは，食事摂取の有無にかかわらず自己判断で中止しないことと，感染症，38℃以上の発熱，胃腸炎，嘔吐などで食事摂取ができないなどのシックデイ時（ストレ

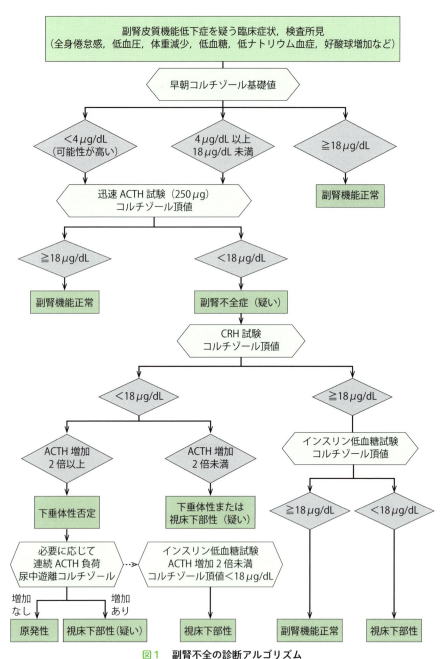

図1 副腎不全の診断アルゴリズム

〔宗 友厚：Addison病・急性副腎不全. 矢崎義雄, 他（総編集）, 内科学第12版, 朝倉書店, 2022, IV-268-IV-271[1]）より一部改変〕

ス時）には服用量を 2〜3 倍とし，増量した用量を 3 日間程度は服用するように患者に指導しておく[1〜4]．

わが国では食塩摂取量が多く，ミネラルコルチコイドの併用を要する症例は少ないが，時に低ナトリウム血症や低血圧など塩喪失症状を認める場合には，9α-フルドロコルチゾンを 1 日 0.05〜0.1 mg を投与する．リファンピシン，甲状腺ホルモン製剤などはコルチゾール代謝を促進するので，用量調整が必要である．また万一に備えて，病名，処置，連絡先を記載した緊急時用のカードなどの携帯が推奨される．

Addison 病に対するステロイド補充は原則として生涯継続することから，維持量はグルココルチコイドが過剰にならないように留意すべきである．しかし，倦怠感などの自覚症状がある時は，グルココルチコイドの血中濃度が低下する時間帯を減らすために，持効型グルココルチコイドとしてプレドニゾロンやデキサメタゾンを用いることもある．その際，生理学的な早朝のグルココルチコイドの血中濃度を高く保つために，就寝前に持効型のプレドニゾロンやデキサメタゾンを投与する方法も用いられる（reverse circadian dosing therapy）．しかし，21-水酸化酵素欠損症患者に対して reverse circadian dosing therapy を行った場合の結果の報告では，高アンドロゲン血症の対策にはなるが，グルココルチコイド過剰による骨密度低下や BMI 高値などの有害事象が多いことが報告された．したがって，持効型ヒドロコルチゾンの経口薬や皮下注ポンプ製剤などが使用できるようになるまでは，一般的にヒドロコルチゾンの分割投与が推奨される．

ヒドロコルチゾンの投与量が 1 日 50 mg 以下の場合は，ミネラルコルチコイド受容体の十分な活性化が起こらないために原発性副腎不全では原則としてミネラルコルチコイドを同時に投与するが，食塩摂取量が十分な例では不要なこともある．

処方例

①〜③のいずれか（①が一般的）と，④を併用する．

① コートリル®錠 10 mg（ヒドロコルチゾン）
　1 日 15〜20 mg 分 2〜3 経口
　💡 朝を多めにする（例：朝 10 mg＋夕 5 mg，朝 10 mg＋昼 5 mg＋夕 5 mg など）．

② プレドニン®錠 5 mg（プレドニゾロン）
　1 日 5 mg 分 1 就寝前 経口

③ デカドロン®錠 0.5 mg（デキサメタゾン）
　1 日 0.5 mg 分 1 就寝前 経口

④ フロリネフ®錠 0.1 mg（フルドロコルチゾン）
　1 日 0.05〜0.1 mg 分 1 朝 経口

2 副腎クリーゼ

副腎クリーゼは，Addison 病患者にストレスが加わりグルココルチコイド需要が増加

した場合と，長期のグルココルチコイド治療が不適切に減量・中止された場合に発症する．脱水，低血圧，低血糖，ショックをきたす内分泌緊急症である[1〜4]．

処方例

副腎クリーゼを疑った時はACTH・コルチゾール検体を採血後，ただちに①と②を併用する．

①**生理食塩液**
　1回500〜1,000 mL　1時間で点滴静注
　💡以降は循環状態をみて輸液量を調整する．

②**ソル・コーテフ®注射用100 mg（ヒドロコルチゾンコハク酸エステルナトリウム）**
　1回100 mg 静注，その後200 mgを5%ブドウ糖液に混注し24時間持続点滴静注，あるいは，1回50 mg 6時間ごとに静注

急性期には①②を行い，その後は徐々にヒドロコルチゾンを漸減する．ヒドロコルチゾンを1日50 mg以上投与している場合は，グルココルチコイド受容体とミネラルコルチコイド受容体の両者が活性化されるため，ヒドロコルチゾンのみの投与でよい．

続発性副腎不全では，維持量までヒドロコルチゾンのみでよい．

06 フォローアップの検査と頻度は？

平常の生活ができていれば，2〜3か月に1回の外来経過観察が可能である．ただし，

COLUMN 31

シックデイに備える

Addison病に対するグルココルチコイド補充療法の患者指導は重要であり，身体的ストレス時，シックデイ（発熱，下痢，嘔吐などの脱水で食事摂取ができない時など）では，副腎クリーゼ予防のため，通常の2〜3倍量の服用を3日間程度行うことを指導しておく．そのため，つねに次回受診までの内服より多めの，予備分のグルココルチコイドを処方しておく．ステロイド服用の自己中断やストレス時の不十分なステロイド服用量によって急性副腎不全（副腎クリーゼ）が惹起されるので，注意が必要である．

糖尿病患者のシックデイ対策では，一部の糖尿病薬以外は中止が原則であるが，グルココルチコイド補充療法中のシックデイ対策では，グルココルチコイドの投与量を一時的に一定期間増量するのが副腎クリーゼ予防に重要である．

表3 シックデイにおける慢性副腎不全症に対するグルココルチコイドの用量調整

軽症の発熱を伴う疾患	・グルココルチコイドの用量の2～3倍量を2～3日間投与する． ・ミネラルコルチコイドの用量は変えない． ・投与3日後も発熱を伴う疾患が増悪または不変の時は主治医に連絡する． ・多くの外来歯科治療（局所麻酔）では，グルココルチコイドの増量は不要．
外科手術を伴う疾患	・軽症（ヘルニア縫合術など） 　手術当日にヒドロコルチゾン25 mg（または相当量のグルココルチコイド）を静注する． ・中等症（整形外科手術など） 　ヒドロコルチゾン50～75 mg（または相当量のグルココルチコイド）を手術当日と翌日に静注する． ・重症（心臓バイパス術など） 　ヒドロコルチゾン100 mgを術前，150～200 mg（または相当量のグルココルチコイド）を手術当日に3～4分割して静注，術後1日目・2日目にも静注する．

〔Nieman LK, et al.：Treatment of adrenal insufficiency in adults. Post TW（ed）, UpToDate[4] より一部改変〕

シックデイ対策としてグルココルチコイドを多めに処方しておくことが必要である（Column 31）．

07 どんな時に専門医に相談する？

軽症の発熱を伴う疾患や，外科手術を伴うシックデイ時のグルココルチコイドの用量調整については，内分泌代謝・糖尿病専門医に相談すべきである（表3）[4]．ストレスの程度に応じて，グルココルチコイドの用量や期間を調整する必要がある．

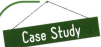

40歳男性．若い頃から血圧は低めで，下痢，腹痛など胃腸の調子がいつもすぐれなかった．1年前から5 kgの体重減少を認めており，急に立ち上がると倒れそうになることがあった．半年前の上部・下部消化管内視鏡検査では異常を認めなかった．昔から色黒で，首の周りに白斑を認めている．

2日前から悪心，下痢，食欲低下，倦怠感を自覚したため受診した．身体所見では，甲状腺腫大，前頸部に白斑，顔面・口唇・腋窩・指関節に褐色細胞腫～淡青色の色素沈着を認めた．血液検査では，白血球 8,500/μL（好中球55%，リンパ球35%，好酸球10%），Hb 10.2 g/dL，Na 130 mEq/L，K 5.1 mEq/L，空腹時血糖 80 mg/dL，HbA1c 5.5%，遊離サイロキシン（free thyroxine：FT$_4$）0.6 ng/dL［基準値：0.8～2.2］，甲状腺刺激ホルモン（thyroid stimulating hormone：TSH）10.4 μIU/mL［0.2～4.0］，ACTH 120 pg/mL［5～20］，コルチゾール 1.0 μg/dL

[7.0～18.0]，アルドステロン 38 pg/mL［50～200］，血漿レニン活性 6.8 ng/mL/時［0.8～2.4］，デヒドロエピアンドロステロンサルフェート（dehydroepiandrosterone sulfate：DHEA-S）10 μg/dL［40～160］．コルチゾール，アルドステロン，DHEA-S がすべて低下しており，ACTH 高値，低ナトリウム血症，高カリウム血症，好酸球増加，貧血より Addison 病と診断された．

解説

 歴史的人物の医療記録から学ぶ内分泌疾患

　全身倦怠感，易疲労感，体重減少，食欲低下は全身症状であり，まずは感染症，膠原病，悪性腫瘍，内分泌疾患，精神疾患などが疑われた．末梢血，生化学検査，内分泌検査を総合して，原発性副腎皮質機能低下症（Addison 病）と診断がついた．また，甲状腺機能低下症は橋本病と診断された．

　本例は米国の John F. Kennedy 大統領の医療記録として発表されたものであり，英国に滞在中に英国医師によって診断されている[5]．Kennedy の妹も Addison 病，息子は Basedow 病の家族歴があった．司法解剖では両側副腎に著明な萎縮があり，副腎組織を認めなかったと記録されている．本例は総合的に APS 2 型（Addison 病，自己免疫性甲状腺疾患）と考えられた．結核などの感染症や転移性副腎癌などでは両側副腎の腫大を認めるのに対して，APS では著明な副腎萎縮を認めるのが特徴である．また Addison 病で認める白斑は，メラニン合成にかかわるチロシナーゼなどの遺伝子変異の結果，メラノサイトが破壊されるためと考えられており，APS では色素沈着と白斑の両者を認めることがある．

文献

1) 宗　友厚：Addison 病・急性副腎不全．矢崎義雄，他（総編集），内科学第 12 版，朝倉書店，2022，IV-268-IV-271
2) 日本内分泌学会・日本糖尿病学会（編）：Addison 病．内分泌代謝・糖尿病内科領域専門医研修ガイドブック，診断と治療社，2023：197-199
3) Newell-Price JDC, et al.：The Adrenal Cortex. In：Melmed S, et al. (eds), *Williams Textbook of Endocrinology*, 14th ed, 2020：480-541
4) Nieman LK, et al.：Treatment of adrenal insufficiency in adults. Post TW (ed), UpToDate　http://www.uptodate.com（2024.7.28 アクセス）
5) Mandel LR：Endocrine and autoimmune aspects of the health history of John F. Kennedy. *Ann Intern Med* 2009；**151**：350-354　[PMID：19721023]

（柴田洋孝）

4. 下垂体疾患

高プロラクチン血症

> **Clinical pearl & Pitfall**
>
> 1. 高プロラクチン血症は，①下垂体病変，②視床下部・下垂体茎病変，③薬剤服用，④原発性甲状腺機能低下症，⑤マクロプロラクチン血症，⑥その他，などの原因の鑑別が重要である．
> 2. プロラクチン産生腫瘍（プロラクチノーマ）の治療の第一選択は，ドパミン作動薬による薬物療法である．
> 3. 副作用として，ドパミン作動薬では衝動制御障害に，週2.5 mg以上のカベルゴリンでは長期投与における心臓弁膜症に注意する．

01 病態は？

高プロラクチン血症は，文字どおり血中プロラクチン（prolactin：PRL）値の上昇する病態であり，表1に示すように，①下垂体病変，②視床下部・下垂体茎病変，③薬剤服用（表2），④原発性甲状腺機能低下症，⑤マクロプロラクチン血症，⑥その他，などの原因が存在する[1]．

高プロラクチン血症により視床下部のキスペプチン分泌が減少，ゴナドトロピン放出ホルモンニューロンからのゴナドトロピン放出ホルモンの脈動性分泌が抑制される[2]．このため女性では月経周期異常・無月経，不妊，男性では性欲低下，インポテンスを呈する．また，PRLの生理作用は乳腺発育と乳汁産生であるため，女性では乳汁分泌，男性では女性化乳房，乳汁分泌を認める．

02 疫学は？

1999（平成11）年度の厚生労働省研究班による全国調査では，プロラクチン産生腫瘍（プロラクチノーマ）を含むプロラクチン分泌過剰症の推定受療患者数は，1998年で12,400名と報告されている．またプロラクチノーマの男女比は1：3.6と女性に多いが，男性では大きな腫瘍で発見されることが多い．発症年齢は，女性では21〜40歳に

多く認めるが，男性では 20〜60 歳にかけて均一に分布している[3]．

表1　高プロラクチン血症の病態

①下垂体病変
　1）プロラクチン産生腫瘍（プロラクチノーマ）
　2）先端巨大症（GH-PRL 同時産生腫瘍）

②視床下部・下垂体茎病変
　1）機能性
　2）器質性
　　（1）腫瘍（頭蓋咽頭腫・Rathke 囊胞・胚細胞腫・非機能性腫瘍・Langerhans 細胞組織
　　　　球症など）
　　（2）炎症・肉芽腫（下垂体炎・サルコイドーシスなど）
　　（3）血管障害（出血・梗塞）
　　（4）外傷

③薬物服用（腫瘍以外でもっとも多い原因は薬剤である．表2参照）

④原発性甲状腺機能低下症

⑤マクロプロラクチン血症

⑥他の原因
　1）慢性腎不全
　2）胸壁疾患（外傷，火傷，湿疹など）
　3）異所性プロラクチン産生腫瘍

〔間脳下垂体機能障害と先天性腎性尿崩症および関連疾患の診療ガイドライン作成委員会：間脳下垂体機能障害と先天性腎性尿崩症および関連疾患の診療ガイドライン 2023 年版．日内分泌会誌 2023；**99**（Suppl）：15-17[1] より一部改変〕

表2　高プロラクチン血症をきたす薬剤

ドパミン受容体拮抗薬	クロルプロマジン，ハロペリドール，メトクロプラミド
抗精神病薬	リスペリドン，クロルプロマジン，ハロペリドール，パリペリドンオランザピン，クロザピン，アセナピン，など
抗てんかん薬	フェニトイン
麻薬	モルヒネ，メサドン，アポモルヒネ，など
ドパミン合成阻害薬	α-メチルドパ
抗うつ薬	三環系抗うつ薬（クロミプラミン，アミトリプチリン，など）選択的セロトニン再取り込み阻害薬（フルボキサミン，など）
降圧薬	ラベタロール，レセルピン（販売中止），ベラパミル
ヒスタミン H_2 受容体拮抗薬	シメチジン，ラニチジン（販売中止）
エストロゲン製剤	経口避妊薬

〔間脳下垂体機能障害と先天性腎性尿崩症および関連疾患の診療ガイドライン作成委員会：間脳下垂体機能障害と先天性腎性尿崩症および関連疾患の診療ガイドライン 2023 年版．日内分泌会誌 2023；**99**（Suppl）：15-17[1] より一部改変〕

03 どんな時に疑う？

　高プロラクチン血症の症状は，女性では月経周期異常・無月経，不妊，乳汁分泌，男性では性欲低下，インポテンス，女性化乳房，乳汁分泌であり，このような症状をみた場合には高プロラクチン血症を疑う．また，下垂体腫瘍による症状である頭痛，視力・視野障害がある場合にも，高プロラクチン血症を念頭におく必要がある．

04 疑った時にオーダーする検査は？結果をどう解釈する？

　高プロラクチン血症を疑った場合，血中 PRL 値を確認する．血中 PRL 値は，睡眠，ストレス，性交や運動などに影響されるため，測定は複数回行い，いずれも施設基準値以上であることを確認する．また，表1[1]に示す高プロラクチン血症を示す病態を鑑別する．下垂体病変，視床下部・下垂体茎病変を疑った場合には，下垂体造影 MRI を撮影する．プロラクチノーマでは，腫瘍の実質容積と血中 PRL 値がおおむね相関する．ただし，マクロプロラクチノーマにおける PRL の免疫測定において，フック効果（過剰量の PRL が添加した抗体の結合能を妨げ，見かけ上，PRL 値が低くなること）が起こることに注意する[1]．

05 治療は？薬をどう使う？処方のコツは？

　高プロラクチン血症の原因となる病態（表1）によって，治療方針が異なる[1]．

COLUMN 32

下垂体疾患指定難病申請の際の注意点

　現在の下垂体疾患関連の指定難病は，告示番号順に「72 下垂体性 ADH 分泌異常症」，「73 下垂体性 TSH 分泌亢進症」，「74 下垂体性 PRL 分泌亢進症」，「75 クッシング病」，「76 下垂体性ゴナドトロピン分泌亢進症」，「77 下垂体性成長ホルモン分泌亢進症」，「78 下垂体前葉機能低下症」である．指定難病と診断された場合，申請することで医療費助成を受けることができるため，患者に指定難病に罹患していることを説明し，診断時（治療前）に，難病情報センターのそれぞれの指定難病の判定基準のうち，Definite と判断できるよう検査を行う必要があることを理解してもらうことが重要である[4]．

---

4 下垂体疾患

22 高プロラクチン血症

1 下垂体病変

プロラクチノーマは，ドパミン作動薬（カベルゴリン，ブロモクリプチン）による薬物療法が第一選択である．

処方例

カバサール®錠 0.25 mg（カベルゴリン）
週1回 就寝前 0.25 mg/回より開始し，血中 PRL 値により漸増（最大 1 mg/回）
または
パーロデル®錠 2.5 mg（ブロモクリプチン）
1日 2.5 mg 分1 夕食後より開始し，血中 PRL 値に応じて1日 5〜7.5 mg 分2〜3 まで漸増

注意すべき点として，ドパミン作動薬には病的賭博，病的性欲亢進，強迫性購買，暴食などの衝動制御障害が報告されており（Column 33，☞ p.305），これらの症状を認めた場合，ドパミン作動薬の減量または投与中止を考慮する．また，カベルゴリンを投薬された Parkinson 病患者の一部に心臓弁膜症が報告されており，カベルゴリンを高用量（週 2.5 mg 以上）で長期間投与する際には注意を要する．

マクロプロラクチノーマに対してドパミン作動薬を用いた場合，腫瘍縮小に伴って髄液鼻漏（髄膜炎）をきたす可能性があることに注意する．

プロラクチノーマにおける手術適応は，薬物療法に抵抗する場合，あるいは副作用などで服薬できない場合である．またミクロプロラクチノーマの場合，熟達した脳神経外科医が手術すれば治癒する可能性が十分あることを，治療の選択肢として説明する必要がある．

2 視床下部・下垂体茎病変

機能性の場合には，カベルゴリン，ブロモクリプチンを投与する．また器質性の場合には，おのおのの疾患の治療を行う．

3 薬剤服用によるもの

当該薬を中止する．抗精神病薬の場合，中止または他剤への変更が可能かを，処方医と相談する．

4 原発性甲状腺機能低下症

甲状腺ホルモン製剤を補充する（「甲状腺機能低下症」参照，☞ p.213）．

5 マクロプロラクチン血症

マクロプロラクチン血症（PRL に対する自己抗体と PRL の複合体形成が原因）は治療の必要はない.

6 他の原因

おのおのの疾患の治療を行う.

06 フォローアップの検査と頻度は？

プロラクチノーマにおいて，薬物療法開始時は月 1 回，通院してもらい，薬剤の反応性・副作用の評価を行う. 血中 PRL 値の低下が安定して認められるようになれば，3 か月に 1 度の診察で投与量の調整を行う. また薬物療法開始から 3 か月〜半年後に，下垂体造影 MRI 検査を施行し，腫瘍サイズの変化を確認し，以後，半年〜1 年ごとにフォローアップを行う（表 3）.

07 どんな時に専門医に相談する？

薬剤（腫瘍以外でもっとも多い原因）が原因の場合は当該薬剤中止や他剤への変更を，甲状腺機能低下症が原因である場合は甲状腺ホルモン製剤の補充を行う. それ以外の病態が考えられる場合は，専門医への紹介を検討する.

表 3　フォローアップ用検査項目

	頻度・間隔	項目
血液学的検査	受診ごと	白血球数，白血球分類，赤血球数，MCV，MCH，MCHC，Hb，Ht，血小板
血液生化学検査	受診ごと	AST，ALT，ALP，BUN，Cr，TG，HDL-C，LDL-C，Na，K，Cl，グルコース
ホルモン検査	初診時	ACTH，コルチゾール，TSH，FT_4，PRL，LH，FSH，E_2 またはテストステロン
	薬物療法中	PRL，LH，FSH，E_2 またはテストステロン
画像検査	初診時	下垂体造影 MRI
	治療開始 3 か月〜半年後以後，半年〜1 年ごと	下垂体造影 MRI

TG：中性脂肪，HDL-C：高比重リポ蛋白コレステロール，LDL-C：低比重リポ蛋白コレステロール，ACTH：副腎皮質刺激ホルモン，TSH：甲状腺刺激ホルモン，FT_4：遊離サイロキシン，PRL：プロラクチン，LH：黄体形成ホルモン，FSH：卵胞刺激ホルモン，E_2：エストラジオール

36歳男性．突然の悪心・嘔吐を伴った，右眼窩部の激しい疼痛を自覚．頭部MRIでは下垂体内に出血を伴い，鞍上部に進展する下垂体腫瘍を認めた．また，下垂体ホルモン検査でPRL 2,604.8 ng/mLと上昇を認めたことから，プロラクチノーマと診断．ドパミン作動薬（カベルゴリン）による薬物療法を，1回0.25 mg 週1回 就寝前より開始した．その後，カベルゴリン量を漸増し，1回1 mg 週1回 就寝前まで増量したところ，PRLは5.4 ng/mLと正常化した．

解説

 ドパミン作動薬治療でPRLが正常化した場合に，ドパミン作動薬は中止できるか？

「間脳下垂体機能障害と先天性腎性尿崩症および関連疾患の診療ガイドライン2023年版」の「CQ 3-1 PRL産生腫瘍の薬物療法において，血中PRL値が正常化した場合，薬物療法を中止することが推奨されるか？」に対する推奨は，「薬物療法の最少量で血中PRL値が正常に維持され，画像上，腫瘍が認められなくなったミクロプロラクチノーマ（微小PRL産生腫瘍）の場合，薬物療法の中止を提案する」となっており，マクロプロラクチノーマの場合は，原則，ドパミン作動薬の継続を考慮すると解説されている．本症例は，診断時にマクロアデノーマであり，カベルゴリン投与によりPRLは正常化したが，カベルゴリンを中止するとPRLは85.8 ng/mLと上昇を認めるため，カベルゴリンを継続している．

文献

1) 間脳下垂体機能障害と先天性腎性尿崩症および関連疾患の診療ガイドライン作成委員会：間脳下垂体機能障害と先天性腎性尿崩症および関連疾患の診療ガイドライン2023年版．日内分泌会誌 2023；**99(Suppl)**：15-17 [DOI：10.1507/endocrine.99.S.July_1]
2) Bernard V, et al.：Prolactin-a pleiotropic factor in health and disease. *Nat Rev Endocrinol* 2019；**15**：356-365 [PMID：30899100]
3) 難病情報センター：下垂体性PRL分泌亢進症（指定難病74） https://www.nanbyou.or.jp/entry/4045（2024.7.26 アクセス）
4) 難病情報センター：病気の解説・診断基準・臨床調査個人票の一覧五十音別索引 https://www.nanbyou.or.jp/entry/5461（2024.7.26 アクセス）

（大月道夫）

4. 下垂体疾患

先端巨大症

Clinical pearl & Pitfall

1. 先端巨大症様顔貌，汗ばんだ大きな手足を見逃すな！
2. 先端巨大症の診断は，①先端巨大症様顔貌，②症状と，③75g経口ブドウ糖負荷試験（75g OGTT）における成長ホルモン（GH）抑制不十分，④インスリン様成長因子（IGF）-Ⅰの年齢性別ごとの正常値に対するSDスコア高値，によって行う．
3. 経蝶形骨洞手術（TSS）が治療の基本であり，経験豊富な脳神経外科医に依頼する．
4. 第1世代ソマトスタチンアナログ（第1世代SSA）が標準薬物療法だが，その治療反応性を予測して適切な薬剤選択を行う．
5. 高血圧，糖尿病，睡眠時無呼吸症候群などに対する適切な治療，悪性腫瘍（とくに大腸癌，甲状腺癌）の評価が必要である．

01 病態は？

成長ホルモン（growth hormone：GH），インスリン様成長因子-1（insulin-like growth factor-1：IGF-Ⅰ）の分泌過剰により，先端巨大症様顔貌および合併症，QOLの悪化，生命予後の悪化をきたす疾患である．骨端線閉鎖前に発症した場合は下垂体性巨人症となり，閉鎖後に発症した場合には先端巨大症となる．先端巨大症の98％は下垂体GH産生腫瘍（GH産生下垂体腺腫）によって引き起こされるが，ごくまれに異所性GH産生腫瘍，異所性成長ホルモン放出ホルモン（growth hormone-releasing hormone：GHRH）産生腫瘍によるものがある．治療によってGH，IGF-Ⅰが正常化できれば，合併症と生命予後の改善が期待できる．

02 疫学は？

欧米では有病率10万人あたり4〜24人と報告されており，日本における有病率は，

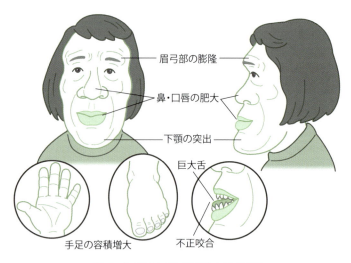

図1 先端巨大症に特徴的な局所症状

2015〜2017年のレセプト情報（National Database：NDB）を用いた解析から，10万人あたり9.2人（日本全体で12,713名），発症率は10万人年あたり0.49人と報告されている．また2018（平成30）年度の指定難病登録数は4,166人だった．

03 どんな時に疑う？

症状にはGH，IGF-I過剰によって生じるものと，下垂体腫瘍による局所症状がある．診断のきっかけとして，手足の容積の増大，先端巨大症様顔貌（眉弓部の膨隆，鼻・口唇の肥大，下顎の突出，不正咬合，巨大舌）が重要である（図1）．局所症状として，頭痛，視力・視野障害がみられる．その他，ホルモン過剰に関連して，全身倦怠感，発汗過多，靴や指輪のサイズの増加，睡眠時無呼吸症候群，鼻声，変形性関節症，手根管症候群，月経異常の有無を確認する．高血圧，耐糖能異常・糖尿病，脂質異常を高率に合併する．インスリン抵抗性の強い糖尿病，治療抵抗性高血圧患者において，特徴的な顔貌の有無に注意することが重要であり，それに気づけば一般に診断は容易である．一方で，さまざまな診療科を受診しているにもかかわらず，顔貌に気づかれず診断までに4〜10年かかる場合がある．先端巨大症様顔貌は本人が自覚していないことも多く，著明ではない時には過去の写真と比較する．また，コロナ禍の影響でつねにマスクをしている場合も多いため，糖尿病や高血圧の患者を含め，1度はマスクをはずしてもらい顔貌を確認する．

04 疑った時にオーダーする検査は？結果をどう解釈する？

❶ GH，IGF-Iの基礎値を測定し，年齢性別ごとの正常値と比較した IGF-I SD スコアを算出する．IGF-Iの SD スコアは，ファイザー社のweb サイト内「IGF-I基準値」（http://www.ghw-pfizer.info/adult/information/igf-i）で算出できる．

❷ IGF-I が高値（SDスコア＞2）の場合には経口ブドウ糖負荷試験（oral glucose tolerance test：OGTT）を行う．GH 値が正常（0.4 ng/mL 未満）に抑制されなければ，生化学的に先端巨大症と診断できる．

❸ 次に，造影（できるだけ）MRI を施行する．腫瘍組織は正常下垂体組織に比べてガドリニウム造影効果が乏しい．70％はマクロ腫瘍であり，まれに蝶形骨洞や傍咽頭の異所性下垂体に発生したもの，empty sella の合併や下垂体過形成（異所性 GHRH 産生腫瘍に伴う）を認めることがある．MRI T2 強調像で側頭葉灰白質と比較して低信号であれば，第 1 世代ソマトスタチンアナログ（somatostatin analogue：SSA）に反応性のよい densely granulated tumors（DG）と診断できる．

❹ 必要に応じて頭蓋および手足の単純 X 線撮影を行い，トルコ鞍，前頭洞の拡大，手指末節骨の花キャベツ様変形，ヒールパッド肥厚（22 mm 以上）を確認する．

❺ 糖尿病，高血圧，睡眠時無呼吸症候群などの合併症について適切に評価するとともに，初診時には心・甲状腺超音波検査，大腸内視鏡も施行する．

05 治療は？薬をどう使う？処方のコツは？

治療法には，①手術療法，②薬物療法，③放射線療法，があるが，第一選択は経蝶形骨洞的下垂体腫瘍摘出術である．下垂体手術の経験豊富な脳神経外科医に依頼することが重要である．合併症および予後の改善のためには IGF-I SD スコアの正常化がもっと

COLUMN 33
先端巨大症やプロラクチノーマでカベルゴリン投与の際に注意するべきこと

カベルゴリンは週 1〜2 回の経口薬で，比較的安価であり使いやすいが，副作用として悪心・嘔吐，起立性低血圧に加え，病的賭博，病的性欲亢進，強迫性購買，暴食などを呈する衝動制御障害が報告されており，このような症状を認めた場合には減量または投与中止を考慮する．また，患者および家族らにこのような症状の可能性について説明しておく．高用量で長期間投与する場合（週 2.5 mg を超える場合）は，心臓弁膜症（心臓超音波でモニター）にも注意する．

も重要なので，術後，IGF-Ｉが正常化しない場合には薬物療法で正常化を目指す．合併症で手術リスクが高い，あるいは手術によって寛解がきわめて困難と考えられる場合には，薬物療法を優先（primary medical therapy）する．

1 第1世代ソマトスタチンアナログ（第1世代SSA）の使い方

> **処方例**
> サンドスタチン®LAR®（酢酸オクトレオチド）
> 10〜20 mg から開始し，4週ごとに殿部筋注
> または
> ソマチュリン®皮下注（ランレオチド酢酸徐放性製剤）
> 60〜90 mg から開始し，4週ごと深部皮下注
> 💡 以降，IGF-Ｉ値をみながら，必要に応じて漸増．
> 💡 3か月ごとに用量調節を行う．

副作用として，下痢，白色便などの消化器症状についてはあらかじめ説明しておいたほうがよいが，通常，継続可能である．まれに，イレウス，徐脈に注意する．MRI T2強調像で高信号，あるいは術後の病理所見（サイトケラチン染色）で sparsely granulated somatotroph tumors（SG）と診断された場合には，第1世代SSAの抵抗性が予想される．また，若年発症，大きな腫瘍，浸潤性の場合にもSGの可能性が高く，早期から第2世代SSA（パシレオチド）やGH受容体拮抗薬の選択肢も検討する．

2 カベルゴリンの使い方

IGF-Ｉが軽度上昇の場合には，カベルゴリン（ただし，保険適用は高プロラクチン血性下垂体腺腫）を用いてもよい．GH，PRL同時産生腫瘍でも著効することがある．

> **処方例**
> カバサール®錠 1.0 mg（カベルゴリン）
> 1回 1 mg 週に 1〜2回 就寝前 経口
> 💡 3か月ごとに用量調節を行う．

副作用として，悪心，起立性低血圧，衝動制御障害や，週 2.5 mg 以上使用する場合には心臓弁膜症（心臓超音波でモニター）に注意が必要である（Column 33）．

3 GH受容体拮抗薬の使い方

第1世代SSAでコントロールが難しい時に，GH受容体拮抗薬単独，あるいは第1世代SSAとの併用で用いる．第1世代SSAである程度，効果がみられる場合は併用す

るのが一般的である.

ソマバート®皮下注用 10 mg（ペグビソマント）
10 mg を 1 日 1 回 自己注射から開始し，IGF-Ⅰ値をみながら 30 mg/ 日まで増量
- 2〜3 か月ごとに用量を調節する.
- SSA との併用時は，週 2〜3 回投与も可能な場合がある.

第 1 世代 SSA に比べて，糖尿病や心不全に対してより有効なことがある．肝障害，局所の脂肪増大の副作用がある．

4 第 2 世代ソマトスタチンアナログ（第 2 世代 SSA）の使い方

第 1 世代 SSA でコントロールが難しい場合
シグニフォー®LAR®（パシレオチドパモ酸塩徐放性製剤）
1 回 20〜60 mg 4 週間に 1 回 殿部筋注

IGF-Ⅰ正常化，腫瘍縮小効果は第 1 世代 SSA より高く，SG に対してより効果があるが，70 ％で耐糖能が悪化するため，投与開始日より血糖をモニターし適切に治療を行う．インスリン，インクレチン分泌抑制作用を有するため，糖尿病に対してはメトホルミン，ジペプチジルペプチダーゼ-4（dipeptidyl peptidase-Ⅳ：DPP-4）阻害薬，グルカゴン様ペプチド-1（glucagon-like peptide-1：GLP-1）製剤，インスリンを用いる．それ以外の副作用は第 1 世代 SSA と同様である．

5 手術後コントロール不良で上記の薬物療法の効果が十分ではない場合

残存腫瘍が明らかで，摘出可能であれば再手術も検討する．また，それでもコントロール困難な場合には定位的放射線治療（ガンマナイフ，サイバーナイフ）を検討する．

下垂体前葉機能低下症や中枢性尿崩症を伴う場合には，適切な補充療法を行う．副腎皮質ホルモンの過剰な補充は予後の悪化と関連しているため，注意が必要である．また，糖尿病，高血圧，脂質異常症，心疾患，変形性関節症，睡眠時無呼吸症候群，悪性腫瘍（甲状腺癌，大腸癌）などの合併症を十分評価し，適切に治療・フォローアップする．

06 フォローアップの検査と頻度は？

薬物療法中は通常，月 1 回の通院となる．カベルゴリンでの治療中や症状が落ち着い

ていれば，3か月に1度の診察で薬剤調整も可能である．フォローアップの際に行うべき検査項目を**表1**に示す．

とくにパシレオチドを用いる場合は早期の高血糖に注意が必要で，導入時，必要に応じて当日から血糖自己測定（self monitoring of blood glucose：SMBG）を行ったり，1週間以内の血糖，グリコアルブミン（GA）などをフォローアップのために測定する．

表1 フォローアップ用検査項目

	頻度・間隔	項目	備考
血液学的検査	受診ごと（術後フォローアップ，薬物療法中）	白血球数，白血球分画（好中球，リンパ球，好酸球，好塩基球，単球，赤血球数，MCV，MCH，MCHC，Hb，Ht，血小板	
血液生化学的検査	受診ごと（術後フォローアップ，薬物療法中）	総蛋白，Alb，BUN，Cr，eGFR，尿酸，T-Bil，AST，ALT，γ-GTP，ALP，LAP，アミラーゼ，CK，Na，K，Cl，Ca，P	SSAによる胆石，胆汁うっ滞，ペグビソマントによる肝障害などをフォローアップする．
		総コレステロール，TG，LDL-C，HDL-C	脂質異常症に対しては積極的に評価・介入する．
		グルコース，HbA1c（GA，IRI，C-ペプチドは必要に応じて）	糖尿病に対しては積極的に評価・介入する．パシレオチド投与時は早期の高血糖に注意を要するため，必要に応じてSMBG，GAも活用する．
ホルモン検査	受診ごと（術後フォローアップ，薬物療法中）	【病勢の評価】GH，IGF-I（SDスコア），PRL	PRL；GH，PRL同時産生腫瘍が疑われる場合にはフォローアップする．
		【下垂体機能低下症の可能性がある場合】ACTH，コルチゾール，TSH，FT_4，LH，FSH，E_2またはテストステロン，PRL	ACTH，コルチゾールはできれば早朝空腹時採血で評価する．
画像検査	落ち着いていれば1～2年ごと，腫瘍増大の可能性があれば3～6か月ごと	下垂体造影MRI	
	1～2年ごと	腹部超音波検査 心臓超音波検査	胆石がある場合 弁膜症がある場合 カベルゴリン週3mg以上投与の場合

eGFE：推算糸球体濾過量，SSA：ソマトスタチンアナログ，SMBG：血糖自己測定，GA：グリコアルブミン，IRI：immunoreactive insulin，GH：成長ホルモン，IGF：インスリン様成長因子，PRL：プロラクチン，ACTH：副腎皮質刺激ホルモン，TSH：甲状腺刺激ホルモン，FT_4：遊離サイロキシン，LH：黄体形成ホルモン，FSH：卵胞刺激ホルモン，E_2：エストラジオール

07 どんな時に専門医に相談する？

手術の際には必ず，下垂体手術の経験豊富な脳神経外科医に依頼する．

また，①生化学的に診断できるが腫瘍が見つからない場合，②第1世代 SSA でうまくコントロールできない場合，③パシレオチドの使用を考慮する場合，④合併症のコントロールが困難な場合，⑤残存腫瘍の増大傾向が強い場合，には専門医に相談する．

76 歳女性．糖尿病，高血圧治療中に，50 歳ころから顔貌の変化を指摘され，先端巨大症と診断された．とくに自覚症状は認めなかった．GH 2.4 ng/mL，IGF-Ⅰ 268 ng/mL［年齢性別ごとの正常値 50～160，SD スコア＋4.1］，75 gOGTT の GH 底値 1.5 ng/mL，下垂体 MRI にて Knosp grade 2 の右海綿静脈洞に浸潤した径 1.2 cm の腫瘍を認めた．腫瘍摘出術をすすめたが，患者は手術希望がなかった．本例ではカベルゴリン 1 mg/ 週から開始し，1.5 mg/ 週に増量した時点で 6 か月後の IGF-Ⅰ が 158 ng/mL に低下した．

解説

 明らかに腫瘍の全摘出が困難な場合や，薬物療法において IGF-I 値が軽度上昇の場合にはどうする？

先端巨大症の治療において，手術で全摘出が可能な場合や視交叉を圧迫して視力視野障害が明らかな場合（一部は薬物療法によく反応して改善する例はあるが，慎重な判断と脳外科との連携が必要である）は手術が第一選択である．しかしながら，手術を希望しない場合や明らかに全摘出が困難な場合は薬物療法を優先的に行う．

本例のように，IGF-Ⅰ 値が正常上限の 1.5～2.0 倍以下の軽度上昇の場合はカベルゴリンの効果も期待できるが，それ以上の場合は SSA を用いる．全摘出が困難で，薬物療法を組み合わせても正常化が難しい場合には，腫瘍の可及的な減量手術によって薬物療法の効果の改善が期待できる場合がある．また大きな腫瘍，SG の可能性が高いなど第 1 世代 SSA 抵抗性が予測される場合に，第 2 世代 SSA のパシレオチドが奏効することがある．その際には，耐糖能の悪化には注意が必要であるが，一般に GLP-1 製剤が著効する．

（髙橋　裕）

4. 下垂体疾患

Cushing 病

Clinical pearl & Pitfall

① 肥満よりも,「体重増加」のなかに本症が潜んでいる.
② 満月様顔貌は以前の写真との比較,中心性肥満は立位側面からの視診が重要である.
③ 早朝血中副腎皮質刺激ホルモン（ACTH）,コルチゾール値が正常範囲でも本症は否定できず,スクリーニングには尿中遊離コルチゾールの複数回測定,または少量デキサメタゾン抑制試験が必須である.
④ 手術療法が治療の第一選択だが,局在診断検査に時間を要するケースも多く,重症例では高コルチゾール血症に対する薬物治療が優先される点に留意が必要である.
⑤ 手術療法は,Cushing 病に対する経験豊富な内分泌代謝科専門医資格を有する脳神経外科医（日本内分泌学会 web サイト参照）に依頼する.

01 病態は？

　Cushing 病は副腎皮質刺激ホルモン（adrenocorticotropic hormone：ACTH）を産生し過剰分泌する,下垂体腫瘍を原因とする疾患である.その全身性の徴候の多くはACTHにより誘導されたコルチゾール過剰分泌に由来する.この作用はおもにグルココルチコイド受容体を介していると考えられるが,ミネラルコルチコイド受容体を介した作用もある.たとえば,コルチゾールは腎尿細管などで 11β-ヒドロキシステロイド脱水素酵素 2 型（11β-hydroxysteroid dehydrogenase type 2：11βHSD2）により非活性型のコルチゾンに変換されるため,本症のような過剰分泌状態においてアルドステロン作用が顕在化し,Na 再吸収と K 排泄の促進による低カリウム血症,高血圧が表出する.コルチゾールは通常,ACTH を抑制するが,本症腫瘍ではそのネガティブフィードバック機構が破綻しており,これが病態の本質であると考えられている（図 1）.これを証明するのが,少量デキサメタゾン抑制試験である.

　現在,腫瘍の 30〜60％ で,脱ユビキチン化酵素 USP8 をコードする遺伝子の体細胞

バリアントが同定されており，これが腫瘍化や ACTH 自律性過剰分泌の原因の 1 つと考えられている[1]．

02 疫学は？

スウェーデンナショナルレジストリーを用いた研究では，本症発症数は人口 100 万人あたり 1.2〜1.7 人/年であった．これはヨーロピアンレジストリーを用いたアイルランドにおける 45 年間のデータでも，人口 100 万人あたり 1.5 人/年とほぼ同様で

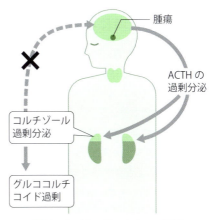

図 1　Cushing 病のホルモン動態

あった点からも再現性のあるデータと考えられる．しかし直近 5 年間で統計をとると，人口 100 万人あたり 2.6 人/年であり，近年の診断技術の発展により，これまで潜在していた症例が発見されるようになってきている可能性がある[2]．一方これらは，本症と診断された患者をもとにしたデータであることに留意が必要である．たとえば Cushing 症候群を積極的にスクリーニングした場合には，糖尿病患者の 1.4％，高血圧患者の 0.5〜1.0％に認めるとの報告もある．各疾患頻度を勘案すると発症率はさらに高い可能性があり，本症が現在も統計結果以上に日常診療に潜在している可能性が示唆されている．

03 どんな時に疑う？

米国内分泌学会ガイドラインでは，①高血圧症，骨粗鬆症などの代謝異常で若年発症例の場合，② Cushing 症候群に特徴的な身体徴候（満月様顔貌や中心性肥満，伸展性赤紫色皮膚線条など）が進行性に認められる場合，③小児では体重増加と伸長率の低下を呈した場合，に疑う必要性を示しており，その際，まずはグルココルチコイド関連薬の使用について詳細に聴取し，除外することが求められている[3]．

筆者らが日本人を対象に行った検討では，本症の平均 BMI は 23.1 kg/m^2 であり，必ずしも肥満を呈していない点に注意が必要である．しかし，主訴として体重増加が多いことは多くの報告から示されており，肥満を呈していなくても体重増加を呈する症例では本症を疑う必要がある．また，若年性の骨折や低カリウム血症を契機に発見されることも少なくない．

04 疑った時にオーダーする検査は？結果をどう解釈する？

　血中 ACTH，コルチゾールを測定することによってスクリーニングすることが多いが，これらがともに正常値であっても本症を否定できない点に，とくに注意が必要である．また，ストレスによっても ACTH，コルチゾールは上昇するため，基礎値ではその判定は容易でない．

　より測定意義が高い検査は，深夜，とくに睡眠時の ACTH，コルチゾール測定であるが，これは外来での施行が困難である．欧米では深夜唾液コルチゾールの複数回測定が推奨されており，その有用性が示されている．しかしわが国では現在，保険未収載のため測定することができず，24 時間蓄尿による尿中遊離コルチゾール（urinary free cortisol：UFC）測定（2 回以上），もしくは少量デキサメタゾン抑制試験が推奨されている[4, 5]．UFC が正常上限を超えた場合に本症を疑う．また少量デキサメタゾン抑制試験は，デカドロン®0.5 mg 錠を採血前夜 23 時に服用指示し，翌朝 8〜10 時に空腹時早朝採血を行う．コルチゾール値が 3 μg/dL 以上で異常と考え，さらなる検査に進む．これらの検査は外来でも施行可能であるが，UFC 測定には蓄尿バッグを前もって渡しておく必要がある．検査の詳細はわが国のガイドラインに具体的に記載されているので，そちらを参照されたい[5]．

COLUMN 34

下垂体偶発腫を見たらどうする？

　まず，機能性腫瘍かどうかの判断が重要である．偶発腫で発見される機能性下垂体腫瘍として Cushing 病はまれで，先端巨大症やプロラクチノーマ（とくに男性）が多い．1 cm を超えるマクロ腫瘍であれば，非機能性腫瘍でも腫瘍の下垂体茎圧迫により血清プロラクチン（PRL）値が上昇していることが多い．プロラクチノーマでは PRL 値が 200 ng/mL を超え，かつ腫瘍サイズと PRL 値は相関することが，その鑑別において有用である．ひとたび機能性の診断がつけば，微小腫瘍でも手術適応である．

　一方，非機能性腫瘍では視交叉圧排による視野欠損を認めることが手術適応であり，無症候性腫瘍は経過観察となる．腫瘍が下垂体を圧排することによって起こる下垂体機能低下にも注意が必要である．近年，1 cm 未満の微小腫瘍で，その後，増大して手術を要するのは約 1.9% と報告された．そのため，このような増大傾向を示す腫瘍での MRI のフォローアップは 3 年ごとに延長してもよいのではないかと提案している報告もある．

なお重症例では，確定診断検査を行う前に高コルチゾール血症の是正を優先することが推奨される[4,5]．

05 治療は？薬をどう使う？処方のコツは？

治療の第一選択は外科的手術療法である．しかし，本症の原因は微小腺腫が多いため，局在診断が難しく，高コルチゾール血症による合併症管理も困難で，下垂体腫瘍のなかでも手術管理が難しい．そのため，手術は本症に対する経験が豊富な脳外科医に依頼することが必須である．日本内分泌学会が認定する内分泌代謝科専門医（https://www.j-endo.jp/modules/senmoni/）を取得していることは，脳外科医選択の1つのめやすとなる．

早朝コルチゾール 30 μg/dL や UFC 500 μg/日を超えるような重症例では，術前薬物治療が推奨される．しかしコルチゾール抑制療法開始後に，免疫再構築症候群によるニューモシスチス肺炎（pneumocystis pneumonia：PCP）を呈することがある．これは死亡率が非常に高いため，コルチゾール抑制療法開始前にはスルファメトキサゾール・トリメトプリム（ST）合剤の予防的投与が必要である．治療開始前に，β-D グルカンに加え D-dimer を測定し，静脈血栓症の予防にも注意が必要である．

1 メチラポンの使い方

メチラポンは，即効性が高いステロイド合成阻害薬（CYP11B1 阻害）である．服用後 2〜3 時間で底値に達することが多いが，症例によってはさらに長期的な抑制効果を呈することもある．

筆者らは，まず平日の朝に入院のうえメチラポン 250 mg 単独投与を行い，その後 4 時間のコルチゾール抑制効果を確認している．この効果をもとに，改めて眠前からメチラポン 250〜500 mg 投与を開始し，早朝コルチゾール 10〜15 μg/dL や UFC 正常化を目指し漸増調整している（dose titration 法）．

重症例では ST 合剤の予防的投与を開始のうえ，block & replace 法を用いている．Replace としてはヒドロコルチゾンが推奨されるが，効果判定のために UFC 測定が必要な場合は，デキサメタゾンに変更が必要である．

メトピロン®カプセル 250 mg（メチラポン）
1回 250〜750 mg を 1日 4回 6時間ごと，または 1日 6回 4時間ごと 経口
💡 早朝コルチゾール値や UFC を確認しながら，漸増する．

2 オシロドロスタットの使い方

2021年から使用可能となった，もう1つのステロイド合成阻害薬（CYP11B1阻害）である．メチラポンよりも半減期が長く，1日2回の服用で強いコルチゾール抑制効果をもつ点が特徴である．また近年，CYP17A1阻害作用もあることが考えられており，メチラポンと比較してデオキシコルチコステロン（deoxycorticosterone：DOC）やデヒドロエピアンドロステロン（dehydroepiandrosterone：DHEA）などの上昇が抑えられることが報告されている．このことから，低カリウム血症，高血圧，男性化徴候などの副作用は，メチラポンと比べ出現しにくい薬剤であると考えられる．一方，本薬によるコルチゾール抑制効果は遅発性に増強することが知られており，増量中に副腎不全をきたさないように注意が必要である．筆者らは，とくに重症例においておもに block & replace 法を用いて本薬を使用することが多い．

イスツリサ®錠 1 mg（オシロドロスタット）
1回1mg 1日2回 経口で開始し，適宜漸増
- 最大1回30 mg 1日2回．
- block & replace 法を用いて使用している（漸増時はデキサメタゾンで replace．安定時はヒドロコルチゾンに変更）．

3 パシレオチドの使い方

第2世代のソマトスタチンアナログ（somatostatin analogue：SSA）として登場した本薬剤は，おもに ACTH 産生下垂体腫瘍に発現する SST5（somatostatin receptor type5）に親和性が高く，ACTH 抑制作用とともに腫瘍縮小作用を有する．筆者らは，おもに術後残存症例の慢性期治療として使用している．50％以上の症例で，使用開始直後に血糖上昇を認めるため，とくに耐糖能障害を呈している症例で注意が必要である．多くの症例はメトホルミン，ジペプチルペプチダーゼ-4（dipeptidyl peptidase-Ⅳ：DPP-4）阻害薬，グルカゴン様ペプチド-1（glucagon-like peptide-1：GLP-1）作動薬などによって血糖コントロールが可能であることから，開始後1週間以内に血糖をモニターし，早期対応を行うことが推奨される．ステロイド合成阻害薬との併用療法として用いることもある．

シグニフォー®LAR®（パシレオチドパモ酢酸塩徐放製剤）
1回10 mg 4週間に1回 殿部筋注で開始（適宜漸増）
- ステロイド合成阻害薬と併用して用いることが多い．

4 カベルゴリンの使い方

保険適用外の薬剤であるが，約30%の症例でACTH抑制効果を認めることが知られている．週1回の経口剤として使用しやすいが，プロラクチノーマに対する投与量よりも多くの用量を要する点に留意する必要がある．短期的に効果を認めるもののエスケープ現象を呈することもあり，経過には注意が必要である．また，副作用としての心臓弁膜症にも注意が必要である．

06 フォローアップの検査と頻度は？

短期的には，早朝血清コルチゾールとともに血漿ACTH，そしてコルチゾール作用を反映する血液マーカー〔白血球分画や活性化部分トロンボプラスチン時間（activated partial thromboplastin time：APTT），アルブミン，血糖，脂質プロファイル，オステオカルシンなど〕をモニターすることが多い．外来でもあらかじめ蓄尿バッグを提供することでUFCを測定することが可能であり，筆者らは定期的にUFCもモニターしている．しかし基本は，臨床徴候（体重や満月様顔貌，内臓脂肪，骨密度，筋肉量など）を十分に観察し，変化を比較することが重要である．外来受診で急性期には月1回，慢性期には3か月に1回，寛解例では半年～1年に1回の経過観察を行う．

07 どんな時に専門医に相談する？

急性期管理は重症化リスクもあり，とくにUFCが正常上限の3倍を超える場合は，多くの経験数を有する専門医への相談が推奨される．また，腫瘍の局在がはっきりしない場合や，診断確定試験で結果に不一致が生じ解釈が難しい症例なども専門医への相談が推奨される．

36歳女性．1年前から下腿浮腫を自覚し，体重増加とともに顔も丸くなってきたことを周囲から指摘されていた．気管支炎を契機に近医受診した際，ACTH 58.1 pg/mL，コルチゾール 19.9 μg/dL，UFC 896 μg/日でCushing病が疑われ，精査ののち経蝶形骨洞的下垂体腫瘍摘出術が施行された．しかし，術後も血中ACTH 50.3 pg/mL，コルチゾール値 20.9 μg/dL，UFC 784 μg/日と低下せず，当科紹介となった．

解説

 術後残存例として紹介を受けた場合に，どのように対応するか？

　Cushing病の腫瘍は1 cm未満のものが多く，その局在診断に苦慮することが少なくない．本例も，初回手術時に腫瘍と疑われた病変の径は1 cm未満であり，不明瞭であった．下錐体静脈洞サンプリング（inferior petrosal sinus sampling：IPSS）も行われていたが，摘出検体から病理学的にも明らかな腫瘍は確認されていなかった．術後に3T MRIをSPGR（spoiled gradient recall）法で撮像したが腫瘍は確定的といえず，数年間はメチラポンやオシロドロスタットで高コルチゾール血症に対する治療を行った．その後，本人家族との話し合いによりCushing病に対する経験豊富な脳外科医による手術を受け，寛解に至った．手術に対する成功が確信的でない場合は薬物療法でコントロールしながら，経験豊富な脳外科医に相談することが推奨される．

文献

1) Nishioka H, et al.：Cushing's Disease. *J Clin Med* 2019；**8**：1951［PMID：31726770］
2) Arnardóttir S, et al.：The incidence and prevalence of Cushing's disease may be higher than previously thought：results from a retrospective study in Iceland 1955 through 2009. *Clin Endocrinol (Oxf)* 2011；**74**：792-793［PMID：21175734］
3) Nieman LK, et al.：The diagnosis of Cushing's syndrome：an Endocrine Society Clinical Practice Guideline. *J Clin Endocrinol Metab* 2008；**93**：1526-1540［PMID：18334580］
4) Fleseriu M, et al.：Consensus on diagnosis and management of Cushing's disease：a guideline update. *Lancet Diabetes Endocrinol* 2021；**9**：847-875［PMID：34687601］
5) 間脳下垂体機能障害と先天性腎性尿崩症および関連疾患の診療ガイドライン作成委員会 厚生労働科学研究費補助金難治性疾患政策研究事業「間脳下垂体機能障害に関する調査研究」班：間脳下垂体機能障害と先天性腎性尿崩症および関連疾患の診療ガイドライン 2023年版．日内分泌会誌 2023；**99**（S.July）：1_171［DOI：10.1507/endocrine.99.S.July_1］

（福岡秀規）

4. 下垂体疾患

下垂体機能低下症

Clinical pearl & Pitfall

① 下垂体機能低下症の原因でもっとも多いのは，下垂体神経内分泌腫瘍（PitNET）によるものである．

② 下垂体機能低下症は指定難病であり，原因によって医療費助成制度の対象になりうる．

③ 副腎皮質刺激ホルモン（ACTH）分泌低下症は適切なホルモン補充を行わないと致死的になることから，普段の外来診療時にもシックデイ時の対応を確認しておく．

④ 性腺系ホルモン補充は，性別，年齢，ライフステージに合わせた調整が必要である．

⑤ ホルモン補充療法による変化は，代謝面のみならずQOLも含めて評価を行う．

01 病態は？

　下垂体機能低下症は，間脳下垂体領域の器質的・機能的異常によって下垂体前葉ホルモン分泌が低下することにより，各下垂体ホルモンの標的となる内分泌腺の機能低下を引き起こす病態である．障害される前葉ホルモンの数により呼称が異なり，単一ホルモンの障害では単独欠損症，複数のホルモンでは複合型下垂体機能低下症，すべての前葉ホルモンが障害されている場合は汎下垂体機能低下症とよぶ．

02 疫学は？

　人口10万人あたりの有病率は29.0～45.5であり，年間発生率は人口10万人あたり4.21人と報告されているが，近年，ホルモン測定および画像診断技術の向上により診断されることが増えたため，頻度は増加傾向といわれている[1]．わが国の2022（令和4）年度の下垂体機能低下症の指定難病患者登録患者数は19,693人であった．また，メタ

解析における一般集団と比較した下垂体機能低下症の標準化死亡率は 1.55 であった[2]. 加えて, 下垂体機能低下症患者は下垂体機能低下症でない患者に比べて, 集中治療室に入院する傾向〔オッズ比（odds ratio：OR）1.5〕, 長期の入院期間（OR：2.44）, 30 日以内（OR：1.31）および 1 年後（OR：1.29）再入院の高リスクである[3].

03 どんな時に疑う？

下垂体機能低下症の原因は多岐にわたる（**表1**）[1]. 下垂体神経内分泌腫瘍（pituitary

表1 下垂体機能低下症の原因

分類	原因
薬物性または内因性ホルモン過剰	・高用量のグルココルチコイド治療（経口, 注射, 吸入, 経鼻, 関節内注射など） ・罹病期間の長い Cushing 症候群 ・高プロラクチン血症を引き起こす薬剤, アンドロゲン, 甲状腺ホルモン, ソマトスタチンアナログ, ドパミン製剤, インターフェロン, リバビリン, アヘン
機能性	・重症疾患, やせ, 過度な運動, 肥満, 栄養失調
腫瘍性病変と治療関連	・下垂体神経内分泌腫瘍, 下垂体囊胞（Rathke 囊胞, くも膜囊胞, 表皮腫, またはデルモイド）, 頭蓋咽頭腫, 胚芽腫 ・転移（乳癌, 肺癌, またはその他） ・髄膜腫, 神経膠腫, 上衣腫 ・間脳下垂体領域に対する手術および放射線療法
炎症	・リンパ球性, 肉芽腫性 ・IgG4 関連 ・免疫療法（抗 CTLA-4, 抗 PD-1, または抗 PD-L1） ・多発血管炎性肉芽腫症, 巨細胞性肉芽腫, 黄色腫性, 傍腫瘍症候群（抗 POMC または抗 PIT1）
浸潤	・ヘモクロマトーシス, サルコイドーシス, アミロイドーシス ・組織球症（Langerhans 細胞または Erdheim-Chester 病）
感染症と毒物	・COVID-19, 結核, ウイルス, 細菌, 真菌, 寄生虫感染, 梅毒, AIDS ・蛇咬毒
血管	・下垂体卒中, 下垂体出血, Sheehan 症候群, 海綿状頸動脈瘤, 海綿静脈洞血栓症, くも膜下出血
外傷性	・頭部外傷 ・スポーツ（ボクシング, キックボクシング, アメリカンフットボール, など）
先天性	・中隔視神経異形成症, 下垂体欠損, 下垂体低形成, トルコ鞍空洞症候群, 下垂体茎断裂
特発性	・原因不明

CTLA-4：cytotoxic T-lymphocyte antigen-4, PD-1：programmed cell death-1, PD-L1：programmed cell death ligand-1, POMC：proopiomelanocortin, COVID-19：新型コロナウイルス感染症, AIDS：後天性免疫不全症候群
〔Fleseriu M, et al.: Hypopituitarism. *Lancet* 2024；**403**：2632-2648[1] より一部改変〕

neuroendocrine tumor：PitNET）をはじめとした，間脳下垂体領域に発生する腫瘍性病変がもっとも頻度が高いが，IgG4関連下垂体炎のように全身性疾患の一部として下垂体に病変が出現する場合もある．最近では免疫チェックポイント阻害薬（immune checkpoint inhibitor：ICI）による，免疫関連有害事象（immune-related adverse events：irAE）の1つとしての下垂体炎も増えてきており，薬剤歴の確認も重要である（Column 35）．また薬剤性として，ステロイド長期服用に伴うグルココルチコイド誘発性副腎不全も，機能的な副腎皮質刺激ホルモン（adrenocorticotropic hormone：ACTH）分泌低下症の原因として注意が必要である（ Case Study ）．

　間脳下垂体領域の腫瘍性病変の場合は頭痛，視力・視野障害が出現し，視床下部に障害が及ぶと，いわゆる視床下部症候群（体温・摂食・飲水・代謝調節などの異常）が起こる．出現する症状は，障害されるホルモンによって大きく異なる（表2）[4]．

　ACTH分泌低下症では副腎不全症状として，全身倦怠感，精神症状，発熱，食欲不振，消化器症状，体重減少，血圧低下，関節痛，女性の場合は腋毛・恥毛の脱落を認める．甲状腺刺激ホルモン（thyroid stimulating hormone：TSH）分泌低下症では甲状腺機能低下症症状として，体温および耐寒能低下，皮膚乾燥，脱毛，徐脈，浮腫などを認める．ゴナドトロピン分泌低下症では性腺機能低下症状として，思春期では二次性徴の欠如や進行停止，それ以降では勃起障害，性欲低下，月経異常，不妊に加えて腋毛・恥毛の脱落を認める．プロラクチン（prolactin：PRL）分泌低下症では産後の乳汁分泌が障害される．

Column 35

免疫チェックポイント阻害薬（ICI）投与中は副腎不全に要注意！

　ICI〔抗PD-1（programmed cell death-1）抗体，抗PD-L1（PD ligand-1）抗体，CTLA-4（cytotoxic T-lymphocyte antigen-4）抗体〕はめざましい治療成績を上げている抗腫瘍薬である一方，ICI関連下垂体炎を引き起こし，corticotroph（ACTH産生細胞）を中心とした下垂体機能低下症を引き起こす．ICI投与対象となる患者は担癌状態や，他の治療の影響で普段の体調が良好でないことも少なくない．そのため，副腎不全の症状と気づかれず副腎クリーゼに至って初めて診断される場合がある．ICI投与中の患者の診療においては，つねに副腎不全を念頭におくことが重要である．一方，ICI関連下垂体炎発症前にACTHが一過性上昇を認めることが最近，報告され，副腎皮質刺激ホルモン単独欠損症（isolated ACTH deficiency：IAD）の発症早期診断マーカーとなりうることが示された[6]．

表 2　下垂体機能低下症の診断の手引き

	ACTH 分泌低下症	PRL 分泌低下症
Ⅰ．主症候	①易疲労感，脱力感 ②食欲不振，体重減少 ③消化器症状 ④血圧低下 ⑤精神障害 ⑥発熱 ⑦低血糖症状 ⑧関節痛	産褥期の乳汁分泌低下
Ⅱ．検査所見	①血中コルチゾールの正常低値～低値 ②尿中遊離コルチゾール排泄量の正常低値～低値 ③血中 ACTH は高値ではない ④ ACTH 分泌刺激試験に対して，血中 ACTH およびコルチゾールは無～低反応 ⑤迅速 ACTH 試験で血中コルチゾール低反応，ただし ACTH-Z 試験に対しては増加反応	①血中 PRL 基礎値の低下 ② TRH 負荷試験における血中 PRL の無～低反応
Ⅲ．除外基準	ACTH 分泌を低下させる薬剤投与を除く．とくにグルココルチコイド（注射薬，内服薬，外用薬，吸入薬，点眼薬，関節内注入薬など）については十分病歴を確認する	
診断基準	Ⅰの 1 項目以上とⅡの①～④を満たすもの（Ⅱの⑤を満たす場合はより確実）	ⅠとⅡのすべてを満たすもの

ACTH：副腎皮質刺激ホルモン，PRL：プロラクチン，TSH：甲状腺刺激ホルモン，TRH：甲状腺刺激ホルモン放出ホルモン，LH：黄体形成ホルモン，FSH：卵胞刺激ホルモン，LHRH：黄体形成ホルモン放出ホルモン，T_4：サイロキシン

04 疑った時にオーダーする検査は？結果をどう解釈する？

　一般検査で ACTH 分泌低下症を疑う所見は，コルチゾール低下に伴う貧血や相対的リンパ球増加，好酸球の増加，低ナトリウム血症，低血糖である．TSH 分泌低下症では甲状腺ホルモン低下に伴い，コレステロール値およびクレアチンホスホキナーゼ（creatine phosphokinase：CPK）やクレアチニン値の上昇を認める．

　内分泌学的検査では下垂体前葉ホルモンと，各標的となる末梢ホルモン〔ACTH → コルチゾールや尿中遊離コルチゾール，TSH →遊離トリヨードサイロニン（free triiodothyronine：FT_3）/ 遊離サイロキシン（free thyroxine：FT_4），男性では黄体形成ホルモン（luteinizing hormone：LH）/ 卵胞刺激ホルモン（follicle stimulating hormone：

ゴナドトロピン分泌低下症	TSH 分泌低下症
①二次性徴の欠如または進行停止 ②月経異常 ③性欲低下，勃起障害，不妊 ④腋毛・恥毛の脱落，性器萎縮，乳房萎縮	①耐寒能の低下 ②不活発 ③皮膚乾燥 ④徐脈 ⑤脱毛 ⑥発育障害
①血中ゴナドトロピン（LH，FSH）は高値ではない ②ゴナドトロピン分泌刺激試験（LHRH，クロミフェン，エストロゲン負荷）で無〜低反応 ③血中，尿中性ホルモン（エストロゲンまたはテストステロン）低値	①血中甲状腺ホルモン（とくに遊離 T_4）の低値 ②血中 TSH は低値〜軽度高値 ③画像検査で間脳下垂体に器質性疾患を認める ④TRH 試験で無〜低反応あるいは遅延反応を示す
ゴナドトロピン分泌を低下させる薬剤投与や，高度肥満・神経性やせ症を除く	(1)TSH 分泌を低下させる薬剤投与を除く (2)非甲状腺疾患を除外する
ⅠのいずれかとⅡのすべてを満たすもの，Kallmann 症候群の基準を満たすもの	Ⅰの 1 項目以上とⅡの①，②，③を満たす． または， Ⅰの 1 項目以上とⅡの④の（1）あるいは（2）を満たすもの

〔間脳下垂体機能障害と先天性腎性尿崩症および関連疾患の診療ガイドライン作成委員会，厚生労働科学研究費補助金難治性疾患政策研究事業「間脳下垂体機能障害に関する調査研究」班：間脳下垂体機能障害と先天性腎性尿崩症および関連疾患の診療ガイドライン 2023 年版．日内分泌会誌 2023；99（S. July）：1-171[4]より一部改変〕

FSH）➡テストステロン，女性では LH/FSH ➡エストラジオール（estradiol：E_2）〕を同時に測定する．ACTH・コルチゾールは日内変動やストレスの影響を受けるため，安静下での早朝採血を行う．TSH 分泌低下症では生物学的不活性な TSH の存在により，FT_3/FT_1 が低値を示しても TSH 値は正常範囲内にとどまることも少なくない．性腺ホルモンは，女性では性周期や年齢によって変動するので注意が必要である．

　下垂体機能低下症のなかで，ACTH，GH 分泌不全の診断には分泌刺激試験が必要である（表2）[4]．一方，海外のガイドラインでは，ACTH，GH については分泌刺激試験が必須であるものの，TSH およびゴナドトロピン分泌低下症の診断には刺激試験を行う意義は乏しいとして，推奨していないが[5]，視床下部性の鑑別などで有用な場合もある．また，PitNET（腺腫）が巨大である場合は下垂体卒中のリスクがあることから，

分泌刺激試験の可否については症例ごとに注意深く検討する必要がある．

　画像検査としては，MRI の T1・T2 強調像，およびガドリニウム造影を用いて間脳下垂体領域の形態学的評価を行う．下垂体に加え，下垂体茎から視床下部にかけても病変の有無を検索する．腫瘍性病変でもっとも頻度が高いのは PitNET であるが，正常下垂体と比較して造影効果は弱い．一方で，炎症性病変では造影効果を認め，下垂体だけでなく下垂体茎の腫大を伴うことが多いが，時に腫瘍性病変と炎症性病変の鑑別が困難な場合があり，脳外科と相談し生検を考慮する．囊胞性病変では，Rathke 囊胞と頭蓋咽頭腫の鑑別が重要である．

05 治療は？薬をどう使う？処方のコツは？

1 ACTH 分泌低下症

　コルチゾールと同じ薬剤であるヒドロコルチゾン（コートリル®）の生理量は 10〜15 mg/ 日であることから，ACTH 分泌低下症の程度や症状に合わせて 5〜15 mg/ 日に増減する．日内リズムを意識し，朝：昼（夕）の比率を 2：1 とした分割投与が推奨されているが，体調や生活にあわせて 3 分割する場合もある．また発熱などのシックデイ時は内服量を通常量の 2〜3 倍，すなわち 30〜60 mg/ 日まで増量する．副腎クリーゼで内服が困難になった場合は，在宅自己注射可能な薬としてヒドロコルチゾンコハク酸エステルナトリウム製剤が保険承認されており，家族などキーパーソンへの注射指導を行う．また意識不明時の連絡先，病名やグルココルチコイド投与量，主治医の連絡先を書いた副腎不全カード（https://kannoukasuitai.jp/card/index.html）をつねに携帯するように指導する．

2 TSH 分泌低下症

　レボチロキシン（チラーヂン®S）を少量（12.5〜25 μg）から開始し，症状をみながら 1〜2 週ごとに増量する．TSH 分泌低下症では，TSH 作用低下によって FT_4 から FT_3 への変換が低下しているために，米国の成人における甲状腺機能低下症のガイドラインでは，血清 FT_4 濃度を基準範囲内上半分にすることを推奨している．また副腎不全を合併している場合は，必ずグルココルチコイド製剤投与を先行させる[4]．

3 ゴナドトロピン分泌低下症

　男性の場合，二次性徴や男性機能の維持が目的であればテストステロン補充療法を，女性の場合，挙児希望がない症例では月経周期維持を目的とした性ステロイドホルモン投与が治療の中心になる．

挙児希望があり妊孕性獲得を目的とする場合には，男性では精子形成，女性では排卵誘発目的に，ヒト絨毛性ゴナドトロピン–リコンビナントヒト卵胞刺激ホルモン（human chorionic gonadotropin-recombinant-human follicle stimulation hormone：hCG-rFSH，あるいは，hCG-ヒト閉経期ゴナドトロピン（human menopausal gonadotropin：hMG）療法が行われる．

a. 男性

挙児希望なく二次性徴や男性機能の維持のみの目的であれば，テストステロン補充療法としてエナント酸テストステロン 125 mg/ 回を 2～3 週ごとに筋注，または 250 mg/ 回を 3～4 週ごとに筋注する．

挙児希望がある場合は，hCG-rFSH 療法開始 3 か月後に平均血清テストステロン値が 300 ng/dL を超えることを目標とする．血清テストステロンの反応を参考にして，hCG 投与量を増減する（最高 5,000 単位 / 回）．rFSH（hMG）製剤は通常 75 単位 / 週で開始し，テストステロンが上昇しても精子形成がない時には 150 単位 / 週まで増量する．それでも効果がない場合は，投与回数を週 3 回まで増量する[4]．またテストステロン補充は生殖能の維持のみならず，筋力や QOL の向上にも寄与しているが，前立腺癌のリスクになることから，補充終了時期については患者とよく相談しながら決める必要がある．

b. 女性

挙児希望がない場合は Kaufmann 療法のみを行う．月経周期の前半期はエストロゲン製剤を投与し，後半期にはエストロゲン製剤に加えて黄体ホルモン製剤を投与するのを毎月繰り返す．これにより，投与終了後，7 日以内に消退出血が生じる．終了時期については，一般的な閉経期に Kaufmann 療法を終了することが多いが，通常の閉経と同様に骨粗鬆症のリスク増大や更年期障害が出現する．補充終了後は骨密度の定期的な測定を行い，更年期症状が強い場合は少量のエストロゲン貼付製剤を一時的に使用する場合があるが，エストロゲン依存性腫瘍（乳癌，子宮癌）の存在には注意する．

挙児希望がある場合は Kaufmann 療法併用下で消退出血，あるいは月経周期の 5～7 日目から FSH 製剤を 1 日 50～225 単位 連日皮下または筋肉内注射する．卵胞が成熟したら hCG 製剤を 5,000～10,000 単位投与して，排卵を誘発する．一般に，hCG 製剤を投与しないと排卵は起こらない．FSH 製剤投与中は超音波検査による卵胞発育モニタリングを行い，径 17 mm 以上の卵胞が得られた時点で hCG 製剤を投与する．卵巣過剰刺激症候群を引き起こす恐れがある場合（16 mm 以上の卵胞が 4 個以上認められる場合）は，hCG 製剤を投与せず治療を中断する[4]．

4 GH 分泌不全症

現在，連日あるいは週 1 回の 2 種類の GH 製剤が使用可能であり，患者背景を考慮

して選択する．血清 IGF-Ⅰ値を指標に，用量調整を行う．詳細については「成人成長ホルモン分泌不全症」（☞ *p.327*）を参照いただきたい．

06 フォローアップの検査と頻度は？

　下垂体機能低下症の治療においてもっとも重要なのは，適切なホルモン補充を継続することである．そのためフォローアップにおいては，服薬アドヒアランスの確認を含めた適切な投薬管理がもっとも重要となる．また，ホルモン値や代謝面の変化に加えて，日本人成人下垂体機能低下症患者の QOL 尺度（Adult Hypopituitarism Questionnaire：AHQ）などの質問紙票（Reference）を用いた QOL の変化を評価することも忘れてはならない．

1 ACTH 分泌低下症

　ヒドロコルチゾンの補充量が適正であるか，適切なシックデイ対応ができているかを評価する必要がある．ヒドロコルチゾンはコルチゾールとして測定されるため，補充下で ACTH，コルチゾールを測定する意義は乏しく，代わりに well-being，症状，体重，血圧，白血球分画，血清 Na 値，血糖値をモニターする．ステロイド過剰に伴う症状である，体重増加，食欲亢進，不眠，浮腫，血圧や血糖値の上昇を認めた場合は，ヒドロコルチゾンの減量を検討する．

　慢性期の副腎不全の外来フォローアップの頻度については，患者がシックデイ対応を十分に理解できていれば，頻回の外来通院は不要である．

2 TSH 分泌低下症

　TSH 測定は治療効果の指標とならないため，FT_3，FT_4 を測定し，FT_4 が upper normal になるよう調節する．患者の耐寒能や活動性などの自覚症状を参考に，投与量の調整を行う．レボチロキシン補充量を 1 度最適化すれば，フォローアップ期間中に増減する必要が生じることはあまりないが，GH 補充の際には必要量が増加する場合がある．

3 ゴナドトロピン分泌低下症

　性腺系のフォローアップについては，内分泌内科だけでなく，泌尿器科あるいは産婦人科とも連携することを推奨する．

4 GH 分泌不全症

　「成人成長ホルモン分泌不全症」を参照いただきたい（☞ *p.327*）．

07 どんな時に専門医に相談する？

- 頭部MRIで間脳下垂体領域に異常を認めた場合は，専門医への紹介を考慮する．
- インスリン負荷試験などリスクが高い分泌刺激試験は専門医に依頼すべきである．
- 維持量のホルモン補充を行っているにもかかわらず，症状の変化，新規症状の出現を認めた場合は専門医に紹介する．とくに副腎クリーゼを疑った場合は，可及的速やかに専門医に相談する．

Case Study

79歳女性．原発性胆汁性胆管炎による皮膚瘙痒症に対して，10年前よりセレスタミン®配合錠を毎日2錠内服していたが，腸閉塞で入院した際に経口薬が中止となり，退院後，内服再開を失念していた．退院後，感冒に伴う発熱後から全身倦怠感，悪心，食欲低下が出現するようになったため受診した．血圧92/52 mmHg，脈拍112回/分，血液検査でNa 128 mEq/L，K 4.5 mEq/L，Cl 98 mEq/L，空腹時血糖値63 mg/dL，ACTH 5.3 pg/mL，コルチゾール3.2 μg/dLであり，ステロイド離脱症候群に起因する副腎クリーゼと診断し，水溶性ハイドロコートン® 200 mg/日を開始したところ，速やかに症状は自覚改善し，血圧低下，電解質異常，低血糖は改善した．

解説

! ステロイド投与歴は必ず確認しよう！

長期間，外因性ステロイド製剤投与中の患者が減量・中止した場合は，ステロイド離脱症候群の発症に注意が必要である．とくに，プレドニゾロン換算で20 mg/日以上を3週間以上投与している場合や5 mg以上の夕食後〜眠前投与を数週間以上投与している場合，または（医原性）Cushing症候群に特徴的な身体所見を認める場合はリスクが高いとされる．患者自身がステロイド服用していることを理解していない場合，とくにステロイド塗布薬やステロイド関節内注射などは患者自身が気づいていない間に大量のステロイド薬に曝露されているケースもあり，それらを踏まえたうえで詳細な問診を行うことを心がける．また，副腎不全は微熱や倦怠感，消化器症状や関節症状などの非特異的な症状が多く，症状から診断することは容易で

はない．治療開始が遅れると致死的になる可能性があることから，診断に迷う場合は ACTH，コルチゾールの採血後結果を待たずに，診断的治療として水溶性ハイドロコートン®の投与を行い，症状や所見の変化を確認する．

文献

1) Fleseriu M, et al.：Hypopituitarism. *Lancet* 2024；**403**：2632-2648 ［PMID：38735295］
2) Jasim S, et al.：Mortality in adults with hypopituitarism：a systematic review and meta-analysis. *Endocrine* 2017；**56**：33-42 ［PMID：27817141］
3) Ebrahimi F, et al.：Excess Mortality Among Hospitalized Patients With Hypopituitarism—A Population-Based, Matched-Cohort Study. *J Clin Endocrinol Metab* 2020；**105**：dgaa517 ［PMID：32785679］
4) 間脳下垂体機能障害と先天性腎性尿崩症および関連疾患の診療ガイドライン作成委員会，厚生労働科学研究費補助金難治性疾患政策研究事業「間脳下垂体機能障害に関する調査研究」班：間脳下垂体機能障害と先天性腎性尿崩症および関連疾患の診療ガイドライン 2023 年版．日本内分泌学会雑誌 2023；**99（S.July）**：1-171 ［DOI：10.1507/endocrine.99.S.July_1］
5) Fleseriu M, et al.：Hormonal replacement in hypopituitarism in adults：An Endocrine Society clinical practice guideline. *J Clin Endocrinol Metab* 2016；**101**：3888-3921 ［PMID：27736313］
6) Bando H, et al.：Fluctuations in plasma adrenocorticotropic hormone concentration may predict the onset of immune checkpoint inhibitor-related hypophysitis. *J Immunother Cancer* 2024；**12**：e008634 ［PMID：38418395］

（山本雅昭）

4. 下垂体疾患

成人成長ホルモン分泌不全症

Clinical pearl & Pitfall

1. 成長ホルモン（GH）は小児の成長のみならず，成人でも必須のホルモンである．成人ではGHの分泌不全により，内臓肥満，筋肉量減少，骨粗鬆症などの体組成異常と，それに関連した脂質異常症，代謝機能障害関連脂肪性肝疾患（MASLD）などの代謝障害，合併症とQOLの低下を呈する，おもに心血管合併症により生命予後が悪化する疾患である．
2. 原因として，頭蓋内器質性疾患，手術および放射線治療歴，頭部外傷歴やくも膜下出血の既往，抗PIT-1下垂体炎，周産期異常（骨盤位分娩，出生時仮死など），遺伝子異常，小児がん経験者などがある．
3. 診断には，下垂体機能検査としてGH分泌刺激試験が必要である．
4. GH補充療法として毎日の自己注射が必要だったが，最近，週1回製剤が使えるようになった．
5. GH補充療法は体組成・代謝異常・脂肪肝・骨粗鬆症を是正し，QOLを改善する．
6. GH補充療法によって劇的に効果を認める症例もあり，間脳下垂体の器質的疾患をもつ症例では積極的に評価し，補充療法を検討する．
7. 下垂体機能低下症で指定難病の申請が可能である．

01 病態は？

成人期の成長ホルモン（growth hormone：GH）分泌不全によって引き起こされる疾患である．易疲労感，スタミナ低下，集中力低下，気力低下，うつ状態，性欲低下などの自覚症状およびQOLの低下をきたし，皮膚の乾燥と菲薄化，体毛の柔軟化，ウエスト/ヒップ比の増加などの身体所見を認める．

検査所見として，体脂肪（内臓脂肪）の増加，除脂肪体重の減少，筋肉量減少，骨塩量減少，脂質代謝異常，耐糖能異常，脂肪肝を認める．おもに心血管合併症の増加に伴い死亡率が上昇する．

02 疫学は？

欧米の疫学をもとに，日本では1年あたり1,140人の発症，患者総数36,000人と推定されている．2022（令和4）年度の下垂体機能低下症の指定難病患者登録患者数は19,693人で，その多くがGH分泌不全を呈すると考えられる．

03 どんな時に疑う？

小児期発症では成長障害を伴う場合に疑われる．成人発症では頭蓋内器質的疾患の合併ないし既往歴，または周産期異常の既往がある場合には積極的に疑い，下垂体機能検査（分泌刺激試験）を行う．

04 疑った時にオーダーする検査は？結果をどう解釈する？

❶下垂体MRIなどの画像検査，下垂体ホルモンおよび末梢ホルモンの基礎値を測定し，他の下垂体ホルモン分泌低下がないかどうかを確認する．インスリン様成長因子-1（insulin-like growth factor-1：IGF-Ⅰ）は年齢性別ごとのSDスコアで評価し，その低値はGH分泌不全症の存在を示唆するが，正常でも否定はできない．IGF-Ⅰ SDスコアはwebサイト（https://ghw.pfizer.co.jp/adult/information/igf-i/index.html）で計算可能である．

❷確定診断には下垂体機能検査が必須であり，GH分泌刺激試験として，①インスリン低血糖試験，②アルギニン試験，③グルカゴン試験，または④成長ホルモン放出ペプチド-2（growth hormone-releasing peptide-2：GHRP-2）試験を行う．ゴールドスタンダードはインスリン低血糖試験だが，GHRP-2試験は安全かつ短時間で済むため，外来でよく用いられている．表1[1]に則って診断する．

❸体脂肪量，とくに内臓脂肪が増加しており，総コレステロール，低比重リポ蛋白（low-density lipoprotein：LDL）コレステロール，中性脂肪（トリグリセライド）の増加，インスリン抵抗性，耐糖能異常，骨密度低下を認める．また軽度の肝障害が多く，代謝機能障害関連脂肪性肝疾患（metabolic dysfunction-associated steatotic liver disease：MASLD）を高頻度に合併し，代謝機能障害関連脂肪肝炎（metabolic dysfunction-associated steatohepatitis：MASH），肝硬変に進行していることもある[2~4]．血液生化学的検査，体組成・骨密度検査，腹部超音波，線維化マーカーなどでの評価が必要である．またQOLについては，日本人成人下垂体機能低下症患者のQOL尺度（Adult Hypopituitarism Questionnaire：AHQ）を用いて評価する．

表1 成人 GH 分泌不全症診断基準

I. **主症候および** **既往歴**	1. 小児期発症では成長障害を伴う[注1]. 2. 頭蓋内器質性疾患の合併ないし既往歴，治療歴または周産期異常の既往がある[注2].
II. **内分泌検査** **所見**	1. GH 分泌刺激試験として，インスリン負荷，アルギニン負荷，グルカゴン負荷，または GHRP-2 負荷を行い[注3]，下記の値が得られること[注4,注5]： 　1）インスリン負荷，アルギニン負荷，またはグルカゴン負荷において，負荷前および負荷後 120 分間（グルカゴン負荷では 180 分間）にわたり，30 分ごとに測定した血清 GH の頂値が 3 ng/mL 以下である[注4,注5]. 　2）GHRP-2 負荷において，負荷前および負荷後 60 分にわたり，15 分ごとに測定した血清 GH 頂値が 9 ng/mL 以下である[注4,注5,注6]. 2. GH を含めて複数の下垂体ホルモンの分泌低下がある.
III. **参考所見**	血清（血漿）IGF-I 値が年齢および性を考慮した基準値に比べ低値である[注7].
診断基準	**成人成長ホルモン分泌不全症：** 1. I の 1 または 2 を満たし，かつ II の 1 で 2 種類以上の GH 分泌刺激試験において基準を満たすもの. 2. I の 2 および II の 2 を満たし，かつ II の 1 で 1 種類の GH 分泌刺激試験において基準を満たすもの.
病型分類	**重症成人成長ホルモン分泌不全症（GH 補充療法の保険適用）：** 　成人成長ホルモン分泌不全症のうち，下記を満たすもの. 　1. I の 1 または 2 を満たし，かつ II の 1 で 2 種類以上の GH 分泌刺激試験における血清 GH の頂値が 1.8 ng/mL 以下（GHRP-2 負荷では 9 ng/mL 以下）のもの. 　2. I の 2 および II の 2 を満たし，かつ II の 1 で 1 種類の GH 分泌刺激試験における血清 GH の頂値が 1.8 ng/mL 以下（GHRP-2 負荷では 9 ng/mL 以下）のもの. **重症以外の成人成長ホルモン分泌不全症（GH 補充療法の保険適用対象外）：** 　成人成長ホルモン分泌不全症の診断基準に適合するもので，重症成人成長ホルモン分泌不全症以外のもの.

注意事項

[注1] 適切な GH 補充療法後や頭蓋咽頭腫の一部（growth without GH とよばれる）では，成長障害を認めないことがある. また性腺機能低下症の存在，それに対する治療の影響も考慮する.

[注2] 頭蓋内の腫瘍，炎症，自己免疫，肉芽腫，感染，嚢胞，血管障害などの器質性疾患，頭部外傷歴やくも膜下出血の既往，手術および放射線治療歴，小児がん経験者（視床下部下垂体系に影響のある病態や治療を受けた者），あるいは画像検査において視床下部下垂体系の異常所見が認められ，それらにより視床下部下垂体機能障害の合併が強く示唆された場合. 原因疾患によって，画像検査では軽微な所見の場合がある.

[注3] 重症成人 GH 分泌不全症が疑われる場合は，インスリン負荷試験または GHRP-2 負荷試験をまず試みる. インスリン負荷試験は虚血性心疾患や痙攣発作をもつ患者では禁忌，高齢者では注意が必要である. 追加検査としてアルギニン負荷あるいはグルカゴン負荷試験を行う. クロニジン負荷，L-DOPA 負荷は偽性低反応を示すことがあり，GHRH 負荷試験は視床下部障害や放射線療法後に偽性反応を示すことがあるため診断基準には含まれていない.

[注4] 現在の GH 測定キットはリコンビナント GH に準拠した標準品を用いている. キットにより GH 値が異なるため，成長科学協会のキットごとの補正式で補正した GH 値で判定する.

（次ページへつづく）

注4,5 次のような状態においては，GH 分泌刺激試験において低反応を示すことがあるので注意を必要とする.
1. 甲状腺機能低下症：甲状腺ホルモンによる適切な補充療法中に検査する.
2. 中枢性尿崩症：DDAVP による治療中に検査する.
3. 成長ホルモン分泌に影響を与える下記のような薬剤投与中：可能な限り投薬中止して検査する. 薬理量の糖質コルチコイド，α-遮断薬，β-刺激薬，抗ドパミン作動薬，抗うつ薬，抗精神病薬，抗コリン作動薬，抗セロトニン作動薬，抗エストロゲン薬
4. 高齢者，肥満者（アルギニン負荷，グルカゴン負荷試験の場合），中枢神経疾患やうつ病に罹患した患者.

注6 栄養障害，肝障害，コントロール不良の糖尿病，甲状腺機能低下症など他の原因による血中濃度の低下がありうる.

（附1）本手引きは原則として 18 歳以上で用いるが，18 歳未満であってもトランジション期には本疾患の病態はすでに始まっているため，適切な時期に評価および治療の継続を検討する.
（附2）小児期に GH 分泌不全性低身長症と診断されて GH 投与による治療歴があるものでも，成人において GH 分泌刺激試験に正常な反応を示すことがあるので再度検査が必要である.
（附3）再検査によって重症成人 GH 分泌不全症が診断された小児期発症成人 GH 分泌不全症においては，トランジション期にシームレスな GH 補充を継続することが重要である.
GH：成長ホルモン，GHRP-2：成長ホルモン放出ペプチド-2，IGF-I：インスリン様成長因子-I，DDAVP：デスモプレシン
〔間脳下垂体機能障害と先天性腎性尿崩症および関連疾患の診療ガイドライン作成委員会，厚生労働科学研究費補助金難治性疾患等政策研究事業「間脳下垂体機能障害に関する調査研究」班：間脳下垂体機能障害と先天性腎性尿崩症および関連疾患のガイドライン 2023 年版. 日内分泌会誌 2023；99（S. July）：1-171[1]〕

COLUMN **36**

成人 GH 分泌不全症をきたす注意すべき疾患

　下垂体腫瘍など間脳下垂体の器質的疾患が存在している場合に成人 GH 分泌不全症を疑うことは重要だが，見落としがちな原因として，小児がん経験者（とくに白血病などで頭部放射線照射歴がある）の既往，頭部外傷やくも膜下出血の既往にも注意が必要である. これらは晩発性に発症することもある. また後天性に GH，プロラクチン（prolactin：PRL），甲状腺刺激ホルモン（thyroid stimulating hormone：TSH）の特異的欠損をきたす抗 PIT-1 下垂体炎もあるので，中枢性甲状腺機能低下症をみたときには GH，PRL，IGF-I の評価が必要である.

　最近のトピックスとして，抗 PIT-1 下垂体炎は免疫チェックポイント阻害薬（immune checkpoint inhibitor：ICI）関連下垂体炎としても発症しうることが明らかとなり，ICI 投与後に中枢性副腎不全を伴わない中枢性甲状腺機能低下症をみたときには鑑別が必要である. ただし，抗 PIT-1 下垂体炎は悪性腫瘍に伴う傍腫瘍症候群として発症するため，GH 補充療法については慎重に検討する必要がある.

05 治療は？薬をどう使う？処方のコツは

❶成人 GH 分泌不全症のなかで，重症成人 GH 分泌不全症の診断基準を満たした患者のみ，GH 補充療法が保険適用となる．治療の目的は，GH 分泌不全に起因すると考えられる易疲労感，スタミナ低下，集中力低下などの自覚症状を含めて QOL を改善し，体脂肪量の増加，除脂肪体重の減少などの体組成異常，MASLD/MASH，骨粗鬆症および血中脂質高値などの代謝障害を是正することである．GH だけでなく，他の欠乏しているホルモンの補充療法も必要である．なお，活動性の悪性腫瘍合併例，妊婦への投与は禁忌である．2022 年より糖尿病合併例では慎重投与となった．

❷自己注射にて毎日〔daily GH（ソマトロピン〈遺伝子組換え〉）製剤〕あるいは毎週1回，就寝前〔長時間作用型 GH（ソマプシタン〈遺伝子組換え〉）製剤〕に皮下注射する．

処方例

daily GH 製剤の場合

ノルディトロピン®フレックスプロ®，ジェノトロピン®，グロウジェクト®皮下注，ヒューマトロープ®注射用，ソマトロピン®BS 皮下注（ソマトロピン〈遺伝子組換え〉）

3 μg/kg/ 日から開始，臨床症状，血中 IGF-I 値をみながら，4 週間単位で増量

💡 副作用がみられず，かつ血中 IGF-I 値が年齢・性別基準範囲内に保たれるように，適宜増減する．

高齢者ではより少量から開始する．体重あたりよりも個体あたりで調節する場合も多く，男性・閉経後女性 0.1〜0.3 mg/ 日，閉経前女性 0.2〜0.4 mg/ 日（とくに経口エストロゲン製剤服用中），高齢者 0.1 mg/ 日から開始すると副作用が出にくい．

処方例

長時間作用型 GH 製剤の場合

ソグルーヤ®皮下注 5 mg（ソマプシタン〈遺伝子組換え〉）

1.5 mg/ 週　週1回　就寝前

💡 60 歳以上では 1.0 mg/ 週から開始．
💡 経口エストロゲン製剤服用中の女性は 2.0 mg/ 週から開始．
💡 血中 IGF-I 値をみながら，用量を調節する．

IGF-I 値は注射後 2 日で頂値，3〜4 日に平均値をとるので，採血のタイミングを考慮するとともに，頂値で 2 SD を超えないようにする．

❸ Kaufmann 療法などで経口エストロゲン製剤服用中は，より大量の GH が必要と

なるので，可能な限り貼付薬に変更することが望ましい．副作用として体液貯留作用に関連する手足の浮腫，関節痛，筋肉痛などがみられることがあるが，その多くは GH の減量あるいは継続中に消失する．また一部の症例では GH 治療によって糖尿病が悪化することがあるので，適切に加療する．

治療効果の確認には，血中 IGF-Ⅰ値，体組成・肝機能・代謝障害・QOL の改善などを評価する．脂肪肝を認めた場合にはⅣ型コラーゲン，FIB-4 index など線維化のマーカーも評価する．GH 分泌不全症の原因が間脳下垂体の腫瘍性病変の場合，GH 治療開始前に MRI で（残存・再発）腫瘍の有無を評価する．残存・再発腫瘍を認める場合には，治療開始 6 か月前後での再評価を行う．

06 フォローアップの検査と頻度は？

フォローアップの項目ならびにその頻度を表 2 に示す．GH 投与開始後は 1〜2 か月ごとに外来でフォローアップし，IGF-Ⅰ値をみながら，年齢性別ごとの正常範囲になるように漸増していく．また，体組成（内臓肥満，除脂肪体重），肝機能や自覚症状，QOL は効果の指標になる．骨密度は，当初は骨形成より骨吸収が刺激されるため 1 年くらいの短期間では一時的に減少することがあるが，その後，増加していく．

07 どんな時に専門医に相談する？

- 器質的疾患を認めず，GH 単独欠損症を呈している症例．
- GH 補充療法にもかかわらず，IGF-Ⅰ値の反応が乏しい症例．

表2 フォローアップ用検査項目

	頻度または間隔	項目	備考
血液学的検査	受診ごと (術後フォローアップ,薬物療法中)	白血球数,白血球分画(好中球,リンパ球,好酸球,好塩基球,単球,赤血球数,MCV,MCH,MCHC,Hb,Ht,血小板)	
血液生化学的検査	受診ごと (術後フォローアップ,薬物療法中)	総蛋白,アルブミン,BUN,クレアチニン,eGFR,尿酸,T-Bil,AST,ALT,γ-GTP,ALP,LAP,アミラーゼ,CK,Na,K,Cl,Ca,P,IV型コラーゲン,ヒアルロン酸,FIB-4 index	肝障害を伴う症例では肝線維化マーカー(IV型コラーゲン,ヒアルロン酸,FIB-4 indexなど)を積極的に評価する.
		総コレステロール,LDL-C,HDL-C,TG	脂質異常症は積極的に評価,介入する.
		グルコース,HbA1c(GA,IRI,C-ペプチドは必要に応じて)	糖尿病は積極的に評価,介入する.
ホルモン検査	受診ごと (術後フォローアップ,薬物療法中)	IGF-I(SDスコア)	IGF-IはSDスコアで評価する.GHは測定しても意味がない.
	(下垂体機能低下症の可能性がある場合)	ACTH,コルチゾール,TSH,FT₄LH,FSH,E₂またはテストステロン,PRL	器質的疾患が落ち着いている場合には,年に1度程度の評価でも可能.GH補充療法開始時にはACTH,コルチゾール,TSH,FT₄,FT₃もフォローアップしたほうがよい.
画像検査	落ち着いていれば1〜2年ごと,腫瘍増大の可能性があれば3〜6か月ごと	下垂体(造影)MRI	腫瘍性疾患で残存腫瘍がある場合にGHを導入する際には,3〜6か月ごとにフォローアップ.
	腹部の評価は必要に応じて,骨密度検査は骨粗鬆症があれば1年ごと	腹部超音波,腹部CT骨密度検査	必要に応じて脂肪肝の評価(肝臓CT値は参考になる).1度は骨密度を評価し,骨粗鬆症があれば1年ごとにフォローアップする.

eGFR:推算糸球体濾過量,LDL-C:低比重リポ蛋白コレステロール,HDL-C:高比重リポ蛋白コレステロール,GA:グルコアルブミン,IRI:immunoreactive insulin,GH:成長ホルモン,IGF-I:インスリン様成長因子-1,ACTH:副腎皮質刺激ホルモン,TSH:甲状腺刺激ホルモン,FT₄:遊離サイロキシン,LH:黄体形成ホルモン,FSH:卵胞刺激ホルモン,E₂:エストラジオール,PRL:プロラクチン

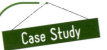

Case Study

31歳男性．下垂体茎断裂症候群（pituitary stalk interruption syndrome：PSIS）による汎下垂体機能低下症に対して，小児期には他の補充療法とともに GH 補充療法が行われていたが，18歳で最終身長に達したのち GH 治療は中止された．その後，肝機能，脂質異常症が悪化し，内分泌代謝内科に紹介された．

IGF-Ⅰ 47 ng/mL（−3.6 SDS）と低値，AST 88 IU/L，ALT 85 IU/L，γ-GTP 76 IU/L，低比重リポ蛋白コレステロール（low-density lipoprotein cholesterol：LDL-C）143 mg/dL，高比重リポ蛋白コレステロール（high density lipoprotein cholesterol：HDL-C）31 mg/dL，中性脂肪 712 mg/dL，腹部超音波で著明な肝腎コントラストを認め脂肪肝と診断，肝生検にて MASH と診断された．GH 補充療法を行ったところ，IGF-Ⅰ は 103 ng/mL と改善，肝機能も速やかに正常化し，治療後の肝生検では脂肪滴の沈着のみならず炎症，線維化も改善し，MASH は劇的に改善していた．また内臓脂肪減少，脂質異常症，QOL も改善を認めた．

解 説

 小児期発症例のトランジション期に注意することは？

小児期発症（先天性）下垂体機能低下症に伴う GH 分泌不全症で，トランジション期の GH 補充療法の中断により脂質異常症，MASH を呈した症例である．GH の再開により改善を認めた．成人 GH 分泌不全症に合併する MASLD は多くの場合，無症状であり，MASH，肝硬変に進展している場合もあるため注意が必要である．またトランジション期は，GH 分泌不全症が持続しているかどうか機能試験による再評価が必要だが，持続している場合にはこのような合併症を防ぐために，できる限りシームレスな補充を行う．

文献

1) 間脳下垂体機能障害と先天性腎性尿崩症および関連疾患の診療ガイドライン作成委員会，厚生労働科学研究費補助金難治性疾患等政策研究事業「間脳下垂体機能障害に関する調査研究」班：間脳下垂体機能障害と先天性腎性尿崩症および関連疾患のガイドライン 2023 年版．日内分泌会誌 2023；**99(S.July)**：1-171
2) Takahashi Y, et al.：Growth hormone reverses nonalcoholic steatohepatitis in a patient with adult growth hormone deficiency. *Gastroenterology* 2007；**132**：938-943 [PMID：17324404]
3) Nishizawa H, et al.：Nonalcoholic fatty liver disease in adult hypopituitary patient with growth hormone defici：ency and the impact of growth hormone replacement therapy. *Eur J Endocrinol* 2012；**167**：67-74 [PMID：22535644]
4) Takahashi Y Nonalcoholic fatty liver disease and adult GH deficiency：an under-recognized association? *Best Pract Res Clin Endocrinol Metab* 2023；**37**：101816 [PMID：37643935]

（髙橋　裕）

4. 下垂体疾患

中枢性尿崩症

Clinical pearl & Pitfall

① 中枢性尿崩症は，抗利尿ホルモンであるバソプレシン（AVP）の産生および分泌の障害によって，多尿を呈する疾患である．

② 中枢性尿崩症の85％以上は，なんらかの器質的疾患を背景に発症する続発性中枢性尿崩症である．

③ 尿浸透圧により，浸透圧利尿と低張性多尿とを鑑別する．実臨床では，血糖コントロール不良の糖尿病による浸透圧利尿の頻度が高い．

④ 低張性多尿の場合には，高張食塩水負荷試験，水制限試験およびバソプレシン負荷試験，デスモプレシン試験により，中枢性尿崩症，腎性尿崩症および心因性多飲症を鑑別する．

⑤ 中枢性尿崩症の治療にはデスモプレシンが用いられるが，水中毒による低ナトリウム血症に注意が必要である．

01 病態は？

中枢性尿崩症は，抗利尿ホルモンであるバソプレシン（arginine vasopressin：AVP）の産生および分泌の障害により，腎臓における水の再吸収が障害され，低張性多尿を呈する疾患である．血液は濃縮され高張性脱水となり，上昇した血漿浸透圧により渇中枢が刺激され口渇が生じ，飲水行動が惹起される．このように，渇中枢が障害されない限り，脱水の代償機構としての口渇および多飲によって高度の脱水は回避される（**Column 37**）．

①画像診断を行っても器質的異常を特定できない特発性中枢性尿崩症，②なんらかの器質的疾患により二次的に発症する続発性中枢性尿崩症，③遺伝性に発症する家族性中枢性尿崩症，に分類される．

02 疫学は？

　1999 年度の厚生省（当時）の疫学調査では，わが国における中枢性尿崩症の患者数は約 4,700 人と推計された．現在は，デスモプレシン製剤の処方状況から 7,000〜10,000 人程度と推定される．

　特発性中枢性尿崩症と続発性中枢性尿崩症の割合は報告により異なるが，画像診断の進歩に伴い続発性中枢性尿崩症の割合が増加している．中枢性尿崩症の病因別頻度は，2013 年に名古屋大学医学部附属病院を中心に行われた 165 人の尿崩症患者での検討によると，特発性中枢性尿崩症が 13%，続発性中枢性尿崩症が 87% であった．続発性中枢性尿崩症のなかでは胚細胞腫瘍がもっとも多く（23%），頭蓋咽頭腫（19%），手術後（13%），炎症（9%），癌転移（6%），Rathke 囊胞（4%）がそれに続いた[1]．家族性中枢性尿崩症は現在までに 80 以上の遺伝子変異が報告されており，そのほとんどが常染色体顕性遺伝形式を示し，遺伝子変異の大部分は AVP の担体蛋白であるニューロフィジン II 領域に認められる[2]．

03 どんな時に疑う？

　口渇，多飲，多尿が主徴候となる．軽度の脱水傾向のために，皮膚や口腔粘膜の乾燥を認める．尿意のため夜間に何度か覚醒し，睡眠障害をきたすこともある．尿濃縮力の低下によって尿浸透圧は低下し，脱水傾向を反映して血清 Na 濃度および血漿浸透圧は正常上限〜軽度高値となる．

04 疑った時にオーダーする検査は？結果をどう解釈する？

　「間脳下垂体機能障害と先天性腎性尿崩症および関連疾患の診療ガイドライン 2023 年版」に記載されているバソプレシン分泌低下症（中枢性尿崩症）の診断の手引きを表1 に示す[3]．

　尿量測定，血液検査〔血糖，腎機能，尿酸，電解質（Na, K, Cl, Ca, P, Mg），血漿浸透圧，AVP〕，尿検査〔一般検尿，尿浸透圧，電解質（Na, K）〕を行う．1 日尿量が 3,000 mL 以上あるいは 40 mL/kg 以上となる場合を多尿と定義するが，尿崩症では 1 日尿量が 10,000 mL に達することもある．

　多尿の鑑別のフローチャートを図1 に示す．はじめに，尿浸透圧により浸透圧利尿（尿浸透圧 300 mOsm/kgH₂O 以上）と低張性多尿（尿浸透圧 300 mOsm/kgH₂O 以下）とを鑑別する．実臨床では多尿の原因として，糖尿病の血糖コントロール不良に伴う浸透圧利尿の頻度が高い．低張性多尿の場合には，中枢性尿崩症，腎性尿崩症および心因

表1　バソプレシン分泌低下症（中枢性尿崩症）の診断の手引き

Ⅰ. 主症候	1. 口渇 2. 多飲 3. 多尿
Ⅱ. 検査所見	1. 尿量は成人においては1日3,000 mL以上または40 mL/kg以上，小児においては2,000 mL/m²以上 2. 尿浸透圧は300 mOsm/kg以下 3. 高張食塩水負荷試験[注1]におけるバソプレシン分泌の低下：5%高張食塩水負荷（0.05 mL/kg/分で120分間点滴投与）時に，血漿浸透圧（血清Na濃度）高値においても分泌の低下を認める[注2]. 4. 水制限試験（飲水制限後，3%の体重減少または6.5時間で終了）[注1]においても尿浸透圧は300 mOsm/kgを超えない. 5. バソプレシン負荷試験〔バソプレシン（ピトレシン注射液®）5単位皮下注後30分ごとに2時間採尿〕で尿量は減少し，尿浸透圧は300 mOsm/kg以上に上昇する[注3].
Ⅲ. 参考所見	1. 原疾患の診断が確定していることが，とくに続発性尿崩症の診断上の参考となる. 2. 血清Na濃度は正常域の上限か，あるいは上限をやや上回ることが多い. 3. MRI T1強調像において下垂体後葉輝度の低下を認める[注4].
Ⅳ. 鑑別診断	多尿をきたす中枢性尿崩症以外の疾患として，次のものを除外する. 1. 心因性多飲症：高張食塩水負荷試験で血漿バソプレシン濃度の上昇を認め，水制限試験で尿浸透圧の上昇を認める. 2. 腎性尿崩症：家族性（バソプレシンV₂受容体遺伝子の病的バリアントまたはアクアポリン2遺伝子の病的バリアント）と続発性〔腎疾患や電解質異常（低カリウム血症・高カルシウム血症），薬剤（リチウム製剤など）に起因するもの〕に分類される．バソプレシン負荷試験で尿量の減少と尿浸透圧の上昇を認めない.
診断基準	確実例：Ⅰのすべてと，Ⅱの1，2，3，またはⅡの1，2，4，5を満たすもの.
病型分類	中枢性尿崩症の診断が下されたら下記の病型分類をすることが必要である. 1. 特発性中枢性尿崩症：画像上で器質的異常を視床下部−下垂体系に認めないもの. 2. 続発性中枢性尿崩症：画像上で器質的異常を視床下部−下垂体系に認めるもの. 3. 家族性中枢性尿崩症：原則として常染色体顕性遺伝形式を示し，家族内に同様の疾患患者があるもの.

[注1] 著明な脱水時（たとえば血清Na濃度が150 mEq/L以上の際）に，高張食塩水負荷試験や水制限試験を実施することは危険であり，避けるべきである．多尿が顕著な場合（たとえば1日尿量が10,000 mLに及ぶ場合）は，患者の苦痛を考慮して水制限試験より高張食塩水負荷試験を優先する．多尿が軽度で高張食塩水負荷試験においてバソプレシン分泌の低下が明らかでない場合や，デスモプレシンによる治療の必要性の判断に迷う場合には，水制限試験にて尿濃縮力を評価する.

[注2] 血清Na濃度と血漿バソプレシン濃度の回帰直線において傾きが0.1未満または血清Na濃度が149 mEq/Lの時の推定血漿バソプレシン濃度が1.0 pg/mL未満（https://kannoukasuitai.jp/academic/cdi/index.html）.

[注3] 本試験は尿濃縮力を評価する水制限試験後に行うものであり，バソプレシン分泌能を評価する高張食塩水負荷試験後に行うものではない．なお，デスモプレシンは作用時間が長いため水中毒を生じる危険があり，バソプレシンの代わりに用いることは推奨されない.

[注4] 高齢者では，中枢性尿崩症でなくても低下することがある.

〔間脳下垂体機能障害と先天性腎性尿崩症および関連疾患の診療ガイドライン作成委員会，厚生労働科学研究費補助金難治性疾患政策研究事業「間脳下垂体機能障害に関する調査研究」班（編）：間脳下垂体機能障害と先天性腎性尿崩症および関連疾患の診療ガイドライン2023年版．日内分泌会誌 2023；99：18-20[3]〕

性多飲症の鑑別を行う．中枢性尿崩症および腎性尿崩症では，軽度の脱水を反映して血清 Na 濃度は正常高値を呈することが多いが，心因性多飲症では血清 Na 濃度は正常低値となる．中枢性尿崩症では血漿 AVP 濃度は血漿浸透圧に比して低値となるが，腎性尿崩症では血漿 AVP 濃度の相対的高値を認める．内分泌学的検査である高張食塩水負荷試験，水制限試験およびバソプレシン負荷試験，デスモプレシン試験により，中枢性尿崩症，腎性尿崩症および心因性多飲症を鑑別する．

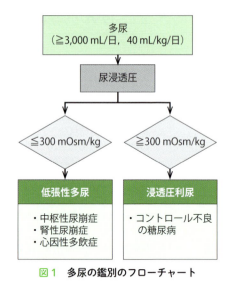

図1　多尿の鑑別のフローチャート

1　高張食塩水負荷試験

　高張食塩水を負荷し，血漿浸透圧の上昇に対する AVP の分泌反応を調べる検査である．5% 食塩水を体重 1 kg あたり 0.05 mL/分の速度で 2 時間点滴静注し，その間の血清 Na 濃度および血漿 AVP 濃度を 30 分ごとに測定する．健常者では血清 Na 濃度および血漿浸透圧の上昇に反応して血漿 AVP 濃度は増加するが，中枢性尿崩症では血漿 AVP の増加反応の減弱および消失を認める（図2）[4]．腎性尿崩症では AVP は正常もしくは過剰分泌を示し，心因性多飲症では AVP 分泌は正常となる．われわれの検討によると，高張食塩水負荷試験の結果をプロットして得られる回帰直線の傾きが 0.1 未満で

COLUMN 37

渇感障害を伴う中枢性尿崩症

　渇中枢は AVP 産生細胞と同様，視床下部に存在するため，視床下部の器質的疾患によって AVP 産生細胞のみならず渇中枢まで障害されると，渇感障害を生じる．渇感障害を伴う中枢性尿崩症では，血漿浸透圧が上昇しても飲水行動が惹起されず，容易に高ナトリウム血症となる．体重に基づいて日々の水分摂取量を決定することで血清 Na 濃度のコントロールを試みるものの，難渋することが多い．渇感障害のない尿崩症患者に比べて，150 mEq/L 以上の高ナトリウム血症の発症頻度が有意に高く，入院を要する重症感染症の発症頻度および死亡率が有意に高値であったとの報告がある[5]．

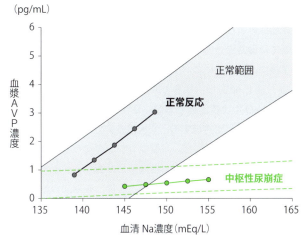

図2 高張食塩水負荷試験における血漿バソプレシン（AVP）濃度
正常反応では血清 Na 濃度の上昇に合わせて血漿 AVP 濃度は増加するが，中枢性尿崩症では血清 Na 濃度が増加しても血漿 AVP 濃度の十分な増加を認めない．
〔Takagi H, et al.: Diagnosis of central diabetes insipidus using a vasopressin radioimmunoassay during hypertonic saline infusion. *Endocr J* 2020；**67**：267-274[4]）より一部改変〕

あれば感度 100%，特異度 77% で，その回帰直線において血清 Na 濃度 149 mEq/L における予測血漿 AVP 濃度が 1.0 pg/mL 未満であれば感度 99%，特異度 95% で中枢性尿崩症と診断できることが明らかとなった[4]．なお，「間脳下垂体機能障害に関する調査研究」の web サイト（https://kannoukasuitai.jp/academic/cdi/index.html）で高張食塩水負荷試験判定ツールが公開されており，この判定ツールに高張食塩水負荷試験の結果を入力すると，回帰直線の傾きと血清 Na 濃度 149 mEq/L における予測血漿 AVP 濃度が自動的に計算されるようになっている．

なお，高張食塩水負荷試験により血清 Na 濃度が約 10 mEq/L 上昇することから，検査開始時の血清 Na 濃度が 150 mEq/L 以上である場合には，本試験は避ける必要がある．また，著明な高浸透圧負荷により水分摂取の刺激が強く惹起されている状態において，デスモプレシンを投与し長時間にわたって尿流出を止めることは過剰な水分負荷の危険を伴うため，高張食塩水負荷試験終了後に続けてデスモプレシン試験を行うべきではない．

2　水制限試験およびバソプレシン負荷試験

絶水による血漿浸透圧の上昇と，循環血液量の低下に対する尿濃縮力を調べる検査である[6]．水分制限を 6 時間半あるいは体重が 3% 減少するまで継続し，その間の体重と

尿量および尿浸透圧を 30 分ごとに測定する．健常者では，尿量が減少し尿浸透圧は増加する．中枢性尿崩症および腎性尿崩症では，尿量は多く尿浸透圧は低値のままであるが，心因性多飲症では健常者と同じく尿量が減少し尿浸透圧は増加する．

水制限試験終了後に，引き続いてバソプレシン負荷試験を行う．バソプレシン 5 単位を皮下注射し，30 分後と 60 分後に尿量と尿浸透圧を測定する．中枢性尿崩症では尿浸透圧は 300 mOsm/kgH$_2$O 以上に上昇するが，腎性尿崩症では尿浸透圧の上昇は認められず，300 mOsm/kgH$_2$O 以下が持続する．心因性多飲症では，バソプレシン負荷によって尿浸透圧は上昇する．水制限試験後，バソプレシンの代わりにデスモプレシンを用いることは，高張食塩水負荷試験後と同様に危険であり避けるべきである．

多尿が顕著な尿崩症患者に水制限試験を行うことは，長期間の飲水制限という非常に過度な苦痛を与えるとともに，高度の脱水を引き起こす危険性を伴う．そのため，患者負担の少ない高張食塩水負荷試験を診断に用いることが推奨されるが，高張食塩水負荷試験で AVP の分泌反応が一部認められる症例において，デスモプレシンによる治療の必要性を検討する際には，水制限試験による尿濃縮力の評価は有用である．

3 デスモプレシン試験

高張食塩水負荷試験や水制限試験の実施がなんらかの理由で困難である場合に，診断的治療としてデスモプレシン試験を行う．中枢性尿崩症の治療薬であるデスモプレシンの最小用量（口腔内崩壊錠 60 μg，あるいは経鼻製剤 2.5 μg）を投与し，1 日の尿量や飲水量，口渇の変化，血清 Na 濃度の推移などを観察する．中枢性尿崩症では尿量の減少に伴って口渇，多飲は改善するが，心因性多飲症では尿量が減少するにもかかわらず口渇，多飲は改善せず，低ナトリウム血症をきたすことがある．腎性尿崩症では尿量および尿浸透圧の変化は認めない．

4 画像検査

中枢性尿崩症の 85% 以上は，なんらかの器質的疾患を背景に発症する続発性中枢性尿崩症であり[2]，MRI にて視床下部および下垂体後葉の評価を行う必要がある．続発性中枢性尿崩症では，腫瘍や炎症を示唆する所見を認める．健常者の T1 強調像で認められる下垂体後葉の高信号は，貯蔵されている AVP の分泌顆粒を反映していると考えられているが，中枢性尿崩症ではこれが消失している[7]（図 3）．しかし，中枢性尿崩症でなくとも脱水などにより AVP 分泌が持続的に亢進した場合に，下垂体後葉の高信号は減弱および消失することがあるので注意が必要である．

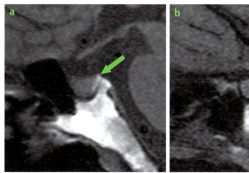

図3　下垂体 MRI（T1 強調像）
健常者では下垂体後葉の高信号を認めるが（a →），中枢性尿崩症では消失する（b →）．

05 治療は？薬をどう使う？処方のコツは？

　中枢性尿崩症の治療にはデスモプレシンが用いられる．水中毒を避ける目的で，口腔内崩壊錠では1回60 μg，経鼻製剤では1回2.5 μgから治療を開始し，尿量や体重および血清Na濃度を確認しながら投与量や投与回数を調整する（Case Study）．その際に，少なくとも1日に1回はデスモプレシンの抗利尿効果が切れる時間帯を確保することが，水中毒による低ナトリウム血症の予防に重要である．

　続発性中枢性尿崩症に副腎皮質機能低下症を合併すると，コルチゾールの分泌不全に伴い多尿が不顕在化する．この病態は仮面尿崩症として知られており，ステロイドホルモンの補充を開始すると多尿が顕在化するため，注意が必要である．

06 フォローアップの検査と頻度は？

　治療開始時は2週間〜1か月に1度の通院で，低ナトリウム血症に注意しながら尿量および夜間の尿回数をコントロールできるよう，デスモプレシンの用量や内服のタイミングを調整する．一般的には，ひとたび治療内容が決定すれば，3か月に1度の診察での外来治療も可能となる．

　中枢性尿崩症の85％以上はなんらかの器質的疾患を背景に発症する続発性中枢性尿崩症であるため[2]，明らかな画像所見を認めず特発性中枢性尿崩症と診断した症例であっても，6か月〜1年に1度程度は下垂体 MRI のフォローアップを行うことが望ましい．

07 どんな時に専門医に相談する？

中枢性尿崩症の診断には内分泌学的機能検査が必要であること，デスモプレシンによる治療は水中毒の危険性があること，さらに続発性中枢性尿崩症の場合は基礎疾患によっては早急な対応が必要となることから，中枢性尿崩症を疑った時点で専門医に紹介することが望ましい．

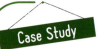

57歳女性．2か月前からの口渇，多飲，多尿にて総合診療科を受診した．排尿は1時間に1回程度であり，夜間尿も頻回であった．血清Na濃度142 mEq/L，尿浸透圧250 mOsm/kgH$_2$O．高張食塩水負荷試験にて血清Na濃度152 mEq/Lの際の血漿AVP濃度0.5 pg/mLと，浸透圧刺激に対するAVPの分泌反応の低下を認めた．三者（CRH，TRH，LHRH）負荷試験および成長ホルモン放出ペプチド-2（growth hormone-releasing peptide-2：GHRP-2）負荷試験にて，下垂体前葉ホルモンの低下を示唆する所見は認めなかった．下垂体MRIでは径10 mmのRathke嚢胞を認めた．中枢性尿崩症と診断され，デスモプレシン口腔内崩壊錠による治療が開始された．

解説

 デスモプレシン口腔内崩壊錠の投与量や投与方法の調節はどうする？

デスモプレシン口腔内崩壊錠の吸収は食事の影響を受けることから，原則として食前30分あるいは食後2時間以内の投与は避けることが望ましいが，効果持続時間の短縮を期待して，あえて投与時間を食後2時間以内に設定することも選択肢の1つと考えられる．本症例ではデスモプレシン口腔内崩壊錠60 μgの眠前投与にて治療を開始したが，翌日14時頃まで抗利尿作用が持続していた．そこで，内服のタイミングを夕食後に変更したところ，起床時に抗利尿作用が切れることが確認できた．次に朝食後60 μgを追加したが，14時頃に効果が切れてしまうため朝食前投与に変更したところ，夕方までの抗利尿効果を得ることができた．最終的には朝食前60 μg，夕食後60 μgの1日2回投与にて，起床時と夕方に抗利尿効果が切れるタイミングを確保しながら，尿量および尿回数のコントロールが可能となった．

文献

1) 有馬　寛：中枢性尿崩症の病因，水バランスの実態，および渇感障害が生命予後に及ぼす影響の検討．厚生労働科学研究費補助金難治性疾患等克服研究事業（難治性疾患克服研究事業）間脳下垂体機能障害に関する調査研究，平成25年度総括・分担研究報告書（研究代表者：大磯ユタカ），2014：76-83

2) Arima H, et al.：Central diabetes insipidus. *Nagoya J Med Sci* 2016；**78**：349-358 [PMID：28008190]

3) 間脳下垂体機能障害と先天性腎性尿崩症および関連疾患の診療ガイドライン作成委員会，厚生労働科学研究費補助金難治性疾患政策研究事業「間脳下垂体機能障害に関する調査研究」班（編）：間脳下垂体機能障害と先天性腎性尿崩症および関連疾患の診療ガイドライン2023年版．日内分泌会誌 2023；**99**：18-20　https://www.jstage.jst.go.jp/article/endocrine/99/S.July/99_1/_article/-char/ja/（2024.7.10アクセス）

4) Takagi H, et al.：Diagnosis of central diabetes insipidus using a vasopressin radioimmunoassay during hypertonic saline infusion. *Endocr J* 2020；**67**：267-274 [PMID：31748430]

5) Arima H, et al.：Adipsia increases risk of death in patients with central diabetes insipidus. *Endocr J* 2014；**61**：143-148 [PMID：24212879]

6) Dashe AM, et al.：A water deprivation test for the differential diagnosis of polyuria. *JAMA* 1963；**185**：699-703 [PMID：14025190]

7) Fujisawa I：Magnetic resonance imaging of the hypothalamic-neurohypophyseal system. *J Neuroendocrinol* 2004；**16**：297-302 [PMID：15089965]

（萩原大輔，有馬　寛）

5. 性腺疾患

無月経

Clinical pearl & Pitfall

1. 無月経は放置しない.
2. 18歳になっても初経がない場合を原発性無月経, もともとあったが3か月以上月経がない場合を続発性無月経という.
3. 無月経の原因はさまざまであるが, 15歳になっても初経がない場合は精査が必要.
4. 視床下部-下垂体-卵巣-子宮/腟管のうちのどこかに問題がある.
5. 女性ホルモン（エストロゲン）の分泌がない場合は, ホルモン補充療法が必要.

01 病態は？

　ここでいう無月経は, 妊娠中や閉経後の生理的無月経を除く, 生殖可能年齢女性の病的無月経である. 無月経のうち, 18歳になっても初経を認めないものは原発性無月経, 一方, 初経発来以降, 月経を認めていたが, 3か月以上それが途絶するものは続発性無月経に分類される. 原発性無月経は性分化異常や染色体異常に起因するものが多く, 続発性無月経は視床下部障害によるものが多い.

　女性の月経発来は視床下部-下垂体-性腺軸によって調節されており, 視床下部kisspeptinニューロンに制御される性腺刺激ホルモン放出ホルモン（gonadotropin-releasing hormone：GnRH）ニューロンが下垂体門脈へGnRHを放出し, GnRHが下垂体前葉から性腺刺激ホルモンである卵胞刺激ホルモン（follicle stimulating hormone：FSH）と黄体形成ホルモン（luteinizing hormone：LH）を放出する. FSHとLHは卵巣において, 卵胞発育とエストロゲン分泌を促進させる. エストロゲンは子宮内膜を肥厚させ, 排卵後にはプロゲステロンの影響で分泌期内膜となる. 妊娠が成立しない場合は排卵後約2週間で子宮内膜が剥がれ落ち, 腟より排出される. これが月経であるが, この視床下部-下垂体-卵巣-子宮/腟管のいずれかに不都合がある場合に無月経となる.

　原発性および続発性無月経の原因は多岐にわたるが, 原発性および続発性無月経とな

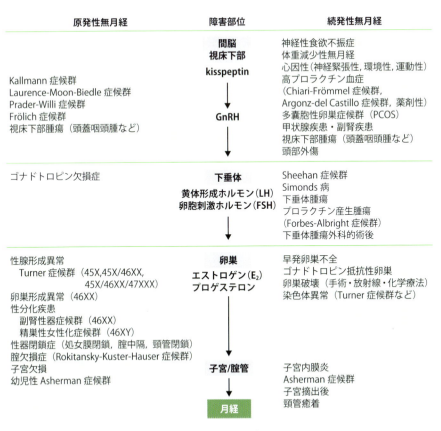

図1 無月経の分類

GnRH：性腺刺激ホルモン放出ホルモン

りうる障害部位別の疾患を図1に示す．

02 頻度は？

18歳を過ぎても月経が発来しない原発性無月経の頻度は0.3～0.4%と，きわめてまれである．一方，大部分の無月経は続発性無月経であり，生殖可能年齢女性の3～4%に認められる[1]．

03 どんな時に疑う？

初経発来の平均年齢は約12歳である．原発性無月経は18歳になっても初経がない場

合に診断するが，15歳以上18歳未満で初経が発来していないものは「初経遅延」であり，精査が必要である．原発性無月経は性分化異常や染色体異常など，中枢性のホルモン分泌異常や根本的な生殖器の要素に起因することが多く，それらの疾患は幼少期にすでに診断されていることが多い．

続発性無月経はさまざまな原因で生じうる．生殖可能年齢の女性を診察する場合は，妊娠の有無を念頭におきつつ，最終月経（直近の月経開始日）を確認する習慣が必要である．

04 疑った時にオーダーする検査は？結果をどう解釈する？

- 診断のフローチャートを図2に示す．
- 無月経の場合，まずは妊娠による無月経を否定したうえで原因を検索する．
- 無月経の診断には詳しい問診が必要である．原発性無月経の診断には，初経の有無，本人および家族の既往歴の有無，保護者からの発育歴の聴取が役立つ．続発性無月経の場合は，妊娠分娩歴，婦人科機器に対する手術の有無，体重，運動の程度，精神的ストレスの有無，薬物の服用状況，乳汁分泌の有無の確認などの問診が必要である．
- 下垂体ゴナドトロピン値（LH，FSH），およびエストラジオール（estradiol：E_2）値で，視床下部−下垂体−性腺軸の障害部位が推測できる（**COLUMN 38**）．LH，FSH値が基準値を下回り，かつE_2が低値の場合は視床下部−下垂体性障害が原因の無月経と考えられる．視床下部からのGnRH分泌不全と下垂体からのゴナドトロピン分泌不全の鑑別にはGnRHテストを行う．GnRHの連続負荷に反応してゴナドトロピンの分泌があれば視床下部性，反応がなければ下垂体性と診断する．視床下部性の続発性無月経の場合，LH，FSH値は正常範囲にあることが多い．原発性，続発性にかかわらず卵巣に原因がある場合，E_2は低値となり，LHとFSH値は高値となる．E_2の分泌があり，ゴナドトロピン値も正常である場合，子宮内膜がE_2に反応しないAsherman症候群や処女膜閉鎖などで腟管から出血が起こらない「見せかけの無月経」を疑う．
- 多嚢胞性卵巣症候群（polycystic ovary syndrome：PCOS）も続発性無月経をきたす疾患である．LH高値，総テストステロン値，抗Müller管ホルモン（anti-Müllerian hormone：AMH）高値となる（「多嚢胞性卵巣症候群」参照，☞ p.350）．
- プロラクチン高値は，それ自体が無月経の原因となるので注意を要する．下垂体プロラクチン産生腫瘍や，甲状腺機能低下症，薬剤性の高プロラクチン血症がある．
- 甲状腺機能異常や副腎疾患などの内分泌疾患も月経異常の原因になるので，甲状腺機能や副腎機能にも注意が必要である．

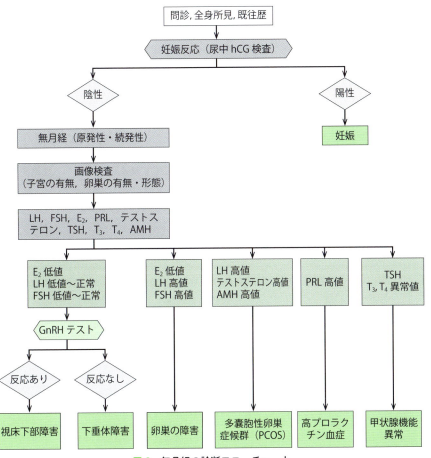

図2 **無月経の診断フローチャート**

hCG：ヒト絨毛性ゴナドトロピン，LH：黄体形成ホルモン，FSH：卵胞刺激ホルモン，PRL：プロラクチン，TSH：甲状腺刺激ホルモン，T_3：トリヨードサイロニン，T_4：サイロキシン，AMH：抗Müller管ホルモン，GnRH：性腺刺激ホルモン放出ホルモン

05 治療は？薬をどう使う？処方のコツは？

　原発性無月経で女性ホルモン（E_2）の分泌不全を認める場合は，骨量の維持と第二次性徴の促進を目的としたホルモン補充療法を行う．

　続発性無月経の場合は，明らかな原因疾患があれば，それに対する治療を優先する．通常の視床下部性無月経の場合の治療は，挙児希望の有無によって異なる．挙児希望のない場合はエストロゲン・プロゲスチン療法により消退出血（月経）を促すことが基本である．血中エストロゲン濃度が保たれた状態であれば，プロゲスチンのみの投与で消

退出血を起こすことも可能である．いずれにせよ，無月経の状態を放置せず，消退出血を起こすことが望ましい．挙児希望がある場合は卵胞形成を促す必要があるため，排卵誘発薬を使用する必要がある（ Case Study ）．クロミフェンクエン酸塩，アロマターゼ阻害薬，ゴナドトロピン製剤（注射剤）の使用が適応となるが，この場合は専門医への紹介が望ましい．

06 フォローアップの検査と頻度は？

ホルモン補充療法のみであれば，1〜3か月に1回程度の通院でよい．不妊治療の場

COLUMN 38

WHO の性機能障害の分類

WHO による性機能障害の分類があり，WHO Group 1〜Group 7 まである（表1）．日本の教科書では排卵障害の原因部位を視床下部性，下垂体性に分け，その違いを GnRH テストで判断するとされているが，E_2 値，LH/FSH 値で判断する WHO の分類もわかりやすい．

表1　WHO の性機能障害の分類

Group	障害部位	検査値	原因疾患
Group1	視床下部，下垂体（機能不全）	E_2 低値，LH/FSH 低値	原発性の Kallman 症候群 続発性の Sheehan 症候群，など 体重減少性無月経も含む
Group2	視床下部，下垂体（機能異常）	E_2 値，LH/FSH 値はほぼ正常	無排卵周期症 肥満による月経異常 多嚢胞性卵巣症候群（PCOS），など
Group3	卵巣	E_2 低値，LH/FSH 高値	Turner 症候群 性腺形成不全 早発卵巣不全など卵巣機能不全
Group4	子宮腔		Asherman 症候群
Group5	視床下部，下垂体		視床下部・下垂体領域に占拠性病変がある高プロラクチン血症
Group6	視床下部，下垂体		視床下部・下垂体領域に占拠性病変のない高プロラクチン血症
Group7	視床下部，下垂体		視床下部・下垂体領域に占拠性病変がある，プロラクチン異常のない無月経

合は，内容に応じて月に複数回の通院が必要である．

07 どんな時に専門医へ相談する？

無月経症例に遭遇した場合は，産婦人科への紹介が望ましい．挙児希望のある場合は，不妊治療を実施している医療機関を選択すべきである．

> **Case Study**
>
> 34歳女性．26歳で結婚．28歳の時に自然妊娠し，男児を出産している．月経は順調であったが，2年前頃から2〜3か月に1回の月経不順となった．最近4か月間も月経が来ないため産婦人科を受診した．経腟超音波では子宮は正常大，左右卵巣にも異常は認めなかった．血中FSH値は30 mIU/mL，LH値10 mIU/mL，E_2値は10 pg/mL以下であった．挙児希望があるため，不妊専門施設へ紹介した．

解説

 ゴナドトロピン値高値を伴う無月経の場合の治療は，どのように行う？

もともとあった月経が3か月以上発来していないので，本例は続発性無月経の患者である．E_2低値，ゴナドトロピン（LH, FSH）高値であり，卵巣に障害があることがわかる．本患者は早発卵巣不全の状態であった．早発卵巣不全は卵巣の手術歴，抗腫瘍薬治療などが原因となる場合もあるが，本症ではその既往はなかった．挙児希望のない場合はホルモン補充療法を行う．挙児希望のある場合は排卵誘発を試みるが，妊娠に至るのはなかなか難しいのが現状である．

📖 文献

1) Bachmann GA, et al.: Prevalence of oligomenorrhea and amenorrhea in a collage population. *Am J Obstet Gynecol* 1982; **144**: 98-102 [PMID: 7114117]

（金崎春彦）

5. 性腺疾患

多嚢胞性卵巣症候群

Clinical pearl & Pitfall

1. 多嚢胞性卵巣症候群（PCOS）の病態を念頭において，後述する月経周期異常，排卵障害，アンドロゲン過剰症状，長期的な健康リスクなどに対処する．
2. PCOSの表現型には人種差を認め，日本では肥満やアンドロゲン過剰をきたす割合は低いとされる．
3. 排卵障害に対して，挙児希望がなければ性ステロイドホルモン製剤の投与，挙児希望があれば排卵誘発薬の投与を選択する．
4. アンドロゲン過剰症状に対しては低用量経口避妊薬や抗アンドロゲン薬が用いられるが，その有用性については確立していない．
5. 肥満症例では減量によって症状が改善するため，薬物治療と並行して食事指導や生活習慣の改善にも努める．
6. PCOSでは内分泌代謝異常，子宮内膜癌，精神疾患などのリスクが高いため，長期的なフォローアップが必要となる．

01 病態は？

　多嚢胞性卵巣症候群（polycystic ovary syndrome：PCOS）は，排卵障害に伴う月経周期異常，多毛や痤瘡などのアンドロゲン過剰症状，卵巣の形態変化および多彩な内分泌代謝障害をきたす症候群である（図1）．PCOSの病因は明らかにされていないが，遺伝学的素因に肥満などの後天的要素が加わることで発症に至ると考えられている．

　PCOSの病態にはアンドロゲン過剰とインスリン抵抗性が深くかかわるとされ，これらが相乗的に作用することで排卵障害や栄養代謝機能障害を引き起こす．また，PCOSの卵巣には発育が阻害された小卵胞が複数存在し，排卵が起こらないために慢性的に分泌されるエストロゲン（エストラジオールやエストロンなど）が視床下部に対して非周期的な正のフィードバックをかけ，視床下部からの性腺刺激ホルモン放出ホルモン（gonadotropin-releasing hormone：GnRH）分泌のパルス頻度が高くなり，黄体形成ホ

ルモン（luteinizing hormone：LH）＞卵胞刺激ホルモン（follicle-stimulating hormone：FSH）分泌パターンになるという機序が考えられている．（図2）．

PCOS では肥満者の割合が高く，肥満症例では月経周期異常，栄養代謝障害およびアンドロゲン過剰症状がより顕著となる．

02 頻度は？

生殖世代の女性のおおよそ 5〜10% に認められる．なお，PCOS の表現型には人種差を認め，日本の PCOS は欧米に比べて肥満やアンドロゲン過剰の割合が低く，血中 LH 高値の割合が高いとされる．

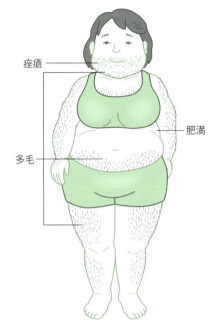

図1　多嚢胞性卵巣症候群（PCOS）に特徴的な所見

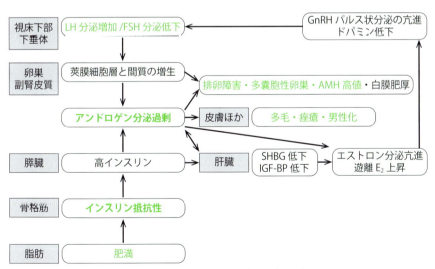

図2　多嚢胞性卵巣症候群（PCOS）の病態

GnRH：性腺刺激ホルモン放出ホルモン，LH：黄体形成ホルモン，FSH：卵胞刺激ホルモン，AMH：抗Müller 管ホルモン，SHBG：性ホルモン結合グロブリン，IGF-BP：インスリン様成長因子結合蛋白質，E_2：エストラジオール，緑字：PCOS の病態や診断においてとくに重要なもの

03 どんな時に疑う？

　生殖年代の女性で月経周期異常を認める場合は，体型にかかわらず PCOS を念頭において検査を進める．とくに多毛や痤瘡などのアンドロゲン過剰症状や肥満を合併する場合は，PCOS を強く疑う．思春期女子で月経周期異常や肥満を認める場合は PCOS 予備軍としてフォローアップするが，成長とともに月経周期異常が改善する場合も多い．これらに加え，若年層では経腟的診断が困難なことも多く，月経開始後，数年間は PCOS を正確に診断することはできない．

04 疑った時にオーダーする検査は？結果をどう解釈する？

- PCOS を疑った際には，日本産科婦人科学会の診断基準（日産婦 2024）に沿って診断を進める（表 1）[1]．本診断基準では，①月経周期異常，②多嚢胞卵巣（図 3）または抗 Müller 管ホルモン（anti-Müllerian hormone：AMH）高値，③アンドロゲン過剰症または LH 高値，を必須項目としており，これらをすべて満たす場合に PCOS と診断する．なお，現行の多毛や痤瘡などのアンドロゲン過剰症状と AMH 高値は，本診断基準において初めて必須項目として採用された[1, 2]（**Column 39**）．
- 卵巣の多嚢胞性変化は「少なくとも一方の卵巣で 2〜9 mm の小卵胞が 10 個以上存在する場合」と定義されているが，超音波診断機器の解像度の上昇に伴い，より多くの個数とすべきとの意見もある．
- AMH 高値の定義は，測定系および年齢層ごとに異なる．卵巣の評価が困難な場合は，AMH 高値を多嚢胞卵巣所見の代わりに用いることができる．
- LH 高値は「血中 LH 基礎値かつ LH/FSH 比が正常女性の平均値＋1 SD 以上」と定義されているが，用いる測定系ごとに，その値が異なることに注意する．また，肥満例では血中 LH が低く検出されがちなため，LH 値が FSH 値を上回っていれば LH 高値と判断する．
- アンドロゲン過剰症は血中総テストステロン値が測定系の基準範囲上限を超える場合，または男性型多毛を認め，modified Ferriman-Gallwey スコアが 6 以上の場合と定義されている．

05 治療は？薬をどう使う？処方のコツは？

　PCOS に対する治療は，①排卵障害に対する治療と，②アンドロゲン過剰症状に対する治療，に大別される．このうち，排卵障害に対する治療は挙児希望がない場合と挙児希望がある場合で異なる．また，PCOS では代謝疾患のリスクが高く，この傾向は肥満

表 1　多嚢胞性卵巣症候群（PCOS）診断基準（日産婦 2024）

以下の 1〜3 のすべてを満たす場合を多嚢胞性卵巣症候群とする．
1. 月経周期異常
2. 多嚢胞卵巣または AMH 高値
3. アンドロゲン過剰症または LH 高値

注 1：月経異常は，無月経，希発月経，無排卵周期症のいずれかとする．
注 2：多嚢胞卵巣は，超音波断層検査で両側卵巣に多数の小卵胞がみられ，少なくとも一方の卵巣で 2〜9 mm の小卵胞が 10 個以上存在するものとする．
注 3：抗 Müller 管ホルモン（AMH）高値を多嚢胞卵巣所見の代わりに用いることができる．AMH の測定時期は限定しない．カットオフ値として，アクセス® およびルミパルス® による測定の場合は，20〜29 歳では 4.4 ng/mL，30〜39 歳では 3.1 ng/mL，エクルーシス® の場合は，20〜29 歳では 4.0 ng/mL，30〜39 歳では 2.8 ng/mL を用いる．また，AMH 高値だけで PCOS を診断することはできない．AMH の測定は診断に必須ではない．
注 4：アンドロゲン過剰症は，血中アンドロゲン高値またはアンドロゲン過剰症状で判定する．血中アンドロゲンの測定には総テストステロンを用い，測定系の基準範囲上限で判定する．アンドロゲン過剰症状は男性型多毛を用い，modified Ferriman-Gallwey スコア≧ 6 を多毛ありとする．
注 5：黄体形成ホルモン（LH）高値は，LH 基礎値高値かつ LH/卵胞刺激ホルモン（FSH）比高値で判定し（それぞれ正常女性の平均値＋1×標準偏差以上），肥満例（BMI≧25）では LH/FSH 比高値のみでも可とする．アーキテクト® による測定の場合は LH≧7.1 mIU/mL，LH/FSH 比≧1.21，エクルーシス® の場合は LH≧9.9 mIU/mL，LH/FSH 比≧1.51 をカットオフ値の参考とする．
注 6：内分泌検査は，排卵誘発薬や女性ホルモン薬など，ゴナドトロピン分泌に影響を与えうる薬剤を直近 1 か月間以上投与していない時期に，直径 1 cm 以上の卵胞が存在しないことを確認のうえで行う．また，月経または消退出血から 10 日目までの時期は LH 高値の検出率が低いことに留意し，必要に応じて再検査を行う．
注 7：思春期症例（初経後 8 年，おおむね 18 歳未満）では卵巣所見および AMH を用いず，1 と 3 の 2 項目をともに満たす場合に「PCOS 疑い」，1 と 3 のいずれか 1 項目のみを満たす場合に「PCOS リスク」とする．1 の項目は下記を参考に判定する．
　初経後 1 年未満は判定しない．初経後 1 年以上 3 年未満：21 日未満あるいは 45 日を超える周期，初経後 3 年以上：21 日未満あるいは 38 日を超える周期，初経後 1 年以上で 90 日以上の周期，初経遅延（15 歳以降），および 15 歳未満でも乳房発育の開始から 3 年経過し初経がない場合を，それぞれ異常とする．3 の項目は成人の判定基準を用いて判定する．
注 8：Cushing 症候群，副腎酵素異常など，本症候群と類似の病態を示すものを除外する．思春期症例では中枢性および卵巣性排卵障害の鑑別にも配慮する．

〔松崎利也，他：本邦における多嚢胞性卵巣症候群の診断基準の検証に関する小委員会．日産婦誌 2023 ; 75 : 624-630[1)]〕

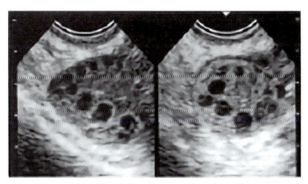

図 3　多嚢胞性卵巣症候群（PCOS）の超音波診断像

によってさらに顕著となるため，減量・適正な体重の維持が重要となる．

1 排卵障害に対する治療

　肥満症例では薬物治療と並行して減量を試みる．肥満 PCOS を対象とした検討では，1 日 30 分以上の運動と 1,000〜1,500 kcal の食事制限を組み合わせた減量プログラムによって，50% の症例で排卵が回復したとされている．また，減量によって妊娠率も向上し，高度肥満 PCOS を対象とした検討では，10% の体重減少で妊娠率が 68% 上昇したとされている．

a. 挙児希望がない場合

　周期的なプロゲスチン投与やエストロゲン・プロゲスチン療法など，性ステロイドホルモン製剤を用いた治療が基本となる．PCOS では血中エストロゲン濃度が保たれた状態での月経周期異常が持続するため，子宮内膜癌の発症リスクが高まる．そのため，薬物治療により定期的な消退出血を起こすことで，これらの発症予防に努める必要がある．

b. 挙児希望がある場合

　クロミフェンクエン酸塩，アロマターゼ阻害薬およびゴナドトロピン製剤による排卵誘発が基本となる．これらの方法を用いても妊娠に至らない場合には，体外受精・胚移植などの生殖補助医療が適応となる．PCOS では卵巣刺激に対する過剰反応のリスクが高く，不妊治療においては多胎や重症卵巣過剰刺激症候群の発症予防に努める必要がある．

Column 39

多嚢胞性卵巣症候群（PCOS）の新たな診断基準

　PCOS の診断には，日本産科婦人科学会が 2007 年に定めた基準（日産婦 2007）が用いられてきたが，医療技術の進歩や国際的診断基準との整合性の観点から見直しが求められるようになった．そこで日本産科婦人科学会の「本邦における多嚢胞性卵巣症候群の診断基準の検証に関する小委員会」が詳細な検証を行い，現状に即した診断基準へと改訂された[1]．おもな改訂点として，① modified Ferriman-Gallwey スコアが 6 点以上の男性型多毛が，アンドロゲン過剰症として診断基準に導入されたこと，②卵巣予備能の指標である AMH が診断基準へ組み込まれたこと，③確定診断が困難な思春期症例について，「PCOS 疑い」と「PCOS リスク」の基準が定められたこと，があげられる．

2 アンドロゲン過剰症状に対する治療

多毛や痤瘡などのアンドロゲン過剰症状は，女性の QOL を大きく損なうことが知られている．

多毛に対しては，挙児希望がない場合は低用量経口避妊薬が適応となる．低用量経口避妊薬を 6 か月使用しても効果が得られない場合は，スピロノラクトンなどの抗アンドロゲン薬の併用を考慮する．挙児希望がある場合は，レーザー治療などの美容外科的治療が適応となる．ただし，わが国ではこれらの治療の多くは保険適用外であることに留意する．

痤瘡に対しては，日本皮膚科学会による「尋常性痤瘡・酒皶治療ガイドライン 2023」では，痤瘡に対する低用量経口避妊薬の使用は積極的には推奨されていない[3]．その理由として，本剤は痤瘡に対して未承認の治療法であることや，血栓形成のリスクがあることがあげられている．一方，海外では多数のランダム化比較試験（randomized controlled trial：RCT）が行われており，低用量経口避妊薬による痤瘡の改善効果について高いエビデンスが得られている．

06 フォローアップの検査と頻度は？

不妊治療中は，内容に応じて月に複数回の通院が必要となる．不妊治療以外であれば，1〜3 か月に 1 回程度の通院となる．前述したとおり，PCOS では子宮内膜癌，代謝疾患，精神疾患などのリスクが高まるため，適宜，専門診療科と連携をとりながら長期的にフォローアップする．また，病態やリスクについて十分説明したうえで，患者自身に積極的に健康管理に努めてもらうことが重要となる．

07 どんな時に専門医に相談する？

月経周期異常や肥満，多毛などの臨床症状から PCOS を疑う症例に遭遇した場合は，産婦人科への紹介を考慮する．また，不妊症を主訴とする場合は，生殖医療を実施している産婦人科施設を選択する．

23歳女性，未婚，挙児希望なし．身長163 cm，体重93 kg．初経を認めて以降，月経周期異常が続いていたが，今回，月経が90日以上発来しないため産婦人科を受診した．経腟超音波検査にて左右卵巣に10個以上の小卵胞を認め，血液検査にて血中テストステロン値とLH値の高値が確認された．以上より，PCOSによる排卵障害と診断した．

周期的なプロゲスチン製剤の投与を行うとともに，食事指導と生活習慣改善により減量を試み，体重が15％減少した時点で月経周期が再開した．以後，月経は順調に発来している．

解 説

 肥満を伴うPCOSで減量が困難な場合にはどうする？

　本例は典型的なPCOSであり，薬物治療と並行して減量を行うことで月経の回復に成功した．一方，実際には減量に成功する症例はまれであり，薬物治療を継続せざるを得ない場合が多い．本例のように挙児希望のない症例では，性ステロイドホルモン製剤による治療が中心となる．結婚などを経て挙児希望が生じた場合は，卵巣刺激作用をもつ排卵誘発薬の使用に切り替える．

　なお，PCOSでは加齢とともに月経が回復しやすくなるので，漫然と薬物療法を続けるのではなく，2〜3か月程度の休薬期間を設けて月経が発来するか確認する必要がある．

文献

1) 松崎利也，他：本邦における多囊胞性卵巣症候群の診断基準の検証に関する小委員会．日産婦誌 2023；**75**：624-630
2) 水沼英樹，他：本邦における多囊胞性卵巣症候群の新しい診断基準の設定に関する小委員会（平成17年度〜平成18年度）検討結果報告．日産婦誌 2007；**59**：868-886
3) 尋常性痤瘡・酒皶治療ガイドライン策定委員会：尋常性痤瘡・酒皶治療ガイドライン2023．日皮会誌 2023；**133**：407-450

〔岩佐　武〕

5. 性腺疾患

更年期障害

Clinical pearl & Pitfall

① まず，受容と共感を表出しながら患者の訴えに傾聴し，さらに生活習慣の改善指導を試みる．

② 可能であれば，薬物療法の前に認知行動療法などの心理療法を試みる．

③ 薬物療法として，ホルモン補充療法（HRT），漢方薬，向精神薬などが用いられる．ただし，更年期障害のように多数の因子が複合的に関与する病態に対して，薬物療法の役割はあくまで限定的であることを意識する必要がある．

01 病態は？

　日本産科婦人科学会では，「閉経の前後5年間（＝あわせて10年間）を更年期といい，この期間に現れる多種多様な症状のなかで，器質的変化に起因しない症状を更年期症状とよび，これらの症状のなかで日常生活に支障をきたす病態を更年期障害とする」と定義している[1]．この定義は，必ずしも現在の国際基準には合致していない．

　米国国立衛生研究所（National Institutes of Health：NIH）を中心に策定された，生殖に関する加齢の時系列を示す Stages of Reproductive Aging Workshop ＋10（STRAW＋10）では，この時期の呼称を，①月経周期が不規則になって閉経に至るまでの閉経移行期（menopausal transition），②閉経後（postmenopause），③無月経が1年間持続して，1年前の閉経が確定する時期と閉経移行期とをあわせた周閉経期（perimenopause），に統一している[2]．この定義のなかでは，特徴的な症状が現れやすいのは閉経前1～3年間と閉経後2年間とをあわせた3～5年間とされており，日本の定義による「更年期」は欧米に比べてかなり長期にわたることがわかる．

　一般的に，エストロゲンの線型な減少が「多種多様な症状」の誘因になると考えられているが，更年期の内分泌動態の特徴は，それまで厳密に制御されていた視床下部－下垂体－性腺（hypothalamic-pituitary-gonadal：HPG）系の大きなゆらぎであり，この時期に血清エストロゲン濃度が異常低値と異常高値の間で変動することもめずらしくな

い．すなわち，「器質的変化に起因しない」という定義のとおりに，血清エストロゲン濃度という単一のパラメータで更年期障害の病態を定義することは難しく，その発症機構としては，内分泌変動と加齢という身体的因子に加え，性格を基盤とする心理的因子，家庭や職場における対人関係などの社会的因子が総合的に関与して発症に至る"bio-psycho-social model"が想定されている．これは，「身体表現性自律神経機能不全」（ICD-10 コード：F45.3）などの身体表現性障害や「適応障害」（同：F43.2），あるいは機能性身体症候群などとも重なるところの大きい疾患概念である．

02 疫学は？

厚生労働省患者調査によれば，「閉経期およびその他の閉経周辺期障害」（更年期障害）（ICD-10 コード：N95）の推計患者数 / 総患者数は，145/17.9 千人（2017 年）から222/16.8 千人（2020 年）へと，パンデミック下で急激に増加している．一方で，症状とその生活に対する支障を自覚する女性の割合からは，日本全国の患者数は約 234 万人と推定されうるので，受療行動に基づく厚生労働省患者調査との比較によると，更年期障害患者の約 10 人に 1 人しか医療機関を受診していない可能性がある．

03 どんな時に疑う？

更年期症状は，①ほてり・発汗などの血管運動神経症状，②めまい・動悸・胸部絞扼感・頭痛・肩こり・腰背部痛・関節痛・冷え・しびれ・易疲労感などの身体症状，③うつ・不安・不眠などの精神症状，から構成される．自記式質問票による症状プロファイルの把握を行うことが一般的である．症状質問票にはさまざまなものがあるが，代表的なものとして，日本産科婦人科学会が 2001 年に作成した「日本人女性の更年期症状評価表」を表1[3] に示す．

前述の「多種多様な症状」の重症度に応じて，鑑別すべき疾患は変化する．たとえば，「胸部絞扼感」を強く訴える症例では狭心症が，「関節痛」を強く訴える症例では関節リウマチが，それぞれ鑑別にあがる．とくに留意すべきは甲状腺機能異常で，月経不順に加えて発汗や動悸を自覚する場合には甲状腺機能亢進症が，易疲労感や冷えを自覚する場合には甲状腺機能低下症が，それぞれ鑑別にあがる．また精神症状が主体である場合には，操作的に気分障害・神経症性障害・睡眠障害と診断することも可能である．

現時点で，「更年期障害の診断基準」は存在しない．自記式症状質問票も確定診断のためのツールではなく，あくまで多種多様な症状および，それに対する治療効果について効率よく把握するための一助と考えるべきである．同じく前述の理由で，エストラジオール（estradiol：E_2）と卵胞刺激ホルモン（follicle stimulating hormone：FSH）の血

表1　日本人女性の更年期症状評価表

症状	症状の程度		
	強	弱	無
1. 顔や上半身がほてる（熱くなる）			
2. 汗をかきやすい			
3. 夜なかなか寝つかれない			
4. 夜眠っても目をさましやすい			
5. 興奮しやすく，イライラすることが多い			
6. いつも不安感がある			
7. ささいなことが気になる			
8. くよくよし，ゆううつなことが多い			
9. 無気力で，疲れやすい			
10. 目が疲れる			
11. ものごとが覚えにくかったり，物忘れが多い			
12. めまいがある			
13. 胸がどきどきする			
14. 胸がしめつけられる			
15. 頭が重かったり，頭痛がよくする			
16. 肩や首がこる			
17. 背中や腰が痛む			
18. 手足の節々（関節）の痛みがある			
19. 腰や手足が冷える			
20. 手足（指）がしびれる			
21. 最近音に敏感である			

〔日本産科婦人科学会 生殖・内分泌委員会：「日本人用更年期・老年期スコアの確立と HRT 副作用調査小委員会」報告 ─日本人女性の更年期症状評価表の作成─. 日産婦会誌 2001；**53**：883-888[3)]〕

清濃度測定も確定診断を補助しない.

　そのため，患者がある症状を呈した場合に，更年期障害か，または前述のさまざまな疾患かを明確に鑑別することは難しい．40〜50 歳代の月経不順を呈する女性が，多種多様な身体精神症状を呈するものの明らかな器質性疾患が認められない場合に，とりあえず「更年期障害」として取り扱っていく，というのが実情である.

04 疑った時にオーダーする検査は？結果をどう解釈する？

　前述の理由から更年期障害の確定診断には用いられないが，$E_2 < 20$ pg/mL，FSH > 25 IU/L の場合に，卵巣は少なくともその時点では「閉経後」の状態を呈していると判

断される.

05 治療は？薬をどう使う？処方のコツは？

1 傾聴と生活習慣の改善指導

まずは，受容と共感を表出しながら患者の訴えに耳を傾け，背後にある心理社会的要因を探索することが，なによりも重要である．次に，生活習慣に関する詳細な問診を行い，不適切な習慣があれば，その改善を指導する．

2 心理療法導

認知行動療法をはじめとする心理療法の有効性も明らかにされているが，実際に心理療法を行うためには医療者が訓練を受ける必要があり，また診療に多くの時間と労力を割く必要があるので，日常診療のなかでこれを実施するのは必ずしも容易ではない．

3 薬物療法

薬物療法としては，①ホルモン補充療法（hormone replacement therapy：HRT），②漢方薬，③向精神薬，などが用いられる．前述のように，多数の因子が複合的に関与する病態に対して，薬物療法の役割はあくまで限定的であることを意識する必要がある．また治療方法の選択にあたっては，患者の症状プロファイルを判断の基準としつつ，患者の希望を最大限活かすようにする．

a. ホルモン補充療法（HRT）

HRT は，1990 年代までは単なる更年期障害の治療だけではなく，閉経後の心血管疾患や骨粗鬆症の予防目的でも積極的に行われていた．2002 年の Women's Health Initiative（WHI）の報告以降は適応を拡大した場合の副作用が強調される傾向にあるが，依然として更年期の血管運動神経症状に対しては，もっとも有効な薬物療法である（COLUMN 40）．

HRT の施行に際しては，対象症例が閉経移行の段階を細分化した STRAW + 10 の Stage −5〜Stage ＋2 のどの段階にあるかを念頭におく必要がある．

なお，用いるホルモン製剤の量・種類・投与経路に関しては，後述する処方例以外にも多様な選択肢があり，それぞれの長短について現在も検討が続いているが，少なくとも静脈血栓塞栓症のリスクが高い症例に対して HRT を行う場合には，エストロゲンの経皮的投与を選択する．

❶ **閉経移行期後期（late menopausal transition; Stage −1）～閉経期前期 1b（early postmenopause; Stage 1b）の症例**

　子宮を有する症例に対しては，子宮内膜増殖症のリスクを低減させるために，エストロゲン製剤と黄体ホルモン製剤とを併用する必要がある．月経周期が 60 日以上となる時期から閉経 2 年後までの症例に対しては，定期的な消退出血を起こさせる目的で，周期的投与法（continuous-cyclic [sequential]）を行うことが多い．この場合，❷の持続的投与法で用いる黄体ホルモン製剤の 2 倍量を，毎月 12～14 日間投与する．

処方例

ル・エストロジェル®0.06%（0.54 mg/プッシュ，エストラジオール）
1 日 2 プッシュ 入浴後塗布 連日
および
エフメノ®カプセル 100 mg（プロゲステロン）
1 回 2 カプセル 1 日 1 回 眠前を毎月 1～14 日

❷ **閉経期前期 1c（early postmenopause; Stage 1c）～の症例**

　閉経 2 年後以降の症例に対しては，消退出血を起こさせない目的で，持続的投与法（continuous-combined）を行うことが多い．この場合，消退出血の代わりに不定期に破

COLUMN 40

ホルモン補充療法（HRT）の課題

　更年期症状を緩和する治療法として開始された HRT は，「冠動脈疾患や脆弱性骨折をはじめとする多様な加齢性疾患を予防するためにあらゆる年代の女性が利用すべきだ」と単純に信じられた時代を経て，「症状緩和のために正しい時期（60 歳未満または閉経後 10 年未満）に開始すれば，余得として冠動脈疾患や脆弱性骨折のリスクをも下げることができる」と軌道修正されて現在に至っている．もちろん，エストロゲンの作用は心血管系や筋骨格系にとどまるものではなく，対象者のリスクプロファイルと求める効果とのバランスを個別に検討したうえで HRT を開始すれば，多様な予防医学的効果を得ることが期待される．とくに近年，黄体ホルモンとして乳癌リスクを増加させない，あるいは低く抑えられるプロゲステロン（P_4）が導入されたことにより，日本の HRT が経皮（もしくは経口）エストラジオール（E_2）と P_4 という「天然型」素材の併用をもって完成に近づきつつあるといっても過言ではないと思われる．

綻出血が起こることがある．❶の周期的投与法で用いる黄体ホルモン製剤の半量を，連日投与する．

ル・エストロジェル® 0.06％（0.54 mg/プッシュ，エストラジオール）
1日2プッシュ 入浴後塗布 連日
および
エフメノ®カプセル 100 mg（プロゲステロン）
1回1カプセル 1日1回 眠前を連日

❸子宮摘出後の症例

子宮摘出後の症例では子宮内膜の増殖を抑制する必要がないため，エストロゲン単剤を投与する．

エストラーナ®テープ 0.72 mg（エストラジオール）
2日に1枚 入浴後貼付

b. 漢方薬

処方例として使用頻度の高い「女性三大処方」を処方例に示す．まずは，これら3剤の使い分けに習熟する．もちろん他にも多数の方剤があり，四診（望診・聞診・問診・切診）を駆使した随証処方を心がけ，少しずつ使える方剤を増やしていくとよい．

①比較的，体力が低下しており，冷え症で貧血傾向がある症例に対して
当帰芍薬散エキス顆粒 1包 2.5 g
1日3包 分3 毎食前内服 連日
②比較的，体質虚弱で疲労しやすく，不安・不眠などの精神症状を訴える症例に対して
加味逍遥散エキス顆粒 1包 2.5 g
1日3包 分3 毎食前内服 連日
③体力中等度以上でのぼせ傾向にあり，下腹部に抵抗・圧痛を訴える症例に対して
桂枝茯苓丸エキス顆粒 1包 2.5 g
1日3包 分3 毎食前内服 連日

c. 向精神薬

うつ・不安・不眠などの精神症状が著明な症例に対しては，向精神薬の処方を必要とすることも多い．

❶抗うつ薬

1999年以降，わが国にも選択的セロトニン再取り込み阻害薬（selective serotonin reuptake inhibitors：SSRI）をはじめとする副作用の少ない新型抗うつ薬が導入され，産婦人科医もプライマリケア担当医として，これらの薬剤を使用する機会が増加した．

閉経期のうつ症状改善に関しては，ランダム化比較試験（randomized controlled trial：RCT）によって，SSRIであるエスシタロプラムのHRTに対する優位性が示されている．またエスシタロプラムなどのSSRIは，うつ症状以外に更年期の血管運動神経症状にも有効であることが，RCTによって示されている．

レクサプロ®錠10 mg（エスシタロプラム）
1日1錠 分1 夕食後 内服 連日

❷抗不安薬

不安症状の強い症例では，抗不安薬を併用する場合がある．

ソラナックス®0.4 mg錠（アルプラゾラム）
1日3錠 分3 毎食後 内服 連日

❸催眠鎮静薬

不眠症状の強い症例では，催眠鎮静薬を併用する場合がある．

デエビゴ®錠5 mg（レンボレキサント）
1日1錠 分1 眠前 連日

06 フォローアップの検査と頻度は？

管理・治療の目標は患者のQOL向上であり，更年期症状の完全な消失ではない．診療を継続していくうちに，患者が自分を取り巻く身体的・心理的・社会的状況を受容で

きるように支援することが大切である．

HRT 開始当初は，来院間隔を 2〜4 週ごとに設定する．開始後 8〜12 週間の時点で評価を行い，症状の改善が確認され，かつ患者が希望すれば，有害事象に関する定期的な評価を行いつつ，少なくとも数年間は治療を継続することが多い．その後，治療の継続の可否については随時，医師・患者間で話し合いを行い決定する．

07 どんな時に専門医に相談する？

重症あるいは難治のうつ症状を呈し，希死念慮がある場合や双極性障害が疑われる場合，薬物療法に対する反応が不良である場合には，抗うつ薬を漫然と長期処方することは避け，精神科などの専門医に紹介すべきである．

Case Study

52 歳女性．1 年ほど前から月経が不規則になり始めた．3 か月前に最後の月経があり，その後は時々，不規則な出血がある程度で，月経らしい月経はない．月経が不規則になり始めた頃から，めまいを中心にほてり，発汗，肩こり，易疲労感，うつなど，さまざまな症状を自覚するようになった．体調不良に加えて，長男の受験，義父の介護などが重なって気分も落ち込むようになったが，夫は仕事で忙しく，あまり話し相手になってくれない．めまいがつらいため近医耳鼻科を受診したが，検査ではとくに異常がなく，「更年期かもしれないから 1 度婦人科を受診して，女性ホルモンの血液検査を受けるとよいのではないか」と言われて当科を受診した．

解 説

 他科疾患と更年期障害との鑑別に血清エストロゲン濃度測定は有効か？

閉経移行期の内分泌学的な特徴は，血清エストロゲン濃度が異常低値と高値との間で大きく変動することであり，単回の血液検査が更年期障害と他科疾患との鑑別に有用であるとはいえない．病歴からは，月経不順に伴う多種多様な症状の自覚と複数の心理社会的ストレッサーの負荷という更年期障害の構成要件の存在が明らかであり，他科疾患の除外を常に念頭におきつつ，傾聴・生活習慣の評価から薬物療法に至る全人的対応を行っていくべき症例であると考えられる．

文献

1) 日本産科婦人科学会（編）：産科婦人科用語集・用語解説集．改訂第 4 版，2018
2) Harlow SD, et al.：Executive summary of the Stages of Reproductive Aging Workshop ＋10：addressing the unfinished agenda of staging reproductive aging. *Climacteric* 2012；**15**：105-114 ［PMID：22338612］
3) 日本産科婦人科学会 生殖・内分泌委員会：「日本人用更年期・老年期スコアの確立と HRT 副作用調査小委員会」報告 ―日本人女性の更年期症状評価表の作成―．日産婦会誌 2001；**53**：883-888

（寺内公一）

5. 性腺疾患

男性性腺機能低下症

> **Clinical pearl & Pitfall**
>
> ① 男性性腺機能低下症の症状は多岐にわたり，詳細な病歴聴取と身体診察が重要である．
> ② 近年のガイドラインで，わが国でも総テストステロン値が診断に用いられるようになった．
> ③ 診断後は，さらにゴナドトロピンの値によって高ゴナドトロピン性性腺機能低下症と低ゴナドトロピン性性腺機能低下症に分類し，年齢と病態，希望に応じて適切な治療選択を行う．

01 病態は？

男性性腺機能低下症とは，男性において永続的に二次性徴が発来しない，または発来はするが完成しない，あるいは1度完成した性腺機能が低下する場合をさす[1]．精巣自体に異常がある原発性と，視床下部－下垂体が原因となる続発性に大別される．

続発性では低ゴナドトロピン性性腺機能低下症（hypogonadotropic hypogonadism）を呈するが，原発性の場合は男性ホルモン低値に伴うフィードバックのため高ゴナドトロピン性性腺機能低下症（hypergonadotropic hypogonadism）を呈する．一方で，視床下部－下垂体－性腺系（hypothalamic-pituitary-gonadal axis：HPG系）の器質的異常を伴うものと器質的異常が明らかでない機能的異常に分類され，後者のうちで加齢に伴う血中テストステロンの低下に起因する症候群は，加齢男性性腺機能低下（late-onset hypogonadism：LOH）症候群と呼称される（**Column 41**）．

02 疫学は？

男性性腺機能低下症の診断には血中テストステロン低値とそれに伴う症状が必要であり，それらを満たす疫学調査はごく少数である．40～79歳の男性3,000人以上を対象にした研究では，男性性腺機能低下症と診断されたのは40～49歳で0.1％，50～59歳

で 0.6%，60〜69 歳で 3.2%，そして 70〜79 歳では 5.1% であり，加齢に伴い頻度が高くなることが報告されている[2]．

原発性性腺機能低下症のなかでもっとも頻度が高いのは Klinefelter 症候群で，1/600〜1/2,500 人にみられる．

03 どんな時に疑う？

男性性腺機能低下症の発症時期によって，症状・徴候は異なる[1]．思春期以前の発症では，男性外生殖器が完全に欠如する完全型から，陰唇癒合，陰核肥大，小陰茎，尿道下裂，精巣萎縮，停留精巣など，男性ホルモン欠乏の程度によりさまざまな外生殖器の異常を呈する．さらに，類宦官体型，骨量増加不良，皮下脂肪増加，筋肉の発育不良，

COLUMN 41

COVID-19 罹患後症状のなかに発見される LOH 症候群

加齢やストレスに伴うテストステロン値の低下による症候群は LOH 症候群と総称され，「男性更年期障害」ともよばれる．原因として，精巣 Leydig 細胞の減少や機能低下，HPG 系の機能異常などが考えられる．症状は多岐にわたり，①倦怠感，発汗，ほてり，睡眠障害，集中力低下，筋力低下，骨塩量低下などの身体症状，②認知機能低下，気分変調，睡眠障害などの精神症状，③性欲低下や勃起障害などの性機能症状，さらに④内臓脂肪の増加，心血管疾患，総コレステロール値と低比重リポ蛋白（low-density lipoprotein：LDL）コレステロールの上昇，耐糖能異常などの代謝異常との関連を認める[3,4]．

一方で，新型コロナウイルス感染症（COVID-19）罹患後症状（いわゆるコロナ後遺症）も倦怠感，記憶障害，集中力低下，抑うつ，睡眠障害など症状は多岐にわたり，LOH 症候群でみられる症状と共通するものも多い．実際，COVID-19 罹患後に倦怠感が持続するため，内分泌学的精査を行った結果，LOH 症候群と診断，漢方薬治療によって症状が改善し，血中テストステロン値が上昇した症例も経験している[5]（ Case Study ）．

重要な点は，疫学の項に記載したように，加齢とともに LOH 症候群の頻度は上昇するが，COVID-19 罹患後症状の精査で発見された LOH 症候群の約 70% は，50歳未満の若年男性に認めていることである[6]．このことから，COVID-19 罹患後症状を診る場合は，若年男性であっても LOH 症候群を念頭におきつつ，内分泌学的異常を含む他疾患を鑑別する必要がある．

5

性腺疾患

31

男性性腺機能低下症

367

変声しない高い声，薄い体毛，女性化乳房などを認める．一方で，思春期以降の発症では，性機能・性欲の低下，活力の低下，女性更年期と似たホットフラッシュ，不眠，抑うつ，除脂肪体重の低下と体脂肪の増加，骨量低下・病的骨折，女性化乳房などを呈する．さらに，胃食道逆流（gastroesophageal reflux：GER）症状も男性ホルモン欠乏の発見契機として重要である[7]．男性性腺機能低下症では，成因や発症時期，男性ホルモン作用低下の程度によって多彩な症状・徴候を呈するため，詳細な病歴聴取と身体診察が必要である．

04 疑った時にオーダーする検査は？結果をどう解釈する？

　男性性腺機能低下症が疑われる際には，まず詳細な病歴聴取と身体診察が重要である．診察では，視野，嗅覚，髭・腋毛・恥毛，痤瘡，変声，身長と四肢の長さのバランス，女性化乳房の有無，外生殖器と精巣を確認する．精巣は容積測定，硬度や不均一性の触診での確認，必要に応じて超音波検査で精巣静脈瘤や腫瘍の有無を確認する．さらに成長曲線のプロットによる身長と体重の変化の確認，手骨 X 線写真による骨年齢の確認を行う．

　続いて原発性と続発性の鑑別のために，血中総テストステロン値と黄体形成ホルモン（luteinizing hormone：LH），卵胞刺激ホルモン（follicle-stimulating hormone：FSH）を測定する．血中テストステロン分泌には日内変動があり，早朝に頂値，夜間に底値をとるため，午前 7 時から 11 時の間に空腹で測定することが推奨される．総テストステロンの 58% はアルブミンに，約 40% は性ホルモン結合グロブリン（sex hormone-binding globulin：SHBG）に結合しており，残りの 2% 程度が遊離テストステロンとして存在する．以前，わが国では immunoassay 法によって測定された遊離テストステロン値 7.5 pg/mL 未満を診断基準として採用していたが，国際的には immunoassay 法は不正確で使用すべきではないとされていることを受け，わが国でも総テストステロン値を採用する流れとなっている．総テストステロン値の正常値設定は国際的なガイドラインによっても異なるが，「男性の性腺機能低下症ガイドライン 2022」では，血中総テストステロン値 250 ng/dL 未満を性腺機能低下症と診断する基準として推奨している[1]．なお，「LOH 症候群（加齢男性・性腺機能低下症）診療の手引き」では，遊離テストステロン値 7.5 pg/mL 未満を補助診断として使用している[3]．テストステロン低値かつ LHや FSH が高値の場合は高ゴナドトロピン性性腺機能低下症，テストステロン低値かつLH や FSH が低値もしくは正常範囲の場合は低ゴナドトロピン性性腺機能低下症と診断される．

　高ゴナドトロピン性性腺機能低下症は染色体異常によるものがもっとも多いため，染色体検査を行い，Klinefelter 症候群，混合性性腺異形成などの鑑別を行う．染色体異常

表 1　男性性腺機能低下症の分類

高ゴナドトロピン性性腺機能低下症		
先天性	Klinefelter 症候群，混合性性腺異形成，Y 染色体微小欠失，筋緊張性ジストロフィー，ステロイドホルモン合成障害（LH 不応症，17α-水酸化酵素欠損症など），精子形成障害（FSH 不応症など），停留精巣，など	
後天性	精巣外傷，精巣捻転，精巣静脈瘤，ムンプス精巣炎，化学療法，放射性療法，ケトコナゾール，自己免疫性精巣炎，全身疾患（肝硬変，ヘモクロマトーシス，鎌状赤血球症，アルコール多飲など），など	
低ゴナドトロピン性性腺機能低下症		
先天性	ゴナドトロピン単独欠損症	Kallmann 症候群，嗅覚異常を伴わないゴナドトロピン単独欠損症，など
	複合型下垂体機能低下症	下垂体柄断裂症候群，遺伝子異常によるもの，など
	その他	Prader-Willi 症候群，など
後天性	高プロラクチン血症，下垂体障害（腫瘍，卒中，感染症，ヘモクロマトーシス，サルコイドーシス，組織球症），頭部外傷，急性全身性疾患，薬剤（オピオイド，グルココルチコイド，GnRH アゴニスト・アンタゴニスト），鎌状赤血球症，病的肥満，糖尿病，摂食障害，過度の運動，肝硬変など	

LH：黄体形成ホルモン，FSH：卵胞刺激ホルモン，GnRH：性腺刺激ホルモン放出ホルモン
〔Basaria S：Male hypogonadism. *Lancet* 2014；**383**：1250-1263[8] より一部改変〕

がみられない場合は，精巣分化障害，ステロイドホルモン合成障害などが原因となる．先天性の異常が疑われない場合は，精巣外傷，捻転，精巣静脈瘤，ムンプス精巣炎，化学療法や放射線療法の既往，肝硬変やヘモクロマトーシスなどの全身疾患といった後天性の病態を検討する（表1）[8]．

　低ゴナドトロピン性性腺機能低下症の場合は，他の下垂体前葉ホルモンの異常を伴わないゴナドトロピン単独欠損症や他の下垂体前葉ホルモンの異常を伴う複合型下垂体機能低下症（combined pituitary hormone deficiency：CPHD）が鑑別にあがる．ゴナドトロピン単独欠損症の場合は，問診やアリナミンテストでの嗅覚評価，頭部 MRI での嗅球の検索を行い，嗅覚や嗅球の異常を伴う Kallmann 症候群と異常を伴わないゴナドトロピン単独欠損症に分類する．CPHD の場合は，副腎不全があればただちに副腎皮質ホルモンを補充する．また，他のホルモン欠損についても適正な補充が必要となる（表1）[1]．

　14歳を過ぎても二次性徴が発来しない場合は，黄体形成ホルモン放出ホルモン（luteinizing hormone-releasing hormone：LH-RH）負荷試験による精査を行い，ゴナドトロピン頂値が高値であれば高ゴナドトロピン性性腺機能低下症と診断できるが，正常～低反応の場合は，嗅覚異常などがなければ性腺機能低下症とは断定できず，思春期遅発症の可能性があるため経過観察を行う．18歳になっても二次性徴が発来しない場

合は，低ゴナドトロピン性性腺機能低下症と診断できる．

05 治療は？薬をどう使う？処方のコツは？

　男性性腺機能低下症の治療は，年齢と病態，希望に応じて目的が異なる．テストステロンは二次性徴の発現と成熟に加え，骨代謝，脂質代謝，筋肉の維持，活力や気分，性欲，妊孕性などにおいて重要である．妊孕性獲得のためにはテストステロンに加えて，Sertoli細胞を介した精子形成を促す必要がある．

1 低ゴナドトロピン性性腺機能低下症

　低ゴナドトロピン性性腺機能低下症の場合は，まず視床下部・下垂体の器質的疾患（腫瘍や炎症など）を検索し，その治療を優先する．さらに下垂体前葉ホルモンの分泌能を評価し，副腎皮質ホルモン・甲状腺ホルモンの低下を合併している場合は，性ホルモンより前に副腎皮質ホルモンから補充を行う．成長ホルモンと性ホルモンの順序は問わない．

　一般的には，後述するように，まずテストステロン補充療法としてテストステロン投与によって二次性徴を発現・成熟させ，挙児希望があるときにはヒト絨毛性ゴナドトロピン（human chorionic gonadotropin：hCG），遺伝子組み換えヒトFSH製剤（recombinant human follicle stimulating hormone：rhFSH），もしくはヒト閉経後ゴナドトロピン（human menopausal gonadotropin：hMG）を用いるhCG-rhFSH（hMG）療法に切り替える[1]．なお，前立腺癌に対してテストステロン補充療法は禁忌であり，治療前に前立腺特異抗原（prostate-specific antigen：PSA）測定は必須である．

a. テストステロン補充療法

> **エナント酸テストステロン（デポ剤）**
> **125 mg/回を2〜3週ごと 筋注，または，250 mg/回を3〜4週ごと 筋注**
> 💡 テストステロン血中濃度の維持・変動防止には前者が優れる．
> 💡 必要に応じて，投与4〜7日ごろに血中テストステロン・遊離テストステロン値が正常値を超えていないか確認する．

　小児期には12.5〜75 mg/回を4週ごとに筋注から開始し，6か月〜1年ごとに25〜50 mgずつ漸増し，数年間かけて成人量に切り替えていく．

b. hCG-rhFSH（hMG）療法

処方例

①をまず単独で試行し，精子形成が得られなければ②を追加する．
① **hCG 1,500〜3,000 単位 / 回を週 2〜3 回 筋注から開始（最高 5,000 単位 / 回）**
- 血清テストステロン値をモニターしながら hCG 投与量を増減し，hCG-rhFSH 療法開始 3 か月後に平均血清テストステロン値が 300 ng/dL 以上かつ正常範囲以内となるのを目標とする．

② **rhFSH もしくは hMG 75 単位 / 回を週 2 回 注射（rhFSH：皮下注射，hMG：筋注）から開始**
- テストステロンが上昇しても精子形成を認めない時は，150 単位 / 回まで増量する．
- それでも効果がない場合は，投与回数を週 3 回まで増量する．

小児期には，hCG はより少量の 125〜250 単位 / 回を週 1〜2 回 筋注から開始し，2 年程度かけて成人量まで漸増する．また，rhFSH は 37.5 単位 / 回を週 1〜2 回 皮下注射で開始し，1 年程度かけて成人量まで漸増する．

2 高ゴナドトロピン性性腺機能低下症

高ゴナドトロピン性性腺機能低下症の場合は低ゴナドトロピン性性腺機能低下症と同様の用法・用量でテストステロン補充療法を行うが，造精能は回復できないため，不妊治療は精子提供を受けるか，精巣内に精子が存在する場合には顕微鏡下精巣内精子採取術（microdissection testicular sperm extraction：micro-TESE）・顕微授精（intracytoplasmic sperm injection：ICSI）を行う．

3 LOH 症候群

LOH 症候群においても，治療の原則はテストステロン補充療法であるが，テストステロン補充療法が禁忌であるか適応とならない場合は，症状によって漢方薬，ホスホジエステラーゼ 5（phosphodiesterase type 5：PDE5）阻害薬（性機能症状），抗不安薬や抗うつ薬（精神症状）などを用いる[3]．漢方薬は患者の「証」を判定することが望ましいが，表 2 に示すような形で症状に合わせて処方を選択することが多い．

06 フォローアップの検査と頻度は？

テストステロン補充療法を受けている患者では，3 か月ごとに血液検査を行い，テストステロン値のほかに，PSA や Ht 値を確認する．血中テストステロン値については，

表2　症状に合わせた漢方薬の処方例（一部）

漢方薬	症状
補中益気湯 十全大補湯	身体的な倦怠感の強いタイプ，病後の疲れなど
桂枝茯苓丸	ホットフラッシュ，頭痛，肩こりなどの血管運動症状など
牛車腎気丸	頻尿などの泌尿器系症状，腰～下肢の下半身の脱力感，性欲減退など
柴胡加竜骨牡蛎湯	精神的愁訴の強いタイプ，睡眠障害など

投与日からの間隔を考慮して判断する．赤血球増加症では静脈血栓のリスクが上昇するため，Ht値が48%を超えると注意が必要である．

07 どんな時に専門医に相談する？

　男性性腺機能低下症の診断でホルモン補充療法の適応となる場合や，不妊治療が必要となる場合には泌尿器科への紹介を検討する．また，低ゴナドトロピン性性腺機能低下症で視床下部・下垂体の器質的疾患を認める場合には，脳神経内科・外科への相談が必要となるケースがある．

Case Study

　36歳男性．5か月前にCOVID-19に罹患し，2週間の自宅療養となった．その後も全身倦怠感が持続したため，いわゆるコロナ後遺症が疑われ，当院を紹介受診した．身体所見・血液生化学検査では異常を認めなかったが，年齢のわりに倦怠感・うつ傾向が強く，器質的疾患の除外目的で内分泌系をスクリーニングしたところ，内分泌検査で血中遊離テストステロンが低下（5.5 pg/mL）しており，FSH 4.2 mIU/mL［基準値：1.8～12 mIU/mL］，LH 3.0 mIU/mL［基準値：2.2～8.4 mIU/mL］と中枢性性腺機能低下を疑うデータであった．下垂体MRIでは明らかな占拠性・炎症性病変を認めなかった．GnRH試験ではFSHは低反応，LHは過大遅延反応を呈し，視床下部性の性腺機能低下が疑われた．男性更年期障害質問票（AMSスコア）は44点で中等度の分類であり，LOH症候群と診断として，補中益気湯で治療を開始し，自覚症状の改善，AMSスコアの改善（35点），遊離テストステロン値の上昇（10.6 pg/mL），GnRH負荷に対するLH反応性の改善を認めた[5]．

解説

> **COVID-19 罹患後症状の診療では LOH 症候群を含む内分泌疾患も鑑別にあげよう！**

当院ではコロナ・アフターケア（CAC）外来を開設し，COVID-19 罹患後症状（post-COVID-19 condition, long COVID）の診療を専門的に行っている．COVID-19 罹患後症状では，遷延する症状のなかで倦怠感がもっとも高頻度に認められており，詳細な問診・診察を通して総合的に診療を行う必要がある．

本症例では，一般的な血液検査項目で異常を認めなかったものの，内分泌疾患を鑑別にあげて精査することで性腺機能低下が判明し，LOH 症候群の診断に至り，治療介入につなげることができた．COVID-19 罹患前から性腺機能低下が潜在していたことは否定できないが，少なくとも COVID-19 が契機となり LOH 症候群が顕在化した可能性が示唆された．男性性腺機能低下症は多彩な症状を呈するため，同様に多彩な症状を呈する COVID-19 罹患後症状の診療においても重要な鑑別の 1 つである．

文献

1) 男性の性腺機能低下症ガイドライン作成委員会（編）：男性の性腺機能低下症ガイドライン 2022. 日内分泌会誌 2022；**98**（Suppl）：65-71
2) Wu FC, et al.：Identification of late-onset hypogonadism in middle-aged and elderly men. *N Eng J Med* 2010；**363**：123-135 [PMID：20554979]
3) LOH 症候群（加齢男性・性腺機能低下）診療の手引き作成委員会（編）：LOH 症候群（加齢男性・性腺機能低下）診療の手引き．医学図書出版，2022：1-130
4) Hamahara J, et al.：Clinical Characteristics of Low Androgen Status in Males with Type 2 Diabetes Mellitus. *Acta Med Okayama* 2021；**75**：1-8 [PMID：33649607]
5) Soejima Y, et al.：Late-Onset Hypogonadism in a Male Patient with Long COVID Diagnosed by Exclusion of ME/CFS. *Medicina (Kaunas)* 2022；**58**：536 [PMID：35454374]
6) Yamamoto Y, et al.：Detection of Male Hypogonadism in Patients with Post COVID-19 Condition. *J Clin Med* 2022；**11**：1955 [PMID：35407562]
7) Harada K, et al.：Clinical relevance of low androgen to gastroesophageal reflux symptoms. *Endocr J* 2018；**65**：1039-1047 [PMID：30068893]
8) Basaria S：Male hypogonadism. *Lancet* 2014；**383**：1250-1263 [PMID：24119423]

（副島佳晃，大塚文男）

5. 性腺疾患

女性化乳房

Clinical pearl & Pitfall

1. 診断は，検査ではなく触診で行う．両側の乳頭直下に円盤状のやや硬い腫瘤（乳腺組織）を触れ，多くは圧痛がある．
2. 片側性で圧痛がなく，硬くて乳頭直下にない場合は乳癌を疑い，画像診断が必要である．
3. 中高齢では薬剤性がほとんどである．使用中の薬剤のほかに，OTC医薬品，サプリメント，自然食品などの摂取確認が必要である．
4. 薬剤性を否定できる場合には，肝機能・腎機能のほかに，甲状腺ホルモン・テストステロン・エストラジオール・黄体形成ホルモン（LH）・ヒト絨毛性ゴナドトロピン（hCG）が原因診断に有用である．
5. 思春期の患者では自然退縮することが多く，経過観察でよい．
6. 治療は原因疾患の治療を優先して行うが，生活に支障がある場合は手術も検討する．

01 病態は？

　女性化乳房は，男性乳房の腺組織の良性増殖である．乳頭の直下に広がり，2 cm 以上の大きさで触知可能な乳腺組織と定義されることが多い．多くは両側性で，圧痛を伴う[1]．

　乳腺組織の増殖には，局所におけるエストロゲン / アンドロゲン比の増加が必要である．つまり，エストロゲンによる刺激作用とアンドロゲンによる抑制作用の不均衡が原因となっている．これらの作用の不均衡は，遊離エストロゲンの増加と遊離アンドロゲンの減少，アンドロゲン不応，薬剤によるエストロゲン作用もしくは抗アンドロゲン作用によって起こる．また，乳腺組織での性ホルモン曝露の決定因子は，①性ホルモン結合グロブリン（sex hormone-binding globulin：SHBG）の血中濃度と性ホルモン結合率（Column 42），②脂肪組織などにおけるアンドロゲンからエストロゲンへの腺外転換，③乳腺組織におけるアンドロゲンおよびエストロゲンへの感受性，の3つがある．

02 疫学は？

女性化乳房は，乳児期，思春期，中高年期の3つの好発期がある（表1）．乳児の60〜90% が，妊娠中の高エストロジェン環境によって一過性の女性化乳房を起こすとされている．出生後2〜3週で自然退縮する．思春期では1/3の男子に発症する．13〜14歳にピークとなり，18か月以内に自然退縮するが，20% は成人期まで持続する．中高年では50〜80歳にピークがあり，24〜65% が罹患する．

おもな女性化乳房の原因別頻度を表2に示す．中高年では，大多数が女性化乳房と関連のある薬剤（表3）によるものである．

表1　女性化乳房の原因

生理的	乳児期 思春期 高齢期
病的	薬剤 肝硬変・栄養失調 男性性腺機能低下症 　（Klinefelter 症候群，後天性など） 腫瘍 　精巣腫瘍 　副腎腺腫，副腎癌 　hCG 異所性産生腫瘍 甲状腺機能亢進症 慢性腎臓病・透析
まれな 原因	テストステロン産生酵素欠損症 アンドロゲン受容体不応症候群 真性半陰陽 アロマターゼ過剰症候群（遺伝性女性化乳房）

表2　女性化乳房の原因別頻度

女性化乳房の原因	頻度
持続性思春期女性化乳房	25%
薬剤	10〜25%
特発性	25%
性腺機能低下症	10%
肝硬変・栄養失調	8%
精巣腫瘍	3%
甲状腺機能亢進症	1.5%
慢性腎臓病	1%

COLUMN 42

女性化乳房における性ホルモン結合グロブリン（SHBG）の役割

血中のエストロゲンとアンドロゲンの大部分は，SHBG と比較的強く結合している．SHBG 濃度を上昇させる要因として，エストロゲン薬，多くの抗てんかん薬，加齢があげられる．SHBG はエストロゲンよりアンドロゲンに高い親和性を示すために，抗てんかん薬などによって SHBG が増加すると，相対的に遊離エストロゲン濃度の上昇，遊離アンドロゲン濃度の低下が起こり，エストロゲン／アンドロゲン比が増加して，女性化乳房を促進する．

表3　女性化乳房の原因薬剤

抗アンドロゲン薬／アンドロゲン合成阻害薬	酢酸シプロテロン フルタミド，ビカルタミド，ニルタミド フィナステリド，デュタステリド スピロノラクトン ケトコナゾール ラベンダー油 ティーツリーオイル	乱用薬物	アルコール アンフェタミン ヘロイン マリファナ メタドン
抗微生物薬	エチオナミド イソニアジド ケトコナゾール メトロニダゾール	ホルモン	アンドロゲン 蛋白同化ステロイド 絨毛性ゴナドトロピン エストロゲン 成長ホルモン
抗潰瘍薬	シメチジン オメプラゾール	精神作用薬	ジアゼパム ハロペリドール フェノチアジン系抗精神病薬 三環系抗うつ薬 非定型抗精神病薬
がん化学療法薬	アルキル化薬 メトトレキサート ビンカアルカロイド系抗悪性腫瘍薬 イマチニブ		
心血管治療薬	ACE 阻害薬 　（カプトプリル，エナラプリル） アミオダロン Ca 拮抗薬 　（ジルチアゼム，ニフェジピン） メチルドパ スタチン	その他	ドンペリドン エトレチナート HAART メトクロプラミド フェニトイン ペニシラミン テオフィリン

ACE：アンジオテンシン変換酵素，HAART：highly active anti-retroviral therapy

03　どんな時に疑う？

　思春期には痛みを伴う女性化乳房を経験することが多い．一方，成人では痛みはなく，ほとんど無症状であり，圧痛やシャツに擦れた時の乳頭の過敏で気がつくのが一般的である．

　診断には身体所見が重要である．親指と示指，または両手の指を乳房の両脇に置き，ゆっくりと乳頭方向に向かって両者を合わせる（図1）．女性化乳房であれば，乳輪の真下に位置する同心円状の，ゴム状の硬さで可動性のある，直径 2 cm 以上の円盤状の組織として認識できる．左右対称で，通常は両側性であるが片側性のこともある．痛みの訴えはないことが多いが，多くの症例で圧痛を認める．脂肪組織のみの偽性女性化乳房では，この円盤状の腫瘤を触れない．

　腹部触診で腫瘤を触知すれば副腎癌，片側の精巣腫大があれば精巣腫瘍の可能性を考える．両側の精巣が萎縮し二次性徴がなければ，性腺機能低下症である．

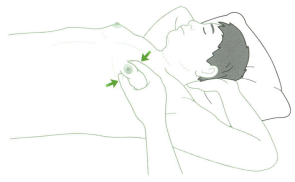

図1 女性化乳房の触診法

04 疑った時にオーダーする検査は？結果をどう解釈する？

　女性化乳房と診断できれば，次は原因の検索が必要である．使用しているすべての薬剤，OTC医薬品，サプリメント，ハーブ製品の確認が必要である．甲状腺機能亢進症状（体重減少や動悸），性腺機能低下症状（性欲減退や筋力低下）の有無の確認も必要である．

　思春期の男性や健康診断などで偶発的に発見された，無症候性で非腫瘍性の女性化乳房の多くは特発性で，追加の検査は通常，必要ない．一方，肝硬変，慢性腎臓病，甲状腺機能亢進症が疑わる場合には，それらの疾患の診断に必要な検査を行う．

　性腺機能低下症が疑われれば，午前中に総テストステロンの測定を行う．低値ならば，遊離テストステロンと黄体形成ホルモン（luteinizing hormone：LH）の測定を行う．遊離テストステロンが正常もしくは高値で，LHが低値ならばヒト絨毛性ゴナドトロピン（human chorionic gonadotropin：hCG）の測定を行う．hCGが高値，LHが低値であれば，精巣または性腺外胚細胞腫瘍である．テストステロンとLHがともに低値

Column 43

体重増加による影響

　BMIと成人における女性化乳房径との関連が知られている．全身の脂肪組織だけでなく乳房脂肪組織にも，アンドロゲンをエストロゲンに転換するアロマターゼが存在する．つまり，体重増加による乳腺脂肪組織の増加は局所的にアンドロゲンをエストロゲンに転換して，乳腺組織の増殖を刺激する可能性がある．

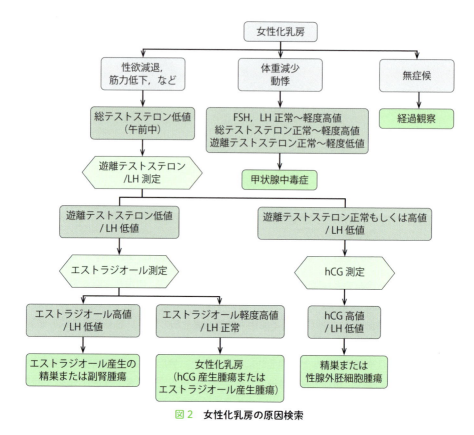

図2 女性化乳房の原因検索

ならば，エストラジオールを測定する．エストラジオール高値，LH低値ならば精巣もしくは副腎腫瘍である．エストラジオール軽度高値でLH正常は女性化乳房によくある所見であるが，必ずしもhCGもしくはエストラジオール産生腫瘍ではない．

甲状腺中毒症では，卵胞刺激ホルモン（follicle stimulating hormone：FSH）とLHは正常〜軽度高値，総テストステロンは正常〜軽度高値，遊離テストステロンは正常〜軽度低値となっている．これは，サイロキシンによるテストステロンからエストラジオールへの転換亢進と，上昇したエストラジオールによるSHBG増加の結果によるものである（図2）．

片側性で圧痛がなく急速に拡大するなど乳癌が疑われる場合には，画像診断としてマンモグラフィや超音波検査が推奨される．マンモグラフィのほうが感度が高く，超音波検査のほうが特異度が高い．

女性化乳房の鑑別診断は，偽性女性化乳房と乳癌の2つである．偽性女性化乳房は，乳腺組織の増殖ではなく，びまん性の乳房脂肪の増加によるものである．身体診察では

円盤状の乳腺組織を触れず，圧痛もない．乳癌は，典型的には片側性で圧痛がなく，乳頭直下から外れた固定性の腫瘤である．腫瘤は硬く，皮膚のくぼみ，乳頭からの分泌物や腋窩リンパ節腫脹を伴うことがある．

05 治療は？薬をどう使う？処方のコツは？

思春期女性化乳房の 80% は自然退縮するため経過観察でよいが，20% は成人期まで持続する．女性化乳房と関連する薬剤やサプリメントは，中止や変更を行う．基本的に，女性化乳房の原因疾患の治療が第一である．

薬物療法として，性腺機能低下症にはアンドロゲン補充療法を行う．その他に，選択的エストロゲン受容体モジュレータ（selective estrogen receptor modulator：SERM），アロマターゼ阻害薬が治療薬として考えられるが，保険適用外である．また，薬物療法によって女性化乳房を完全に退縮させるのは困難であるが，日常生活に支障がある著しい乳房腫大，疼痛，圧痛，強い羞恥心がある場合は，治療の対象となる．持続性の場合や腫脹の程度が大きい場合には手術適応がある．

06 フォローアップの検査と頻度は？

原因疾患が判明し，その治療によって改善が認められれば，定期的な検査の必要はない．特発性の場合も，増大傾向がなければ 3〜6 か月ごとの経過観察でよい．

07 どんな時に専門医に相談する？

片側性の場合や，圧痛がなく増大傾向が認められる場合は乳癌を考慮して，乳腺外科医に紹介する．

Case Study

28歳男性．25歳頃から両側乳頭部周辺が腫脹しはじめ，とくに触ると同部位に痛みがあり，徐々に悪化してきたため来院した．身長182 cm，体重66 kg，成人男性にしては声が高く，両側女性化乳房があり，腋毛・恥毛がかなり薄く，精巣は両側とも陰囊内に索状に硬く触れた．血清テストステロン 0.78 ng/mL，LH 14.3 mIU/mL，FSH 39.1 mIU/mL，染色体検査での核型 47, XXY から，Klinefelter 症候群と診断した．

解説

 女性化乳房の原因が Klinefelter 症候群だったときにはどうすればよい？

　Klinefelter 症候群は，男性の原発性性腺機能低下症の原因疾患の中でもっとも頻度が高いものである[2]．頻度は男性の 0.1〜0.25% といわれているが，見逃されている患者も多く，Klinefelter 症候群と診断されているのは，そのうちの 25〜50% とされている．発見される契機としては，男性不妊，女性化乳房，小陰茎，勃起不全，骨粗鬆症による骨折などで，身体所見では硬く小さい精巣が特徴である．診断には染色体検査が必要で，80〜90% が 47,XXY，約 10% がモザイク（47,XXY/46,XY）である．女性化乳房の治療として乳房形成術があるが，テストステロン補充後数か月経過してから行うのがよいとされている．補充を行わずに手術を行うと，女性化乳房の再発がみられることがあるためである．

文献

1) Braunstein GD, et al.：Clinical features, diagnosis, and evaluation of gynecomastia in adults. Post TW, ed. UpToDate. https://www.uptodate.com/contents/clinical-features-diagnosis-and-evaluation-of-gynecomastia-in-adults（2024.9.11 アクセス）
2) Matsumoto AM, et al.：Clinical features, diagnosis, and management of Klinefelter syndrome. Post TW, ed. UpToDate. https://www.uptodate.com/contents/clinical-features-diagnosis-and-management-of-klinefelter-syndrome?search=Clinical%20features%2C%20diagnosis%2C%20and%20management%20of%20Klinefelter%20syndrome&source=search_result&selectedTitle=1%7E61&usage_type=default&display_rank=1（2024.9.11 アクセス）

〈森田浩之〉

索引

 和文索引

あ

- 亜鉛輸送担体 8 抗体 …… 98
- 暁現象 …… 104
- 亜急性甲状腺炎 …… 202
- アキレス腱反射 …… 93
- アキレス腱肥厚 …… 65
- 悪性腫瘍 …… 195
- 足病変 …… 93
- アディポサイトカイン …… 122
- アテローム血栓性脳塞栓 …… 68
- アバロパラチド …… 169
- アルギニン試験 …… 328
- アルドステロン …… 252
  - ——産生腺腫 …… 251, 258
- アロマターゼ …… 377
- アンジオテンシン変換酵素阻害薬 …… 90
- アンジオテンシン Ⅱ 受容体拮抗薬 …… 90
- アンドロゲン …… 374
  - ——過剰 …… 351

い

- 医原性 Cushing 症候群 …… 48
- イコサペント酸エチル製剤 …… 70
- 胃酸分泌抑制ポリペプチド …… 132
- 意識障害 …… 194
- 異所性副腎皮質刺激ホルモン産生腫瘍（異所性 ACTH 産生腫瘍） …… 268
- 異所性副腎皮質刺激ホルモン症候群（異所性 ACTH 症候群） …… 29
- 遺伝子組み換えヒト卵胞刺激ホルモン製剤 …… 370
- 飲酒制限 …… 157
- インスリノーマ …… 17
- インスリン
  - ——依存状態 …… 80
  - ——効力値 …… 103
  - ——自己抗体 …… 98
  - ——製剤 …… 185
  - ——，絶対的適応 …… 82
  - ——，相対的適応 …… 82
  - ——低血糖試験 …… 328
  - ——非依存状態 …… 80
  - ——療法 …… 115

- インスリン様成長因子-1 …… 303
  - —— SD スコア …… 305, 328

う

- ウォーキング …… 85
- 運動の推奨 …… 157
- 運動療法 …… 84, 115, 131

え

- エサキセレノン …… 265
- エスケープ現象 …… 206
- エストラジオール …… 346, 378
- エストロゲン …… 344, 357, 374
  - ——製剤 …… 361
- エゼチミブ …… 70
- エナント酸テストステロン …… 370
- エプレレノン …… 265
- エボカルセト …… 200
- 塩化カリウム …… 189
- 円形顔貌 …… 239

お

- 黄色腫 …… 65
- 黄体形成ホルモン …… 344
  - ——放出ホルモン …… 369
- 黄体ホルモン製剤 …… 361
- オシロドロスタット …… 275, 314
- オベシティ・スティグマ …… 137, 141
- オルリスタット …… 134

か

- 回帰性リウマチ …… 157
- 化学発光酵素免疫測定法 …… 260
- 下垂体機能低下症 …… 17, 37, 317
- 下垂体神経内分泌腫瘍 …… 318
- 下垂体性巨人症 …… 303
- 家族性高コレステロール血症 …… 63, 90
- 家族性低カルシウム尿性高カルシウム血症 …… 242
- 褐色細胞腫 …… 251, 279
- 褐色細胞腫・パラガングリオーマ …… 279
- 活性型レニン濃度 …… 252, 261
- カテコールアミン分画 …… 281

- カプトプリル試験 …… 262
- カベルゴリン …… 306
- カーボカウント法 …… 103
- 仮面性尿崩症 …… 341
- 顆粒球減少症 …… 207
- カルシウム感知受容体 …… 196
  - ——作動薬 …… 195, 245
- カルシウム拮抗薬 …… 90
- カルシトニン …… 229
- 加齢男性性腺機能低下症候群 …… 17, 366
- 眼科受診 …… 93
- 肝癌 …… 146
- 眼球突出 …… 204
- 緩下薬 …… 185
- 肝硬変 …… 145
- 緩徐進行 1 型糖尿病 …… 79, 96
- 肝線維化 …… 144
- 癌胎児性抗原 …… 229
- がん治療 …… 37
- 冠動脈疾患 …… 66

き

- 飢餓骨症候群 …… 198
- 偽性アルドステロン症 …… 48
- 偽性褐色細胞腫 …… 280
- 偽性女性化乳房 …… 376
- 偽性副甲状腺機能低下症 …… 199, 239
- 偽性 Cushing 症候群 …… 49
- 偽痛風 …… 157
- 喫煙 …… 68
- 機能性結節 …… 229
- 急性腎障害 …… 194
- 急性膵炎 …… 65
- 急性低ナトリウム血症 …… 178
- 急性発症 1 型糖尿病 …… 96
- 強化インスリン療法 …… 103

く

- くも状血管腫 …… 145
- グリコアルブミン …… 92
- グルカゴン試験 …… 282, 328
- グルカゴン様ペプチド-1 受容体作動薬 …… 131
- グルコース依存性インスリン分泌刺激ポリペプチド …… 132

381

グルココルチコイド ······· 274, 291
──欠乏 ······················ 173
──製剤 ······················ 160
──誘発副腎不全 ··········· 319
グルコン酸カリウム ··········· 189
グルタミン酸脱炭酸酵素抗体
······························ 79, 98

け

経口エストロゲン製剤 ········· 331
経口食塩負荷試験 ············· 262
経口ブドウ糖負荷試験 ········· 77
経蝶形骨洞的下垂体腫瘍摘出
術 ··························· 305
痙攣 ··························· 194
劇症1型糖尿病 ··············· 96
血圧測定 ····················· 45
血管運動神経症状 ············· 358
血管芽腫 ····················· 281
月経周期異常 ············ 299, 350
血漿アルドステロン濃度 ······· 259
血小板数 ····················· 145
結晶誘発性関節炎 ············· 152
血漿レニン活性 ·········· 176, 260
血清尿酸値 ··················· 176
血中マグネシウム濃度 ········· 185
血糖コントロール目標，高齢
者 ······················ 88, 115
血糖自己測定 ············ 89, 115
原因による分類，糖尿病 ······· 79
腱黄色腫 ····················· 25
厳格な糖質制限食 ············· 83
健康障害 ····················· 122
検査異常 ····················· 28
原発性アルドステロン症
························ 48, 256, 258
原発性脂質異常症 ············· 63
原発性肥満 ··················· 122
原発性副甲状腺機能亢進症 ····· 238
原発性副腎不全症 ············· 289
原発性無月経 ················· 344
原発性両側大結節性副腎皮質
過形成 ····················· 268
顕微鏡下精巣内精子採取術 ····· 371
顕微授精 ····················· 371
減量 ··························· 354
減量・代謝改善術 ············· 134

こ

降圧目標 ····················· 60
降圧薬 ······················· 53

口渇 ··························· 336
高カルシウム血症クリーゼ
························ 194, 240
高血圧クリーゼ ··············· 282
高血圧症 ················· 44, 90
高血糖（切迫）昏睡 ··········· 94
高ゴナドトロピン性性腺機能
低下症 ····················· 366
甲状腺機能亢進症 ······· 14, 22, 197
甲状腺機能低下症
························ 14, 37, 48, 213
甲状腺刺激性レセプター抗体
····························· 205
甲状腺刺激ホルモン産生下垂
体腫瘍 ····················· 221
甲状腺刺激ホルモン受容体抗
体，第3世代 ··············· 205
甲状腺腫瘍 ··················· 224
甲状腺中毒症 ········· 23, 185, 202
甲状腺ホルモン不応症β ······· 218
抗スクレロスチン抗体 ········· 169
高張食塩水負荷試験 ··········· 338
行動変容ステージモデル ······· 128
行動療法 ····················· 128
高度肥満症 ··················· 124
高尿酸血症 ··················· 151
──，要因 ················· 155
更年期障害 ··············· 17, 357
更年期症状 ··················· 357
高比重リポ蛋白コレステロー
ル ··························· 91
高プロラクチン血症 ··········· 297
高齢者 ······················· 215
抗 Müller 管ホルモン ········· 352
抗 PD-1 抗体（抗 programmed
death-1 抗体）·············· 99
抗 PIT-1 下垂体炎 ············· 332
抗 RANKL 抗体 ··············· 168
黒色表皮腫 ··················· 24
骨格筋インスリン抵抗性 ······· 143
骨吸収抑制薬 ················· 165
骨形成促進薬 ················· 165
骨折 ··························· 240
骨粗鬆症 ····················· 246
──リエゾンサービス ······· 169
骨代謝マーカー ··············· 170
骨転移 ······················· 197
骨密度 ······················· 164
ゴナドトロピン分泌不全 ······· 346
ゴナドトロピン放出ホルモン
····························· 297

コルチゾール ············ 271, 310
──産生腫瘍 ··············· 254
──産生腺腫 ··············· 251
コルヒチン ··················· 160
コレステロール ··············· 63

さ

採血条件 ····················· 32
細胞外液量 ··················· 173
痤瘡 ··························· 350
サブクリニカル ··············· 34
サムスカ® ··················· 180
産後フォローアップ ··········· 116
三次性副甲状腺機能亢進症 ··· 243

し

自覚的運動強度 ··············· 84
色素沈着 ················· 22, 290
脂質異常症 ··············· 63, 90
思春期 ······················· 375
視床下部－下垂体－性腺系 ··· 366
持続グルコースモニター
························ 92, 103
シックデイ ·············· 294, 322
指定難病 ················ 299, 317
シナカルセト ················· 200
ジペプチルペプチダーゼ-4阻
害薬 ······················· 87
脂肪抑制 chemical shift MRI
····························· 253
社会経済的要因 ··············· 126
重症成人成長ホルモン分泌不
全症（重症成人 GH 分泌不
全症）····················· 331
重症度 ······················· 35
十全大補湯 ··················· 37
手根管症候群 ················· 304
手指振戦 ····················· 204
手掌紅斑 ····················· 144
酒石酸抵抗性酸性ホスファ
ターゼ-5b ················· 197
腫瘍性骨軟化症 ··············· 28
常染色体顕性遺伝 ············· 227
衝動制御障害 ················· 300
上皮型ナトリウムチャネル ··· 183
少量デキサメタゾン抑制試験
····························· 312
食塩 ··························· 60
食事制限 ····················· 354
食事療法 ········ 83, 114, 129, 157
女性化乳房 ·············· 299, 374

心因性多飲症 ……………… 173, 336
新型コロナウイルス感染症
　…………………… 18, 40, 367
　──罹患後症状 ……………… 40
神経線維腫症 …………………… 280
腎結石 …………………………… 238
腎髄質外層カリウムチャネル
　………………………………… 183
腎性尿崩症 ………… 195, 238, 336
迅速副腎皮質刺激ホルモン試
　験（迅速 ACTH 試験）
　…………………… 274, 291
浸透圧性脱髄症候群 …………… 175
浸透圧利尿 ……………………… 336
振動覚 …………………………… 93
深部静脈血栓症 ………………… 275
心理社会的要因 ………………… 126

す

推算糸球体濾過量 ……………… 93
随時尿中アルブミン定量 ……… 93
随時尿中メタネフリン 2 分画
　/ クレアチニン補正 ………… 252
膵島細胞抗体 …………………… 98
水分制限 ………………………… 179
睡眠時無呼吸症候群 …… 48, 304
髄様癌 …………………………… 281
頭蓋咽頭腫 ……………………… 322
スクワット ……………………… 85
スタチン ………………………… 70
頭痛 ……………………………… 48
ステロイド離脱症候群 ………… 274
ストロングスタチン …………… 91
スピロノラクトン ……………… 264

せ

生活習慣の修正 ………………… 157
生活習慣病 ……………………… 40
性機能障害 ……………………… 348
脆弱性骨折 ……………………… 163
性腺機能低下症 ………………… 24
性腺刺激ホルモン放出ホルモ
　ン ……………………………… 344
成長ホルモン …………………… 303
　──分泌刺激試験 …………… 328
　──分泌不全症 ……… 17, 327
　──放出ペプチド-2 試験
　………………………………… 328
性ホルモン結合グロブリン
　…………………… 368, 374
性ホルモン結合率 ……………… 374

生理食塩水負荷試験 …………… 262
責任インスリン ………………… 104
潜在性甲状腺機能低下症 ……… 215
腺腫様甲状腺腫 ………………… 225
選択的エストロゲン受容体モ
　ジュレータ …………………… 168
選択的セロトニン再取り込み
　阻害薬 ………………………… 363
選択的尿酸再吸収阻害薬 ……… 159
先端巨大症 …………… 20, 303
　──様顔貌 …………………… 304
先天奇形 ………………………… 111
全尿中塩素 ……………………… 185
前立腺特異抗原 ………………… 370

そ

造影ダイナミック MDCT
　（multi-detector row CT） …… 263
総テストステロン値 …… 368, 377
足関節 / 上腕血圧比 …… 45, 93
足背動脈 ………………………… 93
続発性脂質異常症 ……………… 64
続発性副腎不全症 ……………… 289
続発性無月経 …………………… 344
ソマトスタチンアナログ ……… 306
ゾレドロン酸 …………………… 200

た

代謝機能障害関連脂肪肝炎
　…………………… 143, 328
代謝機能障害関連脂肪性肝疾
　患 ………………… 143, 328
体重減少 …………… 194, 204
体重増加 ………………………… 311
耐暑性低下 ……………………… 204
多飲 ……………………………… 336
多腺性自己免疫症候群 ………… 288
多尿 ………………… 194, 336
多嚢胞性卵巣症候群
　…………………… 48, 346, 350
多発性内分泌腫瘍症 2 型
　…………………… 227, 280
食べる順番 ……………………… 84
多毛 ……………………………… 350

ち

チアマゾール …………………… 206
中手骨の短縮 …………………… 239
中枢性塩類喪失症候群 ………… 174
中枢性甲状腺機能低下症 ……… 218

中枢性尿崩症 …………………… 335
中性脂肪 …………… 63, 91
長時間作用型成長ホルモン製
　剤（長時間作用型 GH 製剤）
　………………………………… 331
超低エネルギー食 ……………… 131

つ・て

痛風 ……………………………… 151
低カリウム血症 ………………… 17
低カルシウム血症 ……………… 241
低血糖 …………………………… 17
低ゴナドトロピン性性腺機能
　低下症 ………………………… 366
低浸透圧血症 …………………… 173
低蛋白血症 ……………………… 51
低張性多尿 ……………………… 336
低ナトリウム血症 ……………… 17
低比重リポ蛋白コレステロー
　ル ………………… 65, 91
　──目標値 …………………… 67
低マグネシウム血症 …………… 188
デキサメタゾン抑制試験 ……… 271
デスモプレシン ………………… 341
　──試験 ……………………… 340
テタニー …………… 194, 239
デノスマブ ……………………… 200
デヒドロエピアンドロステロ
　ンサルフェート …… 252, 271
テリパラチド …………………… 169

と

動悸 ……………………………… 204
糖尿病 …………………………… 17
　──型 ………………………… 77
　──性ケトアシドーシス …… 97
　──，原因による分類 ……… 79
　──，病態による分類 ……… 80
頭部外傷歴 ……………………… 327
動脈硬化 ………………………… 64
特発性アルドステロン症 ……… 258
ドパミン作動薬 ………………… 300
トリグリセライド ……… 63, 91
トルバプタン …………………… 180

な

内臓脂肪 ………………………… 124
　──蓄積 ……………………… 143
内分泌機能検査 ………………… 29
ナトリウム濃度補正速度 ……… 179

383

に・ね・の

肉芽腫性疾患 195
二次性高血圧症 46
二次性糖尿病 79
二次性肥満 122
二次性副甲状腺機能亢進症 239
乳癌 378
乳汁分泌 299
乳頭癌 226
ニューモシスチス肺炎 275, 313
尿ケトン体 82
尿細管性アシドーシス 189
尿酸クリアランス 154
尿酸生成抑制薬 159
尿酸排泄促進薬 159
尿中カリウム排泄率 185
尿中ナトリウム濃度 176
尿中尿酸排泄量 154
尿中遊離コルチゾール 312
尿路結石 238
妊娠一過性甲状腺機能亢進症 202
妊娠中の体重増加指導の目安 114
妊娠糖尿病 81, 111
人参養栄湯 37
粘液水腫 23
脳血管疾患 66

は

排卵障害 350
破壊性甲状腺炎 22, 215
橋本病 14, 23, 213
パシレオチド 314
パーソナリティ特性 141
バソプレシン 173
——負荷試験 339
——分泌過剰症 173
バソプレシン V_2 受容体拮抗薬 180
発汗過多 204
パラガングリオーマ 279
針生検 254
汎下垂体機能低下症 317
反応性低血糖 17

ひ

非圧痕性浮腫 23
非アルコール性脂肪性肝疾患 142

非甲状腺疾患 220
非ステロイド性抗炎症薬 160
ビスホスホネート製剤 165
非選択的尿酸再吸収阻害薬 159
ビタミン D 欠乏症 198
ヒト絨毛性ゴナドトロピン 370
ヒト閉経後ゴナドトロピン 370
ヒドロコルチゾン 274, 293, 322
肥満 351
——症 122, 124
びまん性甲状腺腫 204
びまん性大細胞型 B 細胞リンパ腫 227
病態による分類，糖尿病 80
頻脈 204

ふ

フィブラート系薬 72
フォーミュラ食 131
腹腔鏡下スリーブ状胃切除術 134
腹腔鏡下スリーブバイパス術 134
複合型下垂体機能低下症 317, 369
副甲状腺機能低下症 199, 239
副甲状腺ホルモン 192, 238
——関連蛋白 195
副腎癌 252
副腎偶発腫 250, 269
副腎クリーゼ 274, 293
副腎腫瘍 48
副腎静脈サンプリング 264
副腎摘出術 254
副腎皮質癌 274
副腎皮質刺激ホルモン 252, 268, 310
——分泌低下症 16, 27
——放出ホルモン試験 291
副腎皮質ステロイド 208
副腎不全 16, 197
——カード 322
腹部 CT 検査 251
不適切甲状腺刺激ホルモン分泌症候群（不適切 TSH 分泌症候群） 218
不適切抗利尿症症候群 173
不妊 299
プロゲステロン 344
フロセミド立位試験 262
プロプルチオウラシル 206

プロラクチノーマ 297
プロラクチン 346
——産生腫瘍 297
分泌異常 33

へ・ほ

ヘモグロビン A1c 77
放射性ヨウ素内用療法 231
補中益気湯 37
発作性高血圧 281
母乳哺育 118
ホルモン基礎値 29
ホルモン非産生腺腫 251
ホルモン補充療法 347, 360

ま

マクロ甲状腺刺激ホルモン血症（マクロ TSH 血症） 221
マクロプロラクチノーマ 300
マジンドール 134
慢性甲状腺炎 213
慢性腎臓病に伴う骨ミネラル代謝異常 242
慢性腎不全 239
慢性低ナトリウム血症 178

み

水制限試験 339
ミネラルコルチコイド 291
——受容体拮抗薬 90, 264
未分化癌 226
未分化転化 226

む

無顆粒球症 207
無機ヨウ素 207
無月経 299, 344
無痛性甲状腺炎 202

め・も

メタネフリン分画 252, 281
メタボリックシンドローム 127, 154, 252
メチラポン 275, 313
メチコシン 285
メトクロプラミド試験 282
メトホルミン 86
免疫関連有害事象 17, 211, 319

免疫チェックポイント阻害薬
………… 37, 99, 211, 290, 319
毛細血管拡張 ………………… 144
モーニングサージ ……………… 46

や

薬剤性 ………………………… 214
——下垂体炎 ………………… 290
薬物療法 ……………………… 157

ゆ・よ

有機酸カリウム薬 …………… 189
有酸素運動 …………… 60, 159

遊離テストステロン値 ……… 368
ヨウ化カリウム ……………… 207

ら

ラジオイムノアッセイ法 …… 259
ラジオ波焼灼術 ……………… 264
卵胞刺激ホルモン …………… 344

り

リアルタイム CGM …………… 103
六君子湯 ……………………… 37
利尿薬 ………………… 90, 185
両側副腎過形成 ……………… 258

れ

レギチーン®試験 ……………… 282
レニン活性 …………………… 252
レボチロキシン ……………… 322
連続的なスペクトラム ……… 34

ろ

ロコモティブシンドローム … 165
濾胞癌 ………………………… 226
濾胞性腫瘍 …………………… 226
濾胞腺腫 ……………………… 226
ロモソズマブ ………………… 169

欧文索引

A

ABI（ankle-brachial pressure index）………… 45, 93
ABPM（ambulatory blood pressure monitoring）………… 46
acanthosis nigricans ……… 24
ACE（angiotensin converting enzyme）阻害薬 ………… 90
ACTH（adrenocorticotropic hormone）……… 252, 268, 310
——分泌低下症 ……… 16, 27
Addison 病 …………………… 22
AHQ（Adult Hypopituitarism Questionnaire）…………… 324
Albright 遺伝性骨異栄養症 … 239
ALT/AST 比 ………………… 145
AMH（anti-Müllerian hormone）
……………………………… 352
APA（aldosterone producing adenoma）………… 251, 258
APS（autoimmune polyglandular syndrome）………… 288
ARB（angiotensin Ⅱ receptor blocker）……………… 90
ARC（active renin concentration）………… 252, 261
arm spam …………………… 24
ARR（aldosterone-renin ratio）
……………………………… 261
ATR（Achilles tendon reflex）·· 93
AVP（arginine vasopressin）··· 173

AVP（arginine vasopressin）V₂受容体拮抗薬 ………… 180
AVS（adrenal venous sampling）
……………………………… 264

B

Bartter 症候群 ……………… 188
Basedow 病 …… 14, 18, 23, 202
BHA（bilateral hyperaldosteronism）………………… 258
block and replace 療法 …… 275
BMI（body mass index）…… 123
BOT（basal supported oral therapy）…………………… 89

C

calcimimetics ………… 195, 245
CaSR（calcium-sensing receptor）………………… 196
CCT（captopril challenge test）
……………………………… 262
CEA（carcinoembryonic antigen）………………… 229
CGM（continuous glucose monitoring）………… 92, 103
CKD MBD（chronic kidney disease-metabolic bone disorder）………………… 242
CLEIA 法（chemiluminescent enzyme immunoassay）…… 260
COVID-19 …………… 40, 367

——罹患後症状 …………… 40
CPHD（combined pituitary hormone deficiency）……… 369
creeping 現象 ……………… 204
CRH（corticotropin-releasing hormone）試験 ………… 291
CRP インデックス …………… 80
CSWS（cerebral salt wasting syndrome）………………… 174
CT 値 ………………… 253, 276
Cushing 症候群 … 21, 48, 256, 268
Cushing 徴候 ……………… 270
Cushing 病 ………… 268, 310

D

daily GH 製剤 ……………… 331
DASH（Dietary Approaches to Stop Hypertention）食 …… 60
DHEA-S（dehydroepiandrosterone sulfate）……… 252, 271
DKA（diabetic ketoacidosis）·· 97
DLBCL（diffuse large B-cell lymphoma）……………… 227
DPP-4（dipeptidyl-peptidase-Ⅳ）阻害薬 ………………… 87
DST（dexamethasone suppression test）………… 271

E

ECF（extracellular fluid）…… 173

eGFR（estimated glomerular filtration rate） ……… 93

Ellsworth-Howard 試験 ……… 243

ENaC（epithelial sodium channel） ……… 183

EPA（ethyl icosapentate）製剤 ……… 70

F

FE_K（fractional excretion of potassium） ……… 185

FH（familial hypercholesterolemia） ……… 63, 90

FHH（familial hypocalciuric hypercalcemia） ……… 242

FIB-4 index ……… 145, 332

fist sign ……… 21

FRAX® ……… 168

Friedewald 式 ……… 65

FSH（follicle stimulating hormone） ……… 344

G

GA（glycoalbumin） ……… 92

GAD（glutamic acid decarboxylase）抗体 ……… 79, 98

GDM（gestational diabetes mellitus） ……… 81, 111

GH（growth hormone） ……… 303

──分泌刺激試験 ……… 328

──分泌不全［症］ ……… 17, 327

GHRP-2（growth hormone-releasing peptide-2）試験 … 328

GIP（gastric inhibitory polypeptide） ……… 132

GIP（glucose-dependent insulinotropic polypeptide） ……… 132

GIP/GLP-1 受容体作動薬 ……… 132

Gitelman 症候群 ……… 188

GLP-1（glucagon-like peptide-1）受容体作動薬 ……… 131

GnRH（gonadotropin-releasing hormone） ……… 344

GTH（gestational transient hyperthyroidism） ……… 202

H

HbA1c（hemoglobin A1c） ……… 77

hCG（human chorionic gonadotropin） ……… 370

HDL-C（high-density lipoprotein cholesterol） ……… 91

hMG（human menopausal gonadotropin） ……… 370

HPG 系（hypothalamic-pituitary-gonadal axis） ……… 366

HRT（hormone replacement therapy） ……… 347, 360

hungry bone syndrome ……… 198

hypergonadotropic hypogonadism ……… 366

hypogonadotropic hypogonadism ……… 366

I

IAA（insulin autoantibodies） … 98

IA-2（insulinoma-associated antigen-2）抗体 ……… 98

ICA（islet cell antibodies） ……… 98

ICI（immune checkpoint inhibitor） … 37, 99, 211, 290, 319

ICSI（intracytoplasmic sperm injection） ……… 371

IGF-Ⅰ（insulin-like growth hormone-1） ……… 303

──SD スコア ……… 305, 328

IgG4 関連下垂体炎 ……… 31

IgG4 関連疾患 ……… 31

IHA（idiopathic hyperaldosteronism） ……… 258

irAE（immune-related adverse events） ……… 17, 211, 319

K・L

KDIGO（Kidney Disease: Improving Global Outcomes） ……… 188

Klinefelter 症候群 ……… 368

L-アスパラギン酸カリウム … 189

LDL-C（low-density lipoprotein cholesterol） ……… 65, 91

──目標値 ……… 67

LH（luteinizing hormone） …… 344

LH-RH（luteinizing hormone-releasing hormone） ……… 369

LOH（late-onset hypogonadism）症候群 ……… 17, 366

LSG（laparoscopic sleeve gastrectomy） ……… 134

LSGB（laparoscopic sleeve gastrectomy with duodenojejunal bypass） ……… 134

M

MALT（mucosa-associated lymphoid tissue）リンパ腫 ……… 227

MASH（metabolic dysfunction-associated steatohepatitis） ……… 143, 328

masked CKD（masked chronic kidney disease） ……… 265

MASLD（metabolic dysfunction-associated steatotic liver disease） ……… 143, 328

MEN2（multiple endocrine neoplasia type2） …… 227, 280

Merseburg の三徴 ……… 204

metabolic surgery ……… 134

micro-TESE（microdissection testicular sperm extraction） ……… 371

Möbius 徴候 ……… 204

MR（mineralocorticoid receptor）拮抗薬 ……… 90, 264

myxedema ……… 23

N

Na⁺/グルコース共役輸送担体 2 ……… 85

NAFLD（nonalcoholic fatty liver disease） ……… 142

Na-H 交換輸送体 ……… 183

Na-K-ATPase ……… 183

NaPi-2（sodium/phosphate cotransporter-2） ……… 195

Na-P 共輸送体 ……… 195

NF（neurofibromatosis） ……… 280

NHE（sodium-hydrogen exchanger） ……… 183

NSAID（non-steroidal anti-inflammatory drug） …… 160

NTI（non-thyroidal illness） ……… 220

O・P

ODS（osmotic demyelination syndrome） ……… 175

OGTT（oral glucose tolerance test） ……… 77

PA（primary aldosteronism）
······· 258

PAC（plasma aldosterone
concentration）······· 259

PAC/PRA 比 ······· 261

Payne のカルシウム補正式 ···· 242

PBMAH（primary bilateral
macronodular adrenal hyper-
plasia）······· 268

PCOS（polysistic ovary
syndrome）······· 48, 346, 350

PCP（pneumocystis pneumo-
nia）······· 275, 313

Phalen 徴候 ······· 21

PitNET（pituitary neuroendo-
crine tumor）······· 318

PPGL（pheochromocytoma/
paraganglioma）······· 279

PRA（plasma renin activity）
······· 176, 260

PSA（prostate-specific antigen）
······· 370

PTH（parathyroid hormone）
······· 192, 238

PTHrP（parathyroid hormone-
related peptide）······· 195

Q・R

QT 延長 ······· 194

Rathke 囊胞 ······· 322

RET 遺伝子 ······· 227

rhFSH（recombinant human
follicle stimulating hormone）
······· 370

RIA（radioimmunoassay）法
······· 259

ROMK1（renal outer medul-
lary potassium channel 1）··· 183

RPE（rating of perceived
exertion）······· 84

rtCGM（real-time continuous
glucose monitoring）······· 103

S

Selectivity Index ······· 264

SERM（selective estrogen
receptor modulator）······· 168

SGLT2（sodium-glucose
cotransporter 2）阻害薬 ······· 85

SHBG（sex hormone-binding
globulin）······· 368, 374

Sheehan 症候群 ······· 17

SIAD（syndrome of inap-
propriate antidiuresis）······· 173

SIADH（syndrome of inap-
propriate secretion of
antidiuretic hormone）······· 173

SIT（saline infusion test）
······· 262

SITSH（syndrome of inap-
propriate secretion of thyroid
stimulating hormone）······· 218

SMBG（self-monitoring of
blood glucose）······· 89, 115

Somogyi 効果 ······· 104

SPIDDM（slowly progressive
type 1 diabetes）······· 79, 96

SSRI（selective serotonin
reuptake inhibitors）······· 363

STRAW＋10（Stages of Repro-
ductive Aging Workshop+10）
······· 357

T

TG（triglyceride）······· 63, 91

thyrotoxicosis ······· 202

Tinel 徴候 ······· 21

TIR（time in range）··· 92, 104

TRAb（anti-thyrotropin receptor
antibody），第 3 世代 ······· 205

TRACP-5b（tartrate-resistant
acid phosphatase-5b）······· 197

treatable dementia ······· 24

TSAb（thyroid stimulating
antibody）······· 205

TSH（thyroid stimulating
hormone）産生下垂体腫瘍
······· 221

U・V・Z

UFC（urinary free cortisol）··· 312

von Graefe 徴候 ······· 204

von Hippel Lindau（VHL）病
······· 280

ZnT8（zinc transporter 8）抗
体 ······· 98

数字・ギリシャ文字索引

数字

1 型糖尿病 ······· 76

1 型糖尿病（疑い）······· 94

2 型糖尿病 ······· 76

11 β-水酸化酵素阻害薬 ······· 275

24 時間自由行動下血圧測定 ··· 46

24 時間尿中遊離コルチゾール
······· 273

25-水酸化ビタミン D ······· 198

50 g グルコースチャレンジテ
スト ······· 114

75 g 経口ブドウ糖負荷試験 ···· 77

123I-MIBG シンチグラフィ
（123I-メタヨードベンジルグ
アニジンシンチグラフィ）
······· 283

131I アドステロール®シンチグ
ラフィ ······· 273

ギリシャ文字

α 遮断薬 ······· 284

β 遮断薬 ······· 209, 284

- **JCOPY** 〈出版者著作権管理機構　委託出版物〉
  本書の無断複写は著作権法上での例外を除き禁じられています.
  複写される場合は, そのつど事前に, 出版者著作権管理機構
  （電話 03-5244-5088, FAX03-5244-5089, e-mail：info@jcopy.or.jp）
  の許諾を得てください.
- 本書を無断で複製（複写・スキャン・デジタルデータ化を含みます）する行為は, 著作権法上での限られた例外（「私的使用のための複製」など）を除き禁じられています. 大学・病院・企業などにおいて内部的に業務上使用する目的で上記行為を行うことも, 私的使用には該当せず違法です. また, 私的使用のためであっても, 代行業者等の第三者に依頼して上記行為を行うことは違法です.

外来診療のための
糖尿病・内分泌疾患ベストプラクティス　　ISBN 978-4-7878-2653-4

2024 年 12 月 13 日　初版第 1 刷発行

編 集 代 表	髙橋　裕
編　　　集	岩佐　武, 大塚文男, 鈴木敦詞, 篁　俊成, 田辺晶代, 橋本貢士
発 行 者	藤実正太
発 行 所	株式会社 診断と治療社
	〒 100-0014　東京都千代田区永田町 2-14-2　山王グランドビル 4 階
	TEL：03-3580-2750（編集）　03-3580-2770（営業）
	FAX：03-3580-2776
	E-mail：hen@shindan.co.jp（編集）
	eigyobu@shindan.co.jp（営業）
	URL：https://www.shindan.co.jp/
表紙デザイン	株式会社 オセロ
本文イラスト	小牧良次（イオジン）
印刷・製本	日本ハイコム 株式会社

© 株式会社 診断と治療社, 2024. Printed in Japan.　　　　　　　　　　[検印省略]
乱丁・落丁の場合はお取り替えいたします.